W0328858

Wege der Heilmittelfindung

Heinz-Hartmut Vogel

Wege der Heilmittelfindung

Menschenkunde und Heilmittelerkenntnis
Ein Beitrag zum Verständnis der Heilmittel
der anthroposophischen Therapierichtung
am Beispiel der WALA-Heilmittel-Kompositionen

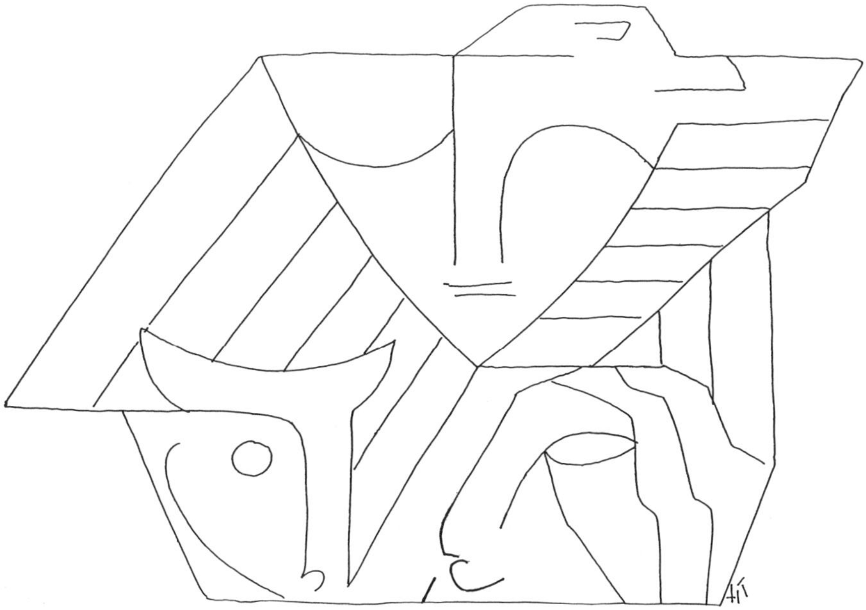

NATUR · MENSCH · MEDIZIN
Verlags GmbH Bad Boll

Kurztitel: Heinz-Hartmut Vogel
Wege der Heilmittelfindung
Menschenkunde und Heilmittelerkenntnis
Ein Beitrag zum Verständnis der Heilmittel der anthroposophischen Therapierichtung am Beispiel der WALA-Heilmittel-Kompositionen
Bad Boll: Natur · Mensch · Medizin Verlags GmbH

ISBN 3-928914-03-0

Satz Foto- und Layoutsatz GmbH, 73333 Gingen/Fils

Druck Rung-Druck, Göppingen

© 1994 Natur · Mensch · Medizin
Verlags GmbH Bad Boll

Die Abbildung des Einbandes „Engel, Adler, Löwe, Stier“ ist dem künstlerischen Werk Hermann Kirchners entnommen. Der Abdruck erfolgt mit der freundlichen Erlaubnis von Frau Kirchner und Herrn Olaf Kirchner.

Inhaltsverzeichnis

Zum Geleit

Heinz-Hartmut Vogel ist seit über 50 Jahren ärztlich tätig und führt auch heute noch im Alter von 79 Jahren in ungebrochener Begeisterung für seinen Beruf Beratungen durch. Er hat in dem hier vorgelegten Werk nicht nur die Summe seiner ärztlichen Erfahrungen gezogen, sondern zugleich auch den Heilmittelschatz der WALA-Präparate beschrieben, für deren Bestand und Weiterentwicklung er seit 1964 tätig ist. Anlaß für diese Arbeit war die durch die Arzneimittelgesetzgebung notwendig gewordene Erstellung von Arzneimittelmonographien. Diese sind unter Beibehaltung der gebotenen Kürze nochmals überarbeitet worden, so daß der Leser hier 256 Arzneimittelkompositionen und rund 370 Einzelsubstanzen beschrieben findet, sowie eine Reihe selten gebrauchter besonderer pflanzlicher und mineralischer Einzelmittel.

Der Leser der hier vorgelegten Zusammenstellung der WALA-Präparate begegnet einer Arztpersönlichkeit, die angeregt durch die Liebe zu Goethe und Rudolf Steiner ihren Weg zur Heilmittelfindung gegangen ist und davon berichten möchte. Der Verfasser hat es unternommen, die für seinen Weg wesentlichen Anregungen aus dem Werk Goethes und Steiners in einführenden Kapiteln darzustellen. Auf diese Weise ist ein Werk entstanden, in dem die Verwandtschaft zwischen Mensch und Natur im Mittelpunkt steht: Der gesunde Mensch entspricht der im ökologischen Gleichgewicht befindlichen gesamten Natur. Bestimmten Einzelfunktionen menschlicher Organe oder Organsysteme hingegen entsprechen der Fülle einzelner Naturwesen beziehungsweise Heilmittelkompositionen von mineralischen, pflanzlichen und tierischen Substanzen.

Es ist auf diese Weise kein Lehrbuch entstanden, vielmehr nennt es der Verfasser bescheiden einen Beitrag zum Verständnis der Heilmittel der anthroposophischen Therapierichtung. Heinz-Hartmut Vogel, der 1994 sein achtzigstes Lebensjahr vollenden wird, sei im Zusammenhang mit diesem umfassenden Beitrag im Namen der Medizinischen Sektion am Goetheanum der herzlichste Dank ausgesprochen für seinen lebenslangen Einsatz für eine menschengemäße Medizin.

Medizinische Sektion der
Freien Hochschule für Geisteswissenschaft
am Goetheanum

Dornach, Weihnachten 1993 Dr. med. Michaela Glöckler

Vorwort

Die vorliegenden medizinischen Monographien der WALA-Heilmittelkompositionen sind aus zwei Anlässen entstanden: Zum einen wurde wiederholt von ärztlicher Seite der Wunsch geäußert, die „Ratio“ kennenzulernen, die den Rezepturen der WALA-Heilmittel zugrundeliegt. Von Ärzten, die die Homöopathie Hahnemanns kannten, wurde darüber hinaus im Anschluß an Veranstaltungen des Medizinischen Seminars Bad Boll die Frage an die Referenten gestellt, welchen Beitrag die Anthroposophie Rudolf Steiners für ein Verständnis der Homöopathie leisten kann, vor allem, wie weit die durch die Geisteswissenschaft Rudolf Steiners erweiterte Medizin die Hahnemannsche Lehre in ihr System einbezieht. Hinzu kam ein zweiter Anlaß:

Die Nachzulassung der Heilmittel der anthroposophischen Therapierichtung erforderte eine wissenschaftliche Fundierung der Menschen- und Naturanschauung, die ein vertieftes Verständnis der Pathologie und Therapie ermöglichte. So entstand die Grundlage der hier vorgelegten Monographien. Der Verfasser ist sich bewußt, daß seine Arbeit einen Versuch neben anderen darstellt, beiden Anliegen gerecht zu werden. Die Fülle des vorliegenden Arzneimittelfundus brachte es mit sich, daß die Darstellung des Zusammenhanges von Pathologie und Therapie auf das Notwendigste beschränkt wurde. Es war also nicht die Absicht, etwa lehrbuchmäßig eine anthroposophisch orientierte Heilmittellehre zur Darstellung zu bringen, sondern das *Methodische* und *Prinzipielle* der Heilmittelfindung aus der durch die Anthroposophie Rudolf Steiners möglich gewordenen einheitlichen Menschen- und Naturanschauung heraus zu entwickeln. Dies möge der Leser berücksichtigen, wenn er auf Lücken und Unvollständigkeiten im einzelnen trifft.

Der Verfasser verdankt Frau Dr. med. Franziska Roemer zahlreiche Hinweise und Erläuterungen bei ergänzungsbedürftigen Textpassagen während der Durchsicht der Manuskripte. Dank gilt auch Frau Dr. phil. Annette Kleschatzky, Frau Vera Knür und Herrn Bernd Brückel für ihre wertvolle Hilfe bei der Fertigstellung des Gesamtmanuskriptes. Schließlich sei dem Verlag *Natur · Mensch · Medizin* gedankt, der die medizinischen Monographien in der vorliegenden sorgfältigen Ausstattung herausgebracht hat.

Bad Boll, im Dezember 1993

Dr. med. Heinz-Hartmut Vogel

Hinweise zum praktischen Gebrauch

Im Hauptteil des Buches findet der Leser die WALA-Heilmittel-Kompositionen in alphabetischer Reihenfolge. Hinweise zu Nebenwirkungen, Gegenanzeigen und Wechselwirkungen mit anderen Mitteln sind nur aufgenommen, wenn solche bekannt sind. Ist keine andere Dosierung genannt, so gilt folgende Standard-Dosierung:

1) Injektionslösungen: In akuten Fällen 1 mal täglich, bei Langzeitbehandlung 2–3 mal wöchentlich 1 ml subkutan injizieren.
2) Globuli velati: 1–3 mal täglich 5–10 Globuli unter der Zunge zergehen lassen.

Pflanzliche Urtinkturen (∅), die in wäßrigem Milieu unter Anwendung rhythmischer Prozesse hergestellt werden (WALA-Grundsubstanzen), tragen als Zusatz zur pharmazeutischen Bezeichnung das Kürzel „ferm“ für „fermentiert“ und die Nummer der zugrunde gelegten Vorschrift des Homöopathischen Arzneibuches, ebenso die daraus hergestellten Dezimalpotenzen.

Den Schluß des Buches bildet ein Registerteil, in welchem an erster Stelle die Handelsbezeichnungen der einzelnen Kompositionspräparate aufgeführt werden. Es folgt ein zweites Register zu den Heilmittelbestandteilen. Da dieselben Substanzen oft in verschiedenen Kompositionen enthalten sind, ist im Substanzregister die Seitenzahl der ausführlichsten Beschreibung im Fettdruck hervorgehoben. Das dritte Register gilt den Anwendungsgebieten.

I Grundlagen zum Verständnis der anthroposophischen Menschen- und Naturerkenntnis

„Erhabner Geist, Du gabst mir, gabst mir alles,
Warum ich bat. Du hast mir nicht umsonst
Dein Angesicht im Feuer zugewendet.
Gabst mir die herrliche Natur zum Königreich,
Kraft, sie zu fühlen, zu genießen. Nicht
Kalt staunenden Besuch erlaubst du nur,
Vergönnest mir, in ihre tiefe Brust
Wie in den Busen eines Freunds zu schauen.
Du führst die Reihe der Lebendigen
Vor mir vorbei und lehrst mich meine Brüder
Im stillen Busch, in Luft und Wasser kennen...
Dann führst Du mich zur sichern Höhle, zeigst
Mich dann mir selbst, und meiner eignen Brust
Geheime tiefe Wunder öffnen sich." [1])

Rudolf Steiner hat durch seine „Goetheanismus" [2]) genannte Charakterisierung der Naturanschauung Goethes und seiner Erkenntnismethode einen Weg gewiesen, den Typus der Naturerscheinungen *und* das Wesen des Menschen als ein einheitliches Geschehen zu verstehen.

Goethes Weltanschauung aus der Sicht Schillers

„Lange schon habe ich, obgleich aus ziemlicher Ferne, dem Gang Ihres Geistes zugesehen und den Weg, den Sie sich vorgezeichnet haben, mit immer erneuerter Bewunderung bemerkt. Sie suchen das *Notwendige der Natur,* aber Sie suchen es auf dem schwersten Wege, vor welchem jede schwächere Kraft sich wohl hüten wird. Sie nehmen die ganze Natur zusammen, um über das Einzelne Licht zu bekommen; in der Allheit ihrer Erscheinungsarten suchen Sie den Erklärungsgrund für das Individuum auf. Von der einfachen Organisation steigen Sie, Schritt für

---

[1]) *Goethe: Faust, 1. Teil: „Wald und Höhle"*

[2]) *R. Steiner (*1861, †1925): „Der Goetheanismus, ein Umwandlungsimpuls und Auferstehungsgedanke", 6 Vorträge, Dornach 3.–12.1.1919, besonders im 6. Vortrag*

Schritt, zu den mehr verwickelten hinauf, um endlich die verwickeltste von allen, den Menschen, genetisch aus den Materialien des ganzen Naturgebäudes zu erbauen. Dadurch, daß Sie ihn der Natur gleichsam nacherschaffen, suchen Sie in seine verborgene Technik einzudringen. Eine große und wahrhaft heldenmäßige Idee, die zur Genüge zeigt, wie sehr Ihr Geist das reiche Ganze seiner Vorstellungen in einer schönen Einheit zusammenhält. ... So ungefähr beurteile ich den Gang Ihres Geistes, und ob ich recht habe, werden Sie selbst am besten wissen. Was Sie aber schwerlich wissen können (weil das Genie sich immer selbst das größte Geheimnis ist), ist die schöne Übereinstimmung Ihres philosophischen Instinktes mit den reinsten Resultaten der spekulierenden Vernunft. Beim ersten Anblick zwar scheint es, als könnte es keine größere Opposita geben, als den spekulativen Geist, der von der Einheit und den intuitiven, der von der Mannigfaltigkeit ausgeht. Sucht aber der erste mit keuschem und treuem Sinn *die Erfahrung,* und sucht der letzte mit selbsttätiger freier Denkkraft das Gesetz, so kann es gar nicht fehlen, daß sich beide einander auf halbem Wege begegnen werden. Zwar hat der intuitive Geist nur mit Individuen und der spekulative nur mit Gattungen zu tun. Ist aber der intuitive genialisch, und sucht er in dem Empirischen den Charakter der Notwendigkeit auf, so wird er zwar immer Individuen, aber mit dem Charakter der Gattung erzeugen; und ist der spekulative Geist genialisch, und verliert er, indem er sich darüber erhebt, die Erfahrung nicht, so wird er zwar immer nur Gattungen, aber mit der Möglichkeit des Lebens und mit gegründeter Beziehung auf wirkliche Objekte erzeugen.“ [3])

Selbsterkenntnis und Welterkenntnis

„Der Mensch kennt die Welt nur, insofern er sich kennt, denn in seinem Inneren offenbart sich in ureigenster Gestalt, was in den Außendingen nur im Abglanz, im Beispiel, im Symbol als Anschauung vorhanden ist. Wovon der Mensch sonst nur als von einem Unergründlichen, Unerforschlichen, Göttlichen sprechen kann: Das tritt ihm in der Selbstanschauung in wahrer Gestalt vor Augen. Weil er in der Selbst-

---

[3]) *F. Schiller: „Briefwechsel Goethe – Schiller“: Jena, 23. 08. 1794, Artemis-Verlag, Zürich und Stuttgart 1949*

anschauung das Ideelle in unmittelbarer Gestalt sieht, gewinnt er die Kraft und Fähigkeit, dieses Ideelle auch in allen äußeren Erscheinungen, in der ganzen Natur aufzusuchen und anzuerkennen." [4])

Erkenntnistheoretisch handelt es sich um die Frage der unmittelbaren Wahrnehmung eines ideellen Geschehens. Dieses Ideelle, Wesenhafte bleibt der Sinneswahrnehmung so lange verborgen, als der Naturforscher nicht in sich die Idee, den Begriff zur Sinnesempfindung ergänzend hinzufügt. Da der Mensch den Ideengehalt der Welt durch sein Denken in sich aufnimmt, ist er im Erkennen mit der Idee eins. Insofern ist das Wahrnehmen von Ideen wirklicher als die Sinneswahrnehmung gegenüber der Außenwelt. Erst die Vereinigung von innerer Wahrnehmung (Idee, Begriff) und äußerer Sinneswahrnehmung ergibt nach R. Steiner die Wirklichkeit.

> „Die Art nun, wie der Begriff (die Idee) in der Sinneswelt sich auslebt, macht den Unterschied der Naturreiche. Gelangt das sinnenfällige, wirkliche Wesen nur zu einem solchen Dasein, daß es völlig außerhalb des Begriffes steht, nur von ihm als einem *Gesetz* in seinen Veränderungen beherrscht wird, so nennen wir dieses Wesen unorganisch. Alles, was mit einem solchen vorgeht, ist auf die Einflüsse eines anderen Wesens zurückzuführen, und wie die beiden auf einander wirken, das läßt sich durch ein außer ihnen stehendes Gesetz erklären. In dieser Sphäre haben wir es mit Phänomenen und Gesetzen zu tun, die, wenn sie ursprünglich sind, Urphänomene heißen können. In diesem Falle steht also das wahrzunehmende Begriffliche außerhalb einer wahrgenommenen Mannigfaltigkeit.
> Es kann aber eine sinnenfällige Einheit selbst schon über sich hinausweisen, sie kann, wenn wir sie erfassen wollen, uns nötigen zu weiteren Bestimmungen als zu den uns wahrnehmbaren fortzugehen. Dann erscheint das begrifflich Erfaßbare als sinnenfällige Einheit. Die beiden sind nicht identisch, aber der Begriff erscheint nicht außer der sinnlichen Mannigfaltigkeit als Gesetz, sondern in derselben als Prinzip. Es liegt ihr als das sie Durchsetzende, nicht mehr sinnlich Wahrnehmbare zugrunde, das wir *Typus* nennen. Damit hat es die organische Naturwissenschaft zu tun. Aber auch hier erscheint der Begriff noch nicht in

---

[4]) *Rudolf Steiner: „Goethes Weltanschauung", S. 75, Ausgabe 1918, S. 71 und Dr. Walter Johannes Stein: „Die moderne naturwissenschaftliche Vorstellungsart und die Weltanschauung Goethes, wie sie Rudolf Steiner vertritt"; Wölfing Verlag, Konstanz 1919*

seiner ihm eigenen Form als Begriff, sondern erst als Typus. Wo nun derselbe nicht mehr bloß als solcher, als durchsetzendes Prinzip, sondern in seiner Begriffsform selbst auftritt, da erscheint er als Bewußtsein, da kommt endlich das zur Erscheinung, was auf den unteren Stufen nur dem Wesen nach vorhanden ist. Der *Begriff* wird hier selbst zur Wahrnehmung. Wir haben es mit dem selbstbewußten Menschen zu tun." [5])

Aus dieser Darstellung geht hervor, daß die wirkliche Erkenntnis oder die Erkenntnis der Wirklichkeit eine Innenerfahrung oder Ideenerfahrung ist. Sofern der Mensch in seinem Bewußtsein, d.h. denkend, die Idee erlebt, ist er mit dieser Idee eins. Rudolf Steiner nennt dies „Intuition". Die Wirklichkeit besteht also für den Menschen einmal aus der Wahrnehmung über die Sinne, zum anderen aus der Ideenintuition durch das denkende Bewußtsein.

Goethe wendet sich gegen die über die geistig-sinnliche Organisation des Menschen hinausgehenden, apparativen Erkenntnismittel:

> „Der Mensch an sich selbst, insofern er sich seiner gesunden Sinne bedient, ist der größte und genaueste physikalische Apparat, den es geben kann, und das ist eben das größte Unheil der neuen Physik, daß man die Experimente gleichsam vom Menschen abgesondert hat und bloß in dem, was künstliche Instrumente zeigen, die Natur erkennen, ja, was sie leisten kann, dadurch beschränken und beweisen will." [6])

Er sagt,

> „daß die Geistesaugen mit den Augen des Leibes in stetem Bunde zu wirken haben, weil man sonst in Gefahr gerät, zu sehen und doch vorbeizusehen." [7])

Und weiter:

> „Kenne ich mein Verhältnis zu mir selbst und zur Außenwelt, so heiße ich's Wahrheit. Und so kann jeder seine eigene Wahrheit haben und es ist doch immer dieselbige." [8])

---

[5]) *Rudolf Steiner in „Goethes Werke", Band 35, S. 19/20*
[6]) *Goethes Werke, Band 36, II, Seite 351*
[7]) *Goethes Werke, Band 33, Seite 107*
[8]) *Goethes Werke, Band 36, II, Seite 349 (zitiert aus: „Deutsche Nationalliteratur – historisch-kritische Ausgabe" hrsg. von Josef Kürschner, Berlin und Stuttgart, 1887)*

Der erkenntnisphilosophische Hintergrund der Goetheschen Weltanschauung sei mit einer zentralen Bemerkung zur Erkenntnisfrage abgeschlossen:

> „Die Wahrnehmung ist der Teil der Wirklichkeit, der objektiv, der Begriff derjenige, der subjektiv (durch Intuition) gegeben wird. Unsere geistige Organisation reißt die Wirklichkeit in diese beiden Faktoren auseinander. Der eine Faktor erscheint dem Wahrnehmen, der andere der Intuition. Erst der Zusammenhang der beiden, die gesetzmäßig sich in das Universum eingliedernde Wahrnehmung, ist volle Wirklichkeit. Betrachten wir die bloße Wahrnehmung für sich, so haben wir keine Wirklichkeit, sondern ein zusammenhangloses Chaos; betrachten wir die *Gesetzmäßigkeit* der Wahrnehmungen für sich, dann haben wir es bloß mit abstrakten Begriffen zu tun. Nicht der abstrakte Begriff enthält die Wirklichkeit; wohl aber die *denkende Beobachtung,* die weder einseitig den Begriff noch die Wahrnehmung für sich betrachtet, sondern den Zusammenhang beider.“ [9]) (Hervorhebungen vom Verfasser)

Goethes Denkungsart im Hinblick auf das Verhältnis des Menschen zu den Naturreichen

Durch das naturwissenschaftliche und dichterische Werk Goethes zieht der Gedanke, daß der Mensch in seiner sinnlichen Erscheinung auch Natur ist, daß er zur äußeren Natur, zum Mineralischen, Pflanzlich-Lebendigen, Tierisch-Empfindenden ein „gesetzmäßiges“ Verhältnis hat, daß er jedoch insofern aus der gegebenen Natur herausragt, als er ihre Gesetze (Mineralreich), ihr Prinzip (Pflanzenreich) und ihren Typus (Tierreich) erkennt. Das Erkennen der Erscheinungen der Natur ist ihm deshalb möglich, weil er ein vereinheitlichendes, synthetisches Organ besitzt: das Denken, das die einzelnen Erscheinungen auf ein Gemeinsames, urphänomenal Wesenhaftes beziehen kann:

> „Die Natur erkennt und erfaßt sich im Menschen selbst.“

Das ist Goethesche Naturanschauung.

Der Mensch versucht im eigenen denkenden Bewußtsein die in zahllose Einzelerscheinungen auseinandergefallene Natur in ihren Urbildern, den „Müttern“ (Goethe) aufzusuchen, um sich mit ihnen ideell-gedanklich zu verbinden.

---

[9]) *Rudolf Steiner: „Philosophie der Freiheit“, S. 247 f., Ausgabe 1978, Kap. „Die letzten Fragen“*

So ist es für Goethe als Naturforscher charakteristisch, vom *Urgestein,* von der *Urpflanze* und vom *Typus* des Tierwesens zu sprechen. Sein eigenes „Urbild" findet er im Erkennen seiner selbst.
Auf diesem Hintergrund des Verhältnisses Mensch-Natur wird es verständlich, daß die Goethesche Weltanschauung ein Menschenbild ermöglicht, in dem Gesetze, Prinzipien und typische Gestaltungen der Naturreiche ebenfalls wirksam sind. An dieser Stelle ist es erforderlich, einen zentralen, bei Goethe schon sich abzeichnenden weiteren Wesensbegriff des Menschen – vor allem in seinem Verhältnis zur Natur – aufzusuchen: den Metamorphosegedanken und das Gesetz von Polarität und Steigerung.

Die Entdeckung des Metamorphoseprinzipes an der Pflanze – das Gesetz von Polarität und Steigerung

1788 in Sizilien gelang es Goethe, an Bryophyllum calycinum deren Besonderheit der Brutknospenbildung an „Mutterblättern" zu beobachten. An der „Goethepflanze" nahm er die Idee des Pflanzlichen wahr, die er „Urpflanze" nannte.

Er sah im Blattprinzip die morphologische Offenbarung des Pflanzlichen an sich, das im Zeitverlauf sich polarisiert in Knoten und Stengelbildung (Zusammenziehung) einerseits und Blattspreitenbildung (Ausdehnung) andererseits. Aus dem mittleren Blattbereich folgt die Pflanze in rhythmischem Wechsel im Zeitenlauf den zusammenziehenden und ausdehnenden Kräften. Dabei verwandelt sie das lineare Stengelelement, indem sie sich in der sich verzweigenden und differenzierenden Wurzel im Erdreich verankert. Das die Fläche ergreifende Blattelement dagegen metamorphosiert sie als Antwort auf die Umkreiskräfte in mehreren Stufen: Die spiralig aufsteigenden Stengelblätter verfeinern und gliedern sich und nehmen sich in der Erscheinung mehr und mehr zurück, bis nach ihrem gänzlichen Verschwinden aus einem Punkt der Kelchblattkranz erscheint, welcher dem Stengelwachstum ein Ende setzt. Das zeitliche Nacheinander in der Sproßentwicklung wird hier zur Gleichzeitigkeit. Ein zweites Mal erfolgt eine Steigerung in der Entfaltung der farbigen Kronblätter und im Verströmen von Blütenstaub und Duft. Aus den zunächst nur „keimhaft" vorhandenen Fruchtblättern entwickelt sich ein drittes Mal die Polarität von Ausdehnung und Zusammenziehung in der Frucht- und Samenbildung.

Das Grundelement aller morphologischen Bildungen ist also das gestielte Blatt mit dem dazugehörigen Knoten.

„Es ist mir aufgegangen, daß in demjenigen Organ der Pflanze, welches wir als Blatt gewöhnlich anzusprechen pflegen, der wahre Proteus verborgen liege, der sich in allen Gestaltungen verstecken und offenbaren könne.“ [10])

So erlebte Goethe das Pflanzenprinzip sich in zeitlicher Folge zwischen kosmischem Umkreis (Ausdehnung) und irdisch verdichtenden Kräften (Zusammenziehung) entfaltend. Aufgrund dieser Betrachtung steht die Pflanze zwischen Planetenumkreis (Heliotropismus) und Erde (Geotropismus) als ein mittleres Prinzip, das die polaren Kräfte aus dem Blattbereich heraus ineinander verwandelt.

Der Metamorphosegedanke ist ohne das Gesetz von Polarität und Steigerung nicht verständlich. Die Formulierung beider fällt etwa in dieselbe Zeit um 1788/1790 und 1795. In seiner Erläuterung zu dem aphoristischen Aufsatz „Die Natur“ [11]) äußert sich Goethe dem Kanzler von Müller gegenüber:

„Die Erfüllung aber, die ihm (dem Hymnus an die Natur) fehlt, ist die Anschauung der zwei großen Triebräder der Natur: der Begriff von Polarität und Steigerung, jene der Materie, insofern wir sie materiell, diese ihr dagegen, insofern wir sie geistig denken, angehörig; jene ist in immerwährendem Anziehen und Abstoßen, diese in immer strebendem Aufsteigen. Weil aber die Materie nie ohne Geist, der Geist nie ohne Materie existiert und wirksam sein kann, so vermag auch die Materie sich zu steigern, so wie sichs der Geist nicht nehmen läßt anzuziehen und abzustoßen; wie derjenige nur allein zu denken vermag, der genugsam getrennt hat, um zu verbinden, genugsam verbunden hat, um wieder trennen zu mögen.“

Schaut man mit dem Gesichtspunkt dieses universellen, von Goethe gefundenen Gesetzes auf die geschilderte Metamorphose des Pflanzenwesens, so wird deutlich, daß in den aufeinanderfolgenden Stufen zwischen den Extremen von Zusammenziehung und Ausdehnung immer neue und höhere Qualitäten auftreten wie Farbigkeit, Innenraumbildung und Nährhaftigkeit. Der Begriff der Überhöhung im Zusammenhang mit der Polarität ist also ein Schlüsselgedanke

---

[10]) *Brief Goethes an Herder vom 17. 5. 1787*

[11]) *R. Steiner im 7. Band der Schriften der Goethe-Gesellschaft zu Weimar, S. 394.*
(Rudolf Steiner war der erste Herausgeber der naturwissenschaftlichen Schriften Goethes in Kürschners Nationalliteratur.)

der Goetheschen Erkenntnismethode. In derselben Niederschrift des Kanzlers von Müller heißt es weiter:

> „Die Versatilität der Natur im Pflanzenreiche verfolgte ich unablässig und es glückte mir anno 1788 in Sizilien die Metamorphose der Pflanzen so im *Anschauen* wie im *Begriff* zu gewinnen. Die Metamorphose des Tierreiches lag nahe daran, und im Jahre 1790 offenbarte sich mir in Venedig der Ursprung des Schädels aus Wirbelknochen; ich verfolgte nun eifriger die Konstitution des Typus..." [12])

Bereits 1786 versuchte Goethe – ähnlich wie er der Urpflanze auf der Spur war – den Typus des Tieres zu entwickeln. Dabei ging er davon aus, daß auch dem Tierwesen eine gemeinsame morphologische Idee zugrunde liegt, die nach seiner universalistischen Naturanschauung ebenso die menschliche Gestalt miteinbezog. Er vermied jedoch, den Menschen als das „Urbild" des Tierwesens zu bezeichnen, obwohl er in ihm den Idealtypus aller tierischen Morphologie sah. Er sprach vom „Typus" des Tieres, den er in der Dreigliedrigkeit der Biene nach Kopf-, Rumpf- und Leibesorganisation sah. In der Abwandlung dieser Gliederung und damit in der Ausprägung einseitiger Typisierung sah er die Metamorphose der Tiere. Vor allem die einseitigen morphologischen Ausprägungen in der Tierwelt forderten eine nähere Bestimmung des Gesetzes von Polarität und Steigerung heraus. Auf dieses soll später noch eingegangen werden.

Das Ziel aller morphologischen Bemühungen Goethes war der Mensch selbst. So konnte er Sulpiz Boisserée gegenüber 1815 aussprechen:

> „Alles ist Metamorphose im Leben, bei den Pflanzen und bei den Tieren, bis zum Menschen, und bei diesem auch." [13])

---

[12]) *Goethe an den Kanzler von Müller, Weimar, 24. März 1828 in: Rudolf Steiner: Goethes naturwissenschaftliche Schriften, Band 2, Seite 63*

[13]) *Sulpiz Boisserée in: „Gespräche mit Goethe", 1. Teil, Artemis-Verlag, Stuttgart und Zürich 1949, S. 803*

II Die Idee der Dreigliederung des Menschen

In seinem Buch „Von Seelenrätseln“ formulierte Rudolf Steiner 1917 erstmalig die Idee der Dreigliederung des Menschen, indem er den ganzen Menschen, nicht nur sein Nervensystem, als beseelt darstellt. Das Seelenwesen gliedert sich in die Qualitäten von Denken, Fühlen und Wollen, welche ihre leibliche Grundlage jeweils in den Nervenprozessen, den rhythmischen Vorgängen bzw. in den Stoffwechselvorgängen finden. Es sind folglich drei Organisationsebenen am Menschenleib zu unterscheiden:

1. Das *Nerven-Sinnes-System* umfaßt die Folgeorgane des ektodermalen embryonalen Keimblattes: das Nervensystem, die Haut und die Sinnesorgane. Das Nerven-Sinnes-System ist vorwiegend im Kopf angeordnet, aber es durchzieht z.B. in Form der peripheren und vegetativen Nerven den ganzen menschlichen Leib. Der Gesichtspunkt der Gliederung ist hier also nicht ein topographischer, sondern vielmehr ein funktioneller. Im „oberen Menschen“ überwiegt die Ausdifferenzierung des Zellprinzipes bei gleichzeitiger Entvitalisierung, d.h. bei weitgehendem Zurücktreten des Eigenstoffwechsels. Die Lebensäußerungen dieses Systems sind verdichtend, differenzierend und individualisiert. In einem Sinnesorgan wie dem Auge tritt die eigene Organtätigkeit so weit dienend in den Hintergrund, daß ein höheres Organ mit durchsichtigen, lichtbrechenden Medien zur Wahrnehmung der Außenwelt entsteht. Aus den Nervenorganen ihrerseits, deren Leben bis an die Grenze des Zerfalls der Nervensubstanz und bis zum Aufhören der Zellteilungsfähigkeit abgelähmt ist, werden Lebenskräfte frei als Grundlage des Denkens und Bewußtseins.
2. Das polar gegenüberstehende *Stoffwechsel-Gliedmaßen-System* ist sowohl in seiner ernährenden Funktion als auch in seinen Bewegungen der Außenwelt hingegeben. Das Verhältnis zur Außenwelt ist hier ein hereinnehmendes, verinnerlichendes im Gegensatz zur seelischen Distanzierung gegenüber der Umwelt im Nervenbereich. Die Eigentätigkeit der Organe geht ganz in der Substanzbildung und im Stoffwechsel auf; Zellvermehrung, Wachstum und Regeneration sind intensiv, die Wahrnehmungsfähigkeit tritt in den Hintergrund. Hier sind die Lebensäußerungen allgemein und unindividuell, substanzauflösend, dynamisierend. Die Stoffwechseltätigkeit in der Muskulatur schafft die Kraft für die Gliedmaßenbewegung. In den Verdauungsorganen erfolgt die Auseinandersetzung mit der aufgenommenen Nahrung, bei welcher wir den Abbau der von fremdem Leben geprägten Substanz, die

Resorption, die Aufbautätigkeit im eigenen intermediären Stoffwechsel und die Ausscheidungsfunktionen unterscheiden. Der eigentliche Stoffwechsel spielt sich folglich bereits vor der Aufnahme des umgewandelten Ernährungsstromes in das individuell geprägte Blut ab. Der letzte Rest des Fremdheitscharakters aufgenommener Substanzen wird überwunden in den „unterhalb" des Blutes in der Bindegewebsflüssigkeit gelegenen Stoffwechselvorgängen, welche eng mit der immunologischen Funktion des lymphatischen Systems verbunden sind. – Die Fähigkeit, neues Leben zu schaffen, erfährt in den Fortpflanzungsorganen eine weitere Steigerung. Wir sprechen vom „unteren" Menschen. Die Stoffwechselorgane in ihrer den Raum ausfüllenden Substanzbildung sind entodermalen Ursprungs. Sie entfalten ihre Tätigkeit unter der Schwelle des Bewußtseins. Die im Wachbewußtsein des „oberen Menschen" vorhandene Idee ist „untergetaucht" und tritt im Trieb, im Wollen auf der Grundlage der Stoffwechselvorgänge wieder in Erscheinung.

3. In der Weiterführung von Goethes Prinzip der Polarität und Steigerung zum anthroposophischen Menschenbild ergibt sich das Verständnis des *mittleren, Rhythmischen Systems* in der Weise, daß dieses die polaren Kräfte des Sinnes-Nerven- und Stoffwechsel-Bereiches überhöhend, geordnet vereinigend und ineinander verwandelnd tätig ist. Von hier gehen daher die erneuernden, heilenden, integrierenden Wirkungen aus. Aus dem mittleren, zeitlebens undifferenziert bleibenden Matrixsystem, dem Mesoblasten (Mesenchym und mesenchymale Grundsubstanz) bildet sich das alle Organe verbindende mesenchymale System des Keimes aus. In diesem entsteht die Anlage des Blutgefäßsystems, welches die Tätigkeit der rhythmischen Organe Herz und Lunge zusammenschließt. Die Atmung ist durch den Ruheimpuls der Lunge zum „oberen" Nerven-Sinnes-Bereich hinorientiert, das Blut mit seinem Strömungsimpuls dem „unteren" Menschen, dem Substanzpol, zugeordnet. Die über die Atmung in das strömende Blut hereinwirkende Gestaltung findet ihren Ausdruck in dem Verhältnis der Atemfrequenz zur Pulsfrequenz, welches beim Gesunden 1:4 beträgt. Die Mitte der Mitte spielt sich kräftemäßig zwischen Atmungs- und Herz-Kreislauf-Geschehen ab. Die rhythmischen Prozesse geben die leibliche Grundlage für die seelische Qualität des Fühlens, welches sich immer zwischen zwei Polaritäten wie Freude – Leid, Sympathie – Antipathie bewegt. Das in seinem Bewußtseinsgrad dem Traum vergleichbare Gefühlsleben liegt zwischen dem denkenden, wachen Tagesbewußtsein und den aus dem „schlafenden" Unterbewußtsein auftauchenden Willensimpulsen.

Das Metamorphose-Prinzip, wie es Goethe an der Pflanze entdeckt hat, ist auch im Menschen wirksam, indem substanzbildende, aufbauende Kräfte vom Stoffwechselsystem her über das mittlere, Rhythmische System eine Umwandlung erfahren im Sinne der Freisetzung von Bewußtseinskräften im Sinnes-Nerven-Bereich. Umgekehrt wirken die im Sinnes-Nerven-System organisierenden Kräfte ebenfalls über das mittlere System in den Stoffwechsel-Gliedmaßen-Organismus formgebend herein. Im Stoffwechselbereich des Menschen sind in der Substanz*bildung* Kräfte bindend tätig, Licht- und Wärmeenergien sind substantiell wirksam, dagegen werden im Sinnes-Nerven-Bereich die im Stoffwechselsystem substantiierten Kräfte freigesetzt als Grundlage von Bewußtsein und Wahrnehmung.

Vom Gesichtspunkt der Dreigliederung her läßt sich eine grundlegende Verwandtschaftsbeziehung zwischen Mensch und Pflanzenorganismus entwickeln, welche für die therapeutische Auswahl eines bestimmten Pflanzenteiles wie Blatt, Blüte oder Wurzel von Bedeutung ist. In der Pflanze spielen sich die polaren Prozesse in der Weise ab, daß sich nach dem Blütenpol der Pflanze die Stoffe sublimieren und verfeinern: Pflanzenstärke wird abgebaut zu Zuckern und Pflanzensäuren, der Blütenstaub verfliegt, die Farbigkeit strahlt in die Umgebung, Wärme wird abgegeben. Die Pflanzenblüte entspricht vom Gesichtspunkt ihrer auflösenden, verströmenden Tendenz dem Stoffwechselsystem des menschlichen Organismus. Dagegen kommt es in der Wurzel zu Stoffeinlagerung und Substanzverdichtung bei gleichzeitiger Absonderung von fermentativ in die Erdumgebung hineinwirkenden Substanzen im Bereich der Wurzelspitzen. In der Pflanzenwurzel finden wir die dem menschlichen Nerven-Sinnes-System entsprechende verdichtende, zentrierende, zum Physischen hinstrebende Wirkung wieder. Das mittlere System der Pflanze, der den Übergang bildende, vermittelnde und harmonisierende Blattbereich, entspricht dann der Rhythmischen Organisation von Atmung und Blutzirkulation. Das Pflanzenblatt zeigt seine therapeutische Wirkung besonders auf das Atmungs- und Kreislaufgeschehen, Entsprechendes gilt grundsätzlich für die eben ausgeführte Beziehung von Blüte und Stoffwechselsystem bzw. Wurzel und Nervensystem.

Die Prinzipien Sal, Merkur, Sulfur

In seinen Vorträgen vor Ärzten, vor allem im 1. Medizinerkurs[14]) 1920, behandelt Rudolf Steiner wiederholt die dreigliedrige Organisation des

[14]) *Rudolf Steiner: „Geisteswissenschaft und Medizin", Dornach 1920, 20 Vorträge (1. Medizinerkurs)*

Menschen im Zusammenhang mit Substanzbetrachtungen. Er geht dabei von den bereits bei Paracelsus zu findenden Prinzipien Sal, Sulfur und Merkur aus. Dieses dreifache Prinzip wird zum Schlüsselgedanken für das Verständnis des Goetheschen Polaritätsgesetzes und des Metamorphoseprinzips. Alle Erscheinungen der anorganischen Natur und das Leben selbst bis herauf zur dreigliedrigen Seelen- und Leibesordnung des Menschen, ja sogar die Ordnung der über dem Menschen stehenden Hierarchien bis hin zum Trinitarischen Prinzip selbst offenbaren *das* Lebens- und Schaffensgesetz der Natur überhaupt. Das *Sulfur-Prinzip* entspricht dem bereits charakterisierten menschlichen Stoffwechsel-System bzw. der Pflanzenblüte. Allgemein und abstrakt geschildert, bewirkt die Sulfur-Qualität die dynamische Bildung und Umwandlung des Stoffes in seine verschiedenen Erscheinungsformen. Sie ist an die Welt hingegeben, zu ihr gehört die Eigenschaft der Ausdehnung. Das *Sal-Prinzip,* wie wir es im Nerven-Sinnes-Bereich und in der Pflanzenwurzel kennenlernten, beinhaltet das Zur-Ruhe-Kommen in einer geordneten Gestalt, Zusammenziehung und Verdichtung. Die Vermittlung und die ständige rhythmische Wiederherstellung der Einheit zwischen den Polen charakterisiert das *Merkur-Prinzip.*

Das erweiterte Verständnis, welches die paracelsische Medizin von den drei Urprozessen Sal, Sulfur und Merkur hat, geht auf die Substanzen Schwefel, Salz und Quecksilber selbst zurück, die nun kurz mit ihren Eigenschaften skizziert werden sollen: Bei der *Salzbildung,* z.B. durch Auskristallisation einer gesättigten Kochsalzlösung, wird in einem Sal-Prozeß Wärme frei. Bei der Lösung von Kochsalz dagegen wird Wärme der Umgebung entzogen. Der *Schwefel* zeigt als charakteristische Eigenschaft die Tendenz, immer in sulfurischer Art Wärme zu binden, wobei bei der Oxydation stufenweise Wärme freigegeben wird. Das Charakteristische der Sulfursubstanzen ist es, auch bei der Verbrennung Wärme zurückzuhalten oder sogar aus der Umgebung aufzunehmen, wie dies z.B. beim Kalkbrennen der Fall ist. Das *Quecksilber* offenbart in seinen physikalischen Eigenschaften erstens den flüssigen, beweglichen Zustand, zum anderen die Doppeltendenz, sowohl an der gewöhnlichen Luft zu verdunsten, zu verdampfen, als auch beim Ausgießen in zahlreiche einzelne Tropfen zu zerfallen: Tropfenbildung und Verdunstung sind die dem flüssigen Quecksilber innewohnenden Tendenzen zum Verdichten und zur Auflösung. Auch die extrem hohe Amalgamierfähigkeit des Quecksilbers gegenüber Metallen, die mit Quecksilber eine echte Lösung eingehen, zeigt die merkuriale Eigenschaft dieses ungewöhnlichen Metalls.

Eine weitere beispielhafte Darstellung eines von den Urbildern Sal, Sulfur und Merkur geprägten Substanzverständnisses gibt Rudolf Steiner anhand einer

Skizze im 10. Vortrag von „Geisteswissenschaft und Medizin". Kohlenstoff und Kiesel bzw. kohlensaure und kieselsaure Salze werden hier im Sinne ihrer kräftemäßigen und substantiellen Polarität als kennzeichnend für „den Lebensprozeß" im Menschen angegeben. Ähnlich wie der Kochsalzwürfel ist der Kiesel als kristalline Natursubstanz völlig dem Sal-Geschehen gefolgt, so daß die Bildekräfte, die zum Kiesel geführt haben (Licht und Wärme), sich als Kräfte oder Energien bei der Auskristallisierung befreit haben und eine regelmäßig geometrische, durchsichtige, kühle, nicht mehr brennbare Substanz hinterlassen. Unter der Wirkung des Kieselprozesses werden im menschlichen Organismus nach Rudolf Steiner die universalisierenden Kräfte tätig, organ- und substanzgebundene Energien befreien sich als Grundlage der Wahrnehmung und des Bewußtseins, welches den Menschen wieder an die dem Denken zugängliche, überpersönliche Ideenwelt anschließt. Auf der anderen Seite führt der Kohlenstoff-Prozeß in die Substanzbildung selbst hinein.

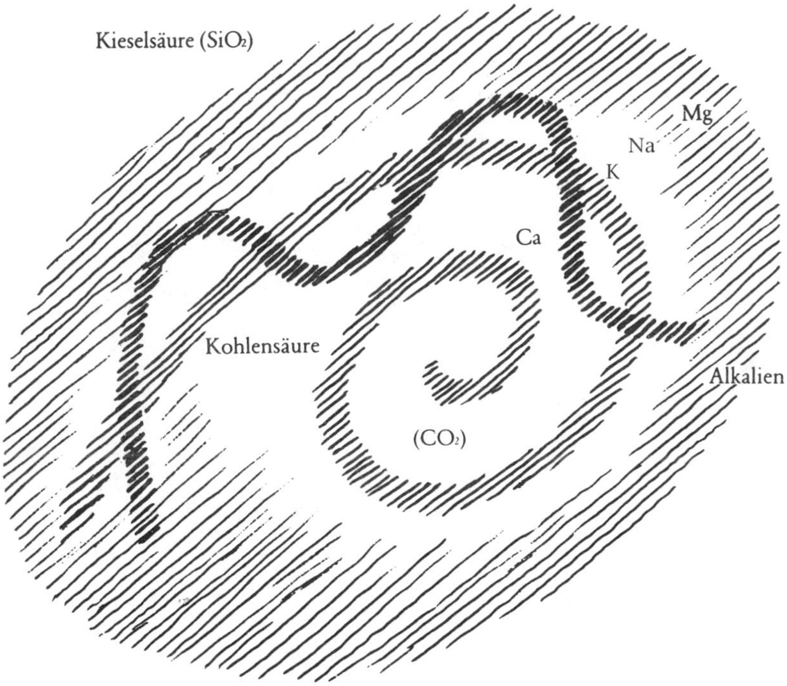

Zwischen den universalisierenden und individualisierenden Prozessen vermitteln die Alkalien, die im Rahmen der Einleitung im folgenden geschildert werden sollen. Sie sind Träger der rhythmischen Funktionen zwischen Universalisierung und Individualisierung. Diese Skizze ist nach Rudolf Steiner eine symbolische Kennzeichnung des Lebensprozesses selbst: Während das Kohlenstoffgeschehen den Lebensprozeß im Menschen in Richtung Verdichtung, Verstofflichung und damit in die Zentrierung und individuelle Leibesbildung führt, lenkt dagegen das Kieselgeschehen den Lebensprozeß in die Körperperipherie, führt zur Bewußt-Werdung und schließt den Menschen wieder an die universellen Weltengesetze an.

Nachdem davon gesprochen worden ist, daß der gesamten Natur vom Mineralreich über das Pflanzenreich zum Tierreich das Polaritätsgesetz zugrundeliegt und in allen Lebenserscheinungen das Organisationsprinzip der Dreigliedrigkeit wirkt, soll nun die Frage beleuchtet werden, wie die Naturreiche als werdende Natur auch im Menschen wirksam sind und sich in ihrem besonderen Verhältnis zum Urbild des Menschen, zu seiner Entelechie (Ich-Wesenheit) in Gesundheit und Krankheit verhalten.

III Die vierfache Gliederung von Mensch und Natur

Schaut der Mensch auf die ihn umgebende Natur, so unterscheidet er die anorganische Gesteinswelt, die lebendige Pflanzenwelt und die beseelte, empfindende Tierwelt. Die Erkenntnis und Differenzierung der äußeren Natur ist dem Menschen dadurch möglich, daß auch in ihm mineralisierende, bildende und seelische Kräfte wirksam sind, die im Sinne der oben geschilderten Umwandlung in seiner seelisch-geistigen Erlebnisfähigkeit frei werden. Er trägt „die Kräftewelt der Naturreiche" in sich und ist auf diese Weise eng mit ihnen verwandt. Der Mensch enthält die der Natur zugrundeliegenden Prinzipien und wesenhaften Kräfte jedoch in sich im Werdezustand, er faßt sie zusammen und überhöht sie nach dem oben genannten Goetheschen Prinzip der Polarität und Steigerung durch die nur ihm eigene Qualität der Ich-Wirksamkeit. In der äußeren Natur sind die bildenden Kräfte zur Erscheinung und zu einem Ende gekommen: Die gewordene Welt ist nach Goethe „in eine Sackgasse" geraten, sie kann in Schellings Sinn als „Natura naturata" bezeichnet werden. Im Menschenwesen sind dieselben Prinzipien ganz im Zustand der wirksamen Kräftewelt und der bildsamen Anlagen tätig. Es handelt sich um Kräfte, die im Zustand des Werdens, in „statu nascendi" sind, die ein ständig verwandelbares Potential für den sich in Entwicklung befindlichen Menschen darstellen. Schelling spricht von diesem Kräftepotential als von der schaffenden Natur, der „natura naturans".

Der Mensch ist also auf der einen Seite Teil der Natur. Auf der anderen Seite überwindet er sie ständig in ihrer Tendenz, in die einseitige Gestalthaftigkeit endgültig überzugehen, indem er sie in seine Ganzheit einbezieht und dadurch erst Mensch wird. In diesem Sinne bleibt der Mensch ständiger Teilhaber an den ursprünglichen Schöpfungsprozessen. Tritt ein Naturprozeß nun im menschlichen Organismus einseitig in Erscheinung, fügt er sich nicht mehr in sein individuell durchkraftetes Wesensgefüge ein und wird der äußeren Naturerscheinung ähnlich, so bildet sich Krankheit aus.

Aufgrund der einheitlichen goetheanistischen Menschen- und Naturanschauung folgt auch die menschliche Gesamtorganisation den in der Natur wirksamen Gesetzen des Mineralischen, den Prinzipien des Pflanzlichen und dem den Typus erschaffenden Wesen des Tieres. Die genannten Kräfte der Naturreiche bilden innerhalb des menschlichen Wesensgefüges eigene, von der Umgebung abgegrenzte Kräfteorganisationen aus, welche von Rudolf Steiner „Wesensglieder" genannt werden. Dabei ist der in die stoffliche Erscheinung tretende physische Leib direkt der Beobachtung über die Sinne zugänglich, die höheren Wesensglieder sind zunächst nur durch ihren Abdruck, ihre Auswirkungen auf die physische Körperlichkeit faßbar. Der physisch-stoffliche Leib folgt den Gesetzen des Mineralischen, der Lebens- oder „Ätherleib" den Prinzipien des Pflanzlichen, der Empfindungs- oder „Astralleib" dem Typus des Tierwesens. Über die äußeren Naturreiche hinaus führt die Ich-Wärme-Organisation des Menschen als organischer Träger des Ich-Wesens, des Menschen selbst. Er ist seiner physisch-geistigen Natur nach das vereinheitlichende Wesen, das die drei Kräfteorganisationen, die in den Naturreichen einseitig wirksam sind, in dem oberen und unteren Menschen von der Mitte aus in einem gegliederten und ineinanderwirkenden Gleichgewicht hält. Die menschliche Natur wird durch die Ich-Tätigkeit ständig auf ein mittleres, universell wirksames, die menschliche Persönlichkeit tragendes Ordnungsprinzip zurückgeführt.

Die in der Elementenlehre (Tetraktys) des Aristoteles genannten vier Elemente „Feuer, Luft, Wasser und Erde", welche in der hippokratischen Viersäfte-Lehre ihre Fortsetzung bis in die Humoralpathologie des letzten Jahrhunderts (Rokitansky) finden, haben jedes eine besondere, wesenhafte Verwandtschaft zu je einem der vier genannten menschlichen Wesensglieder: Die Ich-Organisation wirkt durch die Wärme („Feuer") bis herunter in den physischen Leib, die Empfindungsorganisation bedient sich des Licht-Luft-Elementes, die Lebensorganisation wird im Flüssig-Wässrigen wirksam, die physische Organisation dagegen beherrscht das mineralisch-stoffliche Element.

„Was kann der Mensch im Leben mehr gewinnen,
als daß sich Gott-Natur ihm offenbare?
Wie sie das Feste läßt zu Geist verrinnen,
wie sie das Geisterzeugte fest bewahre." [15])

J. W. von Goethe

[15]) *Goethe-Gedichte, Bd. I, „Gott und Welt": „Im ernsten Beinhaus...", Artemis-Verlag*

IV Die Wesensglieder des Menschen und ihre Ausprägung im physischen Leib [16])

1.1. Die Ich-Organisation des Menschen

Unter „Ich-Organisation" verstehen wir nach Rudolf Steiner diejenige Kräfteorganisation, welche sich das Ich-Wesen selbst geschaffen hat, um über das Wärme-Element bis in den physischen Leib herunter einzugreifen. Die so bezeichnete Ich-*Organisation* wird dabei im Physisch-Leiblichen von der Kieselsubstanz getragen. Der Kiesel bildet über den gesamten menschlichen physischen Leib ein feines und differenziertes Kraftgerüst aus, welches die ordnende und gestaltbildende Wirksamkeit der Ich-Organisation zu vermitteln vermag. Es sind die universalisierenden Kräfte, wie Rudolf Steiner anhand der abgebildeten Skizze [17]) ausführt, welche im Menschen sowohl organisch als auch seelisch-geistig mit der Wirksamkeit des Kiesel-Prozesses verbunden sind.

Nun wissen wir, daß Kieselsäure als Spurenelement überall in der Bindegewebsgrundsubstanz und in den Nachfolgeorganen des Mesenchyms bis hinein in das Blut nachgewiesen wird. Die mit den Kieselkräften verbundenen Funktionen sind vom Beginn der Embryonalentwicklung an von größter Bedeutung. Die physische Leibesanlage ist in der embryonalen Entwicklung auf das engste abhängig von der alle Organe durchdringenden und verbindenden mesenchymalen Grundsubstanz, durch deren Eigenschaften und Funktionen eine „gegenseitige Wahrnehmung" und Abstimmung der Organe untereinander möglich ist. Die vor allem aus Mukopolysacchariden bestehende Grundsubstanz bildet bereits die Zona pellucida des Eies, sie findet sich im Stadium des Trophoblasten wieder. Die Grundsubstanz durchzieht später alle vom Bindegewebe abgeleiteten Gewebe und Organe wie den Glaskörper, den Nucleus pulposus, den Knorpel, die Knochen, Sehnen und im Fibrinogen das Blut. Der gesamte Bindegewebsorganismus des Menschen, d.h. der interzellulär-interparenchymatöse Flüssigkeitsorganismus durchzieht sämtliche Organe und schließt diese an das Zentrum des Wärmeorganismus im Blut an. Die Fähigkeit, Gestalt anzunehmen und wieder aufzulösen, liegt auch dem Blute durch das die Gerinnung vermittelnde Fibrino-

---

[16]) *Ausführliche Schilderungen der Wesensglieder von Rudolf Steiner finden sich z.B. in*
- *Theosophie, Einführung in die übersinnliche Welterkenntnis und Menschenbestimmung, Kapitel „Das Wesen des Menschen"*
- *Die Geheimwissenschaft im Umriß*

[17]) *Geisteswissenschaft und Medizin, Dornach 1920, 10. Vortrag*

gen zugrunde. Das Ich ist seiner Natur nach ein Wesen der *Verhältnisse,* der Beziehungen und Ordnungen. Es hat ebenso die Kraft, sich zu offenbaren, wie sich wieder zurückzunehmen. Es tritt nur im Moment in Erscheinung, um die entstehenden Formen mit seinem Urbild in Beziehung zu bringen. Alsbald löst es die gewordenen Formen wieder auf, führt sie in die Rücknahme der Erscheinungen in ihren Urzustand zurück. Wenn wir diese Ich-Organisation in ihrer zentralen, das Trinitarische Prinzip repräsentierenden Bedeutung charakterisieren wollen, so ist es das Blut selbst, das von der Mitte des Organismus aus den „oberen" und „unteren" Menschen vereinheitlicht und dadurch ständig den Einfluß der differenzierenden, peripheren Einzelorgane auf das übergreifende Allgemeine zurückführt. Somit ist es das wärmetragende Blutsystem selber mit dem Zentralorgan des Herzens, die den eigentlichen Träger für die Ich-Organisation darstellen.

Hinsichtlich des pathologischen Verständnisses ist daher das Studium der Wärmeverhältnisse im Menschen von grundlegender Bedeutung. Ein Sich-Verselbständigen des Wärme-Organismus mit den polaren Extremen entweder des Fiebers oder der Auskühlung sind wesentliche Hinweise für ein Versagen der gesundenden, zwischen „oberem" und „unterem" Menschen harmonisierend wirksamen Ich-Organisation. Um die Ich-Natur des Menschen im Gefüge der übrigen Wesensglieder zu verstehen, muß man ihre Doppelnatur als geistig-physisches Wärmewesen einsehen. Die Wärme vermag durch ihre Eigenart die Brücke zu bilden zwischen dem geistig-seelischen Zustand, z.B. der warmen Anteilnahme, und dem physischen Zustand, welcher am Thermometer ablesbar ist. Die Wärme ist daher die geeignete Vermittlerin für die Impulse des geistigen Ich-Wesens bis in den physischen Leib.

1.2. Die Ich-Organisation und das Herz

Die durch die Anthroposophie Rudolf Steiners vertiefte Menschen- und Naturanschauung Goethes gibt uns die Möglichkeit, die Bildekraft der vier Wesensglieder des Menschen in den vier Hauptorganen Herz, Lunge, Leber, Niere wiederzuerkennen. In jedem dieser Organe wirken die Ich-Organisation, die astralische Organisation, der Lebensleib und der physische Leib in unterschiedlicher Intensität und in einem besonderen Verhältnis untereinander.

Wir sprachen von der Verwandlung der im sulfurischen Stoffwechsel wirksamen, aufbauenden, substanzbildenden Kräfte durch die Wärmeorganisation. Diese hat ihr organisches Zentrum im Herzen. Die vom „unteren" und „oberen"

Menschen zum Herzen fließenden Flüssigkeitsströme, d.h. die Bindegewebsflüssigkeit und Lymphe, werden im venösen Blut zusammengefaßt und im Herzen ineinander verwandelt und auf die Wärmestufe gehoben. Das Herz ist in der Embryonalzeit ein unipolar angelegtes, d. h. monistisches Organ. Das rechte und das linke Herz sind noch nicht unterschieden, die Herzscheidewände noch offen. Auch das nach der Geburt mit Einsetzen der Lungenatmung polarisierte Herz erwirbt sich wieder einen einheitlich-monistischen Charakter. Die ungewöhnliche Kapillarisation der Herzmuskulatur des linken und des rechten Herzens und der teilweise Abfluß des Kapillarblutes über die Foramina Thebesii unmittelbar in die Herzkammern sind Ausdruck der intensiven Vereinheitlichungstendenz der Herztätigkeit. Dazu gehört auch die extrem hohe Wärmebildung, vor allem des linken Herzens[18]) als Ausdruck der im Herzen freiwerdenden Wärme.

Anläßlich der Beschreibung der Dreigliederungsidee erwähnten wir bereits die zwischen Kiesel und Kohlenstoff vermittelnden vier Alkalien Kalzium, Kalium, Natrium und Magnesium, von denen nun jedes wieder eine prozessuale Verwandtschaft zu je einem der vier Hauptorgane besitzt. Das Magnesium wird von diesem Gesichtspunkt aus dem Herzen zugeordnet. Dies bedarf einer Erläuterung: Magnesium ist im menschlichen Organismus insofern ein wichtiger Substanzprozeß, als der Zucker in der Leber mit Hilfe der katalytischen Funktion des Magnesiums in der Glykolyse abgebaut und in Wärme verwandelt wird. Jede Muskeltätigkeit, und die Herzmuskeltätigkeit im besonderen, bedarf der Freigabe von verstoffwechselter Wärme. Wir wissen, daß Kalzium und Magnesium in der Herzmuskulatur besonders reichlich nachgewiesen werden (etwa 17 mg % Magnesium und Kalzium). Dabei bilden beide Prozesse einen Antagonismus aus: Kalzium wirkt physiologischerweise in ionisierter Form in der Systole, insbesondere im linken Herzen, und vermittelt dort die Kontraktibilität des Myoglobins; Magnesium dagegen wirkt, die Diastole verstärkend, vor allem über das rechte Herz. Magnesiumsalze sind in der Lage, als Antagonisten des Kalziums, z.B. bei Überdosierung mit Digitalis, die einseitige Kalziumwirkung zu kompensieren. Somit wirken die Erdalkalien Kalzium und Magnesium im Herzen polar: Kalzium die Systole verstärkend, Magnesium die Diastole verstärkend. Bei der Kalzium-Wirksamkeit greift die astralische Organisation über das linke Herz verstärkt in die Herztätigkeit ein; die Magnesium-Wirkung ermöglicht das Eingreifen der ätherischen Organisation über den Zucker-Prozeß und ist vor allem über das Leberorgan dem rechten Herzen zugeordnet.

---

[18]) *Landois-Rosemann: „Physiologie des Menschen"*

2.1. Der physische Leib

Unserem Verständnis setzt der Begriff „Physis“ (übersetzt: „das Gewachsene“) den größten Widerstand entgegen, da wir gewohnt sind, alles Stofflich-Mineralische dem physischen Leib zuzuordnen. Der ausschließlich mineralische Zustand, in dem die physikalisch-chemischen Gesetzmäßigkeiten herrschen, tritt jedoch im menschlichen Organismus nur auf dem Wege der Ausscheidungen bzw. mit dem Eintritt des Todes ein. Während des Lebens wird das mineralische Sein ständig von den höheren Wesensgliedern überwunden und in den menschlichen Zusammenhang eingeordnet.

Wir müssen die physische Organisation als einen Sinnes-Wärme-Organismus zu verstehen suchen, in den sich erst sekundär das Mineralisch-Stoffliche eingliedert, jedoch so, daß der resultierende Stoffleib sich in ständigem Entstehen und Vergehen befindet. Wir sprechen von einem „Fließgleichgewicht“ im Wärmezustand der Substanz. So ist die nur vorübergehende Einlagerung von Kalk in den Knochen zu verstehen, so daß man vom Auftreten der Kalksalze im Knochen als von einem lebendigen Durchgang sprechen muß. In dem Moment, in dem die Knochensalze aus dem menschlichen Gefüge heraus in den rein mineralischen Zustand fallen würden, müssen sie durch die Osteoklasten und den ständigen Umbau der Haversschen Systeme wieder erneuert werden, wenn nicht Krankheit eintreten soll. Was wir von der Knochenbildung sagten, ist auch im besonderen für die äußere Haut zutreffend und gilt grundsätzlich für alle beim Menschen nachweisbare Stofflichkeit: Sie ist ständig im Entstehen und Vergehen.

Pathologisch wird dieser Vorgang, wenn der gebildete Stoff, z.B. die Knochensalze, im Bereich des Überganges vom Knochen zum Knorpel ungeordnet in Form von Exostosen abgelagert werden. Die ständige Erneuerung der Leibessubstanz kommt zum Erliegen, physische Stofflichkeit sammelt sich an. Dasselbe gilt vom Eiweißstoffwechsel bezüglich der Eiweißhypertrophie beim multiplen Myelom. Entsprechend kommt es bei der Hyperlipidämie zu einer vermehrten Ansammlung von Fettsubstanzen im Blut und sekundär in den arteriosklerotischen Plaques der Gefäßwände, wobei diese Fette physiologischerweise dem Nervenaufbau dienen sollten. Es handelt sich also hier um Substanzen, die sich dem Fließgleichgewicht entziehen und sich im Organismus, vor allem im Blutsbereich, verselbständigen.

In therapeutischer Hinsicht gilt die Grundregel, daß mineralische Natursubstanzen in dynamisierter Form auf die mit der physischen Organisation eng verbundene Ich-Organisation wirken. Die Wirkungsweise der potenzierten

Natursubstanzen erstreckt sich stets auf die im menschlichen Organismus entgegengesetzte Organisationsebene. Im Falle eines mineralischen Heilmittels wird die Ich-Wärme-Organisation aufgerufen, welche allein in der Lage ist, Physisch-Mineralisches zu überwinden, indem es selbst auf die Wärmestufe gehoben wird. Rudolf Steiner schildert dies am Beispiel des Kiesels, der beim Gesunden durch die Kraft der Wärme-Organisation ständig aus dem Körper ausgeschieden werden muß[19]).

2.2. Die physische Organisation und die Lunge

Die Zuordnung des physischen Leibes zu dem Organ Lunge ist unserer Vorstellungskraft nur schwer zugänglich, da, wie oben ausgeführt wurde, der physische Leib selbst geistiger Natur ist. Die Besonderheiten der Lungenbildung jedoch können zum Verständnis der herausragenden Wirksamkeit der physischen Organisation beitragen: Die Lunge ist ein Organ, welches den physischen Raum in ihrer dreidimensionalen Ausgestaltung völlig ergreift. Auffällig ist ihre Passivität und die Abhängigkeit ihrer Bewegungen von den Atemexkursionen des Thorax. Sie ist über die Vasa propria nur spärlich mit eigenem Blut versorgt, was ihre geringe Eigenvitalität bedingt. Nach Ausbluten der Lunge (ca. 500 g durchströmendes Blut) wiegt die Lunge eines Erwachsenen noch ca. 100 g. Als dreidimensionales Raumorgan ist die Lunge mit einem Volumen von ca. 1200 ml Luft gefüllt, wobei die Vitalkapazität der Lunge beim Erwachsenen 3 und mehr Liter Luft umfaßt.

Gegenüber der Atmungsluft und dem durchströmenden Herzblut ist die Lunge ein Organ, welches sein Eigenleben weitgehend zurücknimmt. Sie unterliegt schon im gesunden Zustand der Entvitalisierung. Diese Hinneigung zum Physisch-Werden der Lunge kann sich leicht zum Krankheitsbild der Unelastizität und Starre, d.h. der Lungenfibrose und des Lungenemphysems entwickeln. [20]) Die immanente Tendenz der Lunge zur Auskühlung und Erstarrung ist durch die intensive Verbindung der Empfindungsorganisation mit der physischen Lunge beim Atmungsvorgang bedingt. Die bipolare Anlage der Lungen ist ein weiterer Ausdruck dafür, daß sich die Empfindungsorganisation im Bereich der Lungen-

[19]) *Rudolf Steiner: Geisteswissenschaftliche Gesichtspunkte zur Therapie, S. 12, und: „Silizium und Leben", M. G. Voronkov, G.I. Zelchan, E. Lukevitz, Akademie-Verlag, Berlin 1975*

[20]) *s. H.-H. Vogel: „Die Lunge" in „ Der Merkurstab", Heft 5, 1991, S. 352*

bildung intensiv mit dem physischen Leib verbindet. Diese Tendenz liegt überhaupt der Empfindungsorganisation zugrunde. Sie möchte ihrer Wesensnatur nach sich gestaltbildend und damit konstitutionsbegründend unmittelbar mit dem physischen Leib verbinden. Wir fassen die Lunge ihrem Charakter nach mehr als ein „Sinnesorgan“ im Verhältnis zu den „Stoffwechselorganen“ auf. Obwohl die Lunge aus dem entodermalen Vorderdarm dichotom sproßt und zunächst drüsigen Charakter besitzt, gerät sie in ihrer postnatalen Entwicklung verstärkt unter den Einfluß des „oberen Menschen“ und damit der Sinnes-Nerven-Organisation. Dies macht ihren physischen Charakter aus. Die Lungenentzündung dagegen ist ein „Rückfall“ der Lunge auf die Stufe der embryonalen Drüsenanlage. Die durchluftete Raumlunge wird übervitalisiert und nimmt bei der Hepatisation der Lunge in pathologischer Weise drüsigen Charakter an.

Der Hinweis Rudolf Steiners, daß in der Lunge der Kalkprozeß im besonderen zur Wirksamkeit kommt, weist in dieselbe Richtung. Die Lunge steht mit ihren Organkräften in besonderer Beziehung zur physischen Organisation. Unter ihrem Einfluß und durch eine Abkühlung des Blutes wird die Eingliederung der Kalksalze in den Knochen bewirkt. Von den vier genannten Alkalien ist es das Kalzium, welches dem Erdenorgan Lunge zugehörig ist.

3.1. Der Empfindungsorganismus oder der Astralleib

So, wie wir die Wärmeorganisation des Menschen dem Element „Feuer“ zuordnen konnten, die physische Organisation dagegen dem mineralischen, fest werdenden Element „Erde“, so lebt die Empfindungsorganisation im Licht-Luft-Element des Organismus. Allerdings müssen wir uns damit vertraut machen, daß das Luftelement, vor allem der eingeatmete Sauerstoff und Stickstoff, beseelt wird und über die Lunge und das arterialisierte Blut bis in die letzten Ausläufer des Organismus beseelend und durchatmend wirkt. Der Organismus ist also in seiner Ganzheit von einer differenziert ausgestalteten, aus dem Seelischen über das Luftelement eingreifenden Atmungsorganisation, dem sogenannten Astralleib, durchkraftet.

Wenn wir die Auswirkung des Seelischen aufsuchen, so treffen wir einerseits auf das Empfindungsleben selbst mit den polaren Ausschlägen der Sympathie- und Antipathiekräfte. Im Gegensatz zu der die Dreigliederung bewirkenden Ich-Organisation und dem einheitlichen, monistischen physischen Leib ist die Empfindungsorganisation stets dualistisch orientiert. Andererseits wirkt der

Astralleib neben seinen psychischen Äußerungen in das Leibliche herein und beherrscht dort die Einatmung und die Arterialisation des Blutes. Wir unterscheiden auf der einen Seite die verstärkte Einatmungs- und Sauerstofftätigkeit im arteriellen Gefäßbereich mit der Folge einer von Angst begleiteten Gefäßkontraktion, die sich in der Niere bis zur Anurie steigern kann. Auf der anderen Seite kann es zu einer zu schwachen Einatmungstätigkeit des Astralleibes kommen mit Erschlaffung der Gefäße, mit Hypotonie, kaltem Schweiß, seelischem Außer-sich-Sein und ebenfalls Angstzuständen. Sowohl das zu starke als auch das zu schwache Eingreifen der Empfindungsorganisation bedingt Angstzustände dadurch, daß sich das Seelenwesen isoliert und nicht in den Ich-Wärme-Organismus einordnet.

Der astralischen Organisation ist in besonderer Weise die Tätigkeit der Niere zugehörig, so daß die Art und Weise, wie der Empfindungsorganismus in den Stoffwechsel eingreift, an der Nierentätigkeit abzulesen ist. Rudolf Steiner weist darauf hin, daß die Regulation der Atmungstätigkeit und der Impuls zur Einatmung von der Niere ausgeht und von dort auf die Lunge übergreift. Ein ungenügendes Eingreifen des Astralleibes in die Nierenorganisation bewirkt dort eine Verminderung der Sauerstoff-Tätigkeit und der Ausscheidung, es kommt zur Atemnot, zu Erregung und Angstzuständen, welche durch die vermehrte Loslösung des Astralischen aus der leiblichen Bindung herbeigeführt werden. Auf der anderen Seite können wir die polare Krankheitssituation als ein zu starkes Übergreifen des Astralleibes auf den „unteren" Menschen verstehen. Das im physischen Leib sich abprägende Seelische führt hier zur Ablähmung des Lebensprozesses, ausgehend vom Bereich des Nervensystems. Man kann das Nervensystem geradezu als sinnenfälliges Organ des Empfindungsorganismus bezeichnen. Verstärkte Luft-Sauerstoff-Tätigkeit führt dann im Nervensystem zur übersteigerten Bewußtseinsbildung, zur Neurasthenie und Psychasthenie. Begleiterscheinungen, welche sich auf den übrigen Organismus erstrecken können, sind Ablähmung des quellenden Ätherischen, Austrocknung, Flüssigkeitsverlust bis hin zur Gefahr der Endgefäßgangrän. Es besteht die Gefahr der „Mumifizierung" des Lebensleibes, bei einer Übertätigkeit der Empfindungsorganisation.

Bezüglich der Anamnese ist es wichtig, durch gezielte Fragen das Verhältnis des Patienten zu den umgebenden Licht-Luft-Einflüssen zu klären. Wirken Sonneneinstrahlung, Luftdruckschwankungen verschlechternd? Besteht Bedürfnis nach frischer Luft, Sinnesüberempfindlichkeit bezüglich Geruch oder Gehör? Vor allem die Geruchsüberempfindlichkeit kann auf eine gestörte Nierenfunktion hinweisen, da der Geruchssinn geradezu als ein im „oberen" Menschen mit der Niere korrespondierender Sinn angesehen werden kann.

Des weiteren kann die Anamnese wichtige Hinweise bezüglich der Wirksamkeit der astralischen Organisation im Zeitenverlauf ergeben. Durch eine übersteigerte Tätigkeit des Empfindungsorganismus wird beispielsweise die Entwicklung in der Kindheits- und Jugendphase vorzeitig und beschleunigt zum Abschluß gebracht. Man kann geradezu von der Tendenz der Empfindungsorganisation sprechen, ihre ins Räumlich-Physische hereinwirkende Gestaltungskraft verfrüht gegenüber dem organischen Leben durchzusetzen. Akzeleration, vorzeitige, die Organreife beschleunigende und dadurch die geistige Reifung behindernde Ausgestaltungen des Organismus sind die Folge. Typisch ist die in unserer Zeit immer früher auftretende Pubertät. Die gesunde menschliche Entwicklung ist jedoch vor allem in organischer Hinsicht, aber auch in psychischem Sinne, durch Verzögerung ausgezeichnet. Die tierische Entwicklung dagegen ist durch Beschleunigung der Gestaltungsvorgänge der organischen Entwicklung charakterisiert.[21)] Beim Menschen handelt es sich folglich darum, daß eine einseitig aktive und vorschnelle Tätigkeit des Empfindungsorganismus psychosomatisch einer „Tierwerde-Tendenz" entspricht.

3.2. Die Empfindungsorganisation und die Niere

Während das Herz monistisch angelegt ist und in der Embryonalzeit durch die bestehende Verbindung zwischen den Kammern als unipolares Organ tätig ist und nach der Geburt die zwischen arteriellem und venösem Blut auftretende Polarität in sich überwindet und wie ein einheitliches, monistisches Organ in Erscheinung tritt, so wurde die Lunge als bipolar sprossendes und morphologisch doppeltes Organ geschildert. Die Bipolarität ist morphologischer Ausdruck der gestaltbildenden Tendenz der astralischen Organisation. Alle Doppelorgane, zum Beispiel die zwei Gehirnhälften, die Lungenflügel und die Nieren sind Signatur der gestaltgebenden Wirksamkeit des Empfindungsorganismus.

In den beiden Nieren selbst kommt die Bipolarität noch einmal in der dualistischen Organisation und Physiologie von Rinde und Mark zum Ausdruck.

---

21) *Hermann Poppelbaum: „Mensch und Tier – 5 Einblicke in ihren Wesensunterschied", Rudolf Gering-Verlag, Basel, 1930, und*
Friedrich Kipp: „Höherentwicklung und Menschwerdung", Hippokrates-Verlag (vergriffen) und „Die Entwicklung des Menschen vom Gesichtspunkt seiner langen Jugendzeit", Verlag Freies Geistesleben, Stuttgart

In der Nierenrinde staut sich das arterialisierte Blut extrem in den Glomerula und kommt hier in den Gefäßknäuelchen fast zur Ruhe. Es besteht also eine Stauung des arteriellen Blutes auf dem Wege vom Hilus der Niere über die Arteriae arcuatae bis zu den Glomerula. Das gesamte arterielle Blutsystem vom linken Herzen über den mächtigen Aortenbogen und die Nierenarterien bis hinein in die Nierenorgane selbst unterliegt damit einem Verdichtungs- und Stauungsprozeß. Die Arterialisation beginnt mit der Hereinnahme des Sauerstoffes in der Lunge und führt zu einer gesteigerten Verdichtung des Blutes und in der Niere in gewisser Weise zur „Verbrennung" und „Veraschung" der auszuscheidenden Substanzen. Bis in die Morphologie der Niere wirkt sich die gestaltgebende Funktion des Empfindungsorganismus aus: Die arteriellen Gefäße, jedoch auch die aus den Glomerula zurückführenden Gefäße haben einen extrem gestreckten Verlauf. Die Kapillaren sind in der Niere überlang und ebenfalls gestreckt. Sie vermeiden den für venöse Kapillaren typischen sinusoidalen, geschlängelten Bau. Die Länge der Kapillaren beträgt im Unterschied zu sämtlichen übrigen venösen Kapillaren bis zu 10 mm. Das aus der Niere zurückführende Blut ist hocharteriell. Es treffen folglich in der Niere arterialisiertes Blut in der Nierenrinde und die mächtige Flüssigkeitsbewegung der Ultrafiltratabsonderung und -rückresorption (ca. 180 l in 24 Stunden) unvermittelt aufeinander. Das mittlere System, welches durch das venöse Blut repräsentiert wird, tritt völlig in den Hintergrund. Dieser physiologische Dualismus ist die organische Grundlage für die auch mit der Nierenfunktion zusammenhängende psychische Labilität.

Auf die Wirksamkeit der Nieren-Nebennieren-Organisation im Zusammenhang mit dem Natrium-Geschehen ist an dieser Stelle besonders hinzuweisen. Der Natrium-Prozeß im interzellulären Flüssigkeitsgeschehen des gesamten Organismus hängt mit der Reizbarkeit der Gewebe, vor allem der Niere, der Muskulatur, des Herzens und des Nervensystems zusammen. Auch die seelische Erregbarkeit ist eine Funktion des in sämtlichen Flüssigkeiten und in den genannten Organen sich abspielenden Natrium-Geschehens. Es ist der Lichtträger oder der astralische Leib, welcher zwischen seiner Funktionsweise im „unteren Menschen" über das Natrium-Geschehen und den Nieren-Nebennieren-Prozeß das richtige Verhältnis zur Nerventätigkeit im „oberen Menschen" herstellen muß. Nur so ist zu verstehen, daß Gewebespannung, Reizbarkeit und Gewebetonus im weitesten Sinne eine Nieren-Nebennieren-Funktion darstellen. Anhand der Skizze Rudolf Steiners aus dem 10. Vortrag des 1. Medizinerkurses war von der vermittelnden, merkurialen Funktion der Alkalien die Rede. Hier ist in erster Linie das polare Verhältnis von Kalium und Natrium zu nennen, welches die Vermittlung herstellt zwischen der ätherischen Organisation im „unteren

Menschen“ und den höheren Wesensgliedern Astralleib und Ich-Organisation im Bereich des Sinnes-Nerven-Systems.[22])

Wenn wir den psychosomatischen Zusammenhang von Empfindungsorganisation und Niere auf einen Nenner zu bringen versuchen, so beherrscht der Empfindungsorganismus über das Nierenorgan den gesamten Luft-Organismus. Dieser wird verinnerlicht und beseelt. Auch das Auftreten pathologischer Luft im Bereich der Hohlorgane, vor allem des Magen-Darm-Traktes, gehört zu den Symptomen gestörter Nierenfunktion: Luft-Aufstoßen, Blähsucht, Spontanmeteorismus, vielfach verbunden mit Koliken und brennenden Schmerzen im Bereich des Magen-Darms, sind Nierensymptome. Vom Gesichtspunkt der Wesensglieder aus betrachtet, zieht sich die astralische Organisation aus dem „unteren“ Menschen zurück. An die Stelle ihres rhythmischen Eingreifens in das Verdauungsgeschehen tritt die oben geschilderte pathologische Luft. Die Harmonisierung der Eingliederung der Empfindungsorganisation und damit die „Entluftung“ des gesamten Verdauungstraktes sind Aufgaben, welche von der gesunden Niere zu leisten sind.

4.1. Der Bildekräfte-Organismus oder der Ätherleib

Das vierte zu beschreibende Wesensglied ist der Lebens- oder Bildekräfteleib, dessen elementares Milieu der Flüssigkeitsorganismus ist. Er wirkt vom „unteren Menschen“ aus auf das Strömen der Körperflüssigkeiten, seine Dynamik ist saugend, kräftebindend. Von daher ist zu verstehen, daß der Ätherorganismus zugleich der Träger des Substanzaufbaues, der Verinnerlichung imponderabler Kräfte und damit des Stoffwechsels und des sulfurischen Prinzipes im Sinne der Dreigliedrigkeit der menschlichen Organisation ist. Er ermöglicht Regeneration, Wachstum und Überwindung der todbringenden Kräfte. Organisch ist der Kräfte- und Flüssigkeitsleib im Organ Leber führend tätig, jedoch wirkt von hier aus das Flüssigkeitsgeschehen in sämtliche Organe, so daß man im pathologischen Sinne auch von verlagerten Leberprozessen außerhalb des speziellen Lebergeschehens sprechen kann. Zeiten gesteigerter Wirksamkeit der ätherischen Organisation sind Nacht und Schlaf. Alle Nerventätigkeit tritt völlig in den Hintergrund, die differenzierten Flüssigkeitssysteme, vor allem Lymphe und Bindegewebsflüssigkeit, sind die organischen Träger der Lebensorganisation bis hin zur Blutbildung im Bereich des Pfortadersystems und des Sinusoidalblutes der Leber.

---

[22]) *Vergleiche 4.4.: Die Differenzierung der ätherischen Organisation*

So ist es zu verstehen, daß alle verflüssigenden, auflösenden, sulfurischen, entzündlichen Prozesse, auch wenn sie mit Fieberentwicklung einhergehen, Funktionsergebnisse der ätherischen Organisation sind. Demgegenüber sind die der astralischen Organisation unterliegenden Prozesse, wenn sie sich bis ins Pathologische steigern, durch Überformung, Abbau und Verhärtungstendenzen ausgezeichnet. So stehen sich polar gegenüber der vom „oberen" Menschen vor allem ausgehende Empfindungsorganismus und der vom „unteren" Menschen aus wirkende Ätherorganismus. Man könnte auch sagen, der „obere", im Sinnes-Nerven-Bereich wirksame Empfindungsorganismus verebbt im „unteren" Menschen, im Aufbau des Ätherorganismus. Der von „unten" wirksame, im Substanzaufbau tätige Ätherorganismus verebbt im „oberen" Menschen im Bereich der Sinnesorganisation.

4.2. Der Ätherleib und die Leber

Vom Herzen wurde gesagt, daß es anatomisch als monistisches Organ in Erscheinung tritt, jedoch in sich die Polarität zwischen rechtem und linkem Herz, d.h. zwischen Stoffwechselorganisation und Sinnes-Nerven-Organisation, überwindet. Die Leber offenbart demgegenüber sowohl morphologisch als auch physiologisch ausschließlich den monistischen (einheitlichen) Bildeprozeß der ätherischen Organisation. Diese beherrscht die Flüssigkeitsprozesse im Organismus. Das Wasser ist auch im menschlichen Organismus das lebentragende Urelement, welches für alle Bildekräfte das empfängliche, „mütterliche" Prinzip darstellt. [23]) Die Flüssigkeitsorganisation besitzt eine Empfänglichkeit, Offenheit und Bildebereitschaft für die durch die Darmverdauung und die saugenden Darmzotten hindurchgegangenen Nahrungssubstanzen, welche über den Pfortaderstrom die Leber erreichen.

Die Dynamik der ätherischen Organisation wird deutlich, wenn man sie als polaren Prozeß zur Empfindungsorganisation versteht. In der Niere wird der zentrifugale, extrem beschleunigte arterielle Blutstrom, wie wir es bereits im einzelnen ausgeführt haben, gestaut. Das Phänomen der Stauung entspricht der Wirkungsweise des Seelisch-Astralen. Dagegen wirkt die ätherische Organisation in der Leber zentripetal und saugend von der Peripherie der Leber zum Zentrum der Leberläppchen hin, so daß die Leber wie ein „Blutschwamm" in Erscheinung tritt. Die Polarität zwischen Nieren und astralischer Funktion einerseits und ätherischer Organisation und Leber andererseits wirkt sich im arteriellen Blutbereich

---

[23]) *Theodor Schwenk: „Das sensible Chaos", Verlag Freies Geistesleben, Stuttgart*

verdichtend, im venösen System dagegen oberflächenbildend und ausdehnend aus. So wirkt das Polaritätsgesetz von Zusammenziehung und Ausdehnung in den Kräfteorganisationen von Niere und Leber. Die Physiologie bestätigt diesen polaren Doppelprozeß zwischen Leber und Niere durch die Tatsache, daß die Stoffwechselvorgänge in der Leber endotherm verlaufen, die Niere dagegen aus dem Blut Wärme freigibt, d.h. die Stoffwechselvorgänge in der Niere verlaufen exotherm.

Im Gegensatz zu der weiter oben beschriebenen Zugehörigkeit des Natriums zur Niere wird das Kalium der Leber zugeordnet, was auch in der Gegenläufigkeit von Kalium- und Natrium-Geschehen zum Ausdruck kommt. Das Kalium unterstützt die saugende Wirkung der Leber und wirkt intrazellulär, das Leberglykogen aufbauend. Natrium dagegen wirkt, wie geschildert wurde, den interzellulären, osmotischen Druck erzeugend (osmotischer Druck = Gasdruck) und damit zentrifugal im Sinne der Nebennieren-Nieren-Tätigkeit.

4.3. Das Verhältnis von Lebens- und Empfindungsorganisation

Ganz generell könnte man sagen, daß die gesundenden Kräfte im Bildekräfteleib wirksam sind, die krankmachenden jedoch von der astralischen Organisation ausgehen, vor allem dann, wenn die Empfindungsorganisation im ganzen Menschen oder in außerhalb der Nerven- und Sinnestätigkeit liegenden organischen Prozessen einseitig zur Wirksamkeit kommt. Krankheit bezieht sich infolgedessen stets auf das *Verhältnis* von Bildekräfteleib und Empfindungsleib. Die ständige Korrektur dieser beiden Organismen zueinander erfolgt aus der Mitte des Gesamtorganismus, aus dem Bereich von Herz- und Zirkulationstätigkeit auf der Grundlage der Ich-Organisation. Sie ist in der Lage, die gesunden Verhältnisse zwischen „oberem“ und „unterem“ Menschen stets von neuem wiederherzustellen.

Das Verständnis dieser Wechselwirkung zwischen Empfindungs- und Lebensorganisation ist auch für die therapeutische Anwendung von Substanzen wichtig, welche aus dem Tier- und Pflanzenreich entnommen sind. So wie mineralische Substanzen in der geschilderten Weise die Ich-Organisation zur Tätigkeit aufrufen, so gilt für potenzierte pflanzliche und tierische Natursubstanzen eine entsprechende gegenläufige Beziehung hinsichtlich der menschlichen Wesensgliederorganisation. Heilmittel aus dem Pflanzenreich wirken auf die ihnen entgegengesetzte seelische Organisation und müssen von dieser auf die Stufe des Luftelementes überführt und somit überwunden werden. Potenzierte tierische Substanzen finden ihren polaren Gegenprozeß in der ätherischen Organisation.

Der Ätherleib muß das Fremdelement des Tierischen „verdauen". Mit der Überwindung der polar entgegengesetzten Naturelemente überwindet der menschliche Organismus „modellhaft" die entsprechenden innermenschlichen Tendenzen zum einseitigen Naturwerden hin.

4.4. Die Differenzierung der ätherischen Organisation

Der Lebensleib hat durch seine Verwandtschaft zum wässrigen Element eine besondere Affinität zur elementarischen Welt der Naturreiche. Die 4 grundlegenden Kräftequalitäten, welche zur Ausformung der 4 Elemente Feuer, Luft, Wasser und Erde führen, prägen die als monistisch geschilderte Bildekräfteorganisation und lassen in ihr 4 verschiedene Qualitäten der Wirksamkeit unterscheiden.

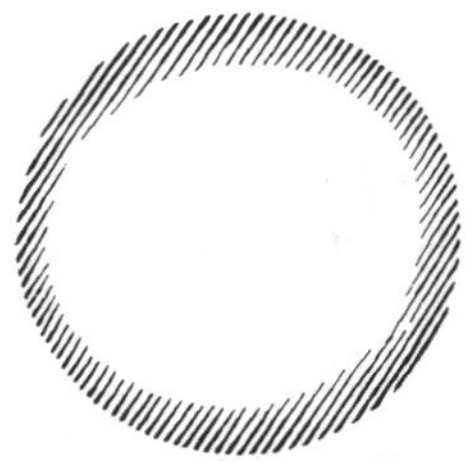

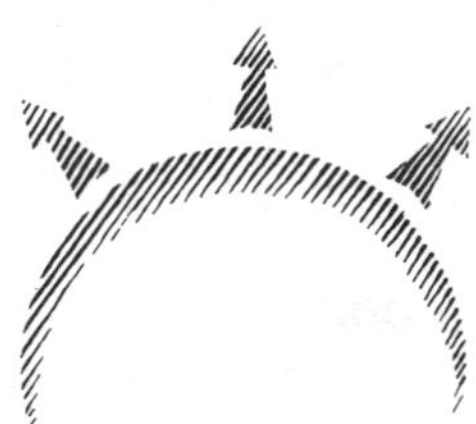

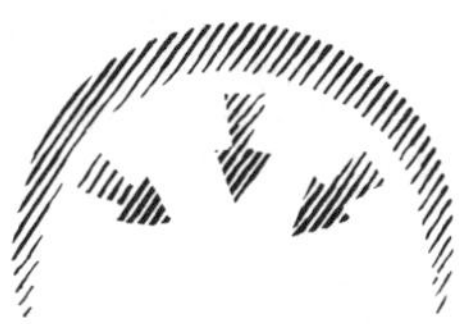

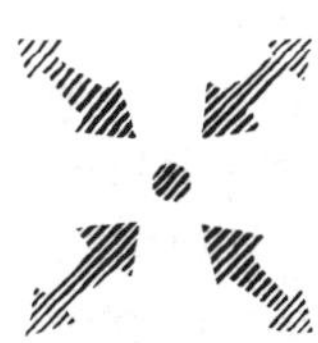

Die erdhaften Kräfte setzen sich im „Lebensäther“, den wir auch als „Schwereäther“ bezeichnen, fort. Ihre Dynamik ist verdichtend, auf einen Punkt gerichtet, der physischen Organisation zugewandt. Wir sprechen von „Zentralkräften“. Die im flüssigen Element und im Flüssigkeitsorganismus aufgehenden Kräfte verhalten sich zentripetal, saugend. Rudolf Steiner sprach vom „chemischen Äther“ oder „Klangäther“, „Gestaltäther“. Die im Luftig-Lichthaften sich manifestierenden „lichtätherischen“ Kräfte sind demgegenüber ausstrahlend, zentrifugal, während der „Wärmeäther“ in die Peripherie führt und von dort aus einen die Kräfteorganisation umfassenden Umkreis bildet. Folgende Skizze soll die genannten Kräftequalitäten noch einmal graphisch verdeutlichen und zusammenfassend die Viergliederung in bezug auf die Wesensglieder, die zugehörigen Organe, die Ätherarten und die Alkalien aufzeigen.

Das Zusammenwirken der 4 Ätherarten mit den großen Organen kann in der folgenden Skizze symbolisiert werden:

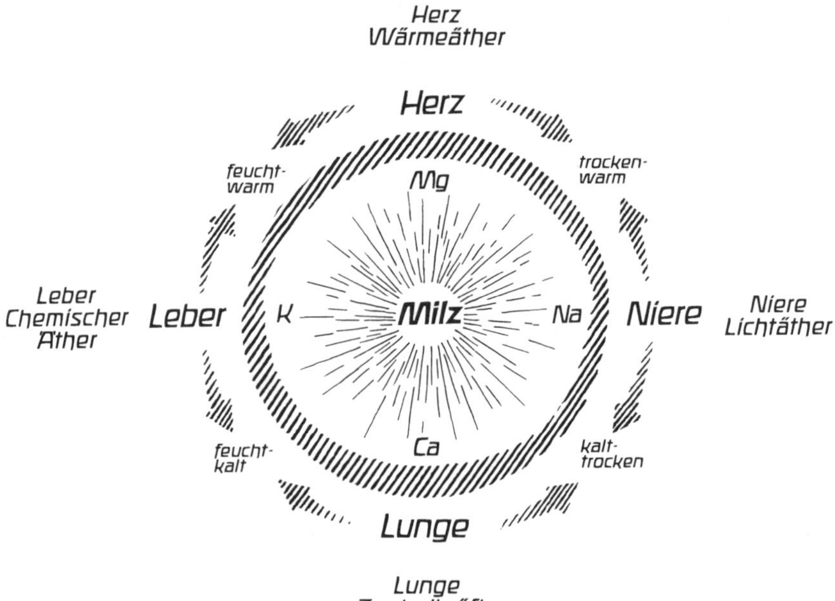

In das Zentrum der 4 Hauptorgane stellen wir die Milz, welche als Angehörige des Retikuloendothelialen Systems das pluripotente, den Embryonalzustand bewahrende mesenchymale Grundsystem repräsentiert und dadurch zeitlebens den Gegenpol zu der spezialisierten Tätigkeit der übrigen Organe bildet und unter diesen eine Vermittlerrolle spielt.

4.5. Die vier eiweißbildenden Organe

Auf dem Hintergrund der im vorangegangenen Abschnitt geschilderten vierfachen Kräfteorganisation kann die Brücke geschlagen werden zu der in der gesamten Natur und im Erdorganismus wirksamen Kräftewelt: der Geosphäre, der Hydrosphäre, der Atmosphäre, der Stratosphäre [24]) und der extrem verdünnten peripheren Wasserstoffhülle.

Die so gekennzeichneten meteorologischen Elemente der Erde durchziehen und gestalten die Lufthülle und prägen damit zugleich über die Atmung den Substanzaufbau von Mensch, Tier und Pflanze: Es sind die im Luftbereich in einem besonderen Mischungsverhältnis wirksamen Elemente, vor allem des Stickstoffes und des Sauerstoffes, ergänzt durch das schwere Gas Kohlensäure und das leichteste, Wasserstoff. Es handelt sich um dieselben Elemente, die beim Eiweißzerfall aus dem Lebensprozeß hervorgehen. In dem Luftgemisch nimmt der Stickstoff mit 78,1 Volumenprozent den größten Raum ein. Wegen seiner geringeren Schwere gegenüber dem Sauerstoff beträgt der Stickstoffgehalt in Gewichtsprozenten 75,4%; dazu treten geringe Mengen (0,9 Vol.-%) Argon und Spuren der übrigen Edelgase. Der Wasserstoff als das leichteste aller Gase (14,4 x leichter als Luft) bildet die atmosphärische Hülle und damit die Grenzzone zum planetarischen Umkreis der Erde. Die Trägheit des Stickstoffes, der sich bei normaler Temperatur kaum an chemischen Reaktionen beteiligt und die Tatsache, daß er in der Ammoniakform mit Wasser wie eine Lauge wirkt, offenbart den merkurialen Charakter des Stickstoffes[25]). Er nimmt an der Atmung Anteil, ohne seinen Volumenanteil in der Ausatmungsluft wesentlich gegenüber der Einatmungsluft zu ändern. Dagegen ist der Sauerstoff chemisch hochaktiv: Er hält die Stoffwechselprozesse in Gang, gestaltet und formt die lebentragende Eiweißsubstanz im Flüssigen mit. Er ist Träger der Einatmung, der Substanz-

---

[24]) *Die Meteorologie unterscheidet eine Troposphäre bis ca. 8 km Höhe mit bis zu –65 °C. Sie umfaßt etwa die von uns angeführte Geosphäre, Hydrosphäre und einen Teil der Atmosphäre. Sie nimmt an der ständigen Erosion der Geosphäre teil, und in ihrem Bereich enthält die Luft feinste Partikel der Geosphäre. Es folgt die Mesosphäre bis zu 50 km Höhe. Hier steigt die Temperatur bis auf +50 °C an. Dann folgt die sogenannte „Mesopause". Jenseits von 80 km Höhe wird die Thermosphäre oder Ionosphäre angegeben. Oberhalb dieses Bereiches spricht man von einer Exosphäre. Diese stellt die „Grenze" zum Weltraum dar. Die Ozonschicht bildet sich insbesondere über den Polarregionen in einer Höhe zwischen 35 km und 50 km. Eine scharfe Grenze zwischen den unterscheidbaren Gasen in der Atmosphäre ist durch die starke Durchmischung und Luftbewegung nicht möglich. Wichtig erscheint jedoch, daß zur Atmosphäre 0,00005 Vol.-% Wasserstoff gehören, welcher sich wegen seiner Leichte ständig in die Peripherie der Atmosphäre, d.h. an die Grenze der Stratosphäre, von der Erde entfernt.*

[25]) *Das Ammonium-Ion verhält sich wie ein einwertiges Metall-Ion. Ammoniak-Hydrat ist eine schwache Base. Mit Säuren bildet es die Ammonium-Salze. Mit Salzsäure z.B. entsteht das Ammonium-Chlorid ($NH_4Cl + H_2O$). Im übrigen bildet Stickstoff als Salpetersäure eine der stärksten Säuren (HNO_3).*

verdichtung und -durchlichtung. Er nimmt am Luftgemisch mit 20,9 Vol.-% teil; da er etwas schwerer als Stickstoff ist, beträgt der Sauerstoff-Anteil der Luft in Gewichtsprozent 23,0%. Das Verhältnis Stickstoff:Sauerstoff ist also etwa 4:1! Der Kohlenstoff ist im Luftbereich nur in Form der Kohlensäure als schwerstes Gas anwesend (0,03 Volumenprozent bei stark wechselnder Menge Wasserdampf in der Atmosphäre). Rudolf Hauschka spricht in seiner Substanzlehre[26]) von den Elementen der atmosphärischen Hülle so, daß ihre elementaren Prinzipien anschaulich werden: Den Wasserstoff nennt er „Wärme- oder Feuerstoff", den Stickstoff „Seelenstoff", den Sauerstoff „Lebensstoff", den Kohlenstoff „Erdenstoff". Damit soll zum Ausdruck gebracht werden, daß die in der Gesamtatmosphäre der Erde enthaltenen Elemente physischer Ausdruck der Lebenskräfte sind, die die lebendige Natur, Pflanze und Tier bis herauf zum Menschen und die mineralische Erde, gestalten. Wenn Rudolf Steiner von Herz, Lunge, Leber, Niere als den meteorologischen Organen[27]) spricht und sie in ihrer Zusammenwirkung als die Quellen der Eiweißbildung bezeichnet, so konkretisiert er die auch von uns verfolgte Menschen- und Naturbetrachtung. Sie sieht – um dies noch einmal zu betonen – die menschliche Organisation nicht außerhalb der Gesamtnatur, sondern als aktiven, in ständigem Werden befindlichen Mittelpunkt der Schöpfung. Die Eiweißbildung ist, auf diesem Hintergrund gesehen, Ergebnis ätherisch-organischer Lebensqualitäten, die in den vier großen menschlichen Organen ihr jeweiliges Zentrum haben. Physischer Träger der Substanzbildung ist, wie wiederholt dargestellt wurde, die Leber. Sie vereinheitlicht in ihrem Chemismus (Gestalt- oder Klangäther) die Kräfte der drei übrigen eiweißbildenden Organe Herz, Niere und Lunge zur physischen Substanz. Dabei spielen im Hintergrund die Milz und der Schwefelprozeß eine wesentliche Rolle. Der Schwefel ist der Proteus der Vereinheitlichung der Vier-Kräfte-Organisation, wie sie im Stickstoff, Sauerstoff, Wasserstoff, Kohlenstoff auf der physischen Ebene wirksam ist. Der Integrator dieser Kräfte ist der Schwefel als Wandler und Bildner der Eiweißursubstanz. Unter der Mitwirkung der Milz als dem universellen Urorgan und Repräsentanten der Matrix-Organisation entsteht ein noch *universelles Eiweiß*. Die nachstehende Skizze [27]) ordnet die im Eiweiß synthetisierten Elemente: Wasserstoff, Stickstoff, Sauerstoff und Kohlenstoff den vier Hauptorganen zu. Der Schwefel (S) bildet die Peripherie und faßt die differenzierten „eiweißbildenden Organe" zusammen. Das Bildeprinzip, das mit dem Kohlenstoff zusammenhängt, wird dem „Erdenorgan" Lunge zugeordnet, der „Wärme-

---

[26]) *R. Hauschka: „Substanzlehre", Vittorio Klostermann Verlag 1950, Frankfurt a. Main*

[27]) *Rudolf Steiner: „Geisteswissenschaft und Medizin", Dornach 1920, 12. Vortrag*

oder Feuerstoff“ (Wasserstoff) dem Herzen, der das Element Licht vermittelnde „Lebensstoff“ (Sauerstoff) der Niere, der „Seelenstoff“ (Stickstoff) der Leber.

Diese Zuordnung bedarf einer Erläuterung: Die physisch-leiblichen Organe bilden mit ihrer besonderen ätherischen Organisation Zentren, die jedoch sphärenbildend in sämtlichen übrigen Organen und in allen Säften wirksam sind. Die Substanzprozesse von Wasserstoff, Stickstoff, Sauerstoff, Kohlenstoff sind über das vereinheitlichende Blut in allen übrigen Organen anwesend. Während Lunge und Herz im Bereich des Rhythmischen Systems eine extreme Polarität bilden: die Lunge als „Erdenorgan“, die Zentralkräfte betonend, das Herz als Ich-Wärme-Organ, die Peripheriekräfte betonend, stehen sich Leber und Niere im Zusammenhang mit der Wirksamkeit des Seelen- und Lebensstoffes als polare Prozesse nahe. Sie befinden sich mit den organspezifischen, ätherischen Kräften in unmittelbarer Beziehung: Der Stickstoff-Prozeß mit dem Chemismus der Leber, der Sauerstoff-Prozeß mit den lichtätherischen Kräften der Niere. Zwischen Peripheriekräften und Zentralkräften, zwischen Herzgeschehen und Lungengeschehen bilden der Stickstoff- und Sauerstoff-Prozeß eine Mittlerfunktion, die darin zum Ausdruck kommt, daß beide Prozesse, vor allem der Stickstoff-Prozeß sowohl am Aufbau der Substanz als auch am Abbau besonders beteiligt sind.

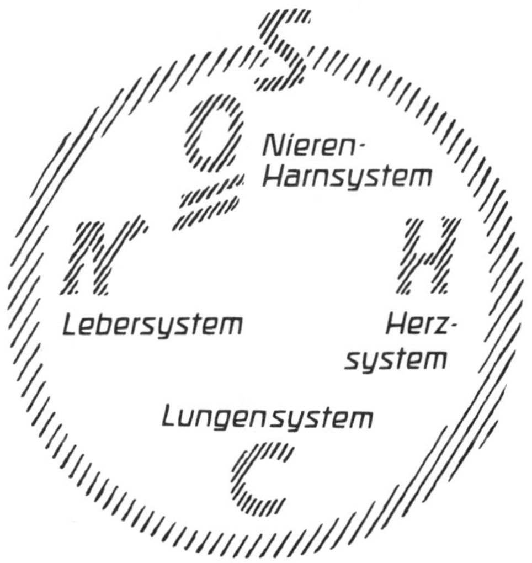

Zusammenfassend kann man sagen, daß bei der Eiweißbildung in allen Organen der universelle Leberprozeß im Chemismus der Lymphbildung wirksam ist. Dies ist der Ort der durch den Stickstoff vermittelten Beseelung des Eiweißes. Über das Blut nehmen die drei übrigen Organe überall, wo Lymphe sich bildet, an der Eiweißbildung teil. Es folgt daraus, daß durch die Eiweißbildung in der Leber die abfließende Leberlymphe denselben Eiweißgehalt hat wie das Blutserum. Andererseits wirkt der chemische Äther an der Rückresorption des Ultrafiltrates in der Niere mit. Es handelt sich immerhin um 50 g Eiweiß, die in 24 Stunden aus dem Blut vorübergehend abgesondert und in das Blut zurückgenommen werden. Die Niere hat somit Anteil an der Beseelung und durch die lichtätherische Wirksamkeit des Sauerstoffes an der Individualisierung des Eiweißes.

Das Eiweiß entsteht, so gesehen, aus der Peripherie des ganzen Organismus in sämtlichen interstitiellen Flüssigkeits-Lymph-Prozessen aller Organe, auch der Haut, mit unterschiedlicher Eiweißkonzentration[28]). Keine Gewebeflüssigkeit ist folglich ganz eiweißfrei, einschließlich dem Liquor cerebrospinalis und Liquor amnii.

---

[28]) *Rusnyak/Földi/Szabo: „Physiologie und Pathologie des Lymphkreislaufes", Gustav Fischer Verlag, Jena 1957*

V Die Wesensglieder und die 7 Lebensstufen

Rudolf Steiner spricht von 7 Lebensstufen. Ihre Einordnung in die dreigliedrige Gesamtnatur des Menschen ist für das Verständnis des Zusammenwirkens der 4 Wesensglieder mit den 4 Ätherkräften und damit für das Verständnis der späteren Ausführungen über die Heilmittelwirksamkeit von grundlegender Bedeutung. Vor allem ist die Ordnung der 7 Lebensstufen für die Oben-Unten-Orientierung der Drüsen der inneren Sekretion und ihre Beziehung zu den in der anthroposophischen Medizin bedeutsamen 7 Hauptmetallen (siehe unten) wesentlich. Fügt man die vierfache Ätherorganisation in die dreigliedrige Formgestalt des Menschen im Sinne der oben geschilderten Sal-Natur im Sinnes-Nerven-System und der Sulfur-Natur im Stoffwechsel-System ein, so gliedert sich auch der gesamte Ätherorganismus in eine dem Nerven-Sinnes-System zuzuordnende Modifikation und in eine dem Sulfur-Pol zugeordnete Modifikation. Es kommt zu einer Siebengliederung des Ätherorganismus:

Sinnesleben Nervenleben Atmungsleben	} Nerven-Sinnes-System
Zirkulationsleben	Rhythmisches System
Stoffwechselleben Bewegungsleben Reproduktionsleben	} Stoffwechsel-Gliedmaßen-System

Die siebengliedrige Gesamtorganisation ergibt sich dadurch, daß drei Lebensprozesse im „oberen“ Menschen freiwerden, die entsprechend im „unteren“ Menschen organaufbauend, substanzbildend wirksam sind. Die freigesetzten und verwandelten substanzbildenden Kräfte des „unteren“ Menschen wirken spiegelbildlich bewußtseinsbildend im „oberen“ Menschen. In der Mitte treffen funktionell die oberen und unteren Kräfte im rhythmischen Ausgleich, im Ineinandergreifen von Atmung, Herz und Bluttätigkeit zusammen. Hier ist das Hypomochlion, der Umschlag des „unteren“ Menschen zum „oberen“ Menschen und umgekehrt. Würde man auch das mittlere Rhythmische System in sich kräftemäßig differenzieren, käme man zu einer Neungliedrigkeit.

Im vorangegangenen Kapitel IV wurde der Zusammenhang der Wesensgliederordnung mit den vier Hauptorganen Lunge, Leber, Niere und Herz dargestellt.

Es besteht nun eine weitere innere, kräftemäßige Beziehung der sieben Lebensstufen zu den sieben Drüsen mit innerer Sekretion, auf die insbesondere Karl König hingewiesen hat.[29]) Nach ihm sind die sieben endokrinen Drüsen organische Funktionsträger des gesamten ätherischen Kräfteleibes. Sie übernehmen und individualisieren in der Zeit des nachgeburtlichen Lebens diejenigen Prozesse, die während des Embryonalzeit von den ätherischen Bildekräften noch ganz allgemein und im Zusammenhang mit den einstrahlenden Umkreiskräften im Flüssigkeitsleib organbildend wirksam sind. Die sieben innersekretorischen Drüsen setzen ihre in der Embryonalzeit angelegten Funktionen fort und halten ihre organbildende Tätigkeit zeitlebens in den 4 geschilderten Ätherkräften aufrecht. Im einzelnen gelten folgende Wechselbeziehungen:

Sinnesleben	–	Epiphyse	–	Wärmeäther
Nervenleben	–	Hypophyse	–	Lichtäther
Atmungsleben	–	Thyreoidea	–	Klangäther
Zirkulationsleben	–	Epithelkörperchen	–	Lebensäther
Stoffwechselleben	–	Thymus	–	Klangäther
Bewegungsleben	–	Nebenniere	–	Lichtäther
Reproduktionsleben	–	Keimdrüsen	–	Wärmeäther

Das *Sinnesleben* und damit die Gesamtanlage des Menschen als eines physisch-geistigen Sinneswesens wird vom Wärmeäther getragen. Die Epiphyse ist als übergeordnete Blutsdrüse Funktionsträger der physischen Leibesanlage.

Das *Nervenleben* wird durch den Lichtäther vermittelt, welcher die Plastizität der Organe aus dem Flüssig-Strömenden heraus in die räumliche Gestalt bewirkt. Diese Tätigkeit ist in der Hypophyse zusammengefaßt, welche in Verbindung mit dem Hypothalamus zwischen dem Nerven- und Drüsenleben vermittelt. Die elektrischen Phänomene bei der Nervenübertragung sind ein Gegenprozeß des im Nervenleben wirksamen Lichtäthers, welcher die Nervensubstanz in Richtung Verdichtung, Konzentration und Entvitalisierung treibt.

Das *Atmungsleben* folgt dem Klangäther. Ausgehend von dem organischen Zentrum der Schilddrüse wirken vom „oberen" in den „unteren" Menschen die chemisch-ätherischen Kräfte. Die Wirkung des Chemismus der Schilddrüse führt zur Intensivierung und Beschleunigung des Stoffumbaus. Die Schilddrüse als

---

[29]) *Dr.med. Karl König: „Das Problem der inneren Sekretion", „Natura", Band 2, 1927/28*

chemisch-ätherisches Organ („Klangäther") nimmt in sich auf und vermittelt die Wirkung von Epiphyse, Dienzephalon (Wärmeäther) und der Hypophyse (Lichtäther) und stellt ein Gleichgewicht her zum „unteren" Menschen, zu Thymus, Nebennieren und Gonaden. Anabiose (Substanzaufbau) und Katabiose (Substanzabbau) werden harmonisiert.

Die Epithelkörperchen haben die Aufgabe, die Kräftewirkungen von Zirbeldrüse, Hirnanhangsdrüse und Schilddrüse auf der physisch-mineralisierenden, lebensätherischen Stufe abzuschließen. Im *Zirkulationsleben* entsteht durch ihren Einfluß der in sich geschlossene Blutkreislauf. Die Parathyreoidea lenkt und impulsiert vom Blut ausgehend den Kalkprozeß, welcher sich bis hinein in die Gefäßabdichtung, die Muskelkontraktion und die Knochenbildung fortsetzt.

Die Thymusdrüse wirkt spiegelbildlich zur Thyreoidea direkt vom „unteren" Menschen aus und fördert im *Stoffwechselleben* den chemischen Aufbau der Leibessubstanz. Während der Embryonalzeit ist sie an der Blutbildung der roten, weißen und der Plättchenreihe beteiligt. In der Fortführung des frühembryonalen Substanzaufbaues repräsentiert sie als Träger des Matrix-Immun-Systems den ursprünglichen Bildeprozeß vor allem des Eiweißes so, wie er der organdifferenzierten Ausprägung der Substanz noch vorangeht.

Dasjenige, was wir vom „oberen" Menschen durch die Hypophyse als plastische Wirksamkeit beschrieben haben, findet im „unteren" Menschen seine spiegelbildliche Entsprechung in der Dynamik des den vorgegebenen Raum ausfüllenden, von der Nebenniere impulsierten Substanzaufbaus. Die lichtätherischen Kräfte sind hier im Organaufbau eingegliedert tätig. Im *Bewegungsleben* ergreift das dynamisierende Prinzip den umgebenden Raum.

Im *Reproduktionsleben* wird die gesamte ätherische Organisation bei der Ausgestaltung eines neuen Menschenleibes wirksam. Die vier geschilderten Lebensqualitäten sind hier zusammenfassend tätig unter der Führung des Wärmeäthers, der den Ursprung aller Lebensprozesse in sich trägt.

VI Zum Verständnis einer aus der Pathologie abgeleiteten Therapie

Für das Verständnis der Krankheitsentstehung und der Heilmittelwirkungen ist folgender methodischer Aspekt wesentlich: Krankheit ist dadurch bedingt, daß sich die Tätigkeit der Wesensglieder vom Organ ihrer physiologischen Funktionstätigkeit in ein Organ anderer physiologischer Wesensgliedertätigkeit verlagert.

> „Krankheit ist nicht etwas dem gesunden Leben völlig Fremdartiges, Widernatürliches, sondern nur „Leben unter abnormen Bedingungen", Lebenserscheinungen am falschen Ort oder zur falschen Zeit oder in falscher Stärke".[30])

Wir unterscheiden grundsätzlich zwei polare Anordnungen der Wesensglieder, wie sie einmal für ein Sinnesorgan und zum anderen für ein Stoffwechselorgan typisch sind. In der abgebildeten schematischen Darstellung wird gezeigt, daß astralische und Ich-Organisation im unteren Menschen „untergetaucht" sind und sich aufbauend im ätherisch-physischen Organ betätigen. Substanz entsteht im Sulfur-Pol des Organismus. Die Dynamik der Stoffwechselprozesse ist von innen nach außen gerichtet. Demgegenüber können sich Astralleib und Ich großenteils aus dem oberen Menschen „herausziehen". Indem die Bildeprozesse dort mit dem Heranwachsen weitgehend zu einem Abschluß kommen, wird ein Teil der Kräfte der Wesensglieder für die Bewußtseinstätigkeit frei. Das physische Organ tritt im Sal-Bereich des Organismus in Erscheinung. Astralische und Ich-Organisation sind relativ frei tätig. Ihre Dynamik ist von außen nach innen gerichtet, sie wirken abdruckartig von außen und schaffen so Form und Gestalt der Organe. Die Substanzprozesse sind hier abbauend, Substanz vergeht und Bewußtsein entsteht im Nerven-Sinnes-Pol des Menschen.

Diesem Lebensprozeß, der sich entfaltet zwischen dem Stoffwechsel-Aufbau-Pol des „unteren Menschen" und dem „oberen Menschen", dem Formpol auf der Grundlage eines physiologischen Abbaus, liegt das allgemeine physiologische Prinzip zugrunde, das in der Gewebelehre und in der Pathologie[31]) unter Anabiose und Katabiose verstanden wird. Im gesunden, lebenden Organismus befinden sich Anabolismus (in unserer Sprache sulfurischer Substanzaufbau

---

[30]) *Werner Hueck: „Morphologische Pathologie", S. 37, Thieme-Verlag 1937*

[31]) *Letterer: „Allgemeine Pathologie", S. 148, Thieme-Verlag 1959*

unter dem Zeichen der physiologischen „Entzündung") und Katabolismus (Substanzabbau, physiologische „Degeneration") in einem funktionellen Gleichgewicht. Substanzaufbau und Substanzabbau unterliegen einem rhythmischen Wechsel, der zu einem ständigen Ausgleich dieses Doppellebensprozesses führt.

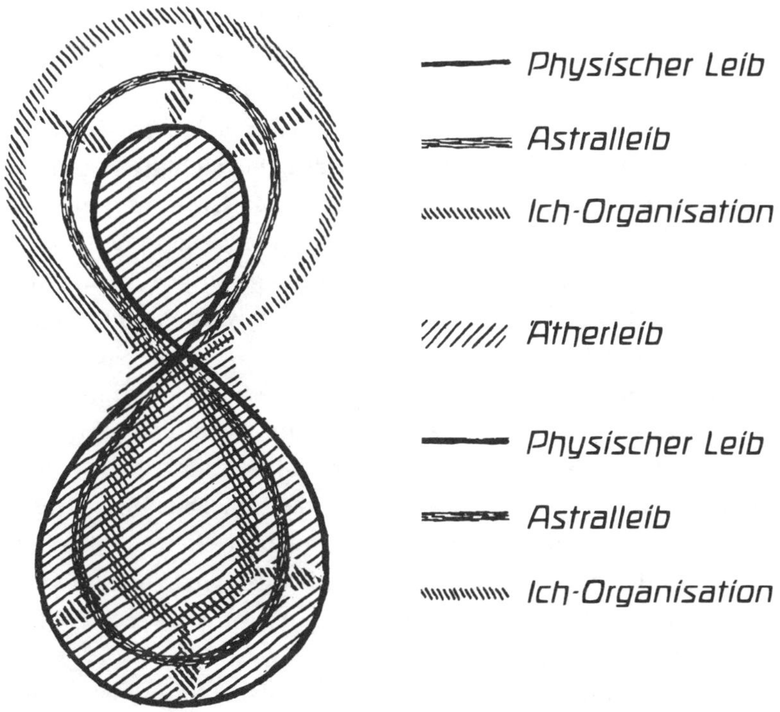

Schema der physiologischen Anordnung der Wesensglieder im Nerven-Sinnes-System und im Stoffwechsel-Gliedmaßen-System

Dieser physiologische Doppelprozeß kann sich bis ins Pathologische steigern, wenn der Aufbaupol (Anabiose) sich bis zur Entzündung steigert oder der Gegenpol (Katabiose) in den organischen Zerfall (Nekrobiose) und die Degeneration gleichsam linear einmündet. – Der physiologische, biologische Entwicklungsprozeß der Regression oder Obliteration von Geweben ist die Folge eines zunächst lokal gesteigerten, physiologischen Entzündungsprozesses, welcher in die Degeneration einmündet. Beispiele sind die Obliteration der Arteria centralis retinae des Auges, des Ductus Botalli, auch die Umwandlung des Follikels in das Corpus albicans. Auf dem Wege zur Degeneration befinden sich schon physiologischerweise Organe wie Hornhaut, Knorpel, Sehnen und Bänder, die sogenannten bradytrophen Gewebe. Hier ist der Gleichgewichtszustand zwischen „oben" (Abbau) und „unten" (Aufbau) in Richtung „Degeneration" verschoben. Trotzdem sind auch diese Organe zeitlebens an den Lebensprozeß angeschlossen.

Das Zusammenwirken der Wesensglieder ist also beim gesunden Menschen für jedes Organ ein bestimmtes, differenziertes. Die Verschiebung dieses Verhältnisses hat Krankheit zur Folge. Dies sei an einer Charakterisierung des Karzinoms durch Rudolf Steiner erläutert, die besagt, daß das Karzinom eine Sinnesorganbildung an falscher Stelle sei. Konkret bedeutet dies, daß sich die Wesensglieder in diesem Fall in einem Stoffwechselorgan so verhalten, wie es für ein Sinnesorgan physiologisch ist. Die Therapie hat dann zum Ziel, die Wesensglieder Ich-Organisation und seelische Organisation zu veranlassen, das physische und ätherische Organ wieder kräftemäßig zu durchdringen, zu durchwärmen (Ich-Organisation) und zu durchatmen (astralische Organisation).

Dieses methodische Prinzip gilt ganz allgemein für das Krankheitsverständnis. Wenn sich zum Beispiel die Wesensglieder im Herzen so verhalten wie im Nervenbereich, kann es zur Herzmuskelnekrose kommen.

Wenn sich der Nervenbildeprozeß überstark im arteriellen Gefäßsystem abspielt, kommt es zur lipoiden Degeneration der arteriellen Gefäßwände oder – bei Verlagerung in den Nierenbereich zum Nephrotischen Syndrom mit Hyperlipidämie. Die einzelnen Erkrankungen werden immer wieder von diesem Gesichtspunkt aus erläutert werden.

Für die Krankheitserkenntis und eine rationale Therapie ist es unter dem Gesichtspunkt der Verschiebung der typischen Wirksamkeit der Wesensglieder notwendig, die charakteristische Bildung und Physiologie der Organe aus der Art und Weise abzuleiten, *wie* die Wesensglieder Ich-Organisation und Astralleib mit der ätherischen und physischen Organisation jeweils umgehen. Das Studium des Zusammenwirkens dieser Wesensglieder in jedem einzelnen Organ ist das Erkenntnisanliegen des anthroposophischen Arztes. In jedem Organ ist der Schwerpunkt der Wesensgliedertätigkeit ein anderer. Beim Vergleich verschiedener Organe kehrt sich vielfach deren Wirkungsrichtung um: So ist beispielsweise im Venenbereich und in der Leber der chemische Äther führend tätig, Wärme- und Lichtäther sind hier eingegliedert in der Substanzbildung wirksam (endothermer Stoffwechsel). In der Niere ist dagegen der Lichtäther dominant tätig: Wärme- und Licht-Kräfte werden relativ frei (exothermer Stoffwechsel).

Es ist die Aufgabe einer durch Anthroposophie erweiterten Medizin, Heilmittel zu entwickeln, die dem oben angeführten pathologischen Aspekt der Wesensgliederverlagerung entsprechen und den Gesichtspunkt berücksichtigen, daß bei Krankheit innermenschliche physiologische Prozesse zu isolierten, den Zusammenhang zur Ganzheit teilweise verlierenden „Naturvorgängen" werden.

Rudolf Steiner beschreibt den Zusammenhang des pathologischen Prozesses zu der Natursubstanz, welche im Menschen einen entsprechenden therapeutischen Gegenprozeß auszulösen vermag, mit den folgenden Worten:

> „Die Erkenntnis der Heilmittelwirkungen beruht auf dem Durchschauen der in der außermenschlichen Welt vorhandenen Kraftentwicklungen. Denn, um einen Heilvorgang zu veranlassen, muß man Substanzen in den Organismus einführen, die in diesem sich so ausbreiten, daß der Krankheitsvorgang allmählich in einen normalen übergeht. Nun liegt eben das Wesen des krankhaften Vorganges darin, daß innerhalb des Organismus sich etwas abspielt, das sich nicht eingliedert in die Gesamttätigkeit desselben. Das hat ein solcher Vorgang gemeinsam mit einem solchen der äußeren Natur. Man kann sagen: Entsteht im Inneren des Organismus ein Vorgang, der einem solchen der äußeren Natur ähnlich ist, so tritt Erkrankung ein." [32)]

Auf dem Hintergrund dieses Verhältnisses zwischen Mensch und Natur, was sich durch die ganzen bisherigen Betrachtungen wie ein roter Faden durchziehen soll, wird auch das von Samuel Hahnemann (1755-1843) in die neuere Medizin eingeführte Prinzip der Heilmittelfindung deutlich:

> „Similia similibus curentur."

Der Heilmittelversuch schildert am Menschen die durch eine bestimmte Arzneimittelgabe provozierten charakteristischen Krankheitserscheinungen. Es entsteht ein Gesamtbild von Symptomen sowohl hinsichtlich körperlicher als auch psychischer Veränderungen, welches als Arzneimittelbild bezeichnet wird. Die Tatsache, daß eine bestimmte, der Natur entnommene mineralische, pflanzliche oder tierische Substanz im Menschen reproduzierbar bestimmte Krankheitssymptome hervorrufen kann, ist nur einsehbar, wenn man den von Steiner

---

[32)] *Rudolf Steiner, Ita Wegman: „Grundlegendes für eine Erweiterung der Heilkunst nach geisteswissenschaftlichen Erkenntnissen", 1925, 15. Kapitel: „Das Heilverfahren"*

geschilderten Gedanken der Verwandtschaft Mensch–Natur als Ideenhintergrund hat. Das homöopathische Prinzip rechnet folglich bei der Arzneimittelwahl mit der „Ähnlichkeit" eines innermenschlichen Prozesses mit einem durch das Heilmittel repräsentierten Naturprozeß. Treten in einem Menschen spontan Erscheinungen auf, die vom Arzneimittelversuch her als für eine bestimmte Natursubstanz typisch erkannt sind, so dient dieselbe in potenzierter Form als Heilmittel für den entsprechenden Symptomenkomplex. Auch die Einführung des Homöopathisierungsprozesses (Potenzieren), welcher die in der stofflichen Erscheinung zu einem Ende gekommene Substanz wieder an die Welt der ihrer Bildung zugrundeliegenden Kräfte anschließt und der heute eine Grundlage für die Heilmittel der anthroposophischen Therapierichtung darstellt, in die pharmazeutische Praxis geht auf Samuel Hahnemann zurück.

In Rudolf Steiners medizinischem Werk finden wir die Würdigung und Weiterführung von Hahnemanns Gedankengut:

> „...; man kann dann den Weg, den man eingeschlagen hat, nachdem der andere Weg der Alten (Viersäftelehre, Humoralpathologie, d. V.) versandet war, aus einem noch deutlichen Gefühl heraus weiterverfolgen, daß ja wirklich der Mensch nicht bloß eine Retorte, sondern mehr ist. Und das ist der Weg, wo man einfach versucht, durch Hinnahme desjenigen, was da ist, und durch Potenzieren dessen, was da ist, die Kräfte, die den schon vorhandenen Substanzen zu Grunde liegen, nutzbar zu machen. *Das ist der Weg, der im wesentlichen der Hahnemannschen Richtung innewohnt und der – ich möchte sagen – eine Art Neuaufstieg darstellt aus dem gesamten menschlichen medizinischen Streben heraus, nachdem der alte Weg bereits versandet war, indem man nichts mehr gewußt hat von irgendwelchen außertellurischen oder sonstigen Zusammenhängen."* (Hervorgehoben v. Verfasser).[33])

> „... man kann nicht sagen, daß man deshalb einfach immer – ich bitte, mir das zu verzeihen – befriedigt wird, wenn man die *homöopathische Medizin prüfend überschaut, denn die hat ja den Vorzug, daß sie gewissermaßen allerdings auf das Ganze des Menschen hingeht, daß sie ein Bild von den Gesamtwirkungen immer ins Auge faßt, daß sie auch bestrebt ist, die Brücke hinüberzuschlagen zu den Heilmitteln.* Aber da tritt etwas anderes

[33]) *Rudolf Steiner: „Geisteswissenschaft und Medizin", GA 312, 6. Vortrag*

auf in der homöopathischen medizinischen Literatur. Wenn man diese Literatur nimmt, so könnte man eigentlich zunächst verzweifeln daran, daß man zum Beispiel, namentlich bei der therapeutischen Literatur, die Mittel hintereinander aufgezählt findet und jedes immer für ein ganzes Heer von Krankheiten hilft. Es ist niemals so, daß man auf das Spezifische leicht kommen kann aus der Literatur. Alles hilft für so und so vieles. Gewiß, ich weiß, daß das zunächst nicht anders sein kann. Aber das ist etwas, was auch ein Abweg ist. Dieser Abweg kann nur bekämpft werden, wenn man in dieser Weise vorgeht, wie es hier wenigstens nun im Elementaren und Andeuten versucht worden ist. (...). Das kann nur verbessert werden, wenn man nun aufsteigt durch eine solche innere Betrachtung der menschlichen und der außermenschlichen Natur zu der, ich möchte sagen, Einengung des Bezirkes eines Heilmittels, zu der Umgrenzung des Heilmittels. Das kann aber nur so geschehen, daß man nun wirklich nicht bloß dasjenige studiert, was eintritt durch ein Heilmittel an dem gesunden oder an dem kranken Menschen, sondern daß man sich nach und nach bemüht, das ganze Universum als eine Einheit zu betrachten .... ." [34])

Die durch die Anthroposophie weitergeführte Menschen- und Naturerkenntnis geht von einem vertieften Studium der Phänomenologie der Krankheitserscheinungen und der Natursubstanzen aus und hat zum Ziel, die Vielfalt der inner- und außermenschlichen Erscheinungen in eine umfassende neue Ordnung einzufügen. Es gilt also, für jedes Heilmittel den Schwerpunkt seiner Wirksamkeit im menschlichen Wesensgliedergefüge zu suchen, aus dem sich das zugehörige Krankheitsbild in logischer Gedankenfolge ableiten läßt. Dieser methodische Gesichtspunkt war leitend bei der Konzeption der folgenden Heilmittelmonographien.

---

[34]) *Rudolf Steiner: „Geisteswissenschaft und Medizin", 20. Vortrag*

VII Die Organ-Metall-Kompositionen und die Heilmittel aus der Kombination von Metallen mit den Drüsen der inneren Sekretion

Überleitend zum speziellen Teil des Buches sollen nun allgemeine Gesichtspunkte zu einer Reihe spezieller Heilmittel-Kompositionen der 7 Planeten-Metalle mit den inneren Organen bzw. den Drüsen der inneren Sekretion gegeben werden.

Der Mensch nimmt an den allgemeinen Evolutionsprozessen, die zum Mineralischen, Pflanzlichen und Tierischen geführt haben, teil. Wir finden in ihm ebenfalls die für die Naturreiche charakteristischen Phänomene, jedoch ohne daß er in die endgültigen Besonderheiten und Einseitigkeiten verfällt. Er überhöht und integriert die zur Differenzierung führenden dreifachen Bildetendenzen in eine übergeordnete Einheit dadurch, daß das universelle Ganzheitsprinzip die der Differenzierung unterliegenden Organe so durchdringt, daß sie angeschlossen bleiben an die allen Organprozessen zugrundeliegende ursprüngliche, urphänomenale Bildekräftewelt. Die alle Organe tragende und sie auf das ganzheitliche Wesen Mensch beziehende Kräfteorganisation ist die Wärme. Sie ist wesenhafter Ausdruck und organische Wirksamkeit der Ich-Organisation des Menschen. Metalle regen grundsätzlich die Tätigkeit der Ich-Wärme-Organisation an.

Die Metalle, sei es in ihren Vorkommen als reine Elemente oder in ihren Salzverbindungen, treten gleichsam wie „Organeinschlüsse" in dem sie meist umgebenden Urgestein auf. Sie modifizieren, variieren und färben die Matrix der Erdrinde, wie es in der Edelsteinbildung beispielsweise sichtbar wird. Damit bedingen sie auch die qualitative Mannigfaltigkeit des aus drei Bestandteilen zusammengesetzten Granits (Quarz, Feldspat und Glimmer).

So sind vergleichsweise die inneren Organe ebenfalls Modifikationen des Matrixgewebes der mesenchymalen Organblasteme im Menschen. Die Differenzierung der großen inneren Organe in Milz, Leber, Niere, Lunge, Herz wird bewirkt durch eigene Kräfteprinzipien, die in der paracelsischen und in der neueren, durch Anthroposophie erweiterten Medizin als kosmisch-planetarische Entitäten bezeichnet werden. Der „Essenz" der Planeten wurden die Hauptmetalle und diese wiederum der „Essenz" der inneren Organe zugeordnet:

Saturn	–	Milz	–	Blei (Pb)
Jupiter	–	Leber	–	Zinn (Sn)
Mars	–	Galle	–	Eisen (Fe)
Sonne	–	Herz	–	Gold (Au)
Venus	–	Niere	–	Kupfer (Cu)
Merkur	–	Lunge	–	Quecksilber (Hg)
Mond	–	Uterus/Ovar Testis	–	Silber (Ag)

Werden, von diesem ideellen Hintergrund ausgehend, die entsprechenden Metalle in potenzierter Form „ihrem" Organ durch den pharmazeutischen Prozeß hinzugefügt, dann können typische Heilmittel entstehen, die wirksam sind, wenn das zu behandelnde Organ sich in seiner Eigenfunktion relativ verselbständigt und aus dem gesunden Zusammenhang mit dem Gesamtorganismus herausfällt. Die ihm „zugehörige" Natursubstanz – das dem Organ „entsprechende" Metall – ahmt dann von außen die pathologische Organtätigkeit nach. Die jeweiligen Phänomene, welche die Ähnlichkeit eines Metalles mit einem bestimmten Organ ausdrücken, werden in den betreffenden Heilmittel-Monographien ausführlich beschrieben. Allgemeine Regel ist jedoch, daß metallische Heilmittel stets die Ich-Organisation zu erhöhter Tätigkeit aufrufen.

Ein weiterer Gesichtspunkt ist für das Verständnis der therapeutischen Wirksamkeit der Organ-Metall-Kombinationen von Bedeutung: Sämtliche Metalle haben – neben ihrer eigentümlichen Kräftekonfiguration – „merkuriale" Qualität. Das heißt, sie sind in potenzierter Form Vermittler zwischen ihrer eigenen spezifischen Kräftewirksamkeit und der umfassenden, alle Organtätigkeit durchorganisierenden Gesamtwärme- und Ich-Organisation. Über ihre eigene immanente potentielle Wärme sind die Organe dann in der Lage, den Anschluß einseitiger Organtätigkeit an den umfassenden und einheitlichen Wärmeorganismus zu bewirken. Darauf beruht die therapeutische Bedeutung der Organ-Metall-Kombinationen.

Der Gedanke, die an das Blut angeschlossenen Drüsen der inneren Sekretion mit bestimmten Metallen zu Heilmitteln zu verarbeiten, wurde durch den bereits erwähnten Aufsatz von Dr. med. Karl König über das Problem der „inneren Sekretion" angeregt. Karl König sieht in den sieben Drüsen der inneren Sekretion den organisch-funktionellen Ausdruck für den nach Rudolf Steiner siebenfach gegliederten ätherischen Organismus. Auch hier läßt sich wieder die Brücke schlagen zwischen den Drüsen der inneren Sekretion und den den ganzen Menschen umfassenden sieben Planetenmetallen:

Sinnesleben	–	Epiphysis	–	Plumbum (Blei)
Nervenleben	–	Hypophysis	–	Stannum (Zinn)
Atmungsleben	–	Thyreoidea	–	Ferrum (Eisen)
Zirkulationsleben	–	Parathyreoidea	–	Aurum (Gold)
Stoffwechselleben	–	Thymus	–	Mercurius (Quecksilber)
Bewegungsleben	–	Nebenniere	–	Cuprum (Kupfer)
Reproduktionsleben	–	Gonaden	–	Argentum (Silber)

Diese Wechselbeziehung ist Grundlage für die Konzeption der Heilmittelkompositionen, welche im speziellen Teil ausführlich beschrieben sind. Es erfolgt eine Verstärkung der spezifischen Drüsenwirksamkeit durch den ihr entsprechenden Metallprozeß.

VIII Entstehungsgeschichte der WALA-Heilmittel

Es sind die Ärzte und Ärztekreise zu nennen, die es sich zur Aufgabe gemacht haben – jeweils zu ihrer Zeit – an der Erweiterung der Medizin nach geisteswissenschaftlichen Erkenntnissen weiterzuarbeiten und nach dem Tode Rudolf Steiners dafür Sorge zu tragen, daß die ersten Ergebnisse aus der Zusammenarbeit Dr. Rudolf Steiners mit Dr. med. Ita Wegman auf dem Gebiet des Heilmittelverständnisses und – daraus folgend – der Heilmittelherstellung für die Gegenwart und Zukunft fruchtbar gemacht werden.

Der Beginn einer anthroposophisch orientierten Pharmazie fällt in das Jahr 1920, als Dr. Oskar Schmiedel Rezepturen von Dr. Rudolf Steiner, Dr. Ita Wegman und Dr. Ludwig Noll zu Heilmitteln verarbeitete. Dies war im Anschluß an den ersten von Dr. Steiner vor Ärzten gehaltenen Kurs möglich und bedeutete gleichzeitig den Anfang der Weleda AG.[35a]) Ab 1928/29 entstand aus der Zusammenarbeit des Ärztekreises um Dr. Ita Wegman mit Dr. Rudolf Hauschka im Heilmittellaboratorium des Klinisch-Therapeutischen Institutes in Arlesheim/ Schweiz ein weiterer Fundus typischer Heilmittel aus dem Verständnis einer geisteswissenschaftlich zu begründenden Pathologie einerseits und der Wesenserkenntis der Natursubstanzen andererseits. In engster Zusammenarbeit des Chemikers Dr. Rudolf Hauschka mit Dr. Ita Wegman wurden von Anfang an neue Wege der pharmazeutischen Zubereitung, insbesondere der Heilpflanzenpräparate ohne Verwendung von Alkohol, eingeschlagen. Es entstand das spezielle WA-LA-Verfahren[35b]) unter Einbeziehung der Morgen- und Abend-Rhythmen. Aus den Kurzzeichen WA (Wärme-Asche) und LA (Licht-Asche) entstand später der Firmenname „WALA".

Den Kern des Ärztekreises um Dr. Ita Wegman bildeten über Jahre folgende Persönlichkeiten:

Dr. med. Margarete Kirchner-Bockholt
Dr. med. Madeleine P. van Deventer
Dr. med. Margarethe Hauschka-Stavenhagen
Dr. med. Werner Kaelin
Dr. med. Ernst Marti
Dr. med. Eberhard Schickler
Dr. med. Gerhard Suchantke
Dr. med. Willem Zeylmans van Emmichoven

[35a]) *Oskar Schmiedel, Aufzeichnungen, in J. E. Zeylmans van Emmichoven, Wer war Ita Wegman, Band 3.*
[35b]) *Erste Berichte hierüber (Hauschka, Kaelin, Deventer, Marti, Suchantke) finden sich in der Zeitschrift „Natura" in den Jahrgängen 1932 und 1936.*
R. Wisslicen: Die Wala-Heilmittel GmbH – Anwendung rhyhtmischer Prozesse; erschienen in „Beiträge zu einer Erweiterung der Heilkunst", Januar 1986 (Sonderheft: Aus der Praxis anthroposophischer Medizin).

Hinzu kamen, fakultativ wechselnd, weitere Ärzte, die zeitweilig am Klinisch-Therapeutischen Institut Arlesheim tätig waren. Zu diesen Ärzten gehörten vor allem Dr. med. Hilma Walter und Dr. med. Julia Bort. Weitere Mitarbeiter waren Dr. med. Bernard Lievegoed, Dr. med. Ilse Knauer, Dr. med. Eugen Berthold, Dr. med. Eugen Kolisko, Dr. med. Otto Palmer, Dr. med. Norbert Glas, Dr. med. Karl König, Dr. med. Kurt Magerstädt. Im Jahre 1938 verließen Dr. Margarethe Hauschka und Dr. Rudolf Hauschka Arlesheim, um die Leitung der Gnadenwalder Kuranstalten in Österreich zu übernehmen.

Bedingt durch die dann einsetzenden politischen Verfolgungen der Anthroposophie und ihrer Einrichtungen mußten Dr. Margarethe Hauschka und Dr. Rudolf Hauschka Gnadenwald verlassen. Sie fanden während des Krieges Aufnahme im Biologisch-Homöopathischen Krankenhaus München-Höllriegelskreuth, dessen ärztliche Leitung Dr. Margarethe Hauschka nach Kriegsende übernahm. Sie versammelte jüngere anthroposophische Ärzte um sich, mit denen sie über 6 Jahre am Biologisch-Homöopathischen Krankenhaus München-Höllriegelskreuth ihre anthroposophisch-medizinische Arbeit fortsetzte. Aus den Bedürfnissen der Klinik heraus entstanden in dieser Zeit eine Reihe weiterer Heilmittelkompositionen, die in dem bald nach 1945 in Höllriegelskreuth eingerichteten Heilmittellaboratorium nach dem in Arlesheim entwickelten Verfahren hergestellt wurden. Das Münchener Laboratorium wurde die Keimzelle des 1950 in Eckwälden/Bad Boll gegründeten WALA-Heilmittellaboratoriums.

Dem Ärztekreis am Biologisch-Homöopathischen Krankenhaus München-Höllriegelskreuth gehörten an:

Dr. med. Ursula Bansa
Dr. med. Johann-Matthias Bansa
Frau Dr. med. Büsselberg
Dr. med. Helmi Hartmann
Dr. med. Margarethe Hauschka
Dr. med. Lieselotte Huber
Dr. med. Heinz-Hartmut Vogel
Dr. rer. nat. Rudolf Hauschka, pharmazeutischer Berater

Die Verbindung zum Klinisch-Therapeutischen Institut in Arlesheim wurde durch Frau Dr. Kirchner-Bockholt aufrechterhalten. Ähnlich wie im Klinisch-Therapeutischen Institut Arlesheim gehörten zeitweilig auch noch weitere Ärzte dem Ärztekreis um Dr. Margarethe Hauschka an.

Nach der Umsiedelung des Heilmittellaboratoriums von München-Höllriegelskreuth nach Eckwälden/Bad Boll im Jahre 1950 berief Dr. Margarethe Hauschka einen Ärztekreis, welcher der anthroposophisch-medizinischen Schule, wie sie von Dr. Ita Wegman*) ihren Ausgang genommen hatte, besonders verbunden war. Dieser WALA-Ärztekreis trat in den 50er und 60er Jahren jährlich regelmäßig an Himmelfahrt zu einer intensiven medizinischen Arbeit zusammen. Aus dieser Arbeit gingen weitere neue Heilmittelrezepturen aufgrund der Praxisbedürfnisse hervor. Sie sind nach längerer Erprobung in das Heilmittelverzeichnis der WALA eingegangen. Dem WALA-Ärztekreis gehörten an:

Dr. med. Matthias Bansa
Dr. med. Gustav Brunk
Dr. med. Ernst Deterding
Dr. med. Helmut Fisseler
Dr. med. Margarethe Hauschka
Dr. med. Heinrich Kupfermann
Dr. med. Herbert Spannagel
Dr. med. Heinz-Hartmut Vogel

In den Medizinischen Monographien zu den WALA-Heilmittel-Kompositionen werden jeweils die Ärzte und Ärztekreise genannt, auf welche die Rezeptur des jeweiligen Präparates zurückgeht.

---

*) *Eine bedeutende Arztpersönlichkeit, die in engstem Kontakt um und mit Fr. Dr. Wegman wirkte, ist Willem Zeylmans van Emmichoven, der die anthroposophische Medizin in Holland verbreitete – ein Lehrer und Freund von Dr. med. Bernard Lievegoed.*

IX Grundsätzliches zur Anwendung der potenzierten Organpräparate der WALA

Die Anregung, tierische Organe zu potenzierten Präparaten zu verarbeiten und therapeutisch einzusetzen, erfolgte im Jahre 1920 durch Rudolf Steiner[36]). Erste Zubereitungen dieser Art wurden im Auftrag von Frau Dr. med. Ita Wegman, leitende Ärztin im Klinisch-Therapeutischen Institut Arlesheim (Schweiz), hergestellt aus:

Cerebellum, Cor, Corpora quadrigemina, Epiphysis, Glandula parathyreoidea, Glandula suprarenalis, Hypophysis, Iris, Lobus temporalis, Medulla oblongata, Medulla spinalis und Pancreas. Im Heilmittelverzeichnis der WALA aus dem Jahre 1936 sind bereits 52 Organpräparate aufgeführt.

Weitere Herstellungen erfolgten später im Hause WALA in Zusammenarbeit mit dem Wala-Ärztekreis. U.a. zählen hierzu die potenzierten Organpräparate aus:

Amnion, Disci intervertebrales, Fel, Funiculus umbilicalis, Lien, Medulla ossium, Mesenchym, Reticuloendotheliales System, Placenta, Thymus (glandula) und Vesica fellea.

Auf ärztlichen Wunsch entstand im Laufe der Jahre das jetzige differenzierte Programm potenzierter tierischer Organpräparate.

---

[36]) *Literatur:*

1. Rudolf Steiner:	*„Physiologisch-Therapeutisches auf Grundlage der Geisteswissenschaft" (GA 314): Vortrag vom 2.1.1924; S. 213, 214*
2. A.G. Degenaar, Hrsg.:	*„Krankheitsfälle und andere medizinische Fragen, besprochen mit Dr. Rudolf Steiner"; Manuskript für Ärzte, zu beziehen über die Gesellschaft anthroposophischer Ärzte, Stuttgart; Fall Nr. 15, 49, 50, 67, 68, 69, 71, 80, 87,97(?), 103, 125, 126, 127, 128(?), 145, 148, 160*
3. W. Pelikan:	*„Von Rudolf Steiner erstmals angegebene Heilmittel aus dem tierischen Reich" in: Mitteilungen der Weleda AG, Nr. 2, Juni 1951*
4. H.-H. Vogel:	*„Therapie mit potenzierten Organpräparaten", WALA-Schriftenreihe*
5. H.-H. Vogel:	*„Prinzipien der Therapie mit potenzierten Organpräparaten" in: „Beiträge zu einer medizinischen Menschenkunde, Band 2, Haug Verlag*
6. R. Voll:	*„Die Anwendung der potenzierten Organpräparate in der Elektroakupunktur-Diagnostik nach Voll (EAV) und in der Medikamententestung (MT)"; Hrsg.: Präsident der Internationalen Medizinischen Gesellschaft für Elektroakupunktur nach Voll e.V., Stuttgart, Dr. med. Ivor Ruf*

Die Indikationsstellung für diese Präparate ergibt sich aufgrund der anthroposophisch-geisteswissenschaftlichen Menschen- und Naturerkenntnis. Grundsätzlich gilt, daß ein potenziertes Organpräparat seine Wirksamkeit im Bereich der menschlichen Lebensorganisation entfaltet. Es wirkt hierbei sowohl direkt auf das entsprechende Ätherorgan z.B. der Leber, aber auch auf alle im Gesamtorganismus mit der übergeordneten Organtätigkeit der Leber zusammenhängenden Prozesse. Je nach dem Grad der Potenzierung wirkt es sowohl regenerierend bei nachlassender oder erschöpfter Vitalität eines Organes als auch regulierend bei entzündlich-hyperergischen Prozessen. Prinzipiell entsprechen den degenerativen Erkrankungen tiefe Organpotenzen, bei Einzelmitteln kann man den Gesundungsprozeß durch eine aufsteigende Potenzierung begleiten*) . Die D8 repräsentiert den normalen Funktionsprozeß eines Organs. Entzündliche Erkrankungen werden mit höheren Potenzen behandelt, ggf. in ihrem Verlauf durch eine absteigende Folge der Potenzhöhe begleitet*). Seltene Gaben der 30. Potenz, besonders der Organe des immunologischen Systems (Thymus, RES, Lien), wirken bei allergischen und autoimmunologischen Erkrankungen regulierend. Im Laufe von über drei Jahrzehnten wurde dieser Grundsatz durch die Erfahrungen der Ärzte immer wieder aufs neue bestätigt.

Herstellungsverfahren

Das Verfahren zur Herstellung der WALA-Organpräparate nach den Vorschriften 41 des Homöopathischen Arzneibuches beruht auf einer Extraktion der fein zerkleinerten und mit Hilfe von Meersand verriebenen Organe bzw. Organteile in Glyzerin unter Zuhilfenahme einer hypertonen wäßrigen Kochsalzlösung. Hierbei gilt insbesondere, daß das Organgewebe unmittelbar nach der Schlachtung zur Verarbeitung kommt. – Die Schlachttiere stammen aus der Aufzucht in landwirtschaftlichen Betrieben, welche nach biologisch-dynamischen Prinzipien arbeiten. Dadurch wird von vornherein ein guter Gesundheitszustand der Tiere gewährleistet und durch eine obligatorische tierärztliche Kontrolle abgesichert. (Eine Verfütterung von Tiermehl bei der hier in Betracht kommenden Tierhaltung ist ausgeschlossen).

---

*) *Hier ist es möglich, die WALA-Organpotenzreihen mit speziell sortierten Potenzhöhen zu verwenden:*
D-Reihe (Degenerative Erkrankungen): D5, 6, 8
E-Reihe (Entzündliche Erkrankungen): D30, 15, 12, 10, 8
Organ-Potenzreihe D5-D30.

Das im Zusammenhang mit dem WALA-Herstellungsverfahren vom Rind entnommene Ausgangsmaterial kann die in jüngster Zeit diskutierte Erkrankung der Rinder (Spongiforme bovine Enzephalopathie = BSE) nicht übertragen. Es gilt als gesichert, daß die Rinderseuche nur durch infiziertes Material bei der Verfütterung von Tiermehl aus Schaf- und Ziegenkadavern übertragen wird. Geschlossene Herden gesunder Rinder, die derartige Tiermehlfütterungen nicht erhalten – wie insbesondere auch die entsprechend den Vorschriften des Demeter-Bundes gehaltenen Tiere – erkranken nicht, da eine horizontale Übertragung von Tier zu Tier nicht möglich ist.

Neuformulierung bei der Deklaration der Potenzierungsgrade

Im Zusammenhang mit den Bestimmungen des Homöopathischen Arzneibuches (HAB) und mit der Verlängerung der Zulassung der WALA-Präparate wurde es erforderlich, die bisherige Bezeichnung der Potenzierungsgrade (die „Potenz-Zahlen") der Organpräparate zu ändern. Das hängt damit zusammen, daß für die Urtinktur (Φ) der Organpräparate nicht mehr, wie bisher, die Potenzstufe 0 gilt, sondern daß entsprechend dem Verdünnungsverhältnis 1:100 mit Glyzerin die Urtinktur künftig mit Φ = D2 zu bezeichnen ist. Die erste daraus hergestellte Potenz (bisher D1) wird also künftig mit D3 bezeichnet, die nächste mit D4 usw. Zur Unterscheidung wird künftig an jede Organ-Potenzbezeichnung die Kurzformel „Gl" (für Glycerol) angefügt. Somit ist z.B. das Präparat „Hepar Gl D4" identisch mit dem bisherigen Präparat Hepar D2. Seit dem 1. Januar 1993 werden die Organpräparate in den Potenzen D4, D5, D6, D8, D10, D12, D15, D20 und D30 hergestellt.

Des weiteren erfordert eine dem HAB gemäße Bezeichnung der WALA-Kompositionspräparate, daß die Potenz-Zahlen in der Regel um 1 Stufe tiefer deklariert werden. Dies beruht darauf, daß der letzte gemeinsame Zubereitungsschritt im Sinne des HAB eine Mischung und keine Potenzierung ist.

Die Neuformulierung betrifft also ausschließlich die formale Deklaration der Potenzzahlen, die Rezeptur der Heilmittel, ihre Herstellung, Qualität und Wirkungsweise sind jedoch unverändert.

Aconit-Nervenöl (Aconitum comp., Oleum)

Ausgehend von einer Zunahme degenerativer Erkrankungen im Zusammenhang mit einseitiger nervlicher Belastung sollte ein äußerlich anzuwendendes Präparat entstehen, um insbesondere den Folgezuständen dieser Zivilisationsschädigung zu begegnen. Ein Spezifikum hierfür ist Aconit.

Aconitum e tubere ferm 33c D9 *)
(Wurzelknolle des blauen Eisenhutes, Aconitum napellus; Ranunculaceae):

Aconitum ist ein Nerven- und Kälte-Mittel, d.h. dem Aconit-Prozeß liegt eine Auskühlung des Organismus oder bestimmter Organe zugrunde. Betroffen sind in erster Linie die peripheren Nerven (Nervus trigeminus), die Sinnesorgane im Kopfbereich, die oberen Luftwege sowie Lunge, Nieren und Gefäße. Mit diesem Auskühlungsprozeß, der, wie der Nervenprozeß selbst, von außen nach innen wirkt, ist eine Einengung der arteriellen Gefäße bis hinein in den Nierenbereich und Angstzustände, sowie eine allgemeine Austrocknung verbunden. Es findet ein Nervenprozeß an der falschen Stelle, nämlich im Stoffwechsel-Gliedmaßen-System statt.

Die Hahnenfußgewächse zeichnen sich im allgemeinen durch eine vielfältige Ausdifferenzierung der Blattformen aus. Es besteht beim Eisenhut eine deutliche Metamorphose zwischen vielfach aufgegliederten und durchlufteten bodennahen Blättern bis zu einfachen zugespitzten Blattgestalten in Blütennähe. Weiter sind Wurzel-, Blatt- und Blütenbereich beim Sturmhut deutlich voneinander abgesetzt. Die dunkelblauen, verschlossenen Blüten reihen sich stufenweise zu einer Blütenkerze, während die mittelbraunen, fleischig-festen Wurzeln an der Basis knollig verdickt sind. Vor allem in der Wurzelknolle unterliegt der Flüssigkeitsprozeß einer starken Astralisierung, wofür das gefährliche Eiweißgift Aconitin der stoffliche Ausdruck ist. Allein durch das Anfassen der Knolle kann es zu Vergiftungserscheinungen kommen. Die Pflanze bevorzugt gemäßigte, jedoch mehr nördliche Zonen, speziell die Höhenlagen der Mittelgebirge und den Standort an Bächen.

Von dieser Signatur ausgehend, ist es verständlich, daß Aconit, wie bereits oben dargestellt, als Heilmittel ein „Kältemittel" und damit ein Nervenmittel ist. Dem Schmerzbild liegt eine Auskühlung zugrunde, die wie ein Nervenprozeß

**) Erläuterungen zur Bezeichnung „ferm" siehe „Hinweise zum praktischen Gebrauch"*

von oben und außen nach innen, vor allem in den arteriellen Gefäßbereich und in die Niere hineinwirkt. Die Beziehung zur Niere ist sehr wichtig, da sie das vom Astralleib im besonderen durchwirkte und durchatmete Organ ist. Der arterielle Prozeß scheint zunächst ein „entzündlicher" Vorgang zu sein; in Wirklichkeit führt jedoch der Astralleib im arteriellen Bereich zu einer Überformung, zur Freisetzung von Wärme unter Zurücklassung eines in die Verfestigung getriebenen Gefäßsystems: Daher rührt die Anurie auf dem Höhepunkt einer Aconit-Erkrankung. Der Puls ist dabei rasch, klein und hart. Der Patient macht einen starken Schüttelfrost durch, ehe es zum schnellen Fieberanstieg kommt. Charakteristisch für das Aconitbild ist die Plötzlichkeit des Schmerzanfalles sowie die Empfindung der „Enge"; sie entspricht einer seelischen Enge, d.h. dem Erlebnis der Angst und Unruhe, bis hin zur Todesangst. Weiter ist für den Aconit-Schmerz bezeichnend, daß der im Anfall äußerst heftige, stechende Schmerz im Intervall völlig aussetzt und es nicht zu dauernden Schmerzen, Parästhesien und neurologischen Ausfällen kommt.

Quarz D9

(Bergkristall, Kieselsäureanhydrid):

Quarz ist ebenfalls eine Kältesubstanz, jedoch gehört sie zum Bindegewebsbereich der Nervenscheiden und des übrigen Organismus. Es ist *die* im Bindegewebe wirksame Substanz. Der Kiesel vermittelt die im Stoffwechselbereich im Zusammenhang mit der Kohlenstoff-Verbrennung gebildete Wärme über den intermediären Stoffwechsel im interstitiellen Bindegewebe in Richtung Sinnes-Nerven-System. Die Stoffwechselwärme wird umgewandelt in freie Wärme und „Energie" als Grundlage der Sinnes-Nerven-Tätigkeit, der Empfindung und des Bewußtseins. Quarz ist nach Rudolf Steiner Träger und Vermittler der Ich-Organisation über die Wärme im Physischen. Es sind folglich die degenerativen Prozesse im Bereich des lockeren interstitiellen Bindegewebes sowie auch ein damit in Verbindung stehender Wärme- und Energieverlust, die der Quarzwirkung als Heilmittel zugänglich sind. So ist es zu verstehen, daß Quarz dann angezeigt ist, wenn das submuköse Bindegewebe und der hier wirksame Wärmeorganismus erstarren und es zur chronischen Auskühlung und Atrophie kommt. Chronische Entzündungen sind dann der Versuch, die Wärmeumwandlung von der Stoffwechselwärme zur „Sinneswärme" zu ermöglichen.

In Aconitum comp., Oleum wirkt Quarz damit der Auskühlung der Nerven entgegen.

Camphora (zu 1% enthalten)
(Kampfer, Destillationsprodukt aus dem Holz des Kampferbaumes, Cinnamomum camphora; Lauraceae):

Auch Camphora ist ein Kältemittel. Es aktiviert den Wärmeorganismus in der Peripherie und sorgt damit für eine bessere Durchwärmung des erkrankten Organs. Die Durchblutung in der Peripherie wird über die Wirkung auf den Wärmeorganismus angeregt.

Kampfer wird durch Wasserdampfdestillation aus dem Holz des mächtigen, bis zu 5 m dicken und 20 m hohen Kampferbaumes gewonnen, der in den Bergwäldern von Indochina, Formosa, Japan, aber auch in Ägypten, Sizilien und dem Süden der USA wächst. Der knorrige, lindenähnliche Baum weist auf eine starke Erdbeziehung hin. Der aromatisierende Blütenprozeß gerät unter die Herrschaft der Erden-Sal-Kräfte.

Aus dem Destillationsprozeß geht neben dem zurückbleibenden sogenannten „Kampfer-Öl" der eigentliche flüchtige Kampfer hervor. Es wird also der öligwärmehafte Anteil von dem kristallin-salartigen, jedoch zugleich luftverwandten Kampfer getrennt. Dieser kristallisiert in scharf schmeckenden, brennenden und kühlenden Kristallen aus, die an der Luft sofort sublimieren. Darin zeigt sich die übergangslose Salnatur: Das Luftig-Astrale ist verbunden mit dem Tellurisch-Kristallinen.

Diese Tatsache, zusammen mit der die Gefäße und Muskulatur (Herz) lähmenden, jedoch das zentrale Nervensystem erregenden Arzneiwirksamkeit, offenbart die Kälte-Erden-Nerven-Beziehung (Astralleib) des Kampfers. Darauf reagiert der Organismus durch eine starke Gegenwirkung der Ich-Tätigkeit. Die Peripherie wird durchwärmt als Reaktion auf die Kampfer-Arzneimittelwirkung. Der Astralleib wird dabei durch die den Wärmeorganismus ordnende Ich-Organisation aus seiner zu stark von außen bis in die Physis eingreifenden, lähmenden und kältenden Tätigkeit verdrängt.

Lavandulae aetheroleum (1%)
(ätherisches Öl von Lavendel-Blüten, Lavandula angustifolia; Labiatae):

Das ätherische Lavendelöl hat eine besondere Beziehung zum Nervenprozeß und damit eine Wirkung auf den Astralleib, vor allem dann, wenn sich dieser zu stark mit dem physischen Organismus – hier im Nervenbereich – verbindet. Daher stammt die beruhigende und schmerzlindernde Wirkung von Lavendelöl. Als Labiate regt Lavendel besonders die Durchwärmung im Nervengebiet an.

Zusammenfassend kann gesagt werden, daß das Präparat Aconitum comp., Oleum durch seine Zusammensetzung den pathologischen Prozeß bei örtlicher Auskühlung berücksichtigt mit der Folge degenerativer, neuralgischer Nervenprozesse (Aconit), einer Gewebeauskühlung (Quarz und Camphora) und ungenügender Durchblutung (Lavandulae aetheroleum). Diese Veränderungen liegen den angegebenen Indikationen wie Neuralgien, Lumbago, Myogelosen zugrunde.

Entstehung: WALA-Ärztekreis, Leitung Frau Dr. med. Margarethe Hauschka, 1952.

Dosierung und Art der Anwendung
Soweit nicht anders verordnet:
1–3 mal täglich, in akuten Fällen bis stündlich, an der schmerzhaften Stelle einreiben.

Gegenanzeigen: nicht bekannt
Nebenwirkungen: In seltenen Fällen sind bei Überempfindlichkeit auf ätherische Öle Reizungen möglich.
Wechselwirkungen mit anderen Mitteln: nicht bekannt

Indikationen
Zur Anregung der Wärmeorganisation bei schmerzhaften, vom Nerven-Sinnes-System ausgehenden, degenerativen Erkrankungen, auch im Gliedmaßen-Stoffwechsel-Bereich, z.B.
1. Neuralgien jeglicher Art
2. Neuritiden
3. Herpes zoster
4. rheumatische Gelenkerkrankungen wie Lumbago
   (evtl. im Wechsel mit Betula/Arnica comp., Oleum)
5. Myogelosen
6. Ganglien
7. Tendovaginitis (tagsüber Öllappen-Auflage und nachts Silicea coll. comp., Gelatum – dazu Quarz D12)

1. Aconitum/China comp.
2. Aconitum/China comp., Suppositorien für Erwachsene und Kinder

Es sollte ein spezielles Grippemittel entstehen mit besonderer Berücksichtigung von Komplikationen wie Pneumonie und Pleuritis.

Aconitum e tubere ferm 33c D2 (zu 0,1% enthalten)
(Wurzelknolle des blauen Eisenhutes, Aconitum napellus; Ranunculaceae):

Der Eisenhut entfaltet seine Wirksamkeit über den Kälteprozeß des Nervensystems, indem sich dieser über die Einatmung und das linke Herz auf das arterielle Gefäßsystem erstreckt und dort bis in die Niere hinein eine Vasokonstriktion bewirkt. Es kommt zu plötzlichem Schüttelfrost am frühen Abend mit extremem Angstgefühl, tiefgreifender Kälte und Trockenheit von Haut und Schleimhäuten, alles Symptome, die dafür sprechen, daß sich der Astralleib aus dem Bereich des Nervensystems in den arteriellen Gefäßbereich verlagert. Nach vorübergehend langsamem Puls tritt Pulsbeschleunigung auf, dem Schüttelfrost folgt rasch ansteigendes, hohes Fieber; der Puls wird hart, rasch und gespannt. Der Nierenorganismus wird durch eine extreme Engstellung der arteriellen Nierengefäße überwältigt: Es kommt vorübergehend zur Anurie. Der Astralleib ist im arteriellen Gefäßbereich überaktiv, wie es physiologischerweise nur im Bereich des Nervensystems sein darf.

Aconit gehört zur Familie der Ranunculaceen, welche, von der typischen Hahnenfußblattsignatur ausgehend, eine besondere Fähigkeit der Umwandlung und Metamorphose im Bereich der Blattbildung besitzen. Die Verwendung der Wurzel und die Wirksamkeit des hier sich besonders bildenden Alkaloides Aconitin stellen die Beziehung her zu einer einseitigen „Nerventätigkeit an falschem Ort“, nämlich im arteriellen Gefäßbereich.

Bryonia e radice ferm 33b D2 (0,1%)
(Zaunrübe, Bryonia cretica ssp. dioica; Cucurbitaceae):

Verwendet wird auch hier die Wurzel, womit zum Ausdruck gebracht wird, daß es sich aufgrund der Beziehung der Wurzel zum Nervensystem um eine „Kopfbildungstendenz“ im menschlichen Organismus handelt. Im Unterschied zu Aconit greift Bryonia tief in den Bereich der Gewebeflüssigkeit ein, die sich im

Interstitium der betroffenen Organe, häufig Lunge und Pleura, staut, wobei es zu einer Austrocknung von Schleimhäuten und Häuten kommt. Es entsteht also eine Art wäßriger „Kopfbildung" im Bindegewebe der betroffenen Organe, ein Prozeß, wie er physiologischerweise der Leber zukommt. Insofern ist daran zu denken, daß sich bei den fieberhaften Krankheitszuständen, für die Aconitum/China comp. gedacht ist, der Leberprozeß verlagert und sich bei Folgeerkrankungen der Grippe in krankhafter Weise in anderen Organen, häufig im Lungen- und Pleurabereich, abspielt.

Bei der Zaunrübe kommt es nicht, wie bei den typischen Kürbisgewächsen zur Ausbildung einer wäßrigen, richtigen Frucht, sondern zu einer aufgetriebenen Wurzel, die Frucht- und Blüten-Prozeß in sich aufnimmt. Der Kürbis bildet sich hier bereits unter der Erde aus. Die am Boden entlang kriechenden, sich nicht heliotrop streckenden Stengel und die kräftige Blattbildung sind Signaturen für einen dem wäßrigen, horizontalen Prinzip verfallenden Pflanzenwuchs. Dies ist stets ein Hinweis für die Beziehung zu dem den Flüssigkeitsorganismus beherrschenden Leberprozeß.

Eupatorium cannabinum ex herba ferm 33c D1 (0,1%)
(Wasserdost, Eupatorium cannabinum; Compositae):

Die Wuchsform von Eupatorium cannabinum offenbart folgende Besonderheiten: einmal den sich in die umgebende Atmosphäre schirmartig auffiedernden, rosafarbenen Blütenstand, welcher bei einer Komposite in besonderem Ausmaß den Blüten-Wärme-Prozeß repräsentiert; am Gegenpol den horizontal sich in der Erde erstreckenden und kleine Wurzeln abgebenden rhizomartigen Wurzelstock, dessen horizontaler Verlauf darauf hinweist, daß hier eine starke Beziehung zum wäßrigen Prinzip und zur Leber besteht; als drittes den zum Austrocknen neigenden, straffen, heliotropen Stengel mit spitz verlaufenden, wenig gezähnten dreigliedrigen Blättern mit mäßiger Metamorphose bis zum Blütenstand hin. Auf die Elemente bezogen, haben wir es auch mit einer Dreigliedrigkeit zu tun: Wärme-Luft-Prozeß im Blütenbereich, Licht-Struktur-Prinzip im Blatt-Stengel-Bereich und wässeriges Prinzip im Erden-Wurzel-Bereich. Der Standort weist auch Typisches auf: Eupatorium cannabinum bevorzugt als ausdauerndes Kraut feuchte, im übrigen humusarme Böden in Bachnähe.

Das Auseinanderfallen von Wärme-, Licht-Luft- und wässerigem Prozeß der Pflanze kann auch zum Verständnis der therapeutischen Wirksamkeit beitragen: Bei Grippe treten Zerschlagenheit und hochgradige Empfindlichkeit der Schleimhäute sowie der Muskulatur auf, die gleichsam zu trocken wird; es kommt gleichzeitig zu allgemeinen Schmerzen in den Gliedern über die Muskeln bis in die Knochen, die ähnlich wie bei China einer Periodizität unterliegen. Die Bitterstoffe geben einen Hinweis auf die Leber und den sich dort verselbständigenden Flüssigkeitsprozeß. Galliges Erbrechen und Leber-Galle-Beteiligung bei akutem grippalem Infekt werden beschrieben. Ein weiterer Hinweis auf die Leber ist wie bei Bryonia der starke Durst; es besteht Neigung zu wässerigen Stühlen. Alles wird als zu eng empfunden, als ob die Knochen und der Kopf bersten wollten. Auch in der Totalität des Arzneimittelbildes trifft man auf das Auseinanderfallen von Licht-Wärme-Prozeß einerseits und Flüssigkeits-Prozeß auf der anderen Seite.

China e cortice ferm 35b D1 (0,1%)
(Rinde des Chinarindenbaumes, Cinchona succirubra; Rubiaceae):

Der immergrüne, dicht bekronte und bis 25 m hohe Chinarindenbaum zeichnet sich durch eine ungewöhnliche Vitalität aus. Er ist in den östlichen Anden und in Südamerika heimisch und bevorzugt ein wechselvolles, feuchtes Klima: Eigentlich ist er ein tropisches Gewächs, er steigt jedoch bis in die Gletscherregionen hinauf. An den eiförmigen, unterseits oft roten Blättern sind Tropenfeuchtigkeit und Hochgebirgskälte als Bildeprinzipien beteiligt. – Verwundet man die Borke von Cinchona succirubra, so fließt daraus ein milchig trüber, sich bald rot anfärbender Saft. Die starke Rinde selbst ist innen glatt und rotbraun, riecht eigenartig und schmeckt sehr bitter und zusammenziehend. Man kann also sagen, daß China in der Rindenbildung die 4 Elemente Feuer, Licht, Wasser und Erde vereinigt.

Übertragen auf den Menschen bedeutet dies, daß sich ebenfalls im mittleren Bereich in Blut und Gefäßsystem, im Lungen-Herz-Bereich vor allem die oberen Wesensglieder Ich und Astralleib konzentrieren und eine intensive Verbindung mit der Substanzbildung aus dem Stoffwechselbereich eingehen. Der Reichtum an Alkaloiden, jedoch auch an Harzen und Gerbstoffen, an Zucker, an Calcium- und Kaliumverbindungen ist ein Hinweis auf einen pathologischen Eiweißprozeß. Der Zuckerstoffwechsel und damit die Lebertätigkeit sind reduziert. Chinin wirkt lähmend auf alle Gewebsfermente. Das tiefe Eingreifen des Astralleibes in den Wärmeorganismus des Blutes führt zur Temperatursenkung, der Gegenschlag in Rhythmen zu erneutem Fieberanstieg. Die freie Tätigkeit der Wesensglieder und die ganze Umbildung im Eiweißstoffwechsel vom Stoffwechsel über das mittlere System zum Nervensystem hin ist behindert. Das Bewußtsein ist getrübt. Im Blut kommt es zum Zerfall der roten Blutkörperchen, zur Anämie. Am stärksten ist noch der Stoffwechselprozeß betont, worauf die Wirksamkeit der Bitterstoffe hinweist, so daß die Chinarinde den Appetit anregt. Dagegen ist, wie oben angeführt, der Sinnes-Nerven-Prozeß herabgedämpft.

In dem Präparat Aconitum/China comp. trägt China in niedriger homöopathischer Dosierung dazu bei, den bei fieberhaften Erkrankungen vom Stoffwechsel zu sehr beeinflußten Blutprozeß zu ordnen und zu gliedern.

Ein vermehrter Blutanstrom und -austritt in die Alveolen liegt dem Stadium der roten Hepatisation bei der Pneumonie zugrunde. Der „Nerven-Sinnes-Mensch" und der „Stoffwechsel-Mensch" sollen aus einer zu starken Konzentration im Blutbereich herausgelöst werden und wieder in ihre gesunde Gliederung von „oben" und „unten" zurückgeführt werden.

Eucalyptus e foliis ferm 33d D1 (0,1%)
(Blätter des Eukalyptusbaumes, Eucalyptus globulus; Myrtaceae):

Für die Grundsubstanz werden die an ätherischem Öl reichen Eukalyptusblätter im wäßrig-fermentativen, rhythmischen Ansatz verarbeitet. Im ätherischen Öl des „Fieberbaumes" treffen sich auf der einen Seite die für den Eukalyptusbaum charakteristischen starken Erdenkräfte (tiefe Verwurzelung und Verholzung der Frucht) mit dem peripheren Wärmeprozeß, welcher über die Bildung blütenhaft geprägter ätherischer Öle in den Blattbereich eindringt. Der Einfluß der Erdenkräfte führt gleichsam zu einer Abkühlung des im ätherischen Öl sich verstofflichenden Wärmeprozesses. Von daher ist es zu verstehen, daß das ätherische Eukalyptusöl fiebersenkend wirkt. Es beeinflußt die Tätigkeit der Ich-Organisation im Blutprozeß so, daß deren Übertätigkeit im Blutgeschehen abgemildert wird. Der rhythmische Ausgleich, der zwischen Stoffwechsel einerseits und Nerven-Sinnes-System andererseits im Blutbereich zu geschehen hat, wird wieder ermöglicht.

Zusammenfassend kann gesagt werden, daß das Präparat Aconitum/China comp. insbesondere den gefährdeten Wärmeprozeß im Blutbereich therapeutisch beeinflußt, indem das zu starke Eindringen der astralischen Kräfte aus dem Nervensystem einerseits und eine Überwältigung des Blutsystems vom Stoffwechsel andererseits wieder auseinandergegliedert wird. Die verschiedenen Bestandteile vermitteln den geschilderten therapeutischen Prozeß: Aconitum überwindet den Kälteprozeß im Blut vom Nervensystem her; Bryonia reguliert den überschießenden Leberprozeß, d.h. eine Überflutung des besonders erkrankten Organs – häufig die Lunge – durch das Lebergeschehen. Eupatorium mit seinem durchlichteten Blattbereich entlastet das dem Blattbereich entsprechende

Blutgefäßsystem. China überwindet in ganz besonderer Weise die pathologische Vereinheitlichung von oberem und unterem Prozeß, von Sinnessystem und Stoffwechselsystem, im rhythmischen Bereich. Eukalyptus spricht in besonderer Weise den Wärmeprozeß im Blutbereich an und wirkt dadurch fiebersenkend. Das Kompositionspräparat ist somit ein Heilmittel für fieberhafte und grippale Zustände bis hin zum Vorstadium der Pneumonie, bei welcher dann zusätzlich die typische Eisen- und Kreislaufbehandlung erforderlich ist (Pulmo/Ferrum; Pulmo/Tartarus stibiatus; Pulmo/Vivianit comp.). Durch die relativ tiefe Potenzierung von Aconit und China ist bei heftigen fieberhaften Zuständen auf eine mögliche Erstverschlimmerung zu achten.

Entstehung: WALA-Ärztekreis, Leitung Frau Dr. med. Margarethe Hauschka, 1959.

Darreichungsform

1. Globuli velati
2. Suppositorien

Dosierung und Art der Anwendung

Soweit nicht anders verordnet:

1. Globuli:
In akuten Fällen bis zu 2-stündlich jeweils 3–5 Globuli, beim subakuten Verlauf 1–3 mal täglich jeweils 5–10 Globuli unter der Zunge zergehen lassen.

2. Suppositorien für Erwachsene und Kinder:
1–2 mal täglich jeweils 1 Zäpfchen in den Mastdarm einführen.

Indikationen

Anregung der Tätigkeit der Ich-Organisation im Rhythmischen Bereich und Harmonisierung des Verhältnisses von Sinnes-Nerven-, Stoffwechsel- und rhythmischem Prozeß bei übergreifender Flüssigkeitsbelastung aus dem Stoffwechsel einerseits und Auskühlung des Blutes über das Nervensystem andererseits, z.B.

1. Fieberzustände
2. Grippe

Aconitum comp.

Dem Präparat liegt der Gedanke zugrunde, daß es sich bei Schmerzen um ein Mißverhältnis von Nervensystem zu Blutsystem handelt, und zwar in der Art, daß der Astralleib mit seinem unteren Teil teilweise zu tief in den Blutprozeß eintaucht, während er andererseits im oberen Bereich im Nervensystem zu sehr frei wird. Das rhythmische Eingreifen des Astralleibes ins Blutsystem und das Wiederauftauchen im Nervenbereich ist eingeschränkt; es kommt zu einem Zustand krampfartiger Verharrung. Darauf beruht auch der krampfartige und im allgemeinen mit Kältesensationen verbundene Schmerzzustand. Entsprechend ist die Präparatezusammensetzung gewählt.

Aconitum e tubere ferm 33c D29
(Wurzelknolle des blauen Eisenhutes, Aconitum napellus; Ranunculaceae):

Die Hahnenfußgewächse zeichnen sich im allgemeinen durch eine ausgeprägte Blattmetamorphose von unten nach oben im Sproßbereich aus. Bei Aconitum kommt es darüber hinaus zu einer deutlichen Gliederung zwischen der kräftigen Wurzelknolle, dem Blattbereich mit typischen hahnenfußartigen, stark aufgefiederten und durchlufteten Blattspreiten und schließlich dem auf geradem Stengel sich erhebenden, in Stufen gegliederten Blütenstand. Die stahlblauen Einzelblüten des „Sturmhutes" sind wie mit einer Kappe halb geschlossen, sie zeigen eine auffallende Hohlraumbildung. Die Art der Blütenbildung ist Ausdruck eines rhythmisch plötzlich einsetzenden, jedoch gestauten Sulfur-Prozesses.

Vor allem in der Wurzel unterliegt der Flüssigkeitsprozeß einer starken Astralisierung, es kommt geradezu zu einer Überwältigung des Vegetativen durch diesen astralischen Impuls. Das in den Blättern und Wurzelknollen enthaltene, äußerst starke Eiweißgift Aconitin ist der stoffliche Ausdruck dieses Geschehens; das Alkaloid Aconitin ist eines der stärksten Pflanzengifte, welche wir kennen. Es wird schon bei Berührung über die intakte Haut aufgenommen.

Die Pflanze bevorzugt die nördliche gemäßigte Zone, speziell die Höhenlagen der Mittelgebirge, den Standort an Bächen, auch Lichtungen mit feuchtem, kaltem Untergrund, in den sich ein Rhizom mit starker Auffaserung der daraus entspringenden Wurzeln tief einsenkt. Dabei besteht bei Aconit eine Besonderheit, die an die Generationenfolge der Herbstzeitlose erinnert, indem aus einer Wurzelknolle der Sproß hervorgeht, der seinerseits wieder zur Wurzelknolle auswächst und die Nährsubstanzen für den Sproß des kommenden Jahres ansammelt. Neben der Eigentümlichkeit der Wurzel und ihrer Beziehung zum Kältepol der Erde, weist die starke, aufrechte Stengelbildung, bei der die Senkrechte noch zusätzlich durch die am Sproß bleibenden Blätter betont ist, auf einen sich hier und auch in den aufgefiederten Hahnenfuß-Blättern auslebenden Lichtprozeß hin.

Aconitum napellus ist seiner eigentümlichen Wirkung nach ein Nerven-Kälte-Mittel. Typisch für die Aconitwirkung ist, daß dem Ausbruch der Krankheit im allgemeinen ein Zustand besonderer Vitalität und Wohlbefindens vorausgeht. Eine vitale, plethorische, arterielle Konstitution ist für den Eisenhut allgemein kennzeichnend. Das Krankheitsbild entwickelt sich am frühen Abend noch vor Mitternacht; es kommt zu plötzlicher Eiseskälte, zu Schüttelfrost, extremer Austrocknung der Haut und der Schleimhäute verbunden mit heftigen Angstzuständen: ein Bild äußersten Kälteeinbruchs und extremer Nerventätigkeit, ein Nervenprozeß, der den Organismus an falscher Stelle überwältigt. Dem Schmerzbild liegt eine Auskühlung des Organismus oder bestimmter Organe zugrunde: in erster Linie der peripheren Nerven, der Sinnesorgane im Kopfbereich, der oberen Luftwege sowie der Lunge. Die Richtung dieses Geschehens entspricht der Dynamik des Nervensystems, die von oben und außen nach innen, vor allem in den arteriellen Gefäßbereich und in die Niere hineinwirkt.

So ist Aconit ein typisches „Simile" für einen übersteigerten Nervenprozeß, vor allem im Gesichtsbereich als Trigeminus-Neuralgie. Die Anfälle treten überraschend, „wie aus heiterem Himmel", vor allem nachts auf und dauern von wenigen Sekunden bis zu Stunden. Sie sind von äußerster Heftigkeit.

Die Beziehung zur Niere ist sehr wichtig, da sie das vom Astralleib im besonderen durchwirkte und durchatmete Organ ist. Der arterielle Prozeß scheint zunächst ein „entzündlicher" Vorgang zu sein; in Wirklichkeit führt jedoch der Astralleib im arteriellen Bereich zu einer Überformung, zur Freisetzung von Wärme unter Zurücklassung eines in die Verfestigung getriebenen Gefäßsystems: daher auf dem Höhepunkt einer Aconit- Erkrankung die Anurie. Der Puls ist dabei rasch, klein und hart. Der Patient macht einen Schüttelfrost durch, ehe es zu raschem Fieberanstieg kommt.

Für das Aconit-Bild ist neben der Plötzlichkeit die Empfindung der „Enge" charakteristisch. Es korrespondiert mit der Enge der Arteriolen eine seelische Enge, das heißt das Erlebnis der Angst bis hin zur Todesangst, welche sich sogar auf andere übertragen kann.

Rhus toxicodendron e foliis ferm 33d D29
(Blätter des Giftsumachs, Toxicodendron quercifolium; Anacardiaceae):

Bei dem Giftsumach handelt es sich, mehr noch als bei Aconit, um ein Nervengift. Die Entzündung des Nervenwurzelgebietes und der damit zusammenhängende Auskühlungseffekt im Nervenbereich ist die charakteristische Wirkungsweise von Rhus toxicodendron. Die Empfindlichkeit wird gesteigert durch Auskühlung, durch feuchte, kühle Witterung.

Die Beziehung zu den Nerven zeigt sich auch darin, daß es bei der Rhus toxicodendron-Vergiftung zu einem gesteigerten Nervenzerfall kommt, d.h. wir haben es mit dem weiten Gebiet der Herpes-Erkrankungen zu tun, die stets im Zusammenhang mit viralen „Entzündungen" zu sehen sind.

Für die Wirkung könnte charakteristisch sein, daß Rhus toxicodendron als Strauch sich stark in der Erde verwurzelt, jedoch so, daß sich unterirdische, rhizomartige Ausläufer bilden, aus denen sich von Zeit zu Zeit neue Triebe über den Erdboden erheben. Die starke Erdbeziehung ist ein typisches Merkmal. Ein anderes Merkmal ist der gewundene Stengel und vor allem, daß tief untergetaucht im Stengelbereich, jeweils am Abgang eines Blattes, die unscheinbaren Blütentrauben auftreten. Man ist an das Eingreifen des Blütenprozesses der Tollkirsche bis in die Blattachseln erinnert, als Ausdruck der Überwältigung des vegetativen Sprosses durch den Blüten- und Astral-Prozeß. Die starke Erdbeziehung zeigt sich auch darin, daß bei Berührung eines Zweiges mit einem Stein oder auch der Rinde eines Nachbarbaumes es sofort zu neuer Verwurzelung kommt. Dieser Hinweis scheint uns wichig, um deutlich zu machen, daß Rhus toxicodendron durch seine intensive Beziehung zur Erde den Kälte-Wurzel-Prozeß in sich aufnimmt.

Dem Krankheitsbild, das dem Arzneimittel Rhus toxicodendron entspricht, liegt stets eine innere Auskühlung zugrunde. Dies ist mit dem Auftreten von Viren durch anhaltende oder wiederholte Erkältung vergleichbar; Viren gehen bei Temperaturen von über 39 Grad C zugrunde. – Auch die Beziehung zum Auge, vor allem zu Bindehaut- und Lidentzündungen, zeigt den bis zur Giftbildung führenden Licht-Sal-Prozeß. Dem Nerven-Sal-Prozeß steht der Wärme-Blut-Prozeß gegenüber; daher wird Besserung empfunden, wenn durch intensive Bewegung der Astralleib in den Blutprozeß hereingezogen und damit durch die verstärkte Blutversorgung die Übertätigkeit im Nervenbereich entlastet wird.

Die Haut als Sinnesorgan ist besonders auf Berührung mit dem Pflanzensaft empfindlich. Es kommt dabei zu Quaddeln und Bläschenbildung. In diesem

Zusammenhang kann die therapeutische Wirkung sowohl beim Erysipel als auch im besonderen bei den Herpes-Arten verstanden werden.

Wenn man von Aconit sagen kann, daß sich der Nervenprozeß in das arterielle Blutsystem verlagert, könnte von Rhus toxicodendron das Umgekehrte gesagt werden: Der Blutprozeß dringt in den Nervenbereich vor, und zwar, hier wiederum vergleichbar mit Aconit, durch einen Kälte-Sal-Prozeß im Blutbereich (Beziehung des Blattprinzips der Pflanze zum Gefäßgeschehen). Insofern ergänzt Rhus toxicodendron den Eisenhut als Schmerzmittel und vor allem als Neuralgiemittel. Beiden liegt ein primärer Auskühlungsvorgang zugrunde.

Atropa belladonna e radice ferm 33b D29

(Tollkirsche, Atropa belladonna; Solanaceae):

Die Zubereitung von Atropa belladonna für dieses Medikament erfolgt, wie bei Aconit, aus dem Wurzelorgan. Die Wurzeln haben eine besondere Beziehung zum Nervensystem, zum Salprozeß und zur Kälte.

Wir haben es bei der Wirkung von Belladonna im Organismus mit dem umgekehrten Vorgang zu tun wie bei Aconit: der Belladonna-Vergiftungszustand geht aus dem Blut selbst hervor, das in die Peripherie, zum Kopf, zu den Sinnesorganen getrieben wird. Wir haben es dann mit einer zu engen und unrhythmischen, bis zur Erstarrung führenden Konjunktion von Blut-Prozeß und Nerven-Sinnes-Prozeß zu tun. Der Kopf wird hellrot, die Extremitäten und der übrige Körper kühlen aus. Das Wurzelprinzip steigert noch die im Alkaloid konzentrierte Belladonna-Wirkung zu dem schmerzauslösenden Erstarrungszustand der Empfindungsorganisation zwischen Blut und Nerv. Auf diesem Hintergrund werden die Symptome des Zuckens und Verkrampfens der Gesichtsmuskulatur und die neuralgischen Schmerzen des Belladonna-Bildes verständlich.

Man kann sagen, daß in diesem Kompositionspräparat Aconit einerseits und Belladonna andererseits den Schmerzzustand und die Einschränkung des Atemrhythmus des Astralleibes bewirken, während Rhus toxicodendron das eigentliche Nervengift darstellt.

Zusammenfassung

Atmungsprozeß und Kälte (Aconit), Blutprozeß (Entbindung der Blutwärme – Belladonna) und Auskühlung der Nerven (Rhus toxicodendron) bilden den Hintergrund für die Wirksamkeit von Aconitum comp. Die Verwendung aller drei Bestandteile in hoher Potenz in einem Kompositionspräparat weist darauf hin, daß die Wirkungsweise über den zu frei werdenden oberen Astralleib zu verstehen ist.

Entstehung: WALA-Ärztekreis, Dr. med. Heinrich Kupfermann,
Leitung Frau Dr. med. Margarethe Hauschka, 1951.

Darreichungsform

1. Injektionslösung
2. Globuli velati

Dosierung und Art der Anwendung

Soweit nicht anders verordnet: In akuten Fällen:

1. Injektionslösung:
1–2 mal täglich jeweils 1 ml über dem Gebiet der größten Schmerzhaftigkeit injizieren.
2. Globuli velati:
1–3 mal täglich jeweils 5–10 Globuli unter der Zunge zergehen lassen.

Indikationen

Bei gesteigerter Tätigkeit der Empfindungsorganisation in der Aufbautätigkeit des Nervenbereiches, z.B. bei

1. Neuralgien und Neuritiden jeglicher Genese (Trigeminus-Neuralgie, Ischias)
2. Gürtelrose (im Wechsel mit Daphne e cort. et flor. D4)
3. fieberhaften Erkältungskrankheiten

Aconitum comp., Ohrentropfen

Für das Präparat Aconitum comp., Ohrentropfen wurde die Konzeption des Aconit-Nervenöls übernommen. Auch hier ging es darum, den Wärmeorganismus bei örtlicher Auskühlung im Ohrbereich zu unterstützen und anzuregen, um den in die Degeneration führenden Folgezuständen zu begegnen.

Aconitum e tub. ferm 33c D9	**siehe Aconit-Nervenöl**
Quarz D9	
Camphora (1%)	
Lavandulae aetheroleum (1%)	

Entstehung: WALA-Ärztekreis, 1964.

Darreichungsform
Ohrentropfen

Dosierung und Art der Anwendung
Bei Otitis media und Otitis externa bei nicht perforiertem Trommelfell zur Schmerzlinderung 3–5 mal täglich jeweils 1 Tropfen in den äußeren Gehörgang einträufeln.

Gegenanzeigen: perforiertes Trommelfell
Nebenwirkungen: In seltenen Fällen sind bei Überempfindlichkeit auf ätherische Öle Reizungen möglich.
Wechselwirkungen mit anderen Mitteln: nicht bekannt

Indikation
Zur Anregung des Wärmeorganismus bei schmerzhaften Erkrankungen, die vom Nerven-Sinnes-System ausgehen, z.B.
Otitis externa et media

Adonis comp.

Dem Präparat Adonis comp. liegt der Gedanke zugrunde, daß das Altersherz im allgemeinen einen Tonusverlust erleidet, d.h. daß die astralische Organisation sich aus dem physisch-ätherischen Zusammenhang des Herzens vorzeitig löst. Dem soll durch die Zusammenstellung von Adonis und Crataegus entgegengewirkt werden.

Adonis ex herba ferm 33d D2
(Adonisröschen, Frühlings-Teufelsauge, Adonis vernalis; Ranunculaceae):

Die Wirkung von Adonis vernalis kann man verstehen, wenn man die Signatur dieser Pflanze in ihrer Stellung zwischen zwei anderen Herz-Kreislauf-wirksamen Hahnenfußgewächsen betrachtet: Aconitum napellus und Pulsatilla pratensis. Während Aconitum seine Wirksamkeit im arteriellen System entfaltet und Pulsatilla im venösen Bereich angreift, bildet Adonis vernalis gleichsam die

Mitte zwischen diesen beiden Wirkungsbereichen. Das Adonisröschen bezieht sich auf das zwischen arterieller und venöser Polarität vermittelnde Herzorgan.

Auf einem verhältnismäßig kräftigen, mehrköpfigen Wurzelstock erhebt sich in Bodennähe der stark im Blattbereich sich entfaltende, durchluftete und aufgegliederte Sproß. Mit relativ geringer Blattmetamorphose werden die fein aufgefiederten Blätter bis zur relativ großen Blüte hochgetragen, die sich tagsüber strahlend geöffnet und hellgelb der Sonne zuwendet. Der Lichtprozeß ergreift die ganze Pflanze, Ausdruck dafür ist die Bildung von Herzglykosiden. Im Blattbereich verbindet sich das Lichtprinzip mit einem stark wässerigen, krauthaften Bildeprozeß und treibt die Blattgestalt in die Auffiederung.

Trotz des Überwiegens des Blattbereiches und damit des Flüssigkeitsprozesses ist die Adonispflanze in ihrer Dreigliedrigkeit ausgewogen, zwischen Blüte und Wurzel eine starke Blattmitte bildend. Das Stengelprinzip tritt zurück. Es geht in der substanzbildenden Kraft des Licht-Wärme-Prozesses, in der Glykosidbildung, auf. Man kann sagen, Adonis vernalis ist insofern ein typisches Herzmittel, als es den Licht-Wärme-Prozeß (Peripherie-Kräfte) einerseits und den Wurzelprozeß (Zentralisationskräfte) andererseits im kraftvoll gehaltenen mittleren Blattbereich miteinander verbindet.

Das Altersherz ist dadurch gekennzeichnet, daß sich das Eingreifen der astralischen und Ich-Tätigkeit in das physisch-ätherische konzentrierende Geschehen lockert. Der Herzmuskel verliert an Tonus, er erschlafft; der Flüssigkeitsprozeß ist weniger durchformt. Die Systole ist gegenüber der Diastole geschwächt. Die Adonis-Wirkung auf die astralische Organisation und die Ich-Organisation veranlaßt diese beiden Wesensglieder, sich wieder stärker mit dem Flüssigkeits- und Lebensprozeß, vor allem dem Lebensäther, zu verbinden. So kann durch Adonis vernalis in tiefer Potenz der Einsatz stark wirkender Herzmittel (Digitalis, Strophanthin) oft vermieden werden.[37])

Crataegus e foliis et fructibus ferm 33d D2
(Blätter und Früchte des Weißdorns, Crataegus laevigata und Crataegus monogyna; Rosaceae):

Auch der Weißdorn ist, vergleichbar dem Frühjahrsadonisröschen, in seinem Wesen zwischen zwei Polaritäten vermittelnd. Hier handelt es sich um vitale, das Wachstum impulsierende Kräfte einerseits und andererseits um Kräfte, die dieses Wachstum zügeln und begrenzen, die Pflanze in die Ausgestaltung der

---

[37]) *Über das Verhältnis von Aconitum napellus, Pulsatilla und Adonis siehe auch H.-H. Vogel in „Beiträge zu einer medizinischen Menschenkunde", Band 1, Teil II, S. 380 ff.*

Form treiben. So wird das intensive Anfangswachstum des Crataegus-Strauches rasch gebremst, es kommt zur Ausbildung einer relativ kleinen, gedrungenen Gesamtgestalt mit hartem Holz und zurückgehaltenen, dornig zugespitzten Ästen. In der Dornenbildung ergreift ein starker, impulsiver Lichtprozeß den Erdenprozeß des Astes in einer Art „kurzschlußartiger" Verbindung unter Zurückdrängung des flüssigen Elementes.

Substantiell konnten bisher keine herzspezifisch wirksamen Glykoside isoliert werden, sondern Stoffe wie Procyanidine, Flavonoide, Crataegussäuren und das flüchtige, an Fischgeruch erinnernde Eiweißabbauprodukt Trimethylamin.

Trotzdem ist die Wirksamkeit dieses Rosengewächses auf das Herz-Kreislauf-System durch die phytotherapeutische Erfahrung gesichert. Aus anthroposophisch-menschenkundlicher Sicht kann die Crataegus-Wirkung so verstanden werden, daß es zu einer Stärkung des ernährenden, aufbauenden Ätherorganismus besonders im Herzen kommt und zudem die rhythmisch eingreifenden, die Herzkontraktion vermittelnden astralischen Kräfte eine Anregung erfahren. Das Blut erfährt eine Konsolidierung als Träger unseres Erden-Ich. Crataegus appelliert an das mittlere System, sich in der richtigen Weise mit dem Physischen auseinanderzusetzen. Der zentrierende, arterielle Blutprozeß und die innere Formkraft des Herzens werden angeregt und die Tendenz zur Myodegeneratio cordis aufgehalten.

So eignet sich Crataegus besonders zu einer Kombination mit Adonis bei einer beginnenden, durch Infektionskrankheiten oder fortschreitendes Altern ausgelösten Herzmuskelschwäche. Zusätzlich fördert Crataegus die Durchblutung der Herzkranzgefäße und senkt die Herzfrequenz.

Zusammenfassung

Durch die Kombination von Adonis und Crataegus wird das Präparat Adonis comp. zu einem ausgesprochenen Therapeutikum für das Altersherz. Das überwiegend ätherische Herz (rechts) und das vorwiegend astralische Herz (links) werden aus ihrer Einseitigkeit herausgelöst und in ihrem Zusammenwirken harmonisiert. Adonis comp. vermag weitgehend, stark wirkende Herzglykoside bei der Behandlung der Myokardinsuffizienz zu ersetzen.

Entstehung: Frau Dr. med. Margarethe Hauschka, Wien, 1937.

Darreichungsform

1. Injektionslösung
2. Globuli velati

Dosierung und Art der Anwendung
Soweit nicht anders verordnet:

1. Injektionslösung:
In akuten Fällen 1 mal täglich, bei Langzeitbehandlung 2–3 mal wöchentlich jeweils 1 ml subcutan injizieren.

2. Globuli velati:
In akuten Fällen 1–2 stündlich jeweils 3–5, bei Langzeitbehandlung 1 mal täglich jeweils 5–10 Globuli unter der Zunge zergehen lassen.

Indikationen
Zur Harmonisierung der Tätigkeit des rechten und linken Herzens, besonders im Alter, z.B.

1. Beginnende Herzinsuffizienz
1.1 Altersherz
1.2 Myokardschaden
1.3 Asthma cardiale
2. Herzrhythmusstörung
2.1 Tachykardie
3. Stenokardie

Aesculus/Prunus comp., Essenz

Es sollte ein Präparat entstehen, das eine besondere Wirkung auf die Zirkulation in der Haut ausübt, und zwar sowohl auf den arteriellen Zufluß als auch den venös-lymphatischen Abfluß und die Gewebeflüssigkeit. Die Trägheit der Zirkulation, z.B. bei Phlebitis und Ulcus cruris, ist die Folge einer ungenügenden Gewebeatmung. Es kommt zur Flüssigkeitsstase im Gewebe der peripheren Haut und Unterhaut, welche zum Ausgangspunkt für die trophischen Störungen des varikösen Symptomenkomplexes wird. Dementsprechend wurden die Heilpflanzen gewählt.

Äthanolischer Auszug aus Aesculi semen (zu 30% enthalten)
(Samen der Roßkastanie, Aesculus hippocastanum; Hippocastanaceae):

Aesculus ist geeignet, eine Flüssigkeitsstauung, bedingt durch eine mangelnde Formkraft im Gewebe, zu beheben. Man kann Aesculus geradezu mit der Gestaltungskraft des Chemismus der Leber gleichsetzen. Es werden also die chemisch gestaltenden Formkräfte in der peripheren Bindegewebsgrundsubstanz durch Aesculus angesprochen.

Äthanolischer Auszug aus Prunus spinosa, Fructus rec. (30%)
(Früchte des Schlehdorns, Prunus spinosa; Rosaceae):

Der Schlehdorn ist durch die Tatsache ausgezeichnet, daß vor der Entfaltung der Blätter bereits die strahlend weiße Blüte in ihrer Bildung hervortritt. In diesem Blütenfeuer sowie in den herbstlichen, herbsauren Beeren zeigt sich die Einwirkung heftiger pflanzlicher Astralität, gegen die sich die Schlehe mit starker Vitalität gleichsam zur Wehr setzt. Die Wirkung der Schlehe liegt darin, ein unrhythmisch gewordenes Verhältnis seelisch atmender Tätigkeit mit den strömenden Flüssigkeitsprozessen zu harmonisieren. Im Krankheitsgeschehen werden die Extreme der Überformung einerseits und der Lethargie des Lebensprozesses andererseits überwunden. Die Wirkung bezieht sich besonders auf das Bindegewebe, dessen Erschlaffen und Spröde-Werden, z.B. auch bei den Striae distensae, durch Prunus vorgebeugt werden kann.

Quercus e cortice, Decoctum (30%)
(Mit 10% Alkohol versetztes Dekokt der Eichenrinde, Quercus robur und Quercus petrae; Fagaceae):

Die Eiche konzentriert in ihrer Rinde die erstarrenden, erdbildenden Kräfte, wofür der hohe Gehalt an Calciumcarbonat (über 80% in der Asche) Ausdruck ist. Sie hebt gleichsam das Erdenprinzip in besonderer Weise über die Erdoberfläche hinaus. Im Eichenrinden-Auszug konzentriert sich außerdem der charakteristische Gerbstoff, der eine besondere Beziehung zur Eiweißüberformung, im pathologischen Falle zur Eiweißdegeneration hat. Eichenrindenextrakt wirkt als Antiallergikum bei Eiweißunverträglichkeit. Bei der angegebenen Indikation kann somit der Eichenrindenauszug das Herausfallen der Lebensprozesse, vor allem der Haut, aus dem ganzheitlichen Lebensorganismus überwinden. Die Haut in ihrer Funktion als „Grenzbildnerin“ wird gestärkt.

Äthanolischer Auszug aus Solidago virgaurea, Herba rec. (5%)
(Goldrute, Solidago virgaurea, Compositae):

Von Bedeutung ist die Lichtwirkung und die kompositentypische Wärmequalität der gelben Blüten einerseits sowie der starke Saponingehalt andererseits, der den Licht-Wärme-Prozeß in den Flüssigkeitsprozeß überleitet. Es wird also durch dieses Heilmittel der Licht-Atem-Prozeß einschließlich der Wärme mit dem Flüssigkeitsprozeß harmonisiert, so daß Solidago auch als Wundheilmittel verständlich ist. Darüber hinaus hilft die Goldrute, vitalitätsschwache Zustände der Haut und der Schleimhäute zu überwinden und wirkt zugleich entzündungswidrig.

Äthanolischer Auszug aus Borago, Herba rec. (5%)
(Borretsch, Borago officinalis; Boraginaceae):

Borago zeigt in seiner Signatur als wässrig-schleimige Pflanze mit rauher Kieselbehaarung eine besondere Beziehung zum Bindegewebe, zur Schleimbildung in der Haut und damit zum Kieselprozeß. Borretsch wirkt vor allem im venösen Bereich und kann hier eine Erstarrung des Bindegewebsflüssigkeitsprozesses und eine Lymphstase überwinden helfen.

Zusammenfassung
Dem Präparat liegt die zusammenfassende Wirkung pflanzlicher Auszüge zugrunde, jedoch mit differenzierter Wirkung auf die verschiedenen Flüssigkeitsprozesse, vor allem im Sinnesorganbereich der Haut und den sich hier abspielenden Entvitalisierungsvorgängen.

Entstehung: WALA-Ärztekreis, Dr. med. Heinz-Hartmut Vogel, 1966.

Darreichungsform
Tinktur zum äußerlichen Gebrauch

Dosierung und Art der Anwendung
Soweit nicht anders verordnet:
2–3 Teelöffel auf 1/4 l lauwarmes Wasser zu Umschlägen, 1 Eßlöffel auf 1 l Wasser für Waschungen 1–3 mal täglich anwenden. Bei intakter Haut auch Einreibungen mit unverdünnter Essenz.

Indikationen

Zur Anregung der Gewebeatmung bei Stasen im Bereich der peripheren Venen und Lymphgefäße sowie der Bindegewebsflüssigkeit und zu einem verstärkten Eingreifen der Empfindungsorganisation in den Flüssigkeitsorganismus, z.B.

1. Variköser Symptomenkomplex
1.1. Ödeme
1.2. Schweregefühl in den Beinen
1.3. Periphere Thrombophlebitiden
2. Dekubitus

Agropyron comp.

Die Entstehung dieses Präparates, das zunächst nur Agropyrum und Taraxacum enthielt, geht in die Arlesheimer Zeit zurück. In Höllriegelskreuth wurde die Zusammensetzung durch Zinnober erweitert, in Eckwälden schließlich mit Kalium carbonicum e cinere Fagi vervollständigt. Es sollte ein Präparat entstehen, das zur Behandlung chronischer, aber auch akuter überschießender katarrhalischer Prozesse im Nasen- und Nasennebenhöhlenbereich geeignet ist. Im genaueren sind Katarrhe von einer schleimigen oder eher lymphatischen Art für die Anwendung von Agropyron comp. geeignet, die abzugrenzen sind z.B. von einem Fließschnupfen (Allium cepa) oder von einer mehr neurovegetativ-allergischen Rhinitis (Nierenbezug, Berberis). Dies sollte speziell durch Aktivierung der Eigentätigkeit der Leber mit ihrer Wirkung auf den gesamten Flüssigkeitshaushalt erreicht werden. Es besteht die Auffassung, daß die genannten katarrhalischen Erscheinungen auf einer ungenügenden Beherrschung von jenseits des Leberorgans sich abspielenden Flüssigkeitsprozessen beruhen, insofern diese am Atemgeschehen in den oberen Luftwegen teilhaben. Erfahrungen mit Agropyron comp. haben gezeigt, daß das Präparat in höherer Dosierung (z.B. täglich 1–2 Trinkampullen bzw. 3 Globuli zweistündlich) stärker wirksam ist.

Agropyron e radice ferm 33c D3

(Gemeine Quecke, Agropyron repens; Gramineae):

Unter den Süßgräsern ist die gemeine Quecke dem Weizen verwandt. Wie dieser ist sie sehr kieselreich, besonders auch in der Wurzel. Agropyron legt einen Großteil ihrer Lebenskraft in die Ausbildung des Wurzelstocks. Zahlreiche feine, unterirdisch kriechende Wurzelausläufer mit einer starken vegetativen Vermehrungskraft sind typisch. Entsprechend finden sich auch von der substantiellen Seite her Besonderheiten bei der Analyse der Agropyron-Wurzel: blütenverwandte, stärke- und zuckerartige Stoffe wie Zucker, Inulin, Triticin wurden identifiziert. Übrigens wurde die Queckenwurzel auch diätetisch in der Leber- und Gallebehandlung eingesetzt. Obwohl auch diese Graminee sich in ihrer Stengel- und Ährenbildung dem Licht- und Luftprozeß sowie auch den Kieselkräften öffnet, bleibt sie ebenso dem Wäßrigen und besonders dem chemischen Äther durch ihre unterirdischen Ausläufer verbunden. Ihre Wirksamkeit liegt daher in dem Bereich, wo ein Mißverhältnis zwischen flüssig-ätherischer Tätigkeit einerseits und Licht-Luft-Tätigkeit andererseits auftritt. Das Heilmittel ist in der Lage, den quellenden, über seine Grenzen tretenden Leberprozeß im Nasennebenhöhlenbereich der Stirnhöhlen, vor allem rechts, zurückzudrängen.

Taraxacum e planta tota ferm 34c D4
(Löwenzahn, Taraxacum officinale; Compositae):

Der Löwenzahn, der im Mai mit seinen zahlreichen gelben Körbchenblüten die Frühjahrswiesen schmückt, zeigt eine besondere Verwandtschaft mit dem wäßrigen Element. Er trägt seine krautigen Blätter direkt über dem Erdboden zu einer horizontalen Blattrosette geordnet, eine eigentliche Blattmetamorphose zeigt er nicht. In dieser Rosettenbildung sehen wir einen Hinweis für die Betonung des Flüssigkeitsprinzips. Die Volksmedizin und Phytotherapie verwenden Taraxacum unter anderem wegen seiner diuretischen und zudem stoffwechselanregenden, belebenden Wirkung. Weiter fällt auf, daß die Pflanze von einem weißen, bitteren Milchsaft durchsetzt ist. Der Bitterstoff Taraxicin, der vor allem die Wurzel ergreift, jedoch auch in den Blattbereich hineinreicht, ist zugleich ein Zeichen für die starke Durchastralisierung und für die chemische Wirksamkeit im Pflanzenprozeß.

Eine zusätzliche Besonderheit ist der jahreszeitlich differenzierte Zuckerprozeß in der ausdauernden, vitalen Pfahlwurzel: Im Frühjahr wird vor allem Zucker, im Herbst vorwiegend Inulin gebildet. Hier besteht eine Beziehung zum menschlichen Zuckerstoffwechsel, vor allem der Leber, der eine circadiane Rhythmik aufweist und besonders der Ich-Organisation unterliegt. So ist die intensive Wirkung von Taraxacum, ausgehend vom Leberprozeß, zu verstehen. Auf dem Hintergrund der Überforderung der Ich-Organisation durch Zivilisationseinflüsse kann die therapeutische Bedeutung von Taraxacum verstanden werden. Überbeanspruchung von seelisch-geistiger Aktivität im Bewußtsein muß zu einer Schwächung der auf dem Gegenpol im Stoffwechsel tätigen Ich-Organisation führen. Der Löwenzahn kann die Ich-Wärme-Tätigkeit im Leberbereich – bis hin zur Beherrschung der Flüssigkeitsprozesse und des Zuckerstoffwechsels – anregen und kann somit von dieser Seite helfen, katarrhalische Prozesse zu überwinden.

Zinnober D6
(Natürliches Quecksilber (II)-sulfid):

Im Zinnober begegnen sich Merkur und Sulfur auf eine besondere Weise. Der metallische Quecksilberglanz hat sich ganz verloren zugunsten einer stumpfen, leuchtenden, scharlachroten Farbigkeit. So besteht auch eine besondere Wirkung auf die Schleimhäute von Mund, Nase einschließlich Mandeln und Nasennebenhöhlen, die hinsichtlich ihrer Lymphprozesse durch das Quecksilber und im Bezug auf die Wärmeprozesse durch den Schwefel eine Beeinflussung erfahren. Als Heilmittel wird Zinnober in der anthroposophischen Medizin verwendet bei einer zu starken Lymphstauung und bei katarrhalisch übersteigerten Absonderungsprozessen und Entzündungen der Schleimhäute der oberen Luftwege; diese werden durch Zinnober auf ihr gesundes Maß zurückgeführt.

Kalium carbonicum e cinere Fagi D9
(Kaliumcarbonat aus Buchenholzasche):

Im Kalium carbonicum finden wir von allen Kalisalzen am reinsten die Kaliumwirkung. Beim Menschen ist Kalium ein Elektrolytbestandteil, der im Gegensatz zum Natrium weniger in den Körpersäften, sondern vor allem intrazellulär vorhanden ist. Kalium hat eine ausgesprochene Beziehung zum Wasserhaushalt und zum Chemismus der Leber (auch der Muskulatur), was z.B. aus seinem regulativen Einfluß auf die Leberglykogenbildung ersichtlich ist. Kalium carbonicum wirkt auf den gesamten Zellstoffwechsel substanzbildend und gewebeaufbauend. Es trägt dazu bei, daß katarrhalische, entzündliche, auch chronische Schleimhautprozesse im Kopf- und Bronchialbereich, die „Leberprozesse am falschen Ort" darstellen, überwunden werden.

Entstehung: Ärztekreis des Klinisch-Therapeutischen Instituts, Arlesheim, Leitung Frau Dr.med. Ita Wegman, 1930.

Darreichungsform
1. Injektionslösung
2. Globuli velati

Dosierung und Art der Anwendung
Soweit nicht anders verordnet, bei akuten Erkältungen im Kopfbereich:
1. Injektionslösung:
   1 mal täglich jeweils 1 ml zwischen Schulter und Nacken subcutan injizieren.
2. Globuli:
   2–4 mal täglich, im hochakuten Stadium bis zu 2-stündlich jeweils 5–15 Globuli unter der Zunge zergehen lassen.

Indikationen
Wiederherstellung des Gleichgewichtes zwischen Leber-Flüssigkeits-Prozeß (Chemismus) und Luft-Atem-Prozeß (Empfindungsorganisation) im gesamten Bereich der Atemwege, z.B.
1. Erkältungskrankheiten im Bereich des Kopfes wie
1.1. Schnupfen
1.2. Stirnhöhlenkatarrh
1.3. Angina tonsillaris
2. Grippaler Infekt (evt. im Wechsel mit Silicea comp.)

Akne-Gesichtsdampfbad

Die aus 4 spezifischen Produkten zusammengesetzte Akne-Serie (Akne-Gesichtsdampfbad, Akne-Gesichtsmaske, Akne-Kapseln und Akne-Wasser) entstand aus dem Bedürfnis nach einer umfassenden medizinischen Behandlung der Acne vulgaris und der Akne-Sonderformen. Die gewöhnliche Akne entsteht durch eine Talgdrüsenüberfunktion im Zusammenhang mit den Umstellungsvorgängen der Entwicklungsjahre. Der Sekretstau der Haarbalgdrüsen (Komedonenbildung) führt zu einer Entzündung, die sich auf den ganzen Haarfollikel (Follikulitis) und seine Umgebung erstreckt.

Äthanolischer Auszug aus Tropaeolum, Herba rec. (zu 10% enthalten)
(Kapuzinerkresse, Tropaeolum majus; Tropaeolaceae):

Die Kapuzinerkresse stellt die zentrale Heilpflanze der WALA-Akne-Präparate dar. Als einjährige Pflanze weist sie ein den Erdboden rasch bedeckendes, fast wucherndes Wachstumsverhalten auf. Bei dem Tropaeolum-Kraut fallen weiter die nach der vollkommenen Rundung strebenden Blattformen und die orange bis rot leuchtenden, gespornten Blüten auf. Die Kapuzinerkresse ist als hochsulfurische Pflanze bekannt, deren aktives ätherisches Öl am stärksten im Blattbereich angereichert wird. Es weist auf ihre Wirkung auf die Tätigkeit der Nieren und Hautdrüsen hin, deren Stoffwechsel und Absonderungsfunktion intensiviert werden. Dies gilt auch für die Talgdrüsen der Haut. Die Kapuzinerkresse mit ihrem hohen Senföl-Gehalt regt den Organismus zur Überwindung des eigenen überschießenden peripheren Schwefelprozesses an. Diese sulfurische Wirksamkeit zeigt sich auch an eventuell auftretenden Hautreizungen bei intensivem Berührungskontakt während der Frischpflanzenverarbeitung. Bei äußerer Anwendung des Pflanzenauszuges und bestehender allergischer Diathese wäre in Ausnahmefällen eine allergische, entzündliche Reaktion der Haut denkbar.

Der nicht genügend tätige Astralleib wird durch den Auszug aus der Kapuzinerkresse zu erhöhter formender und ausscheidender Tätigkeit aufgerufen. Die nach der Rundung strebende Blattform ist eine Signatur des wärmeätherischen Prinzips. Die Heilmittelwirkung schließt also auch die wärmeätherischen Kräfte und die Anregung der ganzheitlichen Ich-Wärme-Organisation mit ein, welche die Haut als Grenzorgan der individuellen Persönlichkeit durchdringt.

Äthanolischer Auszug aus Bellis perennis, Herba rec. (90%)
(Gänseblümchen, Bellis perennis; Compositae):

Das Gänseblümchen als Komposite regt den Wärmeprozeß im Blutbereich an und fördert durch seine Wirkung auf den Atmungsprozeß (Astralleib) die Entschlackung des Organismus: Die Nierentätigkeit wird angeregt, der Stoffwechsel im allgemeinen intensiviert.

In der Volksmedizin ist Bellis perennis bei Hautunreinheiten zur sogenannten Blutreinigung als wirksam bekannt. Dieser Bezug zum menschlichen Hautorgan hat sich auch in der Arzneimittelprüfung bestätigt: Hautjucken und -brennen mit den Zeichen einer Entzündung stellen sich beim Bellis-Bild ein, Erytheme, Quaddeln und Bläschen, Ekzeme mit Ausbildung von Furunkeln und Karbunkeln. Die Bellis-Wirkung ist also durchaus der wundheilungsfördernden Wirkung anderer Kompositen wie Arnika, Calendula, Chamomilla und Achillea millefolium an die Seite zu stellen.

Entstehung: WALA-Ärztekreis, Dr. med. Heinz-Hartmut Vogel, 1970.

Darreichungsform
Tinktur zum äußerlichen Gebrauch

Dosierung und Art der Anwendung
Soweit nicht anders verordnet:
1 mal täglich 1 Gesichtsdampfbad;
bei empfindlicher Haut Anwendung 1–3 mal wöchentlich.
2 Eßlöffel Tinktur auf 1/2 l sehr heißes Wasser geben und als Gesichtsdampfbad anwenden. Einwirkungszeit von anfänglich 5 auf 10 Minuten erhöhen.

Indikationen
Anregung des intermediären Stoffwechsels und dadurch Entlastung des Sinnesorganes Haut von überstarken Stoffwechselfunktionen, z.B.
1. Acne vulgaris
2. Seborrhoe
3. Komedonenbildung
4. Follikulitis

Akne-Gesichtsmaske

Für die Akne-Gesichtsmaske werden potenzierte organische und pflanzliche Heilsubstanzen auf Heilerde aufgetrocknet. Terra medicinalis, die in der Volksmedizin für ihre innerliche und äußerliche vermittelnde und adsorptive Wirkung bekannte Heilerde, ist die Grundlage der pulverförmigen Zubereitung. Schon die Heilerde für sich hat eine entzündungshemmende, wundheilungsfördernde und entstauende Wirkungsweise. Tropaeolum verstärkt die sulfurische, reinigende Seite des Präparates. Placenta bovis wirkt zusätzlich abheilend, vitalisierend und den Gewebeaufbau fördernd.

Äthanolischer Auszug aus Tropaeolum, Herba rec.
(Gewichtsanteil vor Trocknung 25%)
siehe Akne-Gesichtsdampfbad

Placenta (bovis) Gl D7 (Gewichtsanteil vor Trocknung 10%)
(Mutterkuchen vom Rind):

Das Organpräparat der tierischen Placenta wirkt, wie alle Organpräparate, auf den ätherischen Organismus belebend und aktivierend. Vor allem wird der Kieselprozeß in der Haut durch das Organpräparat Placenta gestärkt. In dem der Entzündung oder gar Eiterung folgenden Gewebeneubildungsstadium kommt es zu einem harmonischen Zusammenwirken von ätherischen Aufbaukräften und von formgestaltenden kieselgetragenen Lichtkräften. Sowohl der Neigung zur weiterschwelenden Entzündung als auch einer verhärtenden Narbenbildungstendenz wird durch Placenta bovis vorgebeugt.

Entstehung: WALA-Ärztekreis, Dr. med. Heinz-Hartmut Vogel, 1970.

Darreichungsform
Pulver

Dosierung und Art der Anwendung
Soweit nicht anders verordnet:
Nach dem Gesichtsdampfbad wird im allgemeinen die Gesichtsmaske aufgetragen, 1 mal täglich oder bei empfindlicher Haut 1–3 mal wöchentlich.
5 Teelöffel Pulver mit 2 Teelöffel Wasser verrühren, auf Gesicht und Stirn unter Aussparung der unmittelbaren Augenumgebung auftragen und 15 Minuten einwirken lassen. Mit warmem Wasser Maske entfernen, kalt nachspülen.

Indikationen
Anregung des intermediären Stoffwechsels und dadurch bedingte Entlastung des Sinnesorganes Haut von überstarken Stoffwechselfunktionen, z.B.
1. Acne vulgaris
2. Seborrhoe
3. Komedonenbildung
4. Follikulitis

Akne-Kapseln

Der Konzeption des Präparates liegt die Überlegung zugrunde, daß als Ergänzung der äußerlichen Akne-Therapie die innere Atmung, der Feinstoffwechsel, der intermediäre Stoffwechsel besonders in Leber, Lunge und Niere belebt werden sollen. Gleichzeitig soll der Blutbildungsprozeß und die Eiweißbildung intensiviert werden. Es wurde deshalb eine Anzahl von geeigneten pflanzlichen und mineralischen Mitteln, die nachstehend aufgeführt werden, in ihrer Wirkung zusammengefaßt.

Carvi aetheroleum und Foeniculi aetheroleum (je 0,05%)
(ätherisches Öl aus Kümmel- und Fenchelfrüchten; Carum carvi, Foeniculum vulgare; Umbelliferae):

Beide zeichnen sich durch eine anregende Wirkung auf den Atmungs- und Wärme-Prozeß der Niere aus. Sie tragen auch zur allgemeinen Stoffwechselregulierung und -harmonisierung bei.

Carbo Betulae (zu 1% enthalten)
(Birkenkohle aus dem Holz der Weißbirke, Betula pendula; Betulaceae);

Graphites D11 (0,01%)
(Graphit):

Beide Bestandteile vermögen durch ihre Kohle-Natur die Atmungstätigkeit im venösen Blutsystem und Pfortadersystem anzuregen. Sie verstärken hier die Kohlensäureausatmung. Ebenso tragen sie durch ihre Nieren-Haut-Beziehung dazu bei, die Nieren- und Nebennierenfunktion zu harmonisieren.

Rosa ferm cum Ferro (0,01%)
(Edelrose, Rosa hybrida; Rosaceae; Auszug in Gegenwart von Hämatit, Roteisenerz):

Dies ist ein Spezialpräparat der WALA; es regt den Eisenprozeß im Blut an und damit die Entgiftungsvorgänge im Organismus.

Fucus vesiculosus e planta tota ferm (0,01%)
(Blasentang, Fucus vesiculosus; Fucaceae):

Der Blasentang wirkt auf den Stoffwechsel über die Schilddrüsentätigkeit und regt die Sauerstoffatmung an. Fucus ist in der Nordsee und im Atlantischen Ozean beheimatet. Die durch größere Luftblasen gegliederten Stränge des Tanges enthalten beträchtliche Mengen an Jod (0,03% in der Asche), welches in organischer Bindung als Mono- und Dijodtyrosin bzw. auch als Natriumsalz gebunden ist. In der Homöopathie wird Fucus vesiculosus bei Strumen eingesetzt. Die Atmungstätigkeit im Stoffwechsel wird also durch die Jod-Licht-Wirkung des potenzierten Blasentangs reguliert.

Tropaeolum ex herba ferm 33c (0,01%)
(Kapuzinerkresse, Tropaeolum majus; Tropaeolaceae):

Diese ursprünglich in Südamerika beheimatete, heute in Mitteleuropa weitverbreitete Zierpflanze bevorzugt einen feuchten Standort, an dem sie am besten ihr wucherndes, mit den plastischen, runden Stengeln rankendes Wachstumsverhalten ausleben kann. Sie ist bekannt als hochsulfurische, schwefelhaltige Pflanze, deren ätherisches Öl sich besonders im Blattbereich anreichert. Für diese sulfurische Eigenschaft sprechen auch der stechende Duft und die hautreizende Wirkung der Kapuzinerkresse bei der Verarbeitung.

Im menschlichen Organismus intensiviert Tropaeolum majus die Stoffwechsel- und Absonderungsfunktionen im Bereich der Nieren und der Hautdrüsen. Speziell wird die Funktion der Talgdrüsen in der Haut angeregt und ausgeglichen.

Amethyst (1%)
Dieser Bestandteil soll den Kieselprozeß, ebenfalls im Blutbereich, stärken.

Cochlearia ex herba ferm 33b (0,01%)
(Löffelkraut, Cochlearia officinalis; Cruciferae):

Cochlearia fordert den Astralleib heraus, sich im Ätherisch-Flüssigen stärker zu betätigen; es besteht eine intensive Licht- und Nierenbeziehung, die Ausscheidungsfunktion im Bereich der Urogenitalorgane wird angeregt.

Juniperus e fructibus ferm 35a (0,01%)
(Wacholder, Juniperus communis; Cupressaceae):

Juniperus regt die Tätigkeit der Nierenglomeruli an und durchwärmt die Nieren intensiv.

Oxalis e planta tota ferm 34b (0,01%)
(Sauerklee, Oxalis acetosella; Oxalidaceae):

Oxalis begünstigt die gesunde „Atmungsfunktion" des Astralleibes, besonders in Leber, Niere, Pankreas.

Betula e foliis ferm 34e (0,01%)
(Weißbirkenblätter, Betula pendula; Betulaceae):

Betula regt die Absonderungsfunktion der Nieren an durch Mobilisierung „liegengebliebener" Stoffwechselprodukte.

Fumaria ex herba ferm 33c (0,01%)
(Erdrauch, Fumaria officinalis; Papaveraceae):

Der Erdrauch gehört zu den Mohngewächsen. Er ist ein im Blatt- und Blütenbereich gut durchluftetes und durchgegliedertes, bodennahes Kraut, welches im Sommer als Ackerunkraut trübviolett blüht. In der Analyse finden sich Alkaloide wie Fumarin und Protopin, sie zeigen das überstarke Eingreifen des astralischen Elementes in den Pflanzenstoffwechsel an.

Durch Fumaria erfolgt, ähnlich wie bei dem verwandten Chelidonium, eine Anregung des Stoffwechsels und der Ausscheidungsfunktionen, besonders im Pfortader-Leber-Galle-Bereich. Dadurch werden die in den Hautunreinheiten der Akne nach der Körperperipherie fehlgeleiteten Absonderungsvorgänge wieder in den Stoffwechsel und die Ausscheidungstätigkeit der inneren Organe aufgenommen.

Frangula e cortice ferm 33c (0,01%)
(Faulbaumrinde, Rhamnus frangula; Rhamnaceae):

Der Faulbaum ist ein locker verzweigter einheimischer Strauch, dessen bleigrau bis violett erscheinende, mit hellen Korkwarzen versehene Rinde arzneilich Verwendung findet. In der Rinde finden sich neben Gerbstoffen die stark laxierend wirkenden und die Darmschleimhaut reizenden Anthrachinone. In niedrig potenzierter Form regt Frangula die Flüssigkeitsprozesse der Leber an und wirkt mild abführend.

Urtica dioica e planta tota ferm 33c (0,01%)
(Große Brennessel, Urtica dioica; Urticaceae):

Urtica harmonisiert aus dem Gleichgewicht geratene Formprozesse, u.a. auch im Urogenitalbereich und im Blut.

Viola tricolor ex herba ferm 33e (0,01%)
(Stiefmütterchen, Viola tricolor; Violaceae):

Das wilde Stiefmütterchen mit seinen bunten, senkrecht gestellten Blüten ist ein zierliches Ackerunkraut, welches kieselhaltigen Boden bevorzugt. Als heilsam bekannt ist die Anwendung der Tinktur besonders bei Akne und Ekzemen, auch bei Hautausschlägen von Kindern, weiterhin die Verwendung als Diuretikum und Blutreinigungsmittel.

Zusammenfassung

Allgemein ist zu sagen, daß die geschilderten heilenden Substanzen insbesondere auf den Blutprozeß wirken, teilweise auch die Leber und die Nieren in ihrer Eigentätigkeit stärken. Das Präparat ist in Terra medicinalis (Heilerde) eingearbeitet, die auf den Stoffwechsel im Magen-Darm-Bereich eine entgiftende und harmonisierende Wirkung ausübt. Tonerde, im wesentlichen ein Aluminiumsilikat (Feldspat aus dem sich auflösenden Urgestein), wirkt in der fruchtbaren Ackererde vermittelnd zwischen den von der Erde ausgehenden verdichtenden Lebensvorgängen und den aus dem Umkreis einstrahlenden „kosmischen" Umkreiskräften. Entsprechend ist die ausgleichende Wirkung der Tonerde im Magen-Darm-Bereich zu verstehen.

Entstehung: WALA-Ärztekreis, Dr. med. Heinz-Hartmut Vogel, 1970.

Darreichungsform

Kapseln

Dosierung und Art der Anwendung

Soweit nicht anders verordnet:
Täglich jeweils 1 Kapsel morgens und 2 Kapseln abends einnehmen.

Indikationen

Anregung des intermediären Stoffwechsels und dadurch Entlastung des Sinnesorganes Haut von überstarken Stoffwechselfunktionen, z.B.

1. Acne vulgaris
2. Seborrhoe
3. Komedonenbildung
4. Follikulitis

Akne-Wasser

Im Rahmen der Entwicklung der Akne-Präparate sollte neben Akne-Kapseln auch ein äußerlich anzuwendendes Akne-Gesichtswasser zur Verfügung stehen, welches das Gesichtsdampfbad und die Maske ergänzt. Eine genaue Anleitung zum Gebrauch dieser Serie, sowie Ratschläge hygienischer und diätetischer Art, die für eine wirksame Akne-Behandlung Voraussetzung sind, finden sich in der WALA-Hausmitteilung Nr. 7 für Ärzte.

Äthanolischer Auszug aus Calendula, Flores rec. (zu 7,5% enthalten)
(Ringelblumenblüten, Calendula officinalis; Compositae):

Calendulablüten wirken auf die Gewebeatmung und Durchwärmung der Haut. Die Ringelblume konzentriert als Komposite einen starken Wärmeprozeß im Blütenbereich. Die arterielle Durchblutung der Haut wird reguliert, sie ist bei Haarbalgentzündungen (Akne) teils zu intensiv in der auf die Stauung der Talgsekretion folgenden reaktiven Entzündung, teils zu lethargisch in den träge ablaufenden Heilungsprozessen.

Die Ringelblume bezieht ihre wundheilende Eigenschaft aus ihrer Wärmewirksamkeit. Aus der höheren Gesamtordnung herausgefallene Gewebeteile gliedert sie wieder in den gesunden Zusammenhang ein. Wo dies nicht mehr möglich ist, werden absterbende Gewebeteile aufgelöst und ausgeschieden, anschließend eine Erneuerung und Heilung eingeleitet.

Äthanolischer Auszug aus Anthyllis, Herba rec. (7,5%)
(Wundklee, Anthyllis vulneraria; Leguminosae):

Anthyllis ist eine fiederblättrige, in dichten Blütenköpfen gelb bis orange blühende Heilpflanze. Der Gerbstoff- und Saponingehalt der Pflanze sowie reichlich Schleim und Anthocyane lassen darauf schließen, daß Wundklee als Leguminose auf die Eiweißbildung und den Eiweißabbau einwirkt. Der gestörte Eiweißprozeß in der Haut wird durch Wundklee geordnet. In der Volksmedizin gilt er als Wundheilmittel. Wundklee gedeiht am besten auf relativ humusarmen, kalkigen Trockenwiesen und treibt eine kräftige Wurzel in die Tiefe; der filzig behaarte Stengel weist auf seinen Zusammenhang mit dem Kieselprozeß hin, wodurch die Beziehung zur Kieselorganisation der Haut und deren Wirksamkeit im Bindegewebsbereich der Cutis verständlich wird.

Äthanolischer Auszug aus Tropaeolum, Herba rec. (5%)
(Kapuzinerkresse, Tropaeolum majus; Tropaeolaceae):

Die ursprünglich in Südamerika heimische Kapuzinerkresse ist dadurch ausgezeichnet, daß sie im Blattbereich bereits sulfurische Eigenschaften entwickelt, indem sie dort Senföle ausbildet. Das Blatt wirkt dadurch geradezu antibiotisch, indem die Senföle tief in den Eiweißstoffwechsel des Organismus eingreifen und die nicht in die ätherische Organisation aufgenommene Eiweißsubstanz zur Ausscheidung bringen. Auch die Beziehung von Tropaeolum majus zur Niere ist dafür kennzeichnend. Der Astralleib wird in besonderer Weise aktiviert.

Äthanolischer Auszug aus Aesculus, Cortex (Decoct.) (3%)
(Rinde der Roßkastanie,Aesculus hippocastanum; Hippocastanaceae):

Die Beziehung der Roßkastanie zur venösen Seite des Gefäßsystems steht im Vordergrund der Wirksamkeit. In diesem Präparat soll Aesculus die venöse Stase im Hautkapillargebiet beeinflussen. Es ergänzen sich im Akne-Wasser Aesculus und Calendula, welche, wie gesagt, mehr die arterielle Durchblutung reguliert. Das Kapillargefäßsystem der Haut ist im übrigen so beschaffen, daß die venöse Seite bei weitem überwiegt, indem sich ein Netz aus Riesenkapillaren in der Kutis ausbreitet, welches zur Sinnesorganfunktion der Haut gehört.

Die Rinde von Aesculus, die in ihrer schuppigen, graubraunen Struktur reichlich Aesculin enthält, regt den Chemismus und die Eiweißgestaltung in der Haut an, die bei der Akne geschwächt sind.

Äthanolischer Auszug aus Bellis perennis, Herba rec. (1,5%)
(Gänseblümchen, Bellis perennis; Compositae):

Das weit verbreitete Gänseblümchen ist ebenfalls eine Komposite und regt den Wärmeprozeß im Blutbereich an. Es fördert durch seine anregende Wirkung auch auf den Atmungsprozeß (Astralleib) die Entschlackung des Organismus: Die Nierentätigkeit wird angeregt, der Stoffwechsel im allgemeinen intensiviert. Die homöopathische Arzneimittelprüfung hat dies in einem weitgespannten Symptomenbild belegt. In der Volksmedizin ist Bellis perennis bei Hautunreinheiten zur sogenannten „Blutreinigung“ als wirksam bekannt.

Äthanolischer Auszug aus Echinacea, Herba rec. (2,5%)
(blaßblütiger Sonnenhut, Echinacea pallida; Compositae):

Echinacea wurde aus der indianischen Volksmedizin in die Phytotherapie Europas übernommen. Die ausdauernde Staude zeichnet sich durch einen widerstandsfähigen und langwährenden Blütenprozeß aus. Jedoch ist das Verhältnis zum Wässerigen so, daß die Blätter von Sproß und Blüte turgorlos erscheinen bei geringer Blattmetamorphose. Die an eine mächtige Arnika erinnernde Echinacea hat, ähnlich wie diese, eine Beziehung zum Kieselprozeß, was aus der rauhen, haarigen Blatt- und Stengelbildung hervorgeht. Ihre Wirkung auf den Bindegewebs-Kiesel-Prozeß im Organismus schlägt die Brücke zur pharmazeutischen Anwendung bei allgemeiner Abwehrschwäche. Der Bindegewebsorganismus wird aktiviert und über diesen das Immunsystem angeregt. Bei der äußeren

Anwendung auf der Haut ist der Sonnenhut für infizierte, örtlich eiternde Krankheitsprozesse geeignet.

Funiculus umbilicalis Gl D5 (1%)
(Nabelschnur);

Cutis (feti) Gl D5 (1%)
(embryonale Haut);

Placenta (bovis) Gl D5 (1%)
(Mutterkuchen vom Rind);

Glandulae suprarenales Gl D5 (1%)
(Nebennieren):

Die Organpräparate Funiculus umbilicalis, Cutis (feti) und Placenta (bovis) sollen als tierische Produkte die ätherische Organisation, vor allem in der Haut ansprechen. Der in seiner noch plastischen Grundsubstanz kieselhaltige Nabelstrang wirkt in besonderer Weise anregend auf den Kieselprozeß des Hautbindegewebes. Das Präparat Glandulae suprarenales soll darüber hinaus den von Nieren und Nebennieren ausgehenden Lichtprozeß in der Haut stärken.

Enstehung: WALA-Ärztekreis, Dr. med. Heinz-Hartmut Vogel, 1970.

Darreichungsform
Tinktur zum äußerlichen Gebrauch

Dosierung und Art der Anwendung
Soweit nicht anders verordnet:
Morgens und abends, auch nach Anwendung der Gesichtsmaske, Akne-Wasser unverdünnt mittels eines Wattebausches auftragen.

Indikationen
Anregung des intermediären Stoffwechsels und dadurch Entlastung des Sinnesorganes Haut von überstarken Stoffwechselfunktionen, z.B.
1. Acne vulgaris
2. Seborrhoe
3. Komedonenbildung
4. Follikulitis

Ammi Visnaga comp., Suppositorien
Ammi Visnaga comp., Suppositorien für Kinder

Der Konzeption des Präparates liegt die Auffassung zugrunde, daß Spasmen, vor allem im Magen-Darm-Bereich, jedoch auch im Bereich der abführenden Gallenwege, der Gallenblase, des Nierenbeckens, der Harnleiter und der Harnblase ihre Ursache in einem ungenügenden rhythmischen Eingreifen des Astralleibes in Hohlorganen haben. Der Astralleib ist zu sehr „einatmend" tätig, verbindet sich zu stark und auf eine krampfhafte Weise mit den genannten glattmuskulären Hohlorganen. Ammi visnaga comp. regt das Gleichgewicht des rhythmischen Eingreifens der Empfindungsorganisation wieder mehr nach der Ausatmungsseite an.

Ammi visnaga e fructibus ferm 35b ∅ (zu 1% enthalten)
(Zahnstocher-Ammei, Ammi visnaga; Umbelliferae):

Alle Umbelliferen haben eine besondere Beziehung zum Wärme-Licht-Prozeß des „oberen" Nierenpoles, d.h. zu der die Glomerula enthaltenden Nierenrinde, und damit zur Atmungstätigkeit des ganzen Organismus. Aus der Nierenwirksamkeit der Doldenblütler heraus ist verständlich, daß durch Ammi visnaga bei Atonie von Hohlorganen auf der einen Seite und bei Spasmus durch den nerven-/sinnesartig „von außen" angreifenden Astralleib andererseits eine Harmonisierung des Wesensgliederverhältnisses erreicht werden kann. Der Wärmeprozeß, der zwischen Atonie und Spasmus vermittelnd ausgleicht, wird angeregt. Eine Kolik ist demnach eine tendenzielle Schwäche und Unrhythmik der Peristaltik mit Atonie, die von reaktiven Spasmen unterbrochen wird.

Im Vergleich zu anderen Umbelliferen ist die folgende Signatur zum Verständnis der Ammi visnaga von Bedeutung. Sie wächst in trockenen Gebieten des Mittelmeerraumes auf sandigen und salzigen Böden. Eine kräftige, längliche, weiße Wurzel entläßt im ersten Jahr ein reiches, krausfedriges Blattwerk. Anschließend kommt es zum starken Sproßwachstum eines hohlen, lufthaltigen Stengels mit Ausbildung vielstrahliger weißer Doldenblütenschirme. Die Doldenstrahlen verholzen nach der Blütezeit und werden von den Einheimischen als Zahnstocher verwendet. Medizinisch gelangen die feinen, länglichen Samen zur Anwendung, die neben fettem Öl Khellin und Visnadin enthalten. Diese beiden Stoffe sind stark krampflösend und werden als isoliertes Khellin bzw. Visnadin zur Bronchospasmolyse bzw. Koronarerweiterung phytotherapeutisch eingesetzt. Die länglichen, dünnen Samen, die die ausstrahlende Geste des Doldensternes fortsetzen, sind von einer starken Lichteinwirkung geprägt: In der Signatur der Zahnstocher-Ammei zeigt sich nun eine Art Durchkreuzung der Bildetendenzen: Ammi visnaga ist also dadurch charakterisiert, daß einerseits das Wärme-Licht-Prinzip von der Blüte in Richtung Sproß-Wurzel-Region dringt (hohler, lufthaltiger Stengel; Harzgehalt der Wurzel), während dem entgegengesetzt die erdhaften Kräfte von der Wurzel aus aufsteigen (frühzeitige Austrocknung; Verholzung der Blütenregion). Eine eigentliche wäßrig-quellende Mitte, die zum Beispiel saftige Stengel und nach der Peripherie sich ausbreitende Blattspreitenbildungen kennzeichnet, fehlt bei dieser Pflanze. Das lebentragende, vermittelnde Element ist hier verkümmert.

Entsprechend ist die rhythmische, merkuriale Mitte in der Darmperistaltik geschwächt, Atonie wechselt mit spastischer Kontraktion ab. Der Astralleib kann durch die Ammi-visnaga-Wirkung von seinem krankhaft „nierenartigen" Eingreifen im Magen-Darm-Trakt wieder entlastet und zu seiner physiologischen Wirkung im Nierenorgan zurückgeführt werden. So kann die krampflösende Heilwirkung auf die glattmuskulären Hohlorgane des Verdauungstraktes und Unterleibs begriffen werden.

Chamomilla e radice ferm 33c ∅ (0,6%)
(Wurzel der echten Kamille, Chamomilla recutita; Compositae):

Ammi visnaga wurde für dieses Kompositionspräparat durch Chamomilla, Belladonna und Nicotiana ergänzt, die in der Monographie zu den Belladonna comp., Suppositorien ausführlicher beschrieben sind.

Als Komposite hat die Kamille eine starke Beziehung zum Wärmeelement, doch zeigt sie in der Signatur ihres hohlen Blütenbodens auch eine ungewöhnliche Durchluftung. Außerdem läßt sie am extremen Zurückdrängen der Blattspreiten in der feinen Fiederung bei gleichzeitig vorhandener Neigung zur quellenden Wassereinlagerung den Ausdruck intensiver Ausformung des Blatt-Flüssigkeits-Prozesses durch das Licht-Luft-Element erkennen, d.h. ihre besondere Beziehung zum Nieren- und Nervensystem. Sie vermittelt zwischen beiden Systemen. Insbesondere die Wurzel läßt den Nervenimpuls, namentlich im Nierengeschehen, zurücktreten. So kann sich der Astralleib aus seiner Verkrampfung in dem beschriebenen Organgeschehen lösen.

Atropa belladonna ex herba ferm 33a ∅ (0,2%)
(Tollkirsche, Atropa belladonna; Solanaceae):

Das blühende Kraut der Tollkirsche hat eine besondere Beziehung zum Flüssigkeits-Blut-Prozeß, zur Tendenz des Blutes, in die Peripherie, vor allem in den

Sinnes- und Kopfbereich, zu drängen. Es wirkt jedoch auch überall dort, wo Sinnesprozesse tätig sind. Es läßt in seiner Wirkung den Astralleib aus seiner krampfartigen Verhaftung, wiederum in Hohlorganen, zurücktreten.

Nicotiana e foliis ferm 33b ∅ (0,2%)
(Blätter der Tabakpflanze, Nicotiana tabacum; Solanaceae):

Auch Nicotiana tabacum hat die für die Nachtschattengewächse wie Atropa belladonna besondere, typische Beziehung zum Astralleib. Bei den Solanaceen haben wir es mit einem besonders tiefen Eingreifen des Astralischen in die Pflanzenbildung zu tun. Nicotiana jedoch, im Unterschied zum Blutprozeß von Atropa belladonna, greift vor allem an den arteriellen Gefäßwänden an. Diese werden durch das homöopathisierte Präparat von einer Übertätigkeit des Seelischen entlastet. Es kommt zur Spasmolyse in den glattmuskulären Hohlorganen.

Zusammenfassung

Man könnte bei dem Gesamtpräparat sagen, daß der zu intensiv eingreifende Astralleib in den Hohlorganen bei einem entsprechend zu schwachen Eingreifen im Nierenbereich entlastet wird. Auf diese Weise wirkt das Präparat spasmolytisch. Es kann geradezu eine Unterkühlung der Nieren zur Darmkolik führen.

Im Gegensatz zu Belladonna comp. sind die Heilpflanzen in Ammi visnaga comp. in der Urtinktur enthalten. Die Wirkungsweise ist mehr eine stofflich eingreifende, phytotherapeutische und unter Umständen stärkere im Vergleich zu Belladonna comp. Der Wirkungseintritt ist bei der Anwendungsform der Zäpfchen sehr rasch, denn es kommt zur Einwirkung auf den ektodermalen Enddarmabschnitt, d.h. auf den Sinnesprozeß im Stoffwechsel. Der ausgeprägte Plexus hämorrhoidalis gewährleistet eine rasche Resorption, so daß die Suppositorien durchaus mit der intravenösen Applikationsweise verglichen werden können.

Entstehung: WALA-Ärztekreis, Leitung Frau Dr. med. Margarethe Hauschka, 1959.

Darreichungsform

Suppositorien

Dosierung und Art der Anwendung

Soweit nicht anders verordnet,
bis zu täglich 1–3 mal jeweils 1 Zäpfchen in den Mastdarm einführen.

Indikationen

Zur Anregung des rhythmischen Eingreifens der Empfindungsorganisation in die ätherische Organisation der Hohlorgane des Magen-Darm-Bereiches, der Gallenblase und der ableitenden Harnwege, zugleich zur Anregung der Nierenfunktion, z.B. bei

1. Spasmen des Magen-Darm-Traktes und der Unterleibsorgane
2. Dysmenorrhoe
3. Nachgeburtswehen

Anagallis comp.

Es sollte ein spezielles Leberpräparat entwickelt werden im Hinblick auf eine Schwäche der allgemeinen Leber- und Gallefunktion mit Stauungs- und Verhärtungstendenz sowie Steinbildung.

Anagallis e planta tota ferm 33b D4
(Ackergauchheil, Anagallis arvensis; Primulaceae):

Der Ackergauchheil findet sich als unscheinbares, meist rotblühendes Pflänzchen auf Ackerland und Schutthalden. Er wächst vorwiegend kriechend am Boden entlang, das heißt, das Horizontalprinzip und das wässrige Element überwiegen. Die ganzrandigen, bitter und zusammenziehend schmeckenden Blätter stehen kreuzgegenständig: Die Vierzahl im Blattbereich weist auf den lebensätherischen Bereich hin. Des weiteren fällt in der Pflanzengestalt eine Tendenz zur Vereinheitlichung auf, wie sie den in die Blattachseln heruntergenommenen Blüten und den aus einem Punkt entspringenden, feinen Würzelchen entspricht.

Im menschlichen Organismus ist die Leber dasjenige Organ, in dem im chemisch-ätherisch geprägten Milieu aus der einheitlichen Ursubstanz, der „Prima materia“, die differenzierte Substanzbildung zu Eiweiß, Fett und Kohlenhydraten vollzogen wird. In diesem Sinne ist Anagallis arvensis ein Leberheilmittel. Auch die entgiftende Tätigkeit der Leber wird durch Anagallis angeregt, daher auch ihre Verwendung bei Intoxikationen der verschiedensten Art. Rudolf Steiner erwähnt Anagallis im Hinblick auf eine Aktivierung der Ich-Organisation im Darmbereich, indem diese die mit der Heilpflanze zugeführten Alkalimetalle ergreift und dadurch einer überschießenden, krankmachenden Tätigkeit des Astralleibes entgegenwirkt.[38])

Carduus marianus e fructibus ferm 36 D4
(Frucht der Mariendistel, Silybum marianum; Compositae):

Stärker noch als Anagallis hat Carduus marianus ihre eindeutige Indikation bei einer Entvitalisierung der Leber auf der Grundlage chronischer, degenerativer Leberzellerkrankungen mit zirrhotischem Umbau.

Die Mariendistel ist dadurch gekennzeichnet, daß sie als zweijährige Pflanze im ersten Jahr zunächst eine Rosette in Boden- und Wurzelnähe bildet. Licht und Wärme greifen bereits im Blattbereich von außen tief in den Flüssigkeitsprozeß ein, sie überformen die Blattspreiten, die sich zuspitzen und verhärten, und dies in zunehmendem Maß bis hinauf in die Blüten-Frucht-Region. Wir haben es hier folglich mit der Auseinandersetzung eines sehr kräftigen ätherischen, flüssig-schwellenden Prinzips mit dem Wärme-Licht-Prinzip zu tun. Im zweiten Vegetationsjahr wächst der Sproß bis etwa zur Mannshöhe. Im Anschluß an eine deutliche Blattmetamorphose bildet Carduus violett blühende, von einem dornigen und harten Kelch zusammengehaltene Blütenkörbchen aus. Als Komposite hat Carduus marianus eine besondere Wärmebeziehung und ist deshalb geeignet, bei chronischen Leberentzündungen mit der Gefahr des Übergangs in eine Zirrhose therapeutisch zu einer Anregung des vereinheitlichenden Wärmeorganismus eingesetzt zu werden. In der Leber muß, wenn sie gesund bleiben will, der Flüssigkeitsprozeß vorherrschend bleiben. Wenn über die verstärkte Arterialisation Licht- und Formkräfte in der Leber vergleichbar der Dornbildung der Mariendistel zu stark in den interstitiellen Flüssigkeits- und Aufbauprozeß eingreifen, kommt es zu zirrhotischen Erscheinungen und zur Leberverhärtung. Die Zirrhose beginnt peripher in den Glissonschen Dreiecken und greift von dort aus auf die Leberläppchen über. Für die Leberzirrhose ist Carduus marianus das wesentliche Heilmittel.

---

[38]) *siehe Steiner/Wegman „Grundlegendes für eine Erweiterung der Heilkunst", Kapitel 7.*

Taraxacum e planta tota ferm 34c D4
(Löwenzahn, Taraxacum officinale; Compositae):

Taraxacum officinale ist ebenfalls eine Komposite mit starker Wirkung auf den Wärmeprozeß sowie auf den Zuckerstoffwechsel der Leber und ergänzt die beiden Präparatebestandteile Anagallis und Carduus marianus bezüglich der Funktionen der Glykogenbildung und Glykolyse in der Leber.

Der Löwenzahn ist eine der typischsten Leberheilpflanzen: Einerseits zeigt er die starke, im Frühjahr zucker- und im Herbst inulinbildende Pfahlwurzel, andererseits die Blattrosettenbildung als Hinweis für die Betonung des Flüssigkeitsprozesses. Die Blütenbildung erfolgt, vom Blattprinzip abgesetzt, rasch, auf hohlem Stengel aufschießend. Darin kommt eine gewisse Trennung von vegetativem, dem Chemismus hingegebenen Wurzel-Blatt-Geschehen und Blütenprozeß zum Ausdruck.

In der Leber muß dieser Doppelprozeß vereinheitlicht werden. Wenn der Blüten-Zucker-Prozeß der Leber sich verselbständigt gegenüber dem Leberchemismus, was bis zum leberbedingten Diabetes hinführt, ist Taraxacum das Heilmittel, vor allem dann, wenn die Umwandlung des in der Leber in der Nacht gebildeten Glykogens in Zucker in der Glykolyse gegen Morgen zu früh einsetzt. Der Bitterstoff im Milchsaft, der vor allem die Wurzel ergreift, jedoch auch in den Blattbereich hinaufreicht, ist zugleich ein Hinweis für die starke Durchastralisierung, welche die chemisch-ätherische Wirksamkeit ergreift. So ist die intensive Wirkung von Taraxacum auf den Leberprozeß zu verstehen. Der Löwenzahn kann die Ich-Wärme-Tätigkeit im Leberbereich bis hin zu einer besseren Beherrschung des Zuckerstoffwechsels anregen.

Cichorium e planta tota ferm 33c D6
(Wegwarte, Cichorium intybus; Compositae):

Wir haben es bei der Zichorie mit einem Licht-Phosphor-Prozeß in Verbindung mit einem Kieselprozeß zu tun, die in dieser Pflanze eine besondere Rolle spielen. Die Zichorie repräsentiert als Angehörige der Familie der Kompositen ebenfalls die Hochentwicklung des Blüten-Wärme-Prinzips. Typisch ist einerseits eine langanhaltende Blütezeit bei jeweils sehr kurzlebigen Einzelblüten; andererseits weist die starke, sparrige Stengelbildung, das Aufschießen des Sprosses bis zu 2 m Höhe und die Ausbildung einer am Boden sitzenbleibenden, ausgedehnten Blattrosette auf eine sehr starke Polarisierung der Pflanzenbildung hin:

Der intensive, ausdauernde, sich immer wieder erneuernde Blütenprozeß steht der Ausbildung einer kräftigen, saftigen Pfahlwurzel sowie dem Bezug zum Wässerigen in der Blattrosettenbildung gegenüber. Die würzige Bitterstoffe enthaltende Wurzel und ebenfalls die Milchsaftbildung weisen auf den Leber-Galle-Prozeß hin.

Die Wegwarte setzt die Milzwirkung auf die roten Blutkörperchen fort, ein zu starker Blutzerfall wird durch Cichorium reguliert. Eine Übertätigkeit in der Gallebildung wird dadurch normalisiert. Die Wegwarte zeigt ihre Wirkung auf die Erythrozyten durch ihren relativ hohen Anteil an Phosphor; der Kieselreichtum ist Ausdruck ihrer Beziehung zur Ich-Organisation. Cichorium greift daher noch tiefer als die drei oben genannten Präparatebestandteile in das zu Physisch-Werden des Lebensprozesses der Leber und im Galle-Milz-Pankreas-Bereich ein.

Kalium carbonicum e cinere Fagi D6
(Kaliumcarbonat aus Buchenholzasche):

Kalium ist der Elektrolytbestandteil, der insbesondere den Leberglykogenbildungsprozeß beherrscht. Kalium wirkt im Chemismus der Leber, der Muskulatur und im gesamten Zellstoffwechsel substanzbildend und –verdichtend. Kalium carbonicum e cinere Fagi, die Pottasche, ist ein „pflanzliches Alkalimetall" und verstärkt die übrigen Präparatebestandteile in Richtung Vitalisierung und Verlebendigung. Kalium carbonicum ist gleichsam der Vermittler der ätherischen Lebensprozesse im Hinblick auf das Eingreifen der Ich-Tätigkeit, was den Aufbau des Glykogens und seine Umwandlung in Zucker betrifft. Hier besteht eine direkte Verbindung der Wirkung von Kalium carbonicum zu Taraxacum.

Zusammenfassend ist zu sagen, daß Anagallis comp. als Begleit- und Basistherapie bei Leberfunktionsstörungen, seien sie allgemeiner Art oder auch begleitend bei Karzinomen, Ekzemen und anderen Systemerkrankungen, einzusetzen ist. Die Anregung der ätherischen Lebertätigkeit wird durch dieses Präparat bewirkt.

Entstehung: Klinisch-Therapeutisches Institut, Dr. med. Ita Wegman, 1935.

Darreichungsform
1. Injektionslösung
2. Globuli velati

Dosierung und Art der Anwendung
Soweit nicht anders verordnet:

1. Injektionslösung:
   1 mal täglich jeweils 1 ml subcutan in die Lebergegend injizieren.

2. Globuli velati:
   1–3 mal täglich jeweils 5–10 Globuli unter der Zunge zergehen lassen.

Indikationen
Zur Anregung der Substanzbildungs- und Entgiftungstätigkeit der Leber, z.B. bei

1. Störungen der Leber- und Gallefunktion
1.1. Leberzirrhose; Stauungsleber
1.2. Cholangitis; Cholelithiasis
2. diabetischer Stoffwechsellage
3. subakuter Appendicitis
4. trockenen Ekzemen
5. als Adjuvans in der Carcinombehandlung

Ananassa comp.
Ananassa comp., Unguentum

Die Indikation für dieses Präparat geht auf Angaben Rudolf Steiners zurück.

Ananassa e fructibus ferm 33a D29
(Ananas, Ananas comosus; Bromeliaceae):

Diese tropische Pflanze entfaltet ihre Kraft vor allem in der süß-saftigen und dabei faserreichen Frucht, welche auch zur Grundsubstanz verarbeitet wird. Sie benötigt viel Licht und feuchten Untergrund, welchen sie mit einer bodenständigen, dornenberandeten Blattrosette bedeckt. Die Blätter sind sukkulent und haben die Fähigkeit, nachts CO_2 aufzunehmen und zu speichern, welches sie dann tags verstoffwechseln. Hier besteht bereits die Beziehung zur Kohlensäureabatmung im Auge. Die Frucht ist eine Vereinheitlichung von Blattbildung (Deckblattschopf am oberen Fruchtende, Tragblätter aufgenommen in die hornig-harte Fruchtschale), fleischig anschwellendem Fruchtknoten und Samen und nimmt in ihrer zweijährigen Vegetationsperiode viel Flüssigkeit aus der ganzen Pflanze in sich auf. Man kann also sagen, die duftende Frucht versammelt in sich Blütenhaftes, Samenartiges mit Blatt- und Erdhaftem (Faserigkeit). Dieser Typus macht die Beziehung zu dem Auge als einem an das Physisch-Physikalische heranreichenden Organ verständlich. Im Gegensatz zu anderen Bromeliaceen behält die Ananas einen starken Erdenbezug und eine Erdnähe. Die Fruchtbildung wendet sich der Erde zu, vergleichbar der Erdbeere unter den Rosaceen. Proteolytische Fermente wie Bromelin und auch Hormone offenbaren ihre Beziehung zu vitalen Stoffwechselvorgängen, vor allem zum Eiweißprozeß. Darüber hinaus spielt in der Ananas der Kieselprozeß, der die ganze Pflanze durchdringt, eine besondere Rolle. In den Epidermiszellen sind kleine Kieselkörper stofflich abgelagert. Dies ist ebenfalls ein Brückenschlag zum Verständnis der Ananasfrucht als Heilmittel für degenerative Augenprozesse, bei Glaskörpertrübungen und Katarakt. Bei diesen Krankheitsprozessen nähert sich der im Kolloidal-Lebendigen sich abspielende Kieselprozeß dem physisch-kristallinen Zustand: Kieselsäure wird in stofflicher Konzentration aus dem Lebensprozeß ausgeschieden, die Kieselsäureprozessualität dagegen erlahmt. Ein pathologischer Zustand entsteht leicht bei denjenigen Organen, die physiologischerweise schon eine beträchtliche Kieselsäureablagerung aufweisen. Hierzu zählt die Augenlinse, bei welcher in der Asche 3% Kieselsäure nachgewiesen werden.

Terebinthina laricina D29
(Lärchenharz aus dem Stamm von Larix decidua; Pinaceae):

Das ätherische Öl des Lärchenharzes ist Ausdruck eines Licht-Luft-Wärme-Prozesses in einer Pinacee, die durch ihre Gesamtsignatur insofern aus dem Rahmen der übrigen Pinaceen herausfällt, als sie jährlich ihre Nadeln abwirft, also dem Jahresrhythmus stärker folgt. Bei der „Birke unter den Nadelhölzern" stehen der Prozeß der Bildung ätherischer Öle einerseits und die Harzbildung andererseits im Vordergrund. Wie die Birke unter den Laubbäumen eine besondere Beziehung zur Nierenorganisation aufweist, zeigt dies die Lärche unter den Nadelbäumen. Sie ist gleichsam nierenverwandt. Die Verdichtung von Licht-, Luft- und Wärme-Prozessen führt zur Bildung von ätherischen Ölen und Harzen, d.h. die ätherischen Öle offenbaren die Tendenz, dem physischen Prinzip zu verfallen, indem sie sich weiter zum Harz verdichten.

Der Lichtprozeß, der sich zwischen Niere und Auge entfaltet, kann zur Erstarrung von Linse und Glaskörper führen, d.h. es kann zu Eiweiß-, ja sogar Kalkausfällungen in diesen Organen kommen. Der umgekehrte Lärchenharzprozeß, d.h. die homöopathische Zubereitung des Lärchenharzes, kann dafür ein entsprechendes Gegenmittel sein.

Entstehung: Ärztekreis des Biologisch-Homöopathischen Krankenhauses, München-Höllriegelskreuth, Leitung Frau Dr. med. Margarethe Hauschka, 1947/48.

Darreichungsform

1. Injektionslösung
2. Globuli velati
3. Salbe

Dosierung und Art der Anwendung

Soweit nicht anders verordnet:

1. Injektionslösung:
1–3 mal wöchentlich jeweils 1 ml subcutan in die Schläfengegend injizieren.

2. Globuli velati:
3 mal wöchentlich bis 1–3 mal täglich jeweils 5–10 Globuli unter der Zunge zergehen lassen.

3. Salbe:
1–2 mal täglich ein erbsengroßes Stück Salbe um die Orbita einreiben. Die Salbe soll mit der Bindehaut nicht in Berührung kommen.

Indikationen

Zur Überwindung von Verhärtungstendenzen und Degenerationsprozessen der lichtbrechenden Medien, insbesondere der Linse, und bei überstarker und unmittelbarer Einwirkung des Lichtprozesses auf die physische Organisation im Auge, z.B.

1. Glaskörpertrübung
2. Katarakt
3. zur Vitalisierung des Auges bei Alterssehschwäche

Apis/Arnica

Der Rezeptur von Apis/Arnica liegt der Gesichtspunkt zugrunde, daß der Wärmeprozeß seine innere Beweglichkeit verliert, es zur Wärmestauung kommt und zur Ausgliederung der über die Wärme eingreifenden Ich-Organisation. Das Heilmittel kann für ganz verschiedene Organe in Betracht kommen. Bei einer Neuritis kommt es nicht zur „Ausatmung" der Wärme im Bereich der Nervenscheiden, dagegen zu einer Anschoppung von Gewebeflüssigkeit. Das Bild der chronischen Neuritis mit den Symptomen der Wärmeüberempfindlichkeit und des Brennschmerzes tritt auf. Apis/Arnica führt hier, wie auch bei Gelenkerkrankungen, zu einem Auffrischen des schleichend und reaktionsarm gewordenen, chronischen Krankheitsverlaufes: Der Zustand wird vorübergehend akuter und gibt dadurch die Möglichkeit zur Überwindung. Andererseits hat das Ovar eine besondere Beziehung zu Apis und zur Wärmeorganisation insofern, als es physiologisch zu einer gewissen Zurückhaltung des Wärmeprozesses kommt. Bei der Bildung von Zysten wird Wärme in pathologischer Weise nicht frei, so daß das Eingreifen der Formkräfte über die Ich-Tätigkeit geschwächt ist. Es kommt ebenfalls zur Flüssigkeitsansammlung.

Apis ex animale Gl D4

(Honigbiene, ganzes Tier, Apis mellifica):

Das Bienenwesen bildet einen ganzheitlichen Wärmeorganismus innerhalb des einheitlichen Bienenstockes aus, der eine besondere Beziehung zum Luftelement entwickelt. Wärme- und Lichtorganisation sind die vorherrschenden Bildeprinzipien. Das Gift der Biene ist ein Eiweißgift, hochsulfurisch, lokal und auch allgemein die Wärme konzentrierend und diese vor allem in der Peripherie der Organe, den serösen Häuten und im gesamten Bindegewebe fixierend; daher rührt die Unbeweglichkeit und Stauung der Wärme im Organismus beim Apis-Bild. Die nicht frei bewegliche Wärme vermittelt folglich unzulänglich die Formkräfte der Ich-Tätigkeit. Dies liegt sowohl der chronischen Nervenentzündung als auch der zystischen Entartung der Ovarien zugrunde.

Im Arzneimittelbild der Biene bzw. des Bienengiftes ist der Wärmeprozeß isoliert vom übrigen organischen Geschehen. Es kommt darauf an, daß die entstehende und frei werdende Wärme wieder in Bewegung und die Gewebeflüssigkeit zwischen Bindegewebe und Blutsystem ins Strömen gebracht wird. Dies gelingt durch Apis als homöopathisierte Substanz. Als tierisches Produkt wirkt Apis auf den erstarrten, unbeweglichen ätherischen Organismus, insbesondere auf den Wärmeäther; er kommt wieder in Bewegung. Dadurch wird das Eingreifen der Ich-Organisation als formende Kraft wieder möglich.

Der pathologische Prozeß der Neuritis und der zystischen Entartung des Ovars ist von einem ähnlichen Geschehen im Bryonia-Arzneimittelbild zu unterscheiden. Auch hier spielt die ödematöse Flüssigkeitsansammlung im Bindegewebe des betreffenden Organs die entscheidende Rolle bei gleichzeitiger Austrockung von Haut und Schleimhäuten. Apis dagegen weist zusätzlich eine Wärmestauung und Zurückhaltung von Gewebeflüssigkeit im Blut, ausgehend vom Fibrinogen, welches der Grundsubstanz im Blut entspricht, auf. Es besteht Durstlosigkeit und die Tendenz zur Hypervolämie, während bei Bryonia das Blut eher an Flüssigkeit verarmt und großer Durst auftritt.

Arnica e planta tota ferm 33c D2
(Arnika, Arnica montana; Compositae):

Arnika hat, wie viele Kompositen, eine besondere Beziehung zur Wärmebildung durch ihren hochentwickelten Blütenprozeß; des weiteren trägt sie eine Affinität zum Kieselprozeß in sich, die über das für Kompositen Typische hinausgeht. Sie gedeiht auf der Urgesteinsunterlage der Mittel- und Hochgebirge und bildet eine feine, auf den Kieselprozeß hinweisende Behaarung aus. Neben der starken Lichtbeziehung des Hochgebirges kommt im krautigen Wuchs der Arnika-Pflanze und ihrer Bevorzugung wässeriger bis sumpfiger Wiesen als Standort ein polarer Gegenprozeß zum Ausdruck: die Beziehung zum Vegetativ-Wässerigen. Zwischen Licht und Chemismus entfaltet sich die Arnika in Wuchs und Wirksamkeit.

Arnika ist als Heilpflanze der Biene verwandt. Während Apis den Wärmeprozeß zwischen Blut und Bindegewebe gleichsam anhält und es dadurch zum Ödem im Bereich der Kapillaren kommt, greift die Wirksamkeit von Arnika stärker in den venösen Blutprozeß ein, der sich gegenüber dem im Bindegewebe sich abspielenden intermediären Stoffwechsel und den Flüssigkeitsprozessen isoliert. Venöse Stauung und damit in Verbindung stehende Wärmestauung sind charakteristisch für die Arnika-Wirksamkeit. Als Heilmittel bringt Arnika die Blutzirkulation, vor allem im venösen Bereich, in Bewegung. Auf diese Weise verstärkt sie die Apis-Wirkung über den Blutprozeß und setzt diese direkt fort.

Die durch die Ich-Organisation vermittelten Formkräfte, wie sie bei Apis geschildert worden sind, werden gestärkt, das Eingreifen des Astralischen wird begünstigt. Arnika wurde als Kieselpflanze geschildert. Der Kiesel ist als Mineral dem Apis-Geschehen verwandt: Man denke an die Sechseckstruktur der Bienenwaben. So wird von zwei Seiten das Formelement in das entsprechende Organ gelenkt: über Apis in die ätherische Organisation, über Arnika in die astralische Organisation.

Entstehung: WALA-Ärztekreis, Leitung Frau Dr. med. Margarethe Hauschka, 1964.

Darreichungsform

1. Injektionslösung
2. Globuli velati

Dosierung und Art der Anwendung

Soweit nicht anders verordnet im allgemeinen Langzeitbehandlung, dann

1. Injektionslösung:
2–3 mal wöchentlich jeweils 1 ml intramuskulär injizieren.

2. Globuli velati:
1 mal täglich jeweils 5–10 Globuli unter der Zunge zergehen lassen.

Gegenanzeigen: bei Injektionen Bienengiftallergie
Nebenwirkungen: In seltenen Fällen kann es bei intramuskulärer Injektion zu harmlosen Rötungen um die Einstichstelle kommen.
Wechselwirkungen mit anderen Mitteln: nicht bekannt

Indikationen

Zur Wiedereingliederung der Ich-Wärme-Organisation und zur Rhythmisierung der Tätigkeit der Empfindungsorganisation im Bereich des erkrankten Organs, z.B.

1. chronische Neuritis
2. Herpes zoster
3. Ovarialzysten
4. Gastralgie
5. Wirbelsäulensyndrome
6. Rheumatische Gelenkerkrankungen
7. Myogelosen

Apis/Belladonna

Dem Präparat liegt der menschenkundliche Gesichtspunkt zugrunde, daß sich bei der Pathologie des Entzündungsvorganges die Wesensglieder Ich-Organisation und astralische Organisation in bezug auf den Gesamtwärme- und Flüssigkeitsorganismus relativ verselbständigen. Die Wärmeregulation ist dann nicht mehr an die rhythmische Ich-Tätigkeit im mittleren, Rhythmischen System angeschlossen, so daß sich Wärme und Gewebeflüssigkeit in Teilgebieten des Organismus, in der Haut, den serösen Häuten oder im interstitiellen Bindegewebe konzentrieren und isolieren. Es entwickelt sich das Apis-Vergiftungsbild. Bei Phlegmonen, beim Erysipel und auch bei Nervenentzündungen kann es zu diesem Bild kommen. Dann ist Apis angezeigt. Belladonna kann dann ebenfalls ein wesentliches Therapeutikum sein, wenn der arterielle Blutanstrom zu dem Entzündungsgebiet gesteigert ist. Zusätzlich zum Apis-Bild entwickelt sich das Krankheitsbild der Belladonna-Vergiftung. Für diese besondere Entzündungsform ist dann das Kompositionspräparat Apis/Belladonna ein geeignetes Heilmittel.

Ein typisches Beispiel dafür stellt die Angina tonsillaris mit folgendem klinischen Befund dar: Die Tonsillen sind leuchtend hochrot, feucht, etwas gedunsen, die Umgebung jedoch ödematös geschwollen, die Schleimhaut blaß, etwas livide verfärbt. Die Tonsillen selbst zeigen keine eitrigen Absonderungen. (Auch Neigung zu rezidivierenden Mandelentzündungen kann bestehen.) Dieses Bild entspricht der Indikation für Apis/Belladonna. Treten Eiterungen, tief blaurote Verfärbung oder andere Krankheitszeichen auf, so muß an weitere Heilsubstanzen wie Mercurius, Lachesis oder Phytolacca gedacht werden. Bei toxischem, geschwürignekrotisierendem Zerfall der Tonsillen (Angina Plaut-Vincenti) kommt Mercurius cyanatus in Frage. – Bei perakutem und schwerem Krankheitsfall gilt allgemein die Grundregel, daß die Arzneisubstanzen, hier Apis und Belladonna, zunächst in D30 gegeben werden sollten. Würde von Anfang an eine Tiefpotenz verordnet, so müßte mit einer starken Erstverschlimmerung gerechnet werden.

Apis ex animale Gl D4

(Honigbiene, ganzes Tier; Apis mellifica):

Die Zubereitung aus der ganzen Biene führt zu einem Heilmittel, das sowohl topographisch als auch entwicklungsgeschichtlich auf die Anfänge der Kapillarbildung hinweist, auf den Übergang von der Blutinselbildung zur Ausbildung des selbständigen, kontinuierlichen Blutkreislaufes. Apis wirkt unmittelbar auf das Grundbindegewebe, soweit es noch den Anschluß an das Urmesenchym hat. Im besonderen hat es eine Beziehung zu den Kapillaren, insbesondere zu den Nierenglomerula sowie zu den Organüberzügen (Peritonaeum, Pleura, Meningen) und nicht zuletzt zum Ovar. Es handelt sich also um die Gebiete, in denen der Wärmeorganismus noch im Grundgewebe verankert ist. Im Vergiftungsbild wird die Grenze zwischen dem Grundmatrixgewebe, vor allem der Grundsubstanz, und den Kapillaren verwischt. Es kommt zur Durchlässigkeit der kapillaren Basalmembranen; die Grundsubstanz quillt, die Gewebeflüssigkeit wird in ihrem Durchfluß durch das Bindegewebe gleichsam angehalten, die Wärme gestaut. Als tierisches Präparat wirkt Apis insbesondere auf die ätherische Organisation und aktiviert diese zur Eigentätigkeit. Es bedeutet dies beim pathologischen Apis-Bild, daß sowohl der Wärmeorganismus wieder in Bewegung kommt als auch die Gewebeflüssigkeit zwischen Bindegewebe und Blutsystem wieder ins Strömen gebracht wird.

In der Tierwesenskunde weist das Bienenvolk erdgeschichtlich auf einen sehr frühen Entwicklungsstand des Tierischen hin. Die einzelne Biene ist keine selbständige, individualisierte Tierbildung. Nur der ganze Bienenstock mit der Bienenkönigin ist eine organische Einheit innerhalb des den ganzen Bienenstock organisierenden Wärmeorganismus. Das Bienengift ist substantieller Ausdruck des vereinheitlichenden Wärmeprinzips, das die einzelne Biene in die Ganzheit des Bienenstocks integriert. Zum in sich geschlossenen und stabil gehaltenen Wärmeorganismus kommt die Beziehung des Bienenvolkes zu Licht und Luft. Die Abhängigkeit des Bienenstockes vom Sonnengang zeigt sich in der Generationenfolge und in der Rolle, die die Bienenkönigin spielt. Die Biene ist somit ein Sonne-Wärme-Licht-Wesen. Im menschlichen Organismus bewirkt Apis die Wiederaufnahme des aus dem organischen Zusammenhang herausfallenden Entzündungsprozesses in den Gesamtwärmeorganismus.[39)]

Atropa belladonna e fructibus ferm 33a D3
(Tollkirsche, Atropa belladonna; Solanaceae):

Die Überwältigung des vegetativ-pflanzlichen Prinzips in der Belladonna durch einen tief über Blüte und Sproß bis in die Wurzel vordringenden, übersteigerten Eiweißprozeß mit Alkaloidbildung zeigt in ihrer Verwandtschaft zur

---

[39)] *Siehe auch W. Chr. Simonis: „Arzneitiere", Verlag Freies Geistesleben, und H.-H. Vogel: „Beiträge zu einer medizinischen Menschenkunde, Band 1, I, S. 95 ff., Haug-Verlag.*

menschlichen Pathologie die Beziehung zu einem hier als übersteigert zu bezeichnenden arteriellen Blutprozeß. Gegenüber der Venosität bedeutet eine verstärkte, intensivierte Arterialisation das einseitige Eingreifen des Seelischen und der Wärmeorganisation bis ins Physische hinein. Arterialisation heißt verstärkter Abbau, intensivierte Sauerstofftätigkeit sowie betonte Ausgestaltung und Ausformung, zunächst des arteriellen Gefäßsystems und in dessen Folge, auch der vom arteriellen Blutstrom abhängigen Organgestalt.

Es hat also die Belladonna-Pflanze – in unserem Präparat die Belladonna-Frucht – eine tiefe verwandtschaftliche Beziehung zum arteriellen Blutprozeß, der unter dem Vergiftungsbild zum Sinnes-Nerven-System, d.h. zu der physischen Organisation, in Beziehung gebracht wird. Die Folge ist erhöhter Blutdruck, arterieller Blutandrang zur Haut, zu den Sinnesorganen, vor allem im Kopfbereich; der Blutdruck wird auf die Dauer erhöht, das Nervensystem erregt, die Tendenz zur „Kopfbildung“, die Betonung der Sinnes-Nerven-Tätigkeit und die Sinnesüberempfindlichkeit sind die Folgen. Von der Signatur der Pflanze her kann man verstehen, daß in der erhöhten Schilddrüsentätigkeit (Hyperthyreose) ein Belladonna-Prozeß zum Ausdruck kommt.

Beim Entzündungsvorgang – bevorzugt in Haut, Sinnesorganen, im Kopfbereich – kommt es zu einem verstärkten arteriellen Blutanstrom, auf der venösen Seite zur Stase. Zwischen arteriellem und venösem Blut werden das Bindegewebe und die hier wirksame Bindegewebsflüssigkeit isoliert und angeschoppt. Es kommt zur Ödembildung.

Belladonna in homöopathischer Dosierung nimmt nun den einseitigen, zur Peripherie hindrängenden arteriellen Blutprozeß zurück. Daher ist Belladonna als homöopathisches Heilmittel dann geeignet, wenn beim Entzündungsvorgang der arterielle Blutprozeß einseitig dominiert und zu den Symptomen des Entzündungsschmerzes führt: pulsierender, in Wellen verlaufender, mit kurzen Zwischenpausen auftretender, wechselnder lokaler Schmerz.

Belladonna hat wie andere Solanaceen ein besonderes Verzweigungsmuster im Sproß. Dabei dringen die Blütenkelche weit in die sich locker rhythmisch verästelnde Pflanzengestalt herunter. Die zur Erde hin geöffneten, braunvioletten Blüten an den langen Seitenästen sind durch Laubblätter bedeckt. Der Blüten-Sulfur-Prozeß ist demnach tief in den vegetativen Sproß hineingesenkt, als Ausdruck für das Überwältigtwerden des Vegetativ-Pflanzlichen durch das in der Blüte zum Ausdruck kommende, aus der Lichtperipherie auf die Pflanze einwirkende „astralische“ Geschehen. Die tiefschwarzen, glänzenden Tollkirschenfrüchte wandern während ihrer Reifung an die Blattoberseite und „schauen dem Betrachter ins Auge“. Auch der kräftige, mehrköpfige Wurzelstock gehört zum

Typus der Pflanze, in den die Alkaloide als „Eiweißdeformation“ vordringen (Atropin, Scopolamin, Apoatropin, Belladonnin, L-Hyoscyamin). Daß auch Spuren von Kupfer nachgewiesen werden, erscheint insofern von Interesse, als der Kupferprozeß mit der Stoffwechselatmung im Substanzaufbau zu tun hat. Der Standort von Atropa belladonna als Nachtschattengewächs im Halbschatten von Kahlschlägen auf Humusgrund ist ebenfalls ein Hinweis dafür, daß sich die Pflanze gegenüber einer zu starken Lichteinwirkung zur Wehr setzt.

Die Verwandtschaft von Belladonna zum arteriellen Blut beruht darauf, daß der Lichtprozeß und, damit im Zusammenhang das astrale Geschehen, sich besonders intensiv mit den Kräften der Erde, des Physischen, und damit des „Dunklen“, verbinden. Die Arterialisierung, wie sie oben besprochen wurde, ist ein dem Belladonna-Prozeß ähnlicher menschlich-physiologischer Systemprozeß. Von Interesse ist, daß die Vogelnatur gleichsam das Belladonna-Vergiftungsbild bis in die Konstitution treibt, d.h. die Kopfbildungskräfte und sklerotisierenden Lichtprozesse sind in der Vogelorganisation dominant. Auch die „Verwandtschaft“ zur Hyperthyreose in der menschlichen Pathologie offenbart die Naturverwandtschaft zur Belladonna bzw. zum Vogelorganismus. In diesem Zusammenhang ist es verständlich, daß Vögel, ohne Schaden zu nehmen, Belladonna-Früchte verzehren können. In ihnen hat der Belladonna-Prozeß Gestalt angenommen, so daß die Giftwirkung nicht mehr zum Tragen kommt.

Zusammenfassung

Apis/Belladonna ist dann ein Entzündungs- und Schmerzmittel, wenn es im Entzündungsgebiet zur Erstarrung des Wärmeprozesses (Apis) und einer Fixierung des arteriellen Blutprozesses (Belladonna) kommt. Es tritt dann das Bild der Phlegmone, des Erysipels und der nicht fortschreitenden Abszeßbildung ein. Auch die Rückbildung, d.h. der Wiederanschluß des Entzündungsprozesses an den inneren, beweglichen Wärmeorganismus des Blutes gelingt nicht. In diesen Fällen ist Apis/Belladonna geeignet, den übersteigerten und im betroffenen Organgebiet gestauten Wärmeprozeß aufzulösen.

Entstehung: WALA-Ärztekreis, Leitung Frau Dr. med. Margarethe Hauschka, 1952.

Darreichungsform

1. Injektionslösung
2. Globuli velati

Gegenanzeigen: Injektionslösung: Bienengiftallergie
Nebenwirkungen: Bei subcutaner Injektion kann es zu harmlosen Rötungen um die Einstichstelle kommen.
Wechselwirkungen mit anderen Mitteln: nicht bekannt

Indikationen
Wiederanschluß einer örtlichen Kongestion und Verselbständigung des Wärme- und Flüssigkeitsorganismus im Bereich des Bindegewebes an den Gesamtwärmeorganismus und an die rhythmische Ich-Tätigkeit
1. Alle kongestiven Entzündungen wie
1.1. Panaritien
1.2. Phlegmone
1.3. Erysipel
1.4. Rosacea
1.5. Mastitis
2. Entzündungsprozesse innerer Organe wie
2.1. Cholezystitis
2.2. Adnexitis
2.3. Otitis media
2.4. Neuritis
(im Wechsel mit Lachesis comp., besonders bei septischen Prozessen)

Apis/Belladonna cum Mercurio

Dem Präparat liegt der Gesichtspunkt zugrunde, daß zum einen durch das tierische Heilmittel Apis der Quellungszustand der ätherischen Organisation im Rahmen einer Entzündung eingedämmt, zum anderen der arterielle Blutprozeß mit Hilfe des pflanzlichen Heilmittels Belladonna durch die Wirkung auf die astralische Organisation wieder auf ein gesundes Maß zurückgeführt werden soll. Schließlich soll das sich relativ verselbständigende Lymphgeschehen mittels Mercurius solubilis durch Wirkung auf die Ich-Tätigkeit wieder Anschluß an den Wärmeorganismus im Blut finden.

Apis ex animale Gl D4
(Honigbiene, ganzes Tier; Apis mellifica):

Apis entfaltet ihre Wirksamkeit auf einer frühen Entwicklungsstufe des Organismus im Bereich des Mesenchyms, des Bindegewebes und der Kapillaren, insbesondere der Basalmembranen. Die Grenze zwischen lockerem, dem embryonalen undifferenzierten Zustand noch nahestehendem Bindegewebe und Kapillar-Blut-System wird relativ aufgehoben; es kommt zur Ödembildung, zur Wärmestauung in dem entsprechenden Organbereich. Apis ist ein Eiweiß-Wärme-Gift; das Apis-Vergiftungsbild entspricht einem frühen, noch undifferenzierten und ungeteilten Flüssigkeitszustand des Mesenchyms. Hier wirkt es entdifferenzierend: Die Wärmeumwandlung zwischen Stoffwechsel- und Sinnes-Nerven-Bereich ist wie gelähmt. Wärme staut sich an. Überall, wo es zu solchen Wärmeinseln kommt, die den Anschluß an die Wärmeumwandlung und das ganzheitliche Wärmegeschehen verlieren, kommt es zu Entzündungsbildern entsprechend dem Apis-Geschehen. Eine besondere Beziehung besteht zu den Glomerula der Nieren, den Ovarien sowie den Meningen.

Atropa belladonna e fructibus ferm 33a D3
(Tollkirsche, Atropa belladonna; Solanaceae):

Die Tollkirschenfrucht wirkt in besonderer Weise auf den Empfindungsorganismus im arteriellen Blut; ein verstärkter arterieller Blutstrom im Bereich des erkrankten Organs, wie bei der Scharlach-Nephritis oder der Angina tonsillaris, entspricht dem Belladonna-Bild: Es kommt zur exsudativen Entzündung, jedoch bildet sich diese Organquellung im Unterschied zum Apis-Bild direkt aus dem arteriellen Blutsbereich heraus. Während sich bei Apis ein Bindegewebsödem durch Anschoppung von Bindegewebsflüssigkeit ausbildet, das betroffene Organ und seine Umgebung ödematös und eher blaß gedunsen sind, handelt es sich bei Belladonna um eine übermäßige arterielle Blutanschoppung mit Exsudation und leuchtend roter Verfärbung, die etwa dem Farbton des arteriellen Blutes entspricht.

Mercurius solubilis Hahnemanni D14
(lösliches Quecksilber nach Hahnemann, rohes Quecksilberamidonitrat):

Mercurius solubilis ist eine kolloidale Lösung verschiedener Quecksilberverbindungen, welche von Hahnemann aus dem Bedürfnis nach einem löslichen

Quecksilberpräparat hergestellt wurde. Mercurius solubilis ist eine Mischung von Mercuramidonitrat ($NH_2Hg_2NO_3$), Quecksilber und Mercurooxid (Hg_2O). Das metallische Quecksilber (Mercurius vivus naturalis) und die hier vorliegende Mischung, welche in der praktischen Anwendung dem reinen Quecksilber sehr ähnlich ist, entfalten ihre Wirksamkeit im Lymphsystem. Mercurius ist die Substanz, die im Heilmittelbild die lymphatisch-hydrogene Verfassung verstärkt. Das Lymphsystem und die Lymphe als ein noch kaltes, dem roten und warmen Blut entwicklungsgeschichtlich vorangehendes Flüssigkeitssystem wird relativ verselbständigt. Es kommt zu einer kalt-feuchten Entartung der Flüssigkeitsverhältnisse im Organismus: Die Lymphknoten verhärten, der Wärmeprozeß in seinem Übergang vom Stoffwechsel zur Peripherie und umgekehrt ergreift nicht genügend die Eiweißbildung im Lymphgeschehen. Vor allem die Leber, jedoch auch alle anderen Organe, besonders die Lymphorgane, sind betroffen. Bei Erkrankung der Tonsillen, der Schleimhäute des Verdauungstraktes von der Mundhöhle bis zum Darm einschließlich der schleimbildenden Drüsenorgane ist Mercurius das entsprechende Heilmittel in homöopathisch potenzierter Form. Bei der Angina tonsillaris, die einer Quecksilberbehandlung bedarf, handelt es sich um eine kräftig dunkelrote Verfärbung der Gaumenmandeln, welche oft rechtsseitig vorherrscht. Sie ist von nicht erleichternden Schweißen und Mundgeruch begleitet. Die Eiweißbildung ist soweit aus dem Gesamtzusammenhang herausgefallen, daß es zu abgegrenzten Eiterstippchen auf den Tonsillen und zu Lymphknotenschwellungen am Hals kommt.

Zusammenfassung

Apis/Belladonna cum Mercurio kann, so betrachtet, die Wesensglieder ätherische, astralische und Ich-Organisation, die auseinanderzufallen drohen, zusammenführen. Die differenzierte Verselbständigung der Wesensglieder im Entzündungsvorgang wird wieder auf den einheitlichen, gesunden organischen Prozeß zurückgeführt. Dabei besteht der entscheidende therapeutische Prozeß darin, den Wärmerhythmus als physiologischen Ausdruck der Tätigkeit der Ich-Organisation wieder in Bewegung zu bringen.

Entstehung: WALA-Ärztekreis, Leitung Frau Dr. med. Margarethe Hauschka, 1952.

Darreichungsform

1. Injektionslösung
2. Globuli velati

Gegenanzeigen: Injektionslösung: Bienengiftallergie
Nebenwirkungen: Bei subcutaner Injektion können harmlose Rötungen an der Einstichstelle auftreten.
Wechselwirkungen mit anderen Mitteln: nicht bekannt

Indikationen

Zur Wiedereingliederung der ordnenden Kräftewirkung der Ich-Wärme-Organisation in die sich relativ verselbständigenden Flüssigkeitsprozesse bei örtlich umschriebenen, auch eitrig abszedierenden Entzündungen, z.B.

1. Angina tonsillaris und Tonsillarabszeß
2. Scharlach
3. Stomatitis aphthosa und ulcerosa
4. Zahntascheneiterungen (evtl. im Wechsel mit Periodontium/Silicea comp.)
5. Abszesse
6. Furunkulose
7. Pyodermie

Apis/Bryonia

Der Rezeptur liegt der Gesichtspunkt zugrunde, daß mit Apis und Bryonia ein pflanzliches und ein tierisches Präparat im Organismus von zwei Seiten auf einen ähnlichen Krankheitsprozeß wirken sollen. Bei beiden Arzneimittelbildern handelt es sich um eine Flüssigkeitsstauung im Bereich des Bindegewebes der Organe. Diese kann sich im Bereich der Nervenscheiden, des periartikulären Bindegewebes, der Muskulatur oder der Sehnen abspielen. Der Wärmeorganismus zieht sich ins Innere des Organgeschehens zurück und staut sich im Flüssigkeitsgeschehen, insbesondere des lockeren, interstitiellen Bindegewebes der Organe.

Charakteristisch ist für beide Präparatebestandteile die Wärmeempfindlichkeit, die gesteigerte Sensibilität der Haut und der Schleimhäute als Folge der Austrocknung sowie die Ansammlung der Gewebeflüssigkeit im Corium der Haut bzw. im submukösen Bindegewebe.

Ein wesentlicher Unterschied besteht darin, daß Apis in seiner Wirkung den Blutkreislauf einbezieht, es kommt zur Anschoppung von Flüssigkeit und Wärme im Blutkreislauf; Bryonia dagegen führt zu einer gewissen Flüssigkeitsverarmung des Kreislaufs und zur Ansammlung von Gewebeflüssigkeit im Bindegewebe der

Organe. Das Bryonia-Bild ist von Durstgefühlen begleitet. Es wird folglich ein Entzündungsprozeß, z.B. bei einer Neuritis, in zweifacher Weise therapeutisch beeinflußt:

Apis ex animale Gl D4
(Honigbiene, ganzes Tier; Apis mellifica):

Der mit dem Blutgeschehen einhergehende stärkere Blutandrang zum entzündeten Organ und der sich hier verselbständigende Wärmeprozeß wird in den Blutbereich und in den übrigen Organismus zurückgenommen.

Bryonia e radice ferm 33b D2
(Zaunrübe, Bryonia cretica ssp. dioica; Cucurbitaceae):

Ein mit der Entzündung einhergehendes exsudatives Ödem wird zurückgeführt in den der Leber unterliegenden konzentrativen Flüssigkeitsprozeß.

Überschießende Flüssigkeitsanschoppung sowie überschießende und sich verselbständigende Wärme werden in die ihnen ursprünglich zugehörenden Organisationen (Bryonia: Leber; Apis: Blutsystem) zurückgenommen. Als tierisches Präparat wirkt Apis auf die sich relativ verselbständigende ätherische Organisation im erkrankten Organ, Bryonia auf die astralische Organisation. Das jeweils angesprochene Wesensglied hat sich mit dem homöopathisierten Heilmittel so auseinanderzusetzen, daß die Einseitigkeit des vergleichbaren pathologischen Prozesses überwunden wird. Wichtig erscheint der Hinweis, daß Apis/Bryonia in relativ tiefer Potenz auch dann angezeigt ist, wenn sich aus einem akuten Krankheitsbild ein subakuter oder chronischer Verlauf entwickelt hat. Dann kann eine Injektion Apis/Bryonia in die Gegend der größten Schmerzhaftigkeit, beispielsweise bei Ischias-Neuritis, die Wende herbeiführen, so daß die Wesensglieder astralische und ätherische Organisation durch die tiefen Potenzen von Apis und Bryonia vorübergehend aktiviert und dadurch aus ihrer isolierten, organbezogenen Tätigkeit herausgelöst werden. Die Ganzheit der ätherischen und astralischen Organisation wird wiederhergestellt.

Entstehung: WALA-Ärztekreis, Leitung Frau Dr. med. Margarethe Hauschka, 1951.

Darreichungsform
1. Injektionslösung
2. Globuli velati

Gegenanzeigen: Injektionslösung: Bienengiftallergie
Nebenwirkungen: Bei subcutaner Injektion kann es zu harmlosen Rötungen um die Einstichstelle kommen.
Wechselwirkungen mit anderen Mitteln: nicht bekannt

Indikationen
Zum Wiederanschluß der sich lokal isolierenden Wärme- und Flüssigkeitsorganisation an den allgemeinen, beweglichen Blut-Wärme-Prozeß, z.B.
1.1. akuter Muskel- und Gelenkrheumatismus
1.2. degenerative Erkrankungen vor allem des Bewegungssystems
1.2.1. Lumbago
2. chronische Neuritis

Apis/Levisticum D2/3 und D3/4 [40)]

Mit Apis/Levisticum D2/3 und D3/4 steht eine weitere Heilmittelkomposition in tiefer Potenz zur Behandlung einer chronischen Neuritis zur Verfügung. Apis entspricht jeweils der örtlichen entzündlichen Reaktion, d.h. einer Stauung von Gewebeflüssigkeit und Wärme in dem sich dadurch aus dem Gesamtzusammenhang isolierenden Organ. Zu Levisticum gehört die durch einen verstärkten Wärme- und Lichtprozeß bewirkte Austrocknung und Schwächung. Arnica dagegen (in Apis/Arnica) spricht z.B. bei Verletzungsfolgen die Auseinandergliederung von gestauter, blutig durchtränkter Bindegewebsflüssigkeit und venösem Kapillarblut an, während Bryonia (in Apis/Bryonia) sich auf die reine, der Lebertätigkeit untergeordnete Gewebeflüssigkeitsstauung bezieht. Diese Grundgesichtspunkte, welche helfen sollen, den wesentlichen Angriffspunkt der einzelnen Heilsubstanz zu begreifen, können für die Differentialtherapie richtungsweisend sein.

Apis ex animale Gl D3 bzw. D4
(Honigbiene, ganzes Tier)
siehe Apis/Arnika

[40)] *Zur Deklaration der Potenzhöhe der Bestandteile siehe Einleitung S. 62*

Levisticum e radice ferm 33c D2 bzw. D3
(Liebstöckel, Levisticum officinale; Umbelliferae):

Levisticum hat als Umbellifere eine besondere Beziehung zu den Licht-Wärme-Prozessen der Niere, wirkt jedoch auch überall dort im Organismus, wo „Nierenprozesse“ tätig sind. Die Besonderheit des Liebstöckels geht aus diesem einseitigen Licht-Luft-Wärme-Zusammenhang der Umbelliferen hervor, die eine Beziehung zwischen den Umkreiskräften Licht und Wärme und dem Wässerig-Erdhaften herstellen. In der Signatur von Liebstöckel weisen die Doldenbildung der relativ dichten gelblichen Blüten sowie der hohle, bis herunter zur Wurzel durchluftete Stengel und der kurze kräftige mehrköpfige Wurzelstock mit dicken langen Nebenwurzeln auf diese Doppelbeziehung hin: die Begegnung von Wurzel-Erd-Prinzip und Luft-Wärme-Prinzip. Im Gegensatz zu anderen Umbelliferen ist im Liebstöckel neben den Wärme-Licht-Kräften in besonderer Weise der chemisch-ätherische Flüssigkeitsprozeß tätig. Die Blätter wirken etwa im Vergleich zur Möhre plumper und sind nur 2-3fach gefiedert. Der Wurzelstock ist gedrungen. Neben ätherischen Ölen, Harzen, Gummi enthält er auch Milchsaft und Schleimzucker. Der Geruch ist aromatisch und scharf, „maggiartig“. Man könnte Levisticum in Anlehnung an R. Hauschka als das pflanzliche „Vitamin B“ bezeichnen. Es sind Gestaltungskräfte im Chemisch-Ätherischen, die hier, vor allem in der Wurzel, besonders ausgeprägt sind.

Therapeutisch wirkt Levisticum mit seinem Rhizom auf den Nerven-Sinnes-Bereich im Menschen, insofern in Nerv und Nervenscheiden oder im Mittelohr die im flüssigen Milieu sich abspielenden Lebensprozesse zu sehr durch eine einseitige Tätigkeit von Wärme-Licht-Geschehen und damit eine Übertätigkeit des Astralleibes abgeschwächt werden. Der Nerv wird gleichsam zu „trocken“. Dies kommt auch in dem Schmerzbild zum Ausdruck, welches durch Brennen, Dauerschmerz und Parästhesien gekennzeichnet ist. Daraus geht hervor, daß die Licht-Wärme-Tätigkeit sowohl in der Pflanze als auch im Krankheitsprozeß überssteigert ist. Levisticum ist damit das „Simile“ für einen zur Austrocknung und Überformung neigenden Nervenprozeß.

Entstehung: WALA-Ärztekreis, Leitung Frau Dr. med. Margarethe Hauschka, 1950.

Darreichungsform
1. Injektionslösung
2. Globuli velati

Dosierung und Art der Anwendung
Soweit nicht anders verordnet:

1. Injektionslösung:
1 mal täglich bis 2–3 mal wöchentlich jeweils 1 ml intramuskulär oder subkutan injizieren.

2. Globuli velati:
In akuten Fällen bis zu stündlich, bei Langzeitbehandlung 1–3 mal täglich jeweils 5–10 Globuli unter der Zunge zergehen lassen.

Gegenanzeigen: Injektionslösung: Bienengiftallergie
Nebenwirkungen: Bei subkutaner Injektion kann es zu harmlosen Rötungen um die Einstichstelle kommen.
Wechselwirkungen mit anderen Mitteln: nicht bekannt

Indikationen
Zur Belebung der sich im Nervenbereich verselbständigenden und stauenden Licht- und Wärme-Prozesse, z.B.
1. Neuritiden und Neuralgien
1.1. chronische Ischias-Neuritis (evtl. mit Disci comp. cum Argento)
2. Myalgien
3. Otitis media
4. zystische Prozesse

Apis regina comp.

Mit dem Präparat Apis regina comp. wurde der Versuch gemacht, noch auf das in Entwicklung befindliche Gehirn des Kleinkindes Einfluß zu nehmen bzw. spätere Hirnschäden durch Belebung, vor allem des Stammhirnes, therapeutisch zu beeinflussen.

Apis regina Gl D16
(Zelle der Bienenkönigin mit Larve und Futtersaft; Apis mellifica):

Zur Verarbeitung und Potenzierung kommen hier die ganzen Waben, welche die noch jugendlichen Bienenköniginnenlarven und den Weiselsaft enthalten. Die Bienenkönigin ist für den Gesamtbienenorganismus die Keimzelle, sie verkörpert dessen „Embryonalstadium". Der Futtersaft der Bienenköniginzelle und die Larve selbst sind Träger einer besonderen ätherischen Bildekraft: Neben den Ätherarten Lebensäther und Chemismus repräsentieren sie vor allem den Licht- und Wärmeäther. Die Beziehung sowohl des Bienengiftes als auch der zum Heilmittel verarbeiteten Biene bzw. Bienenkönigin zum Nervensystem spielt bei dieser Überlegung eine wesentliche Rolle. Entsprechend dem Verhältnis der Königin zum Bienenvolk könnte man die einzelnen Nervenzellen wie individualisierte Einzelprozesse einer Ganzheit, d.h. vor allem des Hirnstammes einschließlich des umgebenden Palliums ansehen. Durch die therapeutische Anwendung von Apis regina zeigen wir dem menschlichen Organismus sein Spiegelbild. Die im Gehirn frei werdenden ätherischen Kräfte werden durch das Gesamtpräparat der Bienenköniginzelle in Anknüpfung an den Entstehungsmoment der Nerven selbst angeregt und belebt. Durch Apis regina sollen die einem stärkeren Abbau unterliegenden Nervenzellen an die regenerativen Kräfte des Gesamtorganismus angeschlossen werden.

Hirnstamm Gl D7

Das Organpräparat aus dem Hirnstamm soll die ätherische Organisation des „Urgehirns" anregen und beleben. Der Hirnstamm ist gleichsam die Wurzel des Gesamtgehirns. Er ist Träger der vitalen Spiegelfunktionen des übrigen Organismus. Das Organpräparat regt die ätherische Organisation speziell im homologen Organbereich des Stammhirnes an.

Zusammenfassung

Apis regina comp. ist damit ein spezifisches Präparat zur Anregung der vitalen Hirnfunktion, welche bereits im physiologischen Zustand zur Degeneration neigt, und dient als Grundtherapie für verschiedenste, vor allem posttraumatische Hirnschäden. Die Indikation dieser Heilmittelkomposition kann recht breit gesehen werden und reicht von frühkindlichen geburtstraumatischen Störungen über verschiedenste organische Nervenerkrankungen bis zu mehr im Funktionellen gelegenen Beschwerdebildern wie Streßsituationen und Konzentrationsschwäche.

Entstehung: WALA-Ärztekreis, Dr. med. Ernst Deterding,
Leitung Frau Dr. med. Margarethe Hauschka, 1955.

Darreichungsform
1. Injektionslösung
2. Globuli velati

Indikationen
Zur Belebung des im zentralen Nervensystem zeitlebens aufbauend, ernährend tätigen mesenchymalen Mikrogliagewebes und zur Anregung der Ich-Wärme-Organisation, vor allem nach Geburts- und Hirntraumen sowie bei Degenerationserscheinungen im Zentralnervensystem, z.B.

1. bei organischen Nervenleiden sklerotischer und traumatischer Art, auch mit Lähmungen, Impotenz (zusammen mit Arnica e rad. D15 bis D20)
1.1. bei organischen Rückenmarkserkrankungen (zusammen mit Medulla comp.)
1.2. bei Folgen von Commotio cerebri oder Schocks (zusammen mit Cerebellum comp.)
2. bei Epilepsie, epileptiformen Anfällen, Petit mal, Paralysis agitans, Hypertonie (zusammen mit Atropa belladonna e rad. D6 bis D30 oder Viscum comp.)
3. nach Enzephalitis
3.1. wenn Symptome des optischen Systems im Vordergrund stehen (zusammen mit Cerebrum comp. A cum Auro comp.)
3.2. wenn Symptome des akustischen Systems im Vordergrund stehen (zusammen mit Cerebrum comp. B cum Auro comp.)
4. bei Denk- und Gedächtnisschwäche (zusammen mit Triticum comp. I oder Triticum II)
5. alle übermäßigen Belastungen des Nervensystems (Streß)

Aquilinum comp.

Es sollte ein Präparat entstehen zur Förderung der „Astralisierung" des gesamten Magen-Darm-Traktes, d.h. zur intensiveren Durchdringung und Durchatmung des gesamten Magen-Darm-Stoffwechsels und der Magen-Darm-Motilität durch die seelische Organisation. Dem sollten in erster Linie die Farne dienen.

Filix mas e radice ferm 33c D4
(Wurmfarn, Dryopteris filix-mas; Aspidiaceae);

Pteridium aquilinum e foliis ferm 34c D4
(Adlerfarn, Pteridium aquilinum; Hypolepidaceae);

Scolopendrium e foliis ferm D4
(Hirschzunge, Phyllitis scolopendrium; Aspleniaceae):

Die Farne sind die Vertreter einer sehr alten Pflanzenart, die, wie die Moose und Schachtelhalme, den Blütenprozeß noch nicht entwickelt und aus sich herausgesetzt haben. Was sich zu einem späteren Stadium der Entwicklung in der Blüte offenbart, ist – in Form der Sporen – noch latent im Blattbereich zurückgehalten. Dies ist ein Kennzeichen des Sulfurprinzips. Damit haben die Farne etwas zu tun mit den Stoffwechselvorgängen, die noch vor der Blutbildung liegen; das vegetative Geschehen beschränkt sich hier auf die ätherische Organisation im Menschen, wie sie in den Magen-Darm-Säften, in der Bindegewebeflüssigkeit der in den Chymus hineinragenden Dünndarmzotten bis hin zur Lymphbildung wirksam ist.

Wenn diese Organisation im Stoffwechsel nicht genügend durchatmet wird, d.h. das Seelische sich aus diesem Bereich herauszieht, dann sind die Farne als Heilmittel angezeigt. Vor allem die astralische Organisation wird hierdurch angeregt, sich aktiver mit dem Stoffwechsel, insbesondere im Magen-Darm-Bereich, zu verbinden. Weiter vermittelt diese Durchseelung eine intensivere Anregung und Durchdringung mit der Ich-Wärme-Organisation. Das ist im homöopathischen Sinne dadurch möglich, daß die Farne eben den Blüten-Wärme-Prozeß noch nicht entwickelt und freigesetzt haben, d.h. die Wärme noch in sich zurückhalten.

Hirschzunge, Wurmfarn und Adlerfarn bilden hinsichtlich der Gliederung und Durchluftung ihrer Blattspreiten eine Metamorphosereihe, die die beschriebene Tendenz des zunehmenden Eingreifens des Luft-Elementes ebenfalls verdeutlichen. Die einzelnen Blattgestalten sind in der Monographie von Conchae comp. beschrieben.

Chelidonium e floribus ferm 34b D4
(Schöllkraut, Chelidonium majus; Papaveraceae):

Schöllkrautblüten wurden dem Präparat hinzugefügt, um durch die Anregung der Galleabsonderung in das gesamte Darmgeschehen impulsierend einzuwirken. Die Gallebildung selbst ist bereits ein Prozeß des stärkeren Eingreifens des Astralleibes über die arterielle Blutversorgung der Gallenwege und der

Gallenblase. Die damit verbundene Intensivierung des Seelischen bis hinein in den Dünndarm steigert die astrale Tätigkeit auch in den nachfolgenden Darmabschnitten.

Die Galleflüssigkeit ermöglicht durch ihre emulgierende Eigenschaft die Resorption der Nahrungsfette. Zwischen Gallentätigkeit und Dünndarm besteht auch insofern ein pathophysiologischer Zusammenhang, als die Gallensäuren zu über 90% vom Dünndarm ins Pfortaderblut rückresorbiert werden. Die Gallensäuren zirkulieren in einem abgeschlossenen enterohepatischen Kreislauf zwischen Leber, Gallenwegen, Dünndarm und Pfortadersystem. Nur ein geringer Anteil verläßt diesen geschlossenen Säftekreislauf und gelangt in den Dickdarm bzw. in den peripheren Kreislauf. In dem ausscheidenden Sich-Lösen von den Gallensäuren und in der wiederum intensiveren Verbindung bei der Rückresorption ist der astralische Leib wechselweise tätig.

Der gelbliche Milchsaft von Chelidonium und die Chelidonium-Pflanze als Typus verstärken die chemisch-ätherische Organisation aus dem Blut heraus, daher die spasmolytische Wirkung bei konzentrierten Schöllkrautgaben. In homöopathischer Dosierung wird umgekehrt der bis zur Ablähmung der Gallenwege, der Gallenblase und des Dünndarms führende chemisch-ätherische Prozeß durch ein stärkeres und ausgewogenes rhythmisches Eingreifen des Astralischen überwunden.

Solidago virgaurea ex herba ferm 33c D4
(Goldrute, Solidago virgaurea; Compositae):

Solidago virgaurea galt schon in der traditionellen Volksmedizin als ein speziell auf die Nierentätigkeit wirkendes Heilmittel. Es wird bei chronischer Nephritis, bei Glomerulonephritis, bei der Nephrose bis hin zur Urämie und Nierensteinbildung verordnet. Solidago ist durch eine heliotrope Wuchsform und eine hellgelbe Blütenbildung charakterisiert. Zudem wird die den Kompositen eigene hohe Organisationsform der Blütenkörbchen noch zu einem traubigen Blütenstand zusammengefaßt. Dadurch kommt in der Signatur der Goldrute eine gesteigerte Licht- und Wärmebeziehung zum Ausdruck. Jedoch bildet sie gleichzeitig in Blatt und Stengel Saponine, welche zeigen, daß sich der Licht- und Wärmeprozeß in besonderer Weise mit dem Flüssigkeitsprozeß verbindet.

Die Niere ist ihrerseits ein Organ, das polarisiert ist in einen einseitigen Licht-Wärme-Pol im Bereich der Glomerula und der Primärharnbildung der Nierenrinde, auf der anderen Seite in den interstitiellen resorptiven Lymphprozeß mit starker Lymphbildung und Rückresorption des Ultrafiltrates ausgehend vom

Nierenmark. Wenn dieser polare Zustand sich vor allem in Richtung Lymphgeschehen verschiebt, die Durchatmung und Durchwärmung nicht mehr ausreichend sind, dann kann Solidago das Heilmittel sein.

In dem Präparat Aquilinum comp. wird über die Harmonisierung der Nierentätigkeit die Durchastralisierung und damit die Entluftung des Magens-Darm-Gebietes bewirkt.

Taraxacum e planta tota ferm 34c D4
(Löwenzahn, Taraxacum officinale; Compositae):

Taraxacum ist insofern ein wichtiger Bestandteil von Aquilinum comp., als das Verhältnis von Blüten- und Blattbildung einerseits und mächtiger Pfahlwurzelbildung andererseits den Typus dieser Heilpflanze bestimmt: Auf den Menschen bezogen, weist die auf der Wurzel unmittelbar aufsitzende Blattrosette (ohne Blattmetamorphose zur Blüte hin) auf die Betonung des Ätherischen und damit die physiologische Wirksamkeit des Chemismus hin. Der starke Zuckerprozeß in der Löwenzahnwurzel (im Frühjahr Umwandlung des Inulin in Zucker; im Herbst Umwandlung des Zuckers in Inulin) stellt die Verbindung zur Wärme und damit, auf den Menschen übertragen, zur Ich-Tätigkeit her. Der im Menschen an die Ich-Organisation appellierende Zuckerprozeß überwindet und hält zusammen die im Löwenzahn ohne vermittelnde Blattmetamorphose auseinanderstrebende Pfahlwurzel einerseits und das von der Blüte zum Samenstand sich noch weiter erhebende Blüten-Stiel-Element andererseits. Die Ich-Organisation in ihrer übergeordneten und ausgleichenden Eigenschaft im Verdauungsprozeß wird angesprochen.

Als Bestandteil in dem Gesamtpräparat Aquilinum comp. verstärkt Taraxacum das Eingreifen von astralischer und Ich-Organisation in den Chemismus der Leber und darüber hinaus in die Verdauungstätigkeit, vor allem im Dünndarm. Damit rundet Taraxacum die Wirksamkeit von Aquilinum comp. ab.

Entstehung: Ärztekreis des Klinisch-Therapeutischen Instituts, Arlesheim, Leitung Frau Dr. med. Ita Wegman, 1936.

Darreichungsform

1. Injektionslösung
2. Globuli velati

Dosierung und Art der Anwendung
Soweit nicht anders verordnet:

1. Injektionslösung:
In akuten Fällen 1 mal täglich, bei Langzeitbehandlung 2–3 mal wöchentlich jeweils 1 ml subcutan injizieren.

2. Globuli velati:
In akuten Fällen 2–5 mal täglich, bei Langzeitbehandlung 1 mal täglich jeweils 5–10 Globuli unter der Zunge zergehen lassen. Bei Kindern entsprechend geringere Einzeldosis.

Indikationen
Zur besseren Astralisierung des Magen-Darm-Traktes bei nicht genügender Durchatmung und Durchseelung der Stoffwechselvorgänge, z.B.

1. Schwäche der Darmverdauung
1.1. Gärungs- und Fäulnisdyspepsie
1.2. Obstipation bzw. Diarrhoe
1.3. Meteorismus
1.4. Dysbakterie
1.5. Neigung zu Wurmbefall
2. Leber- und Gallenstörungen
3.1. Hautkrankheiten alimentärer Genese
3.2. atopische Erkrankungen in der Pädiatrie
3.2.1. Milchschorf
3.3. Soor
3.4. Ekzeme

Archangelica comp.

Einem Bedürfnis aus der Praxis nach einem Heilmittel bei Kehlkopfentzündung entsprechend, wurde Archangelica comp. durch den WALA-Ärztekreis konzipiert. Archangelica, die dem Präparat den Namen gegeben hat, bildet die Grundlage der Wirksamkeit bei Laryngitis und Tracheitis,.welche sich in einer schmerzhaften Symptomatik mit Husten und Heiserkeit bis hin zum Stimmverlust äußern.

Archangelica e radice ferm 33c D4
(Engelwurz, Angelica archangelica; Umbelliferae):

Die Umbelliferen, und Archangelica im besonderen, stellen die Beziehung zwischen den Umkreiskräften Licht und Wärme und dem Wässerig-Erdhaften her. Die ganze Pflanze ist dafür eine Signatur. An ihrem bevorzugten Standort im Hochgebirge auf Granitunterlage sucht sie das wässrige Element in schattig-feuchten Schluchten, an Wasserläufen, aber auch die starke Lichteinwirkung der höheren Lagen. Der sich in einem Doldenschirm auffiedernde helle Blütenstand, die aufgeblasenen Blattscheiden und der bis in die Wurzelregion herunterreichende hohle, sich verhärtende Stengel sind Ausdruck des tief in das Vegetative eingreifenden Licht-Luft-Prozesses. Das Blattprinzip – die Blätter sind bei der Erzengelwurz 2–3fach gefiedert – bleibt dem Stengel eng verbunden und ist ebenfalls Ausdruck der engen Beziehung von Licht- und Flüssigkeits-Prozeß. Hierauf weist auch die rötlich-violette Verfärbung des Stengels hin: Es ist das Licht-Luft-Element, das in der Begegnung mit dem Flüssig-Ätherischen die Farbe hervorbringt. Die Blätter fiedern sich erst nach Ablösung der Blattspreite vom Stengel in stärker durchgeformte, kurzstielige Einzelblätter auf. Darin kommt zum Ausdruck, daß Stengel-Licht-Prinzip und Flüssigkeits-Blatt-Prinzip zunächst noch eine Einheit bilden und der Flüssigkeitsbezug stärker als bei anderen Umbelliferen vorhanden ist. Die Beziehung zur Erde kommt zum einen in der Verholzung des Stengels zum Ausdruck, andererseits in dem starken, auch flüssigkeitsdurchdrungenen Wurzelstock, der in dem Präparat Archangelica comp. zum Heilmittel verarbeitet wird.

Unter Zugrundelegung der Signatur ist verständlich, daß diese Pflanze eine besondere Beziehung zum Luft-Licht-Element hat, welches im Menschen der Wirksamkeit des Astralleibes folgt. Eine zu tiefe Verbindung von Luft- und Flüssigkeitsprozeß bildet die Grundlage katarrhalischer Erscheinungen. Das Einwirken physischer, irdischer Kräfte im organischen Geschehen kann darüber hinaus zur Chronizität führen. Die Wirksamkeit von Archangelica auf pathologische Luft in Magen und Darm bei Meteorismus und Koliken bestätigt die Beziehung von Archangelica zum Luft-Nieren-Prozeß. (Die Nierenwirksamkeit gehört zum Typus der Umbelliferen, wie wir es am Beispiel von Ammi visnaga, Fenchel, Kümmel und Anis gezeigt haben.) Die oberen Luftwege, insbesondere der Kehlkopf und die Luftröhre, sind geradezu disponiert, eine Übertätigkeit des Astralleibes im Organischen zu begünstigen. Daher ist verständlich, daß Archangelica nicht nur im Stoffwechsel (wie im Magen-Darm-Geschehen) pathologische Luft über eine Harmonisierung der Nierentätigkeit beherrscht, sondern generell im ganzen

Organismus wirksam ist, wo Licht-Luft-Prozesse und physisch-ätherische Organisation unmittelbar miteinander wirken. Hier kommt der Kehlkopf mit seiner einem Sinnesorgan vergleichbaren Sprachfunktion in Betracht.

Pyrit D6
(natürliches Eisensulfid):

Die Verbindung von Eisen und Schwefel ist geradezu ein „natürliches" Beispiel, eine Entsprechung in der anorganischen Natur für die enge Verbindung von Eiweiß-Stoffwechsel-Geschehen und Atmungsgeschehen in der menschlichen Pathologie. Das Eisen als Atmungsmetall im arteriellen Blutprozeß bildet auch im Kehlkopfbereich die Grundlage für die Wirksamkeit des Seelischen im luftigen Element. Der Blutprozeß spielt bei der Stimmbildung insofern eine wichtige Rolle, als die Durchwärmung und die Durchatmung des Kehlkopforgans die ätherische Grundlage für die Sprache freisetzen und abgeben müssen. Der Sinnesorgancharakter des Kehlkopfes läßt jedoch eine stärkere Blutwirksamkeit nicht zu. Wärme und Atmungskräfte aus dem Blut müssen freigegeben werden. Geschieht dies nicht, kommt es zu katarrhalischen Erscheinungen und Stimmlosigkeit, die für das Gesamtpräparat die Indikation abgeben.

Der Schwefel im Pyrit bildet die Brücke zum Stoffwechsel, der im Kehlkopfbereich hinter der Blutatmung zurücktreten muß. Insofern unterstützt Pyrit als homöopathische Zubereitung in typischer Weise die Wirksamkeit von Archangelica.

Salvia e foliis ferm 33d D2
(Salbeiblätter, Salvia officinalis; Labiatae):

Salvia ist ein immergrüner, von unten herauf verholzender Halbstrauch, welcher auf kargen, kalkreichen Böden im Mittelmeerraum heimisch ist und in seinen Blättern ein differenziertes ätherisches Öl, Harze, Gerbstoffe und Bitterstoffe enthält. Der Salbei nimmt eine besondere Stellung unter den Labiaten ein: Er hat eine ihm eigentümliche Beziehung zum physisch-ätherischen Organismus und zu dem hier wirksamen Lebensäther. Man kann sagen, Rosmarinöl hat die Beziehung zum Sinnesorganismus, Lavendelöl zum Nervensystem, Melisse zu den Flüssigkeitsprozessen im venösen Blut, Salbei zur Haut, zur Schweißdrüsentätigkeit und zum Nierensystem.

Der Kalziumanteil in der Pflanzenasche weist auf die Richtung der Salbeiwirksamkeit im physischen Organismus hin: Der Kalkprozeß wird durch Salvia im Lebenszusammenhang gehalten. Die Tatsache, daß die Blätter der Pflanze auch im Winter beständig und lebenskräftig sind, deutet ebenfalls auf die Wirksamkeit des Lebensätherischen hin. Ein Auszug aus Salbeiblättern, welcher im übrigen aus der Winterpflanze hergestellt wird, regt den Astralleib an, sich mit der ätherischen Organisation bis herunter auf die dem Physischen nahestehende Ebene des Kalkstoffwechsels auseinanderzusetzen. Eine zu starke Exsudation von Haut und Schleimhäuten wird von Salvia durch eine Harmonisierung des Eingreifens des Luft-Wärme-Prozesses in den physischen Bereich beherrscht. Auch die Tendenz von Kehlkopfkatarrhen, in einen chronischen Verlauf überzugehen, ist ein Wirkungsfeld von Salvia officinalis.

Argentum nitricum D14
(Silbernitrat):

Argentum nitricum stellt als Salz die Verbindung von lebensätherischem und luftastralem Geschehen her. Alle Stickstoffträger repräsentieren das Luftelement, in dem der Astralleib tätig ist. Die enge Verbindung von Argentum mit dem Stickstoff in dem Präparat Argentum nitricum ist ein „Simile“ für ein zu intensives Hereinwirken astraler Kräfte in die ätherische und besonders lebensätherische Organisation. Als Metallverbindung wirkt Argentum nitricum auf die Ich-Tätigkeit und veranlaßt diese, ordnend im organischen Prozeß wirksam zu werden. Zu den Anwendungsgebieten gehören Schleimhautentzündungen der Mundhöhle und der oberen Luftwege, auch wenn diese von Ulzerationen begleitet sind.

Hyoscyamus ex herba ferm 33d D6
(Bilsenkraut, Hyoscyamus niger; Solanaceae):

Der Bestandteil Hyoscyamus wurde dem Präparat hinzugefügt, weil – vor allem bei chronischem Kehlkopfkatarrh – die ätherische Organisation in der Tiefe des Organismus in den Reproduktionsorganen vielfach „gelockert“ erscheint. Zu berücksichtigen ist bei chronischen Katarrhen der oberen Luftwege, daß ein Mißverhältnis besteht zwischen ätherischer Organisation einerseits, die sich relativ verselbständigt, und Atmung und Nerventätigkeit andererseits. Die vielfältigen Streßsituationen, Schockereignisse sowie seelische Erschöpfung können zu Wesensgliederverlagerungen führen, die sich dann in einem Mißverhältnis von Luftorganisation und ätherischer Organisation äußern. Dafür ist der chronische Verlauf von Kehlkopfentzündungen ein pathologisches Bild. Die Signatur von Hyoscyamus zeigt, ähnlich und vergleichbar mit Belladonna, das tiefe Eingreifen des Astralischen in den vegetativen Prozeß. Dafür ist Ausdruck der in die Blattachseln heruntergezogene Blütenprozeß und die geradezu fledermausartige Ausgestaltung der Blätter, die wie „Flügel" vom Stengel stiellos abstehen. In der Bildung der Alkaloide Hyoscyamin, Atropin, Scopolamin kommt die Überwältigung der Pflanze durch das Eingreifen des Astralischen zum Ausdruck.

Zusammenfassung

Archangelica comp. ist geeignet, dann eingesetzt zu werden, wenn der rhythmische Ausgleich zwischen dem Licht-Luft-Atem-Prozeß und dem aus dem Stoffwechsel hervorgehenden Blut-Wärme-Geschehen im Bereich des Kehlkopforgans gestört ist.

Entstehung: WALA-Ärztekreis, Leitung Frau Dr. med. Margarethe Hauschka, 1953.

Darreichungsform

1. Injektionslösung
2. Globuli velati

Indikationen

Harmonisierung des Atemprozesses mit der aus dem Blut-Wärme-Geschehen hervorgehenden Ätherisation des Kehlkopforgans, z.B.

1. Laryngitis, Tracheitis

1.1. Heiserkeit

1.2. Reizhusten

Argentum nitricum comp.

In Ergänzung zu den bei Entzündungen wirksamen WALA-Präparaten Argentum/Quarz und Silicea comp. war mit Argentum nitricum comp. an ein Präparat gedacht worden, das im besonderen beim Versagen des Organismus gegenüber bakteriellen „Infekten" wirksam sein sollte. Das Verhältnis der ätherischen Organisation zur Empfindungsorganisation sollte harmonisiert und die Durchatmung der Organe und der hier tätigen Flüssigkeitsprozesse intensiviert werden, wodurch fremde „Astralität" überwunden werden kann.

Argentum nitricum D19
(Silbernitrat):

Silbernitrat verkörpert als Salz die Verbindung und Vereinigung lebensätherischer Prozesse (Argentum) mit dem Luftelement des Stickstoffes und damit der physischen Wirksamkeit des Astralischen. Das Silber hat schon für sich eine starke Affinität zum Luftelement, welches es zunächst im Erwärmen begierig aufnimmt, um es dann beim „Spratzen“ im Abkühlen wieder abzugeben. Dies ist in der anorganischen Natur ein Bild für den Atmungsvorgang. Im menschlichen Organismus wird eine Erstarrung und Lähmung des rhythmischen Eingreifens des Astralleibes in die ätherische Organisation durch Argentum nitricum überwunden. Es kommt wieder zur freien Atemexkursion zwischen Luft- und Flüssigkeits-Element.

So ist es zu verstehen, daß Argentum nitricum in homöopathischer Dosierung ein entscheidendes Therapeutikum bei Ulzerationen der Schleimhäute und destruktiven Entzündungsprozessen ist. Im besonderen wirkt Argentum nitricum im Nieren-Blasen-Bereich, aber auch überall dort, wo es zu entzündlich-destruktiven Prozessen im Schleimhautbereich des Mundes, der Atemwege sowie des Magen-Darm-Traktes kommt. Durch die salzartige Verbindung wird vor allem die astralische Organisation in ihrem Verhältnis zum Flüssigkeitsprozeß geordnet, die mineralische Eigenschaft von Argentum nitricum wirkt darüber hinaus auf die Ich-Organisation aktivierend.

Eucalyptus e foliis ferm 33d ∅ (zu 5% enthalten)
(Blätter des Eukalyptusbaumes, Eucalyptus globulus; Myrtaceae):

Eukalpytus ist unter anderem durch seinen Gehalt an ätherischem Öl in den sichelförmigen Blättern geeignet, den Wärme- und Luft-Prozeß bis in die physische Organisation herunterzutragen, um hier die Ich-Tätigkeit anzuregen. Im menschlichen Organismus wirkt ein Auszug aus Eukalyptusblättern vor allem auf den Wärmeleib. Die Auskühlung des Organismus soll dadurch überwunden, jedoch auch ein überschießender Fieberzustand zur Norm zurückgeführt werden. In Argentum nitricum comp. ist die Eukalyptus-Urtinktur in 5%iger Konzentration enthalten; deshalb empfiehlt sich eine intramuskuläre Injektion des Ampullenpräparates.

Thuja e summitatibus ferm 33c D2
(Triebspitzen des Lebensbaumes, Thuja occidentalis; Cupressaceae):

Thuja repräsentiert, wie sich an der Signatur der in die Breite gehenden Nadeln zeigt, unter den Koniferen die Betonung der Lebens- und Flüssigkeitsprozesse. Der Lebensbaum ist gleichsam der „Mondenbaum" unter den Nadelhölzern, die in einer paracelsischen Betrachtung der Wirkung des Planeten Saturn zugeordnet wurden. So wirkt Thuja als potenziertes Heilmittel auf einen auch durch Entzündung bedingten, überschießenden Lebensprozeß im Organismus, insbesondere in Häuten und Schleimhäuten.

Chlorophyceae ferm 33e D2
(Grünalgen):

Der Bestandteil Chlorophyceae repräsentiert den reinen, „idealen" Lebensprozeß der Pflanzenwelt. Die auf einer frühen Entwicklungsstufe stehenden Grünalgen zeigen noch keine Wurzel- und Blütenbildung. Aus relativ selbständigen „Einzelzellen" bilden sich im Zusammenströmen Kolonien, die dadurch höhere Pflanzenformen nachahmen oder vorwegnehmen können. Die Beziehung zur Erde durch Verwurzelung wird nicht hergestellt, die Algen bleiben ausschließlich im wässerigen Bereich; ebenso kommt es nicht zur Blütenbildung. Das Blattprinzip, die Chlorophyllbildung und damit die Lichtbeziehung charakterisieren den Urzustand dieses Pflanzenwesens. Je nach dem Grad der Durchlichtung bilden sich auch Blau- und Rotalgen. Vor allem die Blaualgen benutzen den Kalk zur Stickstoffatmung und Eiweißbildung. Darin kommt der Licht-Luft-Prozeß und die Beziehung zur Astralität zum Ausdruck.

Keimendes Leben in pathologischer Form im menschlichen Organismus, d.h. sogenannte „Fremdastralität", wird durch das Algenpräparat gleichsam ersetzt. Darauf beruht die Wirksamkeit von Chlorophyceae bei bakteriell bedingten Infektionen in dem Gesamtpräparat Argentum nitricum comp. Man könnte bei der Indikation von Chlorophyceae geradezu von einem „Mondenprozeß" sprechen, den es zu überwinden gilt.

Echinacea e planta tota ferm 33c D2
(blaßblütiger Sonnenhut, Echinacea pallida; Compositae):

Verarbeitet wird die ganze blühende Pflanze. Die Kenntnis der Wirksamkeit von Echinacea und ihre therapeutische Verwendung geht auf die Volksmedizin in Nordamerika zurück. Später wurde bekannt, daß Echinacea den Wärme-Licht-Prozeß in besonderer Weise in sich aufnimmt und im Organismus die Astralisierung und Proliferation von Blutzellen aus dem Ätherorganismus des Matrixgewebes, vor allem des Knochenmarks, fördert. Das Immunsystem wird damit gestärkt, die Ich-Organisation über die Aktivierung des seelischen Organismus angeregt. Insofern ist Argentum nitricum comp. auch geeignet, zur Rezidivprophylaxe nach einer antibiotischen Therapie von Nieren-Blasen-Entzündungen eingesetzt zu werden.

Entstehung: WALA-Ärztekreis, Dr. med. Adalbert von Keyserlingk, Leitung Frau Dr. med. Margarethe Hauschka, 1960.

Darreichungsform

1. Injektionslösung
2. Globuli velati

Dosierung und Art der Anwendung

Soweit nicht anders verordnet:

1. Injektionslösung:
In akuten Fällen bis zu 1-2 mal täglich, bei Langzeitbehandlung 1–3 mal wöchentlich jeweils 1 ml intramuskulär injizieren.

2. Globuli velati: In akuten Fällen 2 mal täglich bis 1–2stündlich, bei Langzeitbehandlung 1–3 mal täglich jeweils 5–10 Globuli unter der Zunge zergehen lassen.

Indikationen

Zur Förderung der rhythmischen Verbindung von Empfindungs- und Lebensorganisation bei ungenügender Durchatmung und Durchseelung eines Organgebietes, besonders im Nieren-Blasen-Bereich, z.B. bei

1. infektiösen, fieberhaften bis septischen, aber auch chronisch rezidivierenden Erkrankungen, z.B.

1.1. des Urogenitalsystems

1.2. im Kopf-Hals-Bereich

1.3. der Haut

Argentum/Quarz

Der Gedanke, Argentum und Quarz als Hochpotenz miteinander zu einem Präparat zu verbinden, beruht auf der Auffassung, daß das Immunsystem, d.h. das lockere Bindegewebe im Matrixsystem der Organe, einem Auskühlungsprozeß unterliegt, so daß die Umwandlung von Wärme aus dem Stoffwechselbereich über das Blut in „energetische Wärme" über den Kieselprozeß gestört ist. Damit hängt die ungenügende Abwehrlage des Immunsystems zusammen.

Quarz D29

(Bergkristall, Kieselsäureanhydrid):

Der Kiesel vermittelt im Bindegewebe und im Blut das Eingreifen der Ich-Tätigkeit über die Ich-Organisation, die sich des Siliziums in der Wärme und im physischen Bereich bedient (Rudolf Steiner). Damit ist Quarz in potenzierter Form das geeignete Heilmittel zur Aktivierung des Bindegewebes und der hier wirksamen Formkräfte. Sie sind bei der Wiederherstellung und Erhaltung der Organgestalt entscheidend. So ist es zu verstehen, daß Entgleisungen des Wärmeorganismus, verbunden mit einer Auflösung der Gewebeform, z.B. bei der Sepsis, mit einer Hochpotenz von Quarz therapeutisch beeinflußbar sind. Quarz ist daher nicht nur das Heilmittel bei Bindegewebsdegeneration und Erschöpfung der Immunität, sondern auch bei überschießenden Bindegewebsreaktionen im Sinne allergischer, hyperergischer Prozesse. Quarz repräsentiert die Ordnung im Wärmegeschehen.

Argentum metallicum D19

(metallisches Silber):

In Verbindung mit Quarz vermittelt Argentum das Eingreifen der Ich-Tätigkeit bis herunter auf die Stufe des Lebensäthers, wohingegen der Quarz dem Wärmeäther entspricht. Wenn sich die ätherische Organisation verselbständigt und nicht mehr durch den Astralleib und das Ich durchluftet und durchwärmt wird, wird der Organismus gegen Fremdlebewesen wie Bakterien anfällig. Infektionen sind, wenn sie nicht rasch lokal durch Abszedierung überwunden werden, ein Zeichen für eine ungenügende Durchdringung der ätherischen Organisation durch die Wesensglieder Ich und Astralleib. Es kommt schließlich zu als Phlegmone sich ausbreitenden geweblichen Entzündungen und zur Sepsis. Auch das Erysipel kann damit unter die Indikation von Argentum/Quarz fallen.

Silber ist immer dann angezeigt, wenn sich ein organischer Prozeß nicht mehr in die Gesamtheit des Organismus einfügen will und er gewissermaßen ein Eigenleben entfaltet. Silber als „Mondensubstanz" entspricht einem solchen Prozeß. Der Argentum-Prozeß wirkt im ätherischen Aufbau so, daß Gestaltungsvorgänge vorzeitig zum Abschluß kommen. Die Abschnürung eines Lebensvorganges, die Tendenz zur Sequestrierung bis hin zur Reproduktion, wird durch Silber in potenzierter Form auf das gesunde Maß zurückgeführt. Es erfolgt eine Wiedereinordnung in die Ganzheit des Organismus. Sowohl entzündlich-reaktive Vorgänge als auch eine zu starke Überformung des Organs werden durch Silber reguliert. Die Ich-Organisation greift wieder ordnend in die physisch-ätherische Organisation ein.

Unter den Hauptmetallen ist Silber dadurch ausgezeichnet, daß es die Bildeprinzipien Wärme, Licht und Chemismus in die Peripherie entlassen hat. Damit hängt die oligodynamische, bakterizide Wirkung des kolloidalen Silbers zusammen. Es ist darauf zu achten, daß Argentum in hoher Potenz im Kindesalter unter Umständen zu rasch fiebersenkend wirken kann. Aus diesem Grund ist Argentum in diesem Präparat in mittelhoher Potenz enthalten. Es sollte individuell dosiert werden, so daß das Sich-Eingliedern der höheren Wesensglieder und die Zurücknahme der Wärmeabstrahlung stufenweise geschieht.

Zusammenfassung

In der Doppelwirkung von Argentum/Quarz wird der Organismus von zwei Seiten in seinem Wesensgliedergefüge konsolidiert. Die ätherische Organisation wird veranlaßt, die Ich-Organisation in sich aufzunehmen, um dadurch wieder in ein gesundes, rhythmisches Verhältnis zur astralischen Organisation zu kommen. Argentum entspricht dem Lebensäther. Quarz wirkt unmittelbar auf die Ich-Organisation, die die Auskühlung bis hinein in das den Träger des Ätherleibes darstellende Matrixgewebe des Organismus überwindet. Damit ist Argentum/Quarz als „homöopathisches Antibiotikum" geeignet, bei septischen Prozessen eingesetzt zu werden.

Entstehung: WALA-Ärztekreis, Dr. med. Heinz-Hartmut Vogel, 1965.

Darreichungsform

1. Injektionslösung
2. Globuli velati

Dosierung und Art der Anwendung
Soweit nicht anders verordnet:

1. Injektionslösung:
In akuten Fällen 1–3 mal täglich, bei Langzeitbehandlung 2–3 mal wöchentlich jeweils 1 ml subcutan injizieren.

2.Globuli velati:
In akuten Fällen 2–5 mal täglich, bei Langzeitbehandlung 1 mal täglich jeweils 5–10 Globuli unter der Zunge zergehen lassen.

Indikationen
Zur Belebung der Ich-Wärme-Organisation und zur Wiedereinordnung der sich verselbständigenden ätherischen Organisation bei entzündlich-septischen Prozessen, z.B.
1. septische Prozesse
2. lokale und allgemeine Infektionen
2.1. Sinusitis
2.2. Otitis
2.3. Phlegmone
2.4. Lymphangitis und Lymphadenitis (evtl. im Wechsel mit Lachesis comp.)

Argentum/Rohrzucker

Es bestand das Bedürfnis nach einem Heilmittel für die Behandlung der in der Nachkriegszeit zunehmend auftretenden Schockfolgesyndrome, und zwar sowohl aufgrund schwerer Schicksalserlebnisse als auch infolge von Unfällen. Dem Heilmittel liegt der Gedanke zugrunde, daß sich im Schock die Wesensglieder des Menschen in bestimmter Weise voneinander trennen, d.h. daß die Verbindung von physischem Leib und Ätherleib einerseits mit Astralleib und Ich-Organisation andererseits zeitweilig zu sehr gelockert ist.

Argentum metallicum D5
(metallisches Silber):

Argentum als reines Metall steht am einen Ende der Reihe der sieben Hauptmetalle dem Blei polar gegenüber. Trotz seiner Weichheit und Ausziehbarkeit mit hoher Leitfähigkeit für Wärme und elektrischen Strom ist Silber ein klingendes, reines Metall. Unter dem Gesichtspunkt von Sal, Merkur und Sulfur würde Blei einem in die Erstarrung übergeführten sulfurischen Prinzip, Silber einem ursprünglich und jung gebliebenen Sal-Prinzip entsprechen.

Beim Versuch, die Silberwirksamkeit in die ätherische Gesamtorganisation des Menschen einzuordnen, kann man an seine besondere Beziehung zum Lebens- und chemischen Äther denken und somit an eine verdichtende, konzentrative Wirkung von Silber im Lebensprozeß. Zudem wird die Ich-Organisation durch die Metalleigenschaft des Silbers zu einem Eingreifen über die Lebensprozesse angeregt.

Wenn ein Organ zu einem vorzeitigen Abschluß der Entwicklung kommt, wie dies physiologisch bei der Ausbildung des Gehirns der Fall ist, kommt es zu einem Freiwerden ätherischer, vor allem lebensätherischer Kräfte. Diesem physiologischen Phantom verdanken wir unsere Bewußtseinskräfte. So ist es auch verständlich, daß Silber eine unmittelbare Beziehung zum Nervensystem und zu den im Bereich der Nerven sich auch physiologisch befreienden ätherischen Kräften hat. Ein charakteristisches Silbersymptom ist ein Ausdehnungsgefühl am ganzen Körper, das auch auf einzelne Körperteile beschränkt sein kann. Es besteht eine Konzentrationsschwäche und das Gefühl, die Außenwelt wie zu klein und aus einer Entfernung wahrzunehmen. Die eigene Stimme kann hohl klingen. Es kommt zu einem Kloßgefühl im Hals, zu Schwindel, zu Nervenlähmungen. Man sieht, wie das Silber-Arzneimittelbild in diesen Symptomen zu einer pathologischen Verstärkung des physiologischen Phantoms führt.

Im Krankheitsfall kann sich, z.B. infolge von Schock, die ätherische Organisation in der Tiefe des Organismus lockern. Der Ätherleib wird zusammen mit dem Astralleib relativ frei. Bei entsprechender Erschöpfung ist der Organismus nicht mehr widerstandsfähig, die organische Grundlage ist zu wenig durchätherisiert und durchastralisiert. Es kann zu organbezogenen „hysteroiden“ Symptomen vor allem im Nieren- und Urogenitalbereich kommen. Silber ist das Mittel, um die sich lösenden höheren Wesensglieder wieder stärker an den physischen Leib zu binden.

Saccharum Sacchari D9

(Rohrzucker, Zucker aus dem Stengel von Saccharum officinarum; Gramineae):

Typisch für die Gramineen ist der ungewöhnliche Kieselreichtum und ihr aufbauender Kohlenhydratstoffwechsel. Die Gräser haben allgemein eine intensive Beziehung zur kosmisch gestaltenden Lichtperipherie, deren einstrahlende

Kräfte sich in den lichthaften, linienartigen Formen von Stengel, Blatt und Grannen widerspiegeln und die sich in der spröden Konsistenz der oberirdischen Pflanzenorgane kieselhaltig niederschlagen.

Das Zuckerrohr ist ursprünglich im tropischen Ostasien heimisch. Was bei den Brotgetreiden aus der Assimilation als Zuckersaft in die Ähren zur Stärkeumwandlung fließt, ist in dem rhythmisch-knotig gegliederten, aufgetriebenen Stengel von Saccharum Sacchari festgehalten.

Im Gegensatz zum Rübenzucker, der in der Pflanzenwurzel abgelagert wird, dringt die therapeutische Wirkung des gereinigten Rohrzuckers bis in die mittlere rhythmische Organisation des Menschen vor. Therapeutisch spricht Rohrzucker sowohl den Licht-Kiesel-Prozeß als auch den Zuckerprozeß an. Er wirkt damit anregend und stabilisierend auf das Eingreifen und die Tätigkeit der Ich-Organisation, und zwar sowohl zentral (Zucker im Blut) als auch in der Körperperipherie (Kiesel im Bindegewebe).

Zusammenfassung

Schock und Schockfolgen können durch die Kombination Argentum und Saccharum Sacchari oftmals behoben werden. Das Gefühl der Wesensgliederlockerung, der Organausdehnung, der Schwindel, die Einschlafstörung und die Tachykardien beispielsweise verschwinden.

Entstehung: WALA-Ärztekreis, Dr. med. Heinz-Hartmut Vogel, 1965.

Darreichungsform

1. Injektionslösung
2. Globuli velati

Indikationen

Zur Wiedereingliederung der Ich- und Empfindungsorganisation in den organischen Lebensprozeß nach Schockereignissen und Erschöpfungszuständen sowie bei Krampfbereitschaft durch physische und psychische Traumen, z.B.

1. Schockfolgen
2. latente Tetanie

Arnica/Aurum D6/10 [41]
Arnica/Aurum D20/30 [41]

Durch die Kombination von Arnika und Aurum sollte ein Heilmittel entstehen, das unmittelbar auf den venös-arteriellen Blutprozeß im Herzen und im Kreislauf wirkt. Der arterielle und der venöse Blutstrom begegnen sich im Herz-Kreislauf-System physiologisch in der Art, daß unter Aufrechterhaltung und Überhöhung ihrer Polarität die Kräfte von Venosität und Arterialität einen Ausgleich und Übergang finden im Bereich der Kapillaren und der interstitiellen Flüssigkeit. Kommt es zu einer Vereinheitlichung und Vermischung dieser beiden gegenläufigen Prozesse, so liegt darin die Ursache für kongestive Vorgänge im Herzen und im Kreislauf, die sich im Bild einer Plethora vera äußern und auslösend für einen Herzinfarkt sein können.

Handelt es sich um eine konstitutionelle Disposition, z.B. zur Plethora, kommt die Hochpotenz Arnica/Aurum D20/30 in Frage. Bei lokaler, im Herzen selbst sich abspielender Kongestion, z.B. durch ständigen Streß, wird die Potenz Arnica/Aurum D6/10 gewählt.

Arnica e planta tota ferm 33c D5 bzw. D19
(Arnika, Arnica montana; Compositae):

Arnica montana nimmt in der Bildung ihrer leuchtend gelben und aromatisch duftenden Blütenkörbchen die kosmischen Kräfte von Licht und Wärme in sich auf. Sie gliedert diese Kräfte in das Flüssigkeitsgeschehen ein, dem sie durch ihren sumpfigen Standort besonders ausgesetzt ist. An dieser Wechselbeziehung zwischen Wärme-Licht-Organismus und chemischen Kräften greift auch die Heilwirkung der Arnika im Menschen an. Sie ist eine Arznei für Krankheitszustände, die darauf beruhen, daß sich im venösen Kapillargebiet das Blut staut, der Flüssigkeitsprozeß im Bindegewebe zwischen interstitieller Flüssigkeit und Blutprozeß gestört ist und es zu venösen Stasen kommt. Arnika ist ein ausgesprochen venöses Mittel. Als „Kieselpflanze“ wirkt sie auf die Ich-Tätigkeit in der Wärmebildung des Blut-Bindegewebs-Geschehens und gliedert gleichsam den Blut- und den Bindegewebs-Flüssigkeitsprozeß auseinander. In der arteriellen Endstrombahn verläßt Blutplasma die Gefäße der Körperperipherie und durchströmt frei die zwischenzellige Grundsubstanz, mit der sie im Austausch steht.

---

[41]) *Zur Deklaration der Potenzhöhe der Bestandteile siehe Einleitung S. 62*

Dieser Flüssigkeitsstrom wird dann aktiv von der venösen Kreislaufseite wieder aufgenommen und auf das kardiale Zentrum zu gerichtet. Die Vereinheitlichung dieser Prozesse, das heißt die mangelhafte Absonderung und Aufnahme von Flüssigkeit aus dem Interstitium in den venösen Bereich, führt zur Krankheit. Spielt sich ein solcher Prozeß im Herzmuskel – oder auch im Gehirn – ab, kommt es zu der oben genannten Anschoppung von venösem Blut und Bindegewebsflüssigkeit, eine der Voraussetzungen für das Infarktgeschehen.

Aurum metallicum D9 bzw. D29
(metallisches Gold):

Aurum faßt in sich zusammen die Wirkungskraft und Bildeprozesse der sogenannten obersonnigen Planeten Saturn (Blei), Jupiter (Zinn), Mars (Eisen). Dies bedeutet, daß die ätherischen Prozesse Wärme, Licht und Chemismus im Gold auf die tellurisch-physische Stufe in den Bereich des Lebensäthers heruntergeführt werden. Die Entwicklung ist somit auf der irdischen Stufe angekommen. Entsprechend richtet sich die Aurum-Wirkung im Menschen besonders auf die dem Physischen sich annähernden Zentralkräfte, es besteht eine Beziehung zum linken Herzen und zur Hauptschlagader. Aurum wirkt also vorwiegend auf den arteriellen Blutprozeß, jedoch gleichzeitig auch auf die physische Grundlage des Bindegewebes mit den hier sich abspielenden Flüssigkeitsprozessen. Daher ist Aurum auch ein Heilmittel im Falle einer zu starken Verfestigung des Bindegewebes mit seiner Grundsubstanz, das heißt, es ist angezeigt bei der Bindegewebssklerose, insbesondere der Aorta und der Herzkranzgefäße.

Zum Aurum-Bild gehört, neben der arteriellen Anschoppung des Blutes vor allem im linken Herzen, die Flüssigkeitskonzentration im Kreislauf selbst (Hypervolämie und Polyglobulie). Die Pathologie der Herzkongestion im Bereich des arteriellen Blutanstroms und die Plethora sind damit Wirkungsbereiche der Goldtherapie. Psychisch kann sich dieses Gestaut-Sein in stark wechselnden Stimmungen entladen, die zwischen Erregung, Übermut und Schwermut schwanken.

Zusammenfassung

Wie wir gesehen haben, besteht in therapeutischer Hinsicht eine große Ähnlichkeit zwischen Aurum und Arnika. Man könnte Arnika das pflanzliche Aurum nennen. Beide haben den Bezug zu Blut, Gewebeflüssigkeit und Bindegewebsbereich. Sie sind Heilmittel für eine Bindegewebsdegeneration in der Herz-, Gefäß- und auch in der rheumatischen Pathologie. Im ganzen hat Aurum mehr die Beziehung zum arteriellen System und zum linken Herzen, während Arnika eher den venösen Bezug in sich trägt. In der Zusammenwirkung der beiden Präparatebestandteile Arnika und Aurum liegt ein Heilmittel vor, das man als Spezifikum bezeichnen kann für die genannten pathologischen Veränderungen, vor allem auch für die Behandlung des durch Zivilisationseinflüsse gestreßten Herzens.

Entstehung: Ärztekreis des Klinisch-Therapeutischen Instituts, Arlesheim, Leitung Frau Dr. med. Ita Wegman, 1935.

Darreichungsform

1. Injektionslösung
2. Globuli velati

Dosierung und Art der Anwendung

Soweit nicht anders verordnet:
im allgemeinen Langzeitbehandlung, dann

1. Injektionslösung:
Arnica/Aurum D6/10 – 2–3 mal wöchentlich bis 1 mal täglich , bei akuter Plethora auch 2 mal täglich; Arnica/Aurum D20/30 – 1 mal wöchentlich oder vierzehntägig zur Konstitutionstherapie, jeweils 1 ml subcutan injizieren.

2. Globuli velati:
Arnica/Aurum D6/10 – 1–2 mal täglich, Arnica/Aurum D20/30 – 1 mal wöchentlich jeweils 5–10 Globuli unter der Zunge zergehen lassen.

Indikationen

Zur Dynamisierung und Rhythmisierung der gestauten Wärme und Gewebeflüssigkeit im Herzorgan durch Aktivierung der Ich- und der Atmungs-Empfindungsorganisation, z.B. bei

1. Hypertonie
2. Plethora
3. Stenokardie
4. begleitenden Angst- und Erregungszuständen
5. zur Prophylaxe und Nachbehandlung der Apoplexie

A: Arnica/Plumbum comp. A
B: Arnica/Plumbum comp. B

Arnica/Plumbum comp. A stellt die Kombination der zwei Grundpräparate Arnica/Plumbum/Mel und Cerebrum comp. A in Verbindung mit potenziertem Birkenrindendekokt dar. Das Ausgangspräparat ist das reine Hirnorganpräparat Cerebrum comp. A, welches therapeutisch die gesamte Sehbahn und die auf den Sehprozeß mitwirkenden Hirnteile zu beeinflussen vermag. Arnica/Plumbum comp. A ist eine Modifikation des oben angeführten ursprünglichen Präparates. Es sollte im besonderen im Hinblick auf die degenerativen Prozesse im Hirnbereich auf der Grundlage sklerotischer arterieller Gefäßveränderungen zum Einsatz kommen.

Entsprechend bilden für Arnica/Plumbum comp. B die Präparate Arnica/Plumbum/Mel, Cerebrum comp. B und Betula die Grundlage. Hier besteht die therapeutische Beziehung zur Hörbahn.

Arnica e planta tota ferm 33c D28
(Arnika, Arnica montana; Compositae),

Plumbum mellitum D28
(Blei wird mit Honig und Rohrzucker verarbeitet):

} siehe Arnica/Plumbum/Mel

Betula e cortice, Decoctum D3
(Weißbirkenrindendekokt, Betula pendula; Betulaceae):

Das Birkenrindendekokt wurde hinzugefügt, um durch ein weiteres pflanzliches Präparat den sklerotischen arteriellen Gefäßprozeß therapeutisch zu beeinflussen.

Die Weißbirke ist dadurch ausgezeichnet, daß sie einen extremen Flüssigkeitsprozeß mit einer starken Durchlichtung und Durchluftung in sich verbindet. Die flachen, fast horizontal verlaufenden Wurzeln zeigen mit dieser Signatur eine starke Beziehung zum Oberflächenwasserorganismus der Erde, jedoch weniger zum irdischen Element selbst. Durch den ganzen Baum steigt ein ungewöhnlich starker Säftestrom, der über die Blätter verdunstet und sich dem Umkreis mitteilt; das Licht-Luft-Prinzip verbindet sich mit den im Wind fein beweglichen, etwas ledrigen und eiweißreichen Blättern.

Dagegen ist die weiße Rinde ungewöhnlich salzreich, vor allem an Kaliumsalzen. Der aus der Birkenrinde ableitbare sogenannte Birkensaft enthält (neben Kaliumsalzen) ebenfalls reichlich Kalksalze. Die Wirkung auf die Ausscheidung ist bekannt; die Niere wird angeregt. In den Präparaten Arnica/Plumbum comp. A und B kommt dem Birkenrindendekokt eine wesentliche Bedeutung im Hinblick auf die Anregung der Nierentätigkeit zu. Ablagerungen im Organismus, der Tendenz zur Sklerosierung des Gewebes, vor allem der Gefäße, wird entgegengewirkt.

Nervus opticus Gl D15
(Hirnnerv II – Sehnerv)

Hypophysis Gl D15
(Hirnanhangsdrüse)

Corpora quadrigemina Gl D15
(Lamina tecti – Vierhügelplatte)

Medulla oblongata (Ventriculus quartus) Gl D15
(verlängertes Rückenmark)

Thalamus Gl D15
(Sehhügel)

Cerebellum Gl D15
(Kleinhirn)

Retina et Chorioidea Gl D15
(Netz- und Aderhaut)

Iris (bovis) Gl D15
(Regenbogenhaut)

} siehe Darstellung beim Präparat Cerebrum comp. A

Nervus statoacusticus Gl D15
(Nervus vestibulocochlearis, Hirnnerv VIII – Gehörnerv)

Epiphysis Gl D15
(Corpus pineale, Zirbeldrüse)

Corpora quadrigemina Gl D15
(Lamina tecti, Vierhügelplatte)

Medulla oblongata (Ventriculus quartus) Gl D15
(verlängertes Rückenmark)

Cerebellum Gl D15
(Kleinhirn)

Labyrinthus Gl D15
(Labyrinthus membranaceus et osseus, Innenohr)

} siehe Cerebrum comp. B

Zusammenfassung
Arnica/Plumbum comp. A ist damit geeignet, den Krankheitsprozeß bei Nachlassen der Sehkraft, vor allem im Alter und auf der Grundlage diabetischer und arteriosklerotischer Gefäßveränderungen, aufzuhalten. Arnica/Plumbum comp. B ist für den entsprechenden degenerativen pathologischen Prozeß gedacht, welcher sich im Bereich des Innenohres, der Cochlea und des Labyrinthes abspielt.

Entstehung: WALA-Ärztekreis, Leitung Frau Dr. med. Margarethe Hauschka, 1955.

Darreichungsform
1. Injektionslösung
2. Globuli velati

Indikation
Zur Verhinderung einer vorzeitigen Lösung von Ich- und astralischer Organisation im Bereich der gesamten Sehbahn (A) bzw. Hörbahn (B) bei organischer Degeneration der entsprechenden Hirnnervenanteile, z.B.

1. Arteriosklerose
1.1. cerebrale Durchblutungsstörungen
2. Zustände vor und nach Apoplexie

A: besonders bei arteriosklerotischen und degenerativen Veränderungen des Auges
B: besonders bei arteriosklerotischen und degenerativen Veränderungen des Innenohres (Schwerhörigkeit, Ohrensausen, Schwindel)

Arnica/Plumbum/Mel D30/30/30 [42])

Arnica/Plumbum/Mel soll ein spezifisches Heilmittel bei einer Erstarrung der feinen Beweglichkeit und des Wärmegeschehens im Gefäßbereich mit nachfolgender Degeneration und Sklerotisierung der Gefäßwand sein. Durch eine Pflanze (Arnika), ein Metall (Blei) und einen durch den tierischen Organismus der Biene hindurchgegangenen Zuckerprozeß (Mel) soll in differenzierter Weise auf die Tätigkeit der Wesensglieder eingewirkt werden. Dem Gesamtpräparat liegt das pathologische Bild eines vorzeitig erstarrten Wärmeorganismus zugrunde.

Arnica e planta tota ferm 33c D29

(Arnika, Arnica montana; Compositae):

Die Hochpotenz von Arnika aus der ganzen Pflanze soll über eine Anregung des Astralleibes im Wärmegeschehen des Blutes, insbesondere des venösen Systems, wirken. Hochpotenzen greifen über den Sinnesprozeß in das organische Geschehen ein. Da sich die Gefäßsklerose, für die das Präparat gedacht ist, insbesondere auch im Kopfbereich abspielt, ist die Wirksamkeit auf die im Nervensystem in pathologischer Weise frei werdenden Wesensglieder hin orientiert. Arnika reguliert hier im Versorgungsgebiet der Hirngefäße den Flüssigkeitsaustausch zwischen Blutbahn und interstitieller Gewebeflüssigkeit jenseits der Blut-Hirn-Schranke. Die Gewebeatmung und -ernährung erfährt so eine Anregung. Bei vorbestehenden arteriosklerotischen Gefäßläsionen wird einer Blutung mit vorgebeugt. Ist bereits eine Apoplexie eingetreten, so ist Arnika in Hochpotenz bei hämorrhagischen Insulten das Hauptmittel zur Wiedereingliederung des blutig durchtränkten, aus dem Lebenszusammenhang herausfallenden Organgebietes. Bei Gehirnblutungen fördert Arnica montana die Resorption des Hämatoms. Bei den geschilderten Akutsituationen ist es wichtig, Arnika frühzeitig und zunächst in hoher Dosierung zu geben. Differentialtherapeutisch ist bei rein ödematöser Schwellung an Apis zu denken, bei angiospastischen Zuständen neben Plumbum auch an Nicotiana. Vermehrter arterieller Blut-

---

[42]) *Zur Deklaration der Potenzhöhe der Bestandteile s. Einleitung S. 62*

andrang zum Kopf, verbunden mit transitorischen, thromboembolisch ausgelösten ischämischen Attacken und Hypertonie kann prophylaktisch Belladonna-Wurzel erfordern.

Plumbum mellitum D29
(Blei, mit Honig und Rohrzucker verarbeitet):

Blei ist unter den Metallen der Repräsentant des Sulfurischen. Es bewahrt den Wärmeprozeß im physischen Bereich; die Wärmequalität ist auf der stofflichen Ebene wie erstarrt und eingeschlossen. Im Vergiftungsbild zeigt sich, daß Blei auch im menschlichen Organismus den rhythmischen Wärmeprozeß zur Erstarrung bringt: In der Peripherie werden Haut und Schleimhäute zunächst überempfindlich, dann kommt es zur Ablähmung der Sensibilität und zur Entvitalisierung. Auch im Gefäßbereich wird die Wärmebewegung aufgehoben, die Gefäßmuskulatur sklerotisiert. Es kommt zur Angiospastik, die roten Blutkörperchen zerfallen vorzeitig. In der Folge werden schwere Schädigungen der Gefäßintima, Endarteriitis und schließlich Sklerose beobachtet. Eine besondere Beziehung besteht weiter zum Knochenskelett. Während bei der Rachitis die Wärme- und Ich-Inkarnation des Kindes zu schwach sind und wir Blei in Hochpotenz geben, kommt es im Alter zur „Altersrachitis“ (Osteoporose). Es liegt insofern ein verwandter pathologischer Prozeß vor, als bei der Rachitis im Kindesalter die Ich-Wärme-Kräfte nur zögernd und ungenügend eingreifen, während bei der Altersosteoporose sich die Ich-Wärme-Kräfte vorzeitig und überstark aus dem Skelettsystem herauslösen.

Insbesondere spricht Blei als Metall die Ich-Organisation an, die einer vorzeitigen Ablösung und „Ausatmung“ der höheren Wesensglieder im Nervenbereich während des Alterungsprozesses entgegenwirkt. Die Ich-Wärme-Tätigkeit im Physischen kann sich über die ätherische Organisation im Gefäßsystem von neuem auswirken. Sie rhythmisiert dann das Verhältnis von Astralleib und Ätherleib.

Der Honig ist dem Zucker-Wärme-Prozeß des menschlichen Blutes verwandt. Er enthält in sich die Strukturkräfte, die im Bienenstock wirksam sind. Die Sechseckstruktur der Bienenwaben zeigt eine Verwandtschaft zu den Kieselkräften. Indem der Blütenhonig durch den tierischen Organismus der Biene hindurchgegangen ist, bekommt er die Licht-Wärme-Kräfte des Bienenwesens eingeprägt. Der Ätherleib wird in seinen Wärmeverhältnissen durch die therapeutische Anwendung von Mel beweglich, das Ich kann wieder in die Blutwärme eingreifen. Über das Blut als Zentrum des Wärmeorganismus wird die Körperwärme angeregt und bis in die Peripherie hin in Bewegung gebracht.

Zusammenfassung

So ist die Komposition aus einer pflanzlichen Substanz (Arnika mit Wirkung auf den Astralleib), einem Metall (Blei mit Wirkung auf die Ich-Organisation) und dem Bienenhonig (mit der Wirksamkeit auf die ätherische Organisation) in ihrer zusammenfassenden Wirkung geeignet, den pathologischen Alterungs- und Degenerationsprozeß im Gefäßsystem therapeutisch zu beeinflussen.

Entstehung: WALA-Ärztekreis, Leitung Frau Dr. med. Margarethe Hauschka, 1956.

Darreichungsform

1. Injektionslösung
2. Globuli velati

Indikationen

Zur Wiedereingliederung von Ich- und Empfindungsorganisation bei vorzeitigen Degenerationserscheinungen im Gefäßbereich, insbesondere des Sinnes-Nerven-Systems, z.B.

1. Arteriosklerose

1.1. besonders Gehirngefäßsklerose

1.2. cerebrale Durchblutungsstörungen

Arnika-Salbe

Ein grundlegender Gedanke bei der Konzeption dieses Präparates war, daß das Zusammenspiel von venösen und interstitiellem Flüssigkeitsprozeß harmonisiert werden soll. Die Formkräfte werden angeregt, wobei die Arnika-Wirkung durch Symphytum und Formica ex animale ergänzt wird.

Arnica e planta tota ferm 33c ∅ (zu 5% enthalten)

(Arnika, Arnica montana; Compositae):

Arnika gehört zur Familie der Körbchenblütler, die insofern eine hohe Entwicklungsstufe des Pflanzenreiches darstellen, als eine Vielzahl von Einzelblüten zu einem Blütenkörbchen zusammengefasst sind. Typisch ist für die Kompositen ein enges Verhältnis zu den Wärmekräften. Arnica montana bildet aus der Wärme heraus in Blüte und Wurzel differenzierte ätherische Öle.

Des weiteren trägt sie eine Affinität zu dem lichthaften Kieselprozeß in sich. Ihr Standort ist auf der Urgesteinsunterlage der Mittel- und Hochgebirge. Im Pflanzenbildeprozeß trägt die „Wolfsblume“ den Kiesel substantiell bis in die Stengel- und Blattbehaarung und in die Haarkelche im Blütenbereich.

Neben dem Aufnehmen der Hochgebirgs-Lichtkräfte hat die Arnika gleichzeitig eine deutliche Beziehung zum vegetativ-wässrigen Element: Sie bevorzugt feuchte, sumpfige Wiesen und aus dem horizontal verlaufenden Wurzelstock entspringt eine bodenständige Blattrosette und eine Pflanzengestalt mit einem insgesamt recht krautigen Wuchs. Zwischen den Polaritäten von Licht und Chemismus entfaltet sich die Arnika als Heilpflanze.

In ihrer Wirkung auf den Organismus kommt diese Doppelbeziehung zum Ausdruck: Der Arnika-Prozeß spielt sich zwischen dem vegetativen, venösen Blutgeschehen und dem interstitiellen Bindegewebe der Organe, vor allem der Muskulatur, aber auch des Nervensystems, ab. Die Empfindlichkeit der Muskulatur, die „Schwäche“ der venösen Kapillaren mit Blutungsneigung nach Stoß und Verletzung gehören zum Arzneimittelbild von Arnika. Auch bei der gesteigerten Empfindlichkeit der Muskulatur haben wir es mit dem Verhältnis von venösem Blut zur interstitiellen Gewebeflüssigkeit bis hin zur venösen Flüssigkeitskongestion zu tun. Charakteristisch für Arnika ist die erhöhte Empfindlichkeit der Gebärmutter gegen Kindsbewegungen während der Schwangerschaft.

Arnika ist als Heilpflanze dem Apis-Bild verwandt. Während Apis den Wärmeprozeß zwischen Bindegewebe und Blut gleichsam anhält und es dadurch zum Ödem im Bereich der Kapillaren kommt, greift Arnika stärker in den venösen Blutprozeß selbst ein, der sich gegenüber den im Bindegewebe sich abspielenden intermediären Stoffwechsel- und Flüssigkeitsprozessen isoliert. Venöse Stauung und, damit in Verbindung stehend, Wärmestauung ist charakteristisch für die Arnika-Wirksamkeit. Das Verhältnis von Wärme (Ich-Tätigkeit), Atmungstätigkeit (Astralleib) und Flüssigkeitsprozeß (Ätherleib) wird durch Arnika wieder neu geordnet.

Bei stumpfen Traumen jeglicher Art und auch bei rheumatischen Muskel- und Gelenkerkrankungen kommt es zur Anregung des Flüssigkeitsstromes im Bereich des Bindegewebsödemes und der peripheren venösen Stase; die Resorption von Hämatomen wird gefördert und die durch den Verletzungsschock oft etwas herausgelösten höheren Wesensglieder werden wieder in eine engere Verbindung mit dem Heilungsprozeß gebracht. Man kann sagen, daß durch die Arnika-Wirkung der sulfurische, substanz- und wärmebindende Kohlenstoff-Prozeß wieder in das richtige Verhältnis zum wärmeentbindenden, Sinnestätigkeit ermöglichenden Kiesel-Prozeß gesetzt wird.

Symphytum e radice ferm 34c ⌀ (2%)
(Wurzel des Beinwells, Symphytum officinale; Boraginaceae):

Die Signatur von Symphytum officinale weist auf einen in der Pflanze stark wirksamen flüssigen, chemisch-ätherischen Prozeß hin. Das äußerst regenerationsfähige Rhizom ist kräftig und spindelförmig. Unter der schwarzen Wurzelhaut verbirgt sich ein weißes, schleim- und allantoinhaltiges Wurzelgewebe. Bei den stark Wasser bindenden Schleimen kann man an die mesenchymale Grundsubstanz denken, die als erstes die Frakturfragmente verbindet und die Voraussetzung für die fibröse Kallusbildung und Verknöcherung bildet. – Die Blätter vom Beinwell sind großflächig, ganzrandig und von plastisch-vitaler Beschaffenheit. Von der bodenständigen Blattrosette aus erheben sie sich spiralförmig und sitzend um den kräftigen Stengel der über meterhohen Pflanze. Die blauviolette Blüte kann in ihrer Farbqualität das Hereinnehmen des Licht-Wärme-Geschehens in die Substanzbildung bestätigen (Sulfur-Prozeß). Demgegenüber ist die rauhe Behaarung von Blatt und Stengel Ausdruck einer das wässrige Milieu durchstrahlenden und gestaltenden Kiesel-Kraft. Insofern ist Symphytum als Vertreter der Rauhblattgewächse eine Kieselpflanze; Kiesel ist auch in der Asche immerhin bis zu 20% nachzuweisen.

So kann es verständlich sein, daß Symphytum seine Wirksamkeit im menschlichen Flüssigkeitsgeschehen entfaltet und hier besonders den Kiesel-Sinnes-Prozeß herausfordert. Damit ist der Wirkungsort von Symphytum vor allem der Bereich des Periosts und des Überganges von Muskel-Sehnen-Gewebe zur Knochenhaut. Bei Zerrungen, Überdehnungen der Sehnen, jedoch auch bei ungenügender Kallusbildung von Frakturen ist Symphytum ein wesentliches Mittel, das die Sinnesfunktion und den Form- und Gestaltungsvorgang im Übergang von Muskel, Sehnen und Knochen beherrscht. Bei Insertionstendopathien auch ohne röntgenologische Zeichen hat sich Symphytum sehr bewährt. Auch bei der Osteogenesis imperfecta ist an Symphytum in Verbindung mit Periosteum und Hypophysis/Stannum zu denken.

Formica ex animale Gl ⌀ = D2 (0,1%)
(Rote Waldameise, ganzes Tier; Formica rufa):

Als tierisches Präparat wirkt Formica auf die ätherische Organisation. Die Ameise ist ein extrem durchastralisierter, „durchatmeter“ tierischer Organismus, was an ihrer dünnen, mehrfach gegliederten und „eingeschnürten“ Gestalt sichtbar wird. Sie hat ihren Lebensbereich in der kühlen Erde, die sie durch ihren Bau durchluftet und durchwärmt. In der Ameisensäure kommt die Wirksamkeit des Astralischen bis zur Substanzbildung. Im Organismus regt die Ameise als Medikament die Durchatmung der ätherischen Organisation an; Stoffwechselablagerungen werden in Fluß gebracht.

Bei Verletzungen kommt es zu einer Schwächung der ätherischen Organisation mit ödematöser Schwellung und eventuell Entzündungsreaktion in dem betroffenen Gebiet. Das seelisch-nervliche Geschehen kann nach einer vorübergehenden, durch das Trauma bedingten Herauslösung und Abschwächung sich in der Gegenreaktion zu fest und unmittelbar mit dem physischen Organismus verbinden. Es kommt zur Auskühlung. Dem wirkt die Ameise in charakteristischer Weise entgegen. Die Folgezustände nach Frakturen und Ruhigstellung in Form eines Morbus Sudeck sind eine Indikation, für die wir Arnika-Salbe benötigen.

Zusammenfassung

Arnika-Salbe kann somit als Spezifikum dafür bezeichnet werden, das im Krankheitsprozeß ineinanderfließende venöse Kapillarblut und interstitielle Flüssigkeitsgeschehen zu ordnen und auseinanderzugliedern. Blut- und Sinnes-Prozeß werden wieder harmonisiert. Dies gilt besonders bei Hämatomen, Verstauchungen und Zerrungen des Bindegewebes und der Muskulatur sowie bei Verletzungen der Gelenke, der Sehnen und Sehnenansätze, ebenso bei Ablagerungs- und Auskühlungserscheinungen des rheumatischen Formenkreises. Die Formkräfte werden wieder zu einem ausgewogenen Eingreifen angeregt.

Entstehung: Ärztekreis des Biologisch-Homöopathischen Krankenhauses, München-Höllriegelskreuth, Leitung Frau Dr. med. Margarethe Hauschka, 1949.

Darreichungsform

Salbe

Dosierung und Art der Anwendung

Soweit nicht anders verordnet: 1–2 mal täglich einreiben oder Salbenverband.

Gegenanzeigen: Arnikaüberempfindlichkeit
Nebenwirkungen: In seltenen Fällen allergische Reaktionen.
Wechselwirkungen mit anderen Mitteln: nicht bekannt

Indikationen

Zur Ordnung und Auseinandergliederung des im Krankheitsprozeß ineinanderfließenden venösen Kapillarprozesses und interstitiellen Flüssigkeitsgeschehens. Harmonisierung von Blut- und Sinnesprozeß und Anregung der Formkräfte, z.B.

1. Stumpfe Verletzungen
1.1 Quetschungen
1.2 Zerrungen
1.3 Verstauchungen
2. Sudeck-Syndrom
3. entzündliche und degenerative Erkrankungen des Bewegungsapparates
3.1 Arthritis, Periarthritis, Epicondylitis
3.2 Periostitis
3.3 Tendovaginitis

Articulatio talocruralis comp.

Das Präparat wurde zusammengestellt, um einer chronisch-degenerativen Veränderung des Sprunggelenkes therapeutisch zu begegnen. Es wurde davon ausgegangen, daß sowohl bei der Gelenkarthrose als auch der primär chronischen Polyarthritis im Krankheitsprozeß eine Schwäche des Wärmeorganismus zugrunde liegt und es zudem darauf ankommt, die Gelenke und den Gelenkknorpel zu beleben. Dabei wurde auch an ein Krankheitsbild wie den Morbus Sudeck gedacht.

Articulatio talocruralis Gl D4, D8
(oberes Sprunggelenk);

Articulatio subtalaris Gl D4, D8
(hinterer Teil des unteren Sprunggelenkes);

Tendo Gl D4
(Sehne);

Periosteum Gl D15
(Knochenhaut);

Nervus ischiadicus Gl D4
(Ischiasnerv):

Die belebende Wirkung sollte sich auf die beiden Sprunggelenke einschließlich Knochenhaut, Sehnen und den begleitenden Ischiasnerven erstrecken. Dem entspricht die Auswahl der Organpräparate. Die Anteile des oberen und unteren Sprunggelenkes sind dabei in tiefer und höherer Potenz enthalten, da es sich so gut wie immer sowohl um einen degenerativen Abbau als auch um einen reaktiven Entzündungsprozeß handelt. Das Organpräparat Nervus ischiadicus wurde hinzugenommen, um den versorgenden Nerven und die mit ihm zusammenhängenden informativen Impulse mit zu berücksichtigen. Periosteum wurde allein in mittelhoher Potenz beigegeben, da vom Periost der Entzündungsschmerz ausgeht und eine mittlere Potenzhöhe dem entgegenwirkt.

Neben den genannten Organbestandteilen, die, wie wiederholt dargestellt wurde, ihre Wirkung auf die ätherische Organisation belebend ausüben, wurde das Präparat Symphytum comp. als Ganzes den genannten Organpräparaten beigegeben.

Symphytum e radice ferm 34c D1
(Wurzel des Beinwells, Symphytum officinale; Boraginaceae)

Stannum metallicum D13
(metallisches Zinn)

Allium cepa e bulbo ferm 34a D2
(Küchenzwiebel, Allium cepa; Liliaceae)

Arnica e planta tota ferm 33c D4
(Arnika, Arnica montana; Compositae)

} siehe Symphytum comp.

Zusammenfassung

Durch die Art der Zusammensetzung soll sowohl der primäre degenerative, auskühlende Prozeß als auch die reaktive Entzündung, die bei lang anhaltendem Verlauf zur Strukturauflösung, vor allem des Knorpels, führt, therapeutisch beeinflußt werden. Symphytum bezieht sich hierbei direkt auf die knöcherne und Gelenkorganisation, Arnika auf das umgebende Bindegewebe. Stannum und Allium cepa harmonisieren das Verhältnis von Licht- und Flüssigkeits-Prozeß im erkrankten Bereich, wobei Allium cepa als Heilpflanze an der astralischen Organisation, das metallische Zinn dagegen an der Tätigkeit der Ich-Organisation angreift. Der Schwäche der organbezogenen Wärmeorganisation und einer gleichzeitigen Degeneration durch Übertätigkeit des organbildenden Strukturprinzips aus dem Flüssig-Ätherischen heraus wird durch Articulatio talocruralis comp. entgegengewirkt.

Entstehung: WALA-Ärztekreis, Dr. med. Heinz-Hartmut Vogel und Dr. med. vet. Dietrich Wiendieck, 1971.

Darreichungsform
1. Injektionslösung
2. Globuli velati

Indikationen
Zur Belebung der ätherischen Organisation sowie zur Anregung des Gestaltungsprinzips über die Ich-Organisation im Gelenkbereich, z.B.
1. Arthrosis deformans, insbesondere der Sprunggelenke
2. chronische Entzündung des oberen und unteren Sprunggelenkes

A: Atropa belladonna e fructibus, Einzeldosis-Augentropfen
B: Atropa belladonna ex herba, Einzeldosis-Augentropfen

Atropa belladonna e fructibus 33a bzw. ex herba ferm 33a, jeweils D5
(Frucht bzw. blühendes Kraut der Tollkirsche, Atropa belladonna; Solanaceae):

Der Hinweis, Atropa belladonna e fruct. für die Myopie einzusetzen, geht auf Rudolf Steiner zurück. Der Ärzte-Kreis war überzeugt, daß die Herstellung eines solchen Präparates den praktischen Bedürfnissen einer rechtzeitigen Behandlung der Myopia progressiva entspricht.

Die Signatur der Tollkirsche offenbart ein für die „typische Pflanze“ nicht gemäßes, überstarkes Eingreifen des Astralischen bis tief in den Vegetationssproß. Der Ansatz der Blüten und Früchte durchdringt den Blattbereich. Die Überwältigung des Pflanzensprosses ruft in der Tollkirsche als Gegen- oder Abwehrreaktion die Bildung von Atropin hervor, das in seiner Wirkungsweise einer im menschlichen Organismus über die Grenzen des Blutprozesses hinaustretenden Astralität entspricht. Die Peripherie wird gleichsam von vegetativer

Astralität überwältigt, es kommt zu den bekannten Entzündungen der Haut, der Sinnesorgane, d.h. zu einem übersteigerten Blutprozeß im Haut- und Sinnesorgan-Bereich. Eine länger anhaltende Wirkung führt zu einer „Versteifung" des hier tätigen Seelischen in einer Art kurzschlußartiger Verbindung mit dem Ätherischen. So ist die Wirkung von Atropa belladonna allgemein auf eine Unelastizität und Starre in der Augenbildung zu verstehen.

Bei der schwarz glänzenden *Belladonna-Frucht* haben wir folgenden Vorgang: Die aus dem Umkreis auf die Pflanze einwirkende Astralität verbindet sich besonders intensiv mit dem vegetativen Flüssigkeitsgeschehen in der Tollkirsche. Dies bedeutet in der Belladonna ein Hereinwirken des Astralischen bis in das Physische und damit das „dunkle", irdische Element, das in der Alkaloidbildung, d.h. in der Überwältigung und Erstarrung des Eiweißprozesses, zum Ausdruck kommt. Ein Sinnesorgan wie das Auge ist in vergleichbarer Weise das Ergebnis der Einwirkung licht-astralischer Prozesse bis herunter auf die physische Ebene; im Auge erfolgt dabei eine völlige Zurückdrängung des Blutprozesses aus den lichtbrechenden Medien, welche erst die Lichtdurchlässigkeit ermöglicht. Wenn sich mit dem astralischen Geschehen im Auge das anströmende arterielle Blut in pathologischer Weise verbindet, ist die Belladonna-Frucht in homöopathischer Zubereitung das Gegenmittel. Das Präparat Atropa belladonna e fruct. kommt sowohl bei Unelastizität und Starre der Linse als auch des Ziliarkörpers, d.h. bei Akkomodationsschwäche, zur Anwendung. Dieser Krankheitsprozeß ist von einer Neigung zu kongestiver Injektion im Bereich des Ziliarkörpers, evtl. auch der Konjunktiva, bei Überanstrengung begleitet. Das Anwendungsgebiet der Myopie ist so zu verstehen, daß beim Belladonna-Krankheitsprozeß der astralische Leib im Sehvorgang sich nicht genügend vom physischen Leib lösen kann und damit die Sehschärfe in der Ferne nachläßt.

Für die Atropa belladonna ex herba, Augentropfen, wird das frische, blühende *Kraut* zur Grundsubstanz verarbeitet. Wir haben hier nicht die Beziehung einer Frucht zum Blutkreislauf, sondern die Verwandtschaft des blättrigen Sprosses mit der Atmung vor allem ins Auge zu fassen. Das Präparat Atropa belladonna ex herba ist besonders dann angezeigt, wenn eine Unelastizität der Linse, auch des Ziliarkörpers, bis hin zur Starre vorliegt, jedoch im Gegensatz zu Atropa belladonna e fruct. ohne wesentliche kongestive Erscheinungen der Konjunktiva. Es handelt sich dann um eine Atmungs- bzw. Elastizitätsschwäche im Linsenbereich, welche zu Einlagerungen und Trübungen und damit zur Katarakt führen kann. Ein augenärztlicher Kollege berichtete, durch rechtzeitige, regelmäßige temporale Injektionen von Atropa belladonna ex herba in mittlerer Potenz oft einer Katarakt-Operation vorbeugen zu können.

Rosae aetheroleum D7
(ätherisches Öl aus den Blütenblättern von Rosenarten; Rosaceae):

Ätherisches Rosenöl ist therapeutischer Bestandteil aller WALA-Augentropfen. Es wird in potenzierter Form zugesetzt und ist damit dynamisch wirksam im Sinne seiner besonderen Wärmequalität, die den Rosengewächsen allgemein zugrundeliegt und eine Verwandtschaft zur Blutwärme zeigt. Das ätherische Rosenöl ist im allgemeinen gut verträglich und gibt kaum Anlaß zu allergischen Reaktionen. Im Gegensatz zu Minz-, Kampfer- und Eukalyptusöl wirkt Rosenöl nicht auskühlend, vielmehr durchwärmt es mild, ohne einen Entzündungsreiz auszuüben. Zugleich hat es eine geringe bakterizide Wirkung, wie sie in ähnlicher Weise auch den stark wirkenden ätherischen Ölen, z.B. von Thymian, eigen ist.

Alle Rosengewächse zeichnen sich durch eine betonte Beziehung zum Blut aus, was sich in ihrer blutstillenden Wirkung (Tormentilla) oder auch in der Anregung des Wärmeprozesses im Blut selbst zeigt. Das ätherische Öl der Rose wirkt allgemein harmonisierend, insbesondere auf die Wärmeorganisation des Menschen und seine Formgestaltungskräfte. Somit unterstützt es unmittelbar die ordnende Potenz von Astralleib und Ich-Organisation.

Entstehung: WALA-Ärztekreis, 1972.

Darreichungsform
Augentropfen

Dosierung und Art der Anwendung
Soweit nicht anders verordnet, 2–3 mal wöchentlich bis 2 mal täglich jeweils 1 Tropfen in den Bindehautsack einträufeln.

Indikation
Zurückdrängung des im Blut übertätigen Empfindungsorganismus im Bereich des Auges bei Stauungen, Verhärtungen und Ablagerungen, z.B.

A: 1. Myopia progressiva
   2. Akkomodationsschwäche

B: 1. Katarakt

Aurum comp.
Aurum comp, Unguentum

Aurum comp. wurde aufgrund der Erfahrungen von Dr. Karl König mit Kindern in den heilpädagogischen Heimen von Camphill entwickelt, vor allem im Hinblick auf Disharmonien im Wesensgliedergefüge des Zentralnervensystems und bei dessen Entwicklung. Dr. H.-H. Engel, Dr. K. König und Dr. H. Müller-Wiedemann haben in ihrer Arbeit „Über schwere Kontaktstörungen im Kindesalter und deren Behandlung mit der Substanz Thalamos" ihre Erfahrungen mit Aurum comp. anhand mehrerer Arzneimittelprüfungen und Krankengeschichten beschrieben. Sie ist in der Schriftenreihe zu einer Erweiterung der Heilkunst nach geisteswissenschaftlichen Erkenntnissen als Nr. 4 erschienen.

Olibanum D3
(Weihrauchbaum, Gummiharz von Boswellia-Arten; Burseraceae):

Die Burseraceae sind eine tropische Familie fiederblättriger Bäume, welche Steinfrüchte ausbilden. Das balsamische, milchige Harz, das aus den Boswellia-Arten durch Anschneiden der Rinde gewonnen wird, erstarrt rasch zu kleinen, gelbrötlichen Klumpen, welche bitter schmecken und balsamisch riechen. Es hatte bereits im Altertum eine besondere kultische Bedeutung. Als „Weihrauch" im ägyptischen Tempeldienst wurde es so erlebt, daß die Seele sich ausdehnte und Verbindung zum außerindividuellen, geistigen Zustand des Menschen herzustellen vermochte. Medizinisch wurde das Gummiharz des Weihrauchbaumes von den Ägyptern zu Räucherungen bei Katarrhen und auch als äußere Anwendung in Form von Pflastern und Salben gegen Ausschläge verwendet.

Myrrha D3
(Myrrhe, Harz von Commiphora-Arten; Burseraceae):

Im Unterschied zum Weihrauch hat das Myrrhenharz eine besondere Beziehung zur physischen Form, zur Erhaltung der Gestalt. Auch die Myrrhe war schon in den vorderasiatischen Kulturkreisen eine dem Kultus dienende Substanz, jedoch ist Myrrhe als Bitterharz auf die formgebenden Kräfte des Organismus gerichtet; daher rührt ihre Wirkung als Wundheilmittel und auch ihr Einsatz als hauptbalsamisches Mittel zur Formerhaltung im Totenkult.

Aurum metallicum D6
(metallisches Gold):

Nach anthroposophischer Anschauung haben mineralische Substanzen, insbesondere die Metalle, eine besondere Beziehung zur Ich-Organisation des Menschen. In der Zubereitung als Heilmittel ruft es diese zu erhöhter Tätigkeit in den rhythmischen und Umwandlungsprozessen des Organismus auf. In dem Präparat Aurum comp. spielt das Gold gleichsam die übergeordnete Rolle: die Herstellung des Zusammenhanges des Ganzen über das Ansprechen des geistigen Wesens selbst.

Zusammenfassung

So liegt in dem Präparat ein Mittel vor, das geeignet erscheint, das Verhältnis zwischen physischem Leib (Myrrhe), Astralleib (Weihrauch) und Ich-Organisation (Gold) zu ordnen. Es sind dies die drei Substanzen, welche als Opfergaben von den drei heiligen Königen am Epiphaniastage dem Logoswesen im Gotteskind hingegeben wurden.

Entstehung: WALA-Ärztekreis, Dr. med. Karl König, 1959.

Darreichungsform

1. Injektionslösung
2. Globuli velati
3. Salbe

Dosierung und Art der Anwendung

Soweit nicht anders verordnet:

1. Injektionslösung:
1–2 mal wöchentlich bis 1 mal täglich jeweils 1 ml subcutan injizieren.

2. Globuli velati:
1–3 mal täglich jeweils 5–10 Globuli unter der Zunge zergehen lassen.

3. Salbe:
täglich lokale Einreibungen.

Indikationen

Zur Harmonisierung und Stabilisierung des Wesensgliedergefüges bei chronisch-degenerativen und -entzündlichen Erkrankungen sowie traumatischen Schädigungen des Zentralnervensystems, z.B. bei

1. Folgeerscheinungen nach Enzephalitis
2. als Adjuvans bei Bandscheibendegeneration

3.1. psychischen Erkrankungen
3.2. Entwicklungs- und Verhaltensstörungen
3.3. Wetterfühligkeit

4. funktionellen Herz- und Kreislaufstörungen
5. als Salbe auch bei pektanginösen Beschwerden und „Streß“

Aurum/Apis regina comp.

Es sollte ein umfassend wirksames Präparat entstehen zur therapeutischen Beeinflussung der durch Zivilisationsschäden und Streßerscheinungen beeinträchtigten ätherischen Organisation. Die Auswahl der Substanzen, die der Komposition zugrunde liegen, wurde in erster Linie im Hinblick auf die Schwächung der ätherischen Grundlage des Nervensystems getroffen. In zweiter Linie sollte der Wärmeorganismus sowohl in seiner physisch-ätherischen Tätigkeit als auch im Hinblick auf die Ich-Organisation gestärkt werden.

Aurum chloratum D6

(Tetrachlorogold (III)-säure):

Die Verbindung des Goldes mit einer Säure entspricht im Organismus zum einen der zusammengefaßten Wirkung der sogenannten obersonnigen Planeten Saturn (Blei/Plumbum), Jupiter (Zinn/Stannum) und Mars (Eisen/Ferrum). Damit hat Gold in sich vereinigt Wärmequalität (Plumbum), Lichtqualität (Stannum) und Chemismus (Ferrum). Die Wirksamkeit im Herzbereich hat Aurum zu einem der wichtigsten, die Herztätigkeit stabilisierenden Mittel gemacht. Die Chlorsäure-Gold-Verbindung stellt zum anderen die Beziehung zur seelischen Organisation her: Das Auftreten von Säuren ist im Organismus immer ein Stoffwechselergebnis der astralischen Atmungstätigkeit. Damit weist Aurum chloratum auf ein besonderes Verhältnis der ätherischen zur astralischen Organisation hin unter dem Aspekt der Ich-Tätigkeit. Es soll die Ich-Organisation im Bereich des

Rhythmischen Systems gestärkt (Aurum) und der Astralleib (Chlorwasserstoff-säure-Verbindung) in der Herzregion aus seiner Übertätigkeit gelöst werden. Als Folge davon kann die ätherische Organisation wieder zur Entfaltung kommen und sich in der richtigen Weise mit der Tätigkeit der astralischen und Ich-Organisation verbinden.

Für die Chlorverbindungen des Goldes, wie zum Beispiel für Aurum chloratum natronatum, hat sich in der homöopathischen Arzneimittelprüfung neben den allgemeinen Goldwirkungen eine besondere Beziehung zu den weiblichen Geschlechtsorganen, besonders zur Gebärmutter herausgestellt. Gebärmutterkongestionen und auch Myome werden genannt. Dieser Gesichtspunkt kommt für das Anwendungsgebiet der klimakterischen Beschwerden bei dem Präparat Aurum/Apis regina comp. in Betracht.

Apis regina Gl D5
(Zelle der Bienenkönigin mit Larve und Futtersaft; Apis mellifica):

Durch Apis regina soll die ätherische Organisation im Nervensystem angeregt und gestärkt werden. Die tierische Substanz wirkt – wie wiederholt dargestellt wurde – auf den Lebensprozeß. Im besonderen ist es der Wärmeäther, der im Nerven- und da gerade im Hirnstammbereich, welcher eine übergeordnete Funktion über die vegetativen Tätigkeiten ausübt, belebt werden soll.

Avena e planta tota ferm 33c D2
(Hafer, Avena sativa; Gramineae):

Verarbeitet wird der Hafer im Stadium der Milchreife. Als Graminee kommt in ihm der Lichtprozeß zur Geltung, jedoch in einer besonderen Beziehung zum Wärmeelement. Der Zucker- und der Eiweiß-Prozeß sind im Hafer in gleicher Weise am Aufbau der Pflanze tätig. Das Luft-Licht-Element zeigt sich ausgeprägt im durchlufteten, locker aufgefiederten Blütenstand.

Die Empfindlichkeit der Niere entspricht der Wirkung des Hafers als Heilmittel. In der pathologischen Situation, für die das Präparat gedacht ist, spielt die Sensibilität der Nierenorganisation eine wesentliche Rolle. Der Astralleib beginnt sich in der Nierenorganisation aus seiner Stoffwechseltätigkeit zu lösen. Es kommt zu einer starken Licht-Luft-Wirksamkeit, die im Nervenbereich schließlich ihren Höhepunkt in einer überstarken Exkarnation der höheren Wesensglieder erreicht. Eine Übertätigkeit des Astralleibes sowohl im Nerven- als auch im Nierenbereich entspricht dem Erscheinungsbild des „Streß“, für welches das vorliegende Präparat gedacht ist.

Hypericum ex herba ferm 33c D2
(Johanniskraut, Hypericum perforatum; Guttiferae):

Bei Hypericum handelt es sich ebenfalls um eine ausgesprochene „Nervenpflanze“. Hypericum ist vor allem dann angezeigt, wenn psychische Zustände, Depressionen, aber auch Schwindel bis hin zur Migräne nach schweren Erschütterungen der Wirbelsäule auftreten. Es kommt dann zu Lockerungserscheinungen im Bereich des Nervensystems, zu einem Gefühl der Ausdehnung.

Diese Erscheinungen haben manche Ähnlichkeit mit dem Nierenmittel Natrium muriaticum, einer Substanz, die im Lebensprozeß die Lichtäther-Wirksamkeit und das im Licht-Luft-Prozeß wirksame Seelische repräsentiert. Hypericum ist insofern auch eine Lichtpflanze. In der Signatur kommt das Verhärtende, Austrocknende im Stengel zum Ausdruck (Hartheu). Die zahlreichen sonnengelben Blüten sind in der Peripherie eines rispigen Blütenstandes angeordnet. Bei genauerem Hinsehen zeigt sich, daß das einzelne Blütenblatt asymmetrisch gebildet ist: Die stärkere Randkrümmung der einen Hälfte ergibt im Zusammensetzen der fünf Kronblätter zur Blüte einen Schwung, welcher an ein Sonnenrad erinnert. – In seiner Wirkung auf die astralische Organisation führt Hypericum zu einer besseren Inkarnation des Seelischen, vor allem im Nierenbereich. Diese Tatsache ergibt sich auch aus der Wirksamkeit von Hypericum bei Bettnässern.

Acidum phosphoricum D4
(ortho-Phosphorsäure):

Im Unterschied zum elementaren Phosphor stellt die Phosphorsäure wiederum die Beziehung zum Astralischen her, ähnlich, wie wir es von Aurum chloratum geschildert haben. Der Phosphor-Prozeß im Nervenbereich wird durch die Phosphorsäure von einer Übertätigkeit des Astralischen, die immer eine abbauende Tätigkeit ist, entlastet. Das Phosphorsäure-Arzneimittelbild bringt die astralisch-nervliche, neurasthenische Wirkungsweise deutlich zum Ausdruck: rasche Erschöpfbarkeit, depressive Verstimmung, Überempfindlichkeit gegenüber Sinneseindrücken, extreme körperliche Erschöpfung und laszives, psychasthenisches Verhalten. Als mineralische Substanz wirkt Acidum phosphoricum im besonderen auf die Ich-Organisation, die den Astralleib therapeutisch aus seiner zu starken Tätigkeit im Nervenbereich herauslöst.

Ignatia e semine ferm 35b D4
(Ignatiusbohne, Strychnos ignatii; Loganiaceae):

Alle Loganiaceen haben eine Wirkung im Nervenbereich, Ignatia im besonderen im vegetativen, sympathischen Nervensystem des „unteren Menschen“, d.h. im Bereich des Stoffwechsels, insbesondere der Reproduktionsorgane des Urogenitalsystems. Der ätherische Organismus wird aus diesem Bereich gelockert. Der Astralleib wird hier tätig, wie es für das Zentralnervensystem physiologisch ist: abbauend und die ätherische Organisation ablähmend.

Die Überforderung des Seelischen durch Zivilisationseinflüsse wirkt tief in die Willens-Stoffwechsel-Sphäre hinein und führt zu dem eben geschilderten Lockerungszustand. Er entspricht psychisch dem Bild des hysterischen Verhaltens: Ausgesprochene Melancholie wechselt mit unbeherrschten Gemütsausbrüchen. In der Folge kommt es zu funktionellen, oft krampfhaften Störungen wie Unterleibskrämpfe, Magenbeschwerden, auch ein Globusgefühl im Hals ist kennzeichnend. Ignatia kann in diesem Fall helfen, die höheren Wesensglieder wieder in gesunder Weise im Bereich der vegetativen Nerven und des Unterleibes zu befestigen. Zusammenfassend kann gesagt werden, daß der „obere" und der „untere" Mensch bezüglich der Eingliederung der Wesensglieder betroffen ist. Im oberen Menschen wirken die Substanzen Apis regina, Hypericum und Acidum phosphoricum, im unteren Menschen Avena und Ignatia. Der mittlere, rhythmische Mensch wird durch Aurum chloratum in seiner rhythmisierenden und harmonisierenden Funktion gestärkt.

Entstehung: WALA-Ärztekreis, Dr. med. Heinrich Kupfermann, Frau Dr. med. Margarethe Hauschka, 1954.

Darreichungsform

1. Injektionslösung
2. Globuli velati

Indikationen

Zur Harmonisierung des Gleichgewichtes im Eingreifen der höheren Wesensglieder zwischen unterem Stoffwechsel- und oberem Nervenbereich, z.B. bei

1. Neurasthenie
2. vegetativer Dystonie
3. nervösen Erschöpfungszuständen
4. Konzentrations- und Gedächtnisschwäche
5. Depressionen
6. nervöser Schlaflosigkeit
7. klimakterischer Stimmungslabilität

Aurum/Belladonna comp.

Das Präparat Aurum/Belladonna comp. ist ein Spezialpräparat zur Behandlung der Gefäßsklerose im Zusammenhang mit hypervolämischen und plethorischen Zuständen, auch zur Therapie der Polycythaemia vera.

Aurum metallicum D9

(metallisches Gold):

Unter dem Gesichtspunkt der angegebenen Indikation bezieht sich der Präparatebestandteil Aurum auf die relative Verselbständigung des zirkulierenden Blutes. Besonders betrifft diese das Fibrinogen als die im Blut wirksame Bindegewebsgrundsubstanz: Es entsteht die Tendenz zur Erhöhung der Blutviskosität und zur Bindegewebsstarre im Gefäßwandbereich. Vor allem gehört zum Aurum-Bild die Neigung zur Aortensklerose, auch zur Koronarsklerose.

Aurum ist als Metall eine merkuriale Substanz. Es vereinigt in sich in einzigartiger Weise Sulfurkräfte und Salkräfte, indem es die sulfurischen Qualitäten des Lichtes und der Wärme in sich bewahrt, diese jedoch verdichtet und in die Schwere überführt. Gold ist das schwerste der den 7 Planeten zugeordneten Metalle. Man kann außerdem sagen, daß im Gold die Wirksamkeit der sogenannten obersonnigen Planetenmetalle Blei, Zinn und Eisen auf die irdische Stufe heruntergetragen wird. Die Wirkung ihrer chemischen Kräfte ist im Gold zusammengefaßt.

Wird Gold durch den Homöopathisierungsprozeß aus seiner erstarrten Endform befreit, kann es dazu beitragen, den pathologischen Aurum-Prozeß im Herzen und im Blutkreislauf zu überwinden. Die im Herzen notwendig wirksamen individualisierenden und konzentrativen Prozesse, die in der Systole vor allem zum Ausdruck kommen, werden wieder an die universalisierenden Kräfte des rechten Herzens und die in die Peripherie hinausführenden Wärme- und Licht-Prozesse angeschlossen.

Das Aurum-Bild in der Homöopathie spiegelt dies wider: Kongestion des arteriellen Blutes und der Gewebeflüssigkeit im Herzen und in weiteren Organen, Verhärtung des Bindegewebes bis zur Sklerose und zur pathologischen Einlagerung von Kalk. Typisch sind Aortensklerose, Koronarsklerose, degenerative Prozesse im Bereich der Gelenke. Es wird also überall dort, wo das Gewebe ohnehin dem Unbelebt-Physischen angenähert wird, wie in den elastischen Geweben der Gefäße, in den Sehnen, im Knorpel, der sklerotisierende Aurum-Prozeß bis ins Pathologische hinein wirksam.

Atropa belladonna ex herba ferm 33a D9
(Tollkirsche, Atropa belladonna; Solanaceae):

Die Signatur der Tollkirsche zeigt die Überwältigung des vegetativ-pflanzlichen Prinzips durch einen tief in die Gesamtpflanze bis in die Wurzel vordringenden, übersteigerten Eiweiß-Stickstoff-Prozeß mit Alkaloidbildung. Der atropinhaltigen Belladonna entspricht in ihrer Verwandtschaft zur menschlichen Pathologie die Beziehung zu einem hier als übersteigert zu bezeichnenden arteriellen Blutprozeß. Gegenüber der Venosität bedeutet eine verstärkte, intensivierte Arterialisation das einseitige Eingreifen des Seelischen und der Atmung. Dadurch erfolgt auch eine starke Beziehungnahme der Wärmeorganisation zum Physischen hin. Arterialisation heißt verstärkter Abbau, intensivierte Sauerstofftätigkeit und betonte Ausgestaltung und Ausformung zunächst des arteriellen Gefäßsystems, in dessen Folge auch der vom arteriellen Blutstrom abhängigen Organgestalt.

Es hat also die Belladonna-Pflanze – in unserem Präparat das Belladonna-Kraut – eine tiefe verwandtschaftliche Beziehung zum arteriellen Blutprozeß selber, der unter dem Vergiftungsbild in Beziehung gebracht wird zum Sinnes-Nerven-System, d.h. zu der physischen Organisation. Die Folge ist gesteigerter, erhöhter Blutdruck, dazu arterieller Blutandrang zur Haut, zu den Sinnesorganen, vor allem im Kopfbereich; der Blutdruck wird auf die Dauer erhöht, das Nervensystem erregt, die Tendenz zur „Kopfbildung“, zur Betonung der Sinnes-Nerven-Tätigkeit im mittleren Gefäß- und Blutbereich ist die Folge. Die Belladonna-Wirksamkeit bezieht sich also auf das arterielle Blut mit seiner Dynamik von innen nach außen, d.h. vom Zentrum des arteriellen Blutprozesses in Richtung Sinnes-Nerven-System und Kopforgane. Durch die damit gegebene Anspannung und Anschoppung im arteriellen Blutbereich kommt es zu einer Erhöhung des Gefäßdruckes und schließlich zur Hypertonie. Die Belladonna Wirkung ergänzt damit das Aurum-Bild von der blutdynamischen Seite her. Entsprechend des Belladonna-Bildes wird das Kompositionspräparat besonders bei der „roten Hypertonie“ mit vermehrtem Blutandrang zum Kopf wirksam sein.

Plumbum mellitum D11
(Blei wird mit Honig und Rohrzucker verarbeitet):

Die Zugabe von metallischem Blei soll den im Gefäßbereich wirksamen, stagnierenden Wärmeprozeß zur Lösung bringen, so daß die Elastizität, vor allem der Ringmuskulatur der Arterien, wieder hergestellt wird. Blei bindet und isoliert die Wärme, sie wird dadurch im Physischen festgehalten und verliert den Anschluß an den Gesamtwärmeorganismus. Dies ist die Wirksamkeit des Bleis, das wir an anderer Stelle dadurch als sulfurische Substanz geschildert haben, daß die immanente Wärme erstarrt. Der Anschluß an den lebendigen Wärmeprozeß, vor allem in der Peripherie, geht dadurch verloren. Im Gefäßbereich führt dies zur Erkaltung und Sklerosierung.

Der gemeinsam mit Blei verarbeitete Bienenhonig stellt in dem Präparat die Verbindung zum Blut-Wärme-Prozeß über den dem Blutzucker verwandten Honig her. In potenzierter Form wird die Brücke geschlagen zur Ich-Organisation, die über die Honigwirkung im Wärme-Blut-Geschehen tätig werden soll. Durch Plumbum mellitum wird die Verbindung hergestellt zwischen dem zentralen Blut-Wärme-Geschehen (Mel) und der in der Körperperipherie und in der Gefäßwandung erstarrten Wärmeorganisation (Plumbum).

Zusammenfassung

Wir haben damit in Aurum/Belladonna comp. ein spezifisches Präparat zur Behandlung der Hypertonie und der Arteriosklerose auf der Grundlage einer arteriellen Plethora mit der Tendenz zur Bindegewebsverhärtung. Bei der geschilderten Konstitution können allopathische Hypertensiva in der Dosis reduziert und unter Umständen allmählich ganz abgesetzt werden.

Entstehung: WALA-Ärztekreis, Leitung Frau Dr. med. Margarethe Hauschka, 1958.

Darreichungsform

1. Injektionslösung
2. Globuli velati

Indikation

Zur rhythmischen Lösung von Ich- und astralischer Organisation im Gefäßbereich bei Wärme- und Gewebestarre, z.B.

1. Arteriosklerose
2. zerebrale Durchblutungsstörungen
2.1. präapoplektische Zustände
3. Hypertonie

Aurum/Equisetum D10/15 [43]
Aurum/Equisetum D30/15 [43]

Dem Präparat Aurum/Equisetum liegt der Gesichtspunkt zugrunde, daß bei Herz-Kreislauf-Schwäche auf den Zusammenhang von Herz und Niere, d.h. von Blutkreislauf und Nierenfunktion geachtet werden muß. Es handelt sich also um einen Spezialfall der Herzinsuffizienz.

Aurum metallicum D9 bzw. D29
(metallisches Gold):

Der Aurum-Prozeß bezieht sich auf das arterielle Blutsystem. Es liegt ein vermehrtes Blutvolumen sowohl von seiten der Blutkörperchen als auch des Serums vor. Die Folge davon sind Kongestionen; es besteht im besonderen ein verstärkter arterieller Blutandrang zum Herzen, jedoch ebenso zu den peripheren Organen wie der Niere. Auch im Bindegewebe kommt es zu einer Anschoppung und zu einem Anstau der aus dem arteriellen Kapillarschenkel austretenden Flüssigkeit, die auch als nicht nierenbezogene „Ultrafiltratbildung" angesehen werden kann.

Das Präparat ist daher dann angezeigt, wenn eine Tendenz zur arteriellen Kongestion mit zusätzlicher Neigung zu hohem Blutdruck und sklerotischen Herzerkrankungen einerseits und zur Plethora mit einer roten Blutfülle im Kopfbereich andererseits besteht, zugleich jedoch Anzeichen vorliegen für eine glomeruläre und tubuläre Insuffizienz der Niere. Diese macht sich entweder durch beginnende Atemnot bemerkbar oder bereits durch ungenügende Harnausscheidung.

Equisetum ex herba ferm 35b D14
(Ackerschachtelhalm, Equisetum arvense; Equisetaceae):

Der Schachtelhalm ist eine sporentragende Pflanze, die es in ihrer Entwicklung noch nicht bis zur Ausbildung einer Blüte bringt. Er steht der Stufe der Moose, Bärlappgewächse und Farne nahe und ist erdgeschichtlich eine alte Pflanze: im Paläozoikum bildete eine Equisetum-Urform ganze Wälder.

---

[43]) *Zur Deklaration der Potenzhöhe der Bestandteile siehe Einleitung S. 62*

So wie der Schachtelhalm selbst von einem wasser- und lufthaltigen Kanalsystem durchzogen ist, so hat er als Heilpflanze eine Verwandtschaft zum wässerigen und Luftelement im menschlichen Organismus. Er wirkt auf die in bezug auf die gewaltigen Flüssigkeitsbewegungen noch archaische Nierenorganisation, und zwar derart, daß eine Überformung durch die im tubulären System ohnehin stark eingreifende astralische Organisation ausgeglichen wird.

Eine Folge des betonten Einwirkens der astralischen und lichtätherischen Kräfte in die anatomische Struktur und Funktion ist die deutliche Arterialisation der heutigen Niere: Die postglomerulären Kapillaren haben in ihrem langgestreckten Verlauf arteriellen Charakter, und das abfließende Nierenvenenblut ist noch relativ stark sauerstoffgesättigt.

Weiter ist für die exotherme Nierenfunktion eine starke Wärmebildung und Wärmeabgabe kennzeichnend: Die Temperatur im Nierenbecken ist deutlich höher als im Nierenblut. Hier besteht eine Brücke zwischen der menschlichen Ich-Wärme-Organisation und dem Kieselprozeß im Zinnkraut. Equisetum nimmt, im Gegensatz zu den meisten anderen Pflanzen, reichlich Kiesel aus dem Boden auf und scheidet ihn außen an den spröden, glasig-starren Stengeln ab.

Man kann also sagen, daß Equisetum geeignet ist, eine Nierentätigkeit zu regulieren, die zu sehr sinnesorganartig im Stoffwechselbereich wirkt, bzw. Ich- und Empfindungsorganisation aus einer überstarken Strukturierung und Formung in der Niere zu lösen.

Equisetum ist das Heilmittel bei degenerativen Nierenprozessen, das in der Lage ist, eine beginnende glomeruläre und tubuläre Insuffizienz therapeutisch zu beeinflussen.[44)]

Zusammenfassung

Aurum/Equisetum berücksichtigt damit speziell den pathophysiologischen Zusammenhang zwischen Herz- und Nierenerkrankungen. Es ist einerseits geeignet zur Behandlung einer beginnenden Herzmuskelschwäche, die mit einer – zunächst oft noch latenten – Niereninsuffizienz verbunden sein kann. Andererseits kann auch an die renale Hypertonie gedacht werden, eine Hochdruckform, für die eine degenerative Nierenparenchymerkrankung oder Nierenarterienstenose ursächlich mit verantwortlich ist. Einzelheiten dieses komplexen Zusammenspiels sind heute bekannt: Aus der Macula densa des juxtaglomerulären Apparates wird bei Absinken des Blutdruckes in den Nierenarteriolen vermehrt

---

[44)] *Vgl. H.-H. Vogel „Beiträge zu einer medizinischen Menschenkunde", Band I, 2, S. 443 ff – Haug-Verlag, Heidelberg.*

Renin freigesetzt, was dann unter anderem über die Bildung der Angiotensine zur Blutdrucksteigerung führt. Klinisch ist die renale Hypertonie meist von einem blassen Hautkolorit begleitet.

Aus geisteswissenschaftlicher Sicht ist die Art des Eingreifens der höheren Wesensglieder in der Niere abhängig von ihrem Eingreifen im Herzen, welches sich im Vergleich zur Niere polar verhält. Hat man es mit einer zu starken Loslösung von Ich-Organisation und Astralleib aus den Nierenstoffwechselprozessen zu tun, kommt es zum einen in der Niere zu verstärktem Abbau und Degeneration, andererseits erfolgt im Gebiet des linken Herzens ein verstärktes Eingreifen von Ich- und Empfindungsorganisation. Die Folge davon ist die Kongestion. Aurum/Equisetum greift dann derart ausgleichend in die Organbeziehung ein, daß Licht und Wärmeprozesse vermehrt in der Niere aufgenommen werden und dadurch die überspannte Situation im Herzen Entlastung findet.

Aurum/Equisetum D30/15 wird dann eingesetzt, wenn das Aurum-Bild bereits voll entwickelt ist, d.h. daß der Herzmuskelschwäche das klinische Bild der Plethora, der Hypervolämie, der Polyglobulie (Polycythaemia vera) mit Herz- und Kopfkongestion zugrunde liegt. In diesem Fall handelt es sich um eine Konstitutionsbehandlung, zu der seltenere Gaben ausreichen. Ist mehr eine gezielte organische Behandlung von Herz und Nieren gewünscht, ist eine häufigere Anwendung von Aurum/Equisetum D10/15 angezeigt.

Entstehung: WALA-Ärztekreis, Dr. med. Heinz-Hartmut Vogel, 1964.

Darreichungsform

1. Injektionslösung
2. Globuli velati

Indikationen

Überwindung einer zur Erstarrung führenden und übermäßig eingreifenden Ich- und Empfindungsorganisation im arteriellen Blutbereich des linken Herzens und der Nierenrinde, z.B. bei

1. Niereninsuffizienz
2. Herzmuskelschwäche
3. Tumorerkrankungen

Aurum/Prunus

Auch dieses Präparat gehört zu den sogenannten WALA Aurum-Präparaten; hier ist die Aurum-Wirkung in der Weise modifiziert, daß sie mit der Heilmittelwirkung der Schlehenblüten kombiniert wird. Dadurch erfährt die zentrale Kreislauf- und Herzsituation eine Anregung ihrer aufbauenden und verlebendigenden Prozesse.

Aurum metallicum D9

(metallisches Gold):

Dieser Kombination liegt der Gedanke zugrunde, daß bei Erschöpfungszuständen oder in der Rekonvaleszenz insbesondere der arterielle Kreislauf darniederliegt, d.h. daß Ich und Astralleib wegen der Schwächung der ätherischen Organisation nicht mehr genügend aufbauend tätig sein können. In diesem Fall vermittelt Aurum das Eingreifen der Ich-Organisation im arteriellen Blutbereich. Der Gefäßtonus wird angehoben und stabilisiert.

Aurum ist als Metall eine merkuriale Substanz. Es vereinigt in sich in einzigartiger Weise Sulfurkräfte und Salkräfte, indem es die Qualitäten des Lichtes und der Wärme in sich bewahrt (Sulfurprinzip), diese jedoch verdichtet und in die Schwere überführt (Salprinzip). Man kann außerdem sagen, daß im Gold die Wirksamkeit und die Bildeprozesse der sogenannten obersonnigen Planetenmetalle Blei, Zinn und Eisen auf die irdische Stufe heruntergetragen werden. Die Wirkung ihrer chemischen Kräfte ist im Gold zusammengefaßt. Im besonderen bezieht sich die Wirksamkeit von Aurum auf den arteriellen Blutprozeß und das Herzorgan, jedoch gleichzeitig auf die physische Grundlage des Bindegewebes mit den hier sich abspielenden Flüssigkeitsprozessen bis hinein in die Bindegewebsgrundsubstanz. Die Kongestion ist die für Aurum typische pathologische Organsituation.

Es wird durch Gold in seiner metallischen Eigenschaft die Ich-Organisation im Rhythmischen System angesprochen. Sie ist letzten Endes der Therapeut bei den geschwächten „Aufrichtekräften“ im Rhythmischen System und auf physischer Ebene im Bereich der Wirbelsäule. – Im seelischen Bereich ist Gold auch bei schwierigen Lebenssituationen durch Schicksalsschläge hilfreich, dann ist unter Umständen auch eine etwas höhere Potenz angezeigt.

Nach anthroposophischer Anschauung haben mineralische Substanzen, insbesondere die Metalle, eine besondere Beziehung zur Ich-Organisation des Menschen. Als Heilmittel rufen sie diese zu erhöhter Tätigkeit in den rhythmischen und Umwandlungsprozessen des Organismus auf.

Prunus spinosa e floribus et summitatibus ferm 35c D5
(Blüten und Triebspitzen des Schlehdorns, Prunus spinosa; Rosaceae):

Prunus stellt die Verbindung her zwischen astralischer und ätherischer Organisation. Wie alle Rosaceen hat auch die Schlehe eine unmittelbare Beziehung zum Blutkreislauf, im besonderen zum Lichtäther. Damit ist Prunus spinosa geeignet, den lichtätherischen Prozeß in Blut- und Nierenbereich anzuregen. Der Astralleib wird veranlaßt, sich intensiver mit dem Lichtäther im Nierenbereich zu verbinden.

Die plötzlich hervortretende, schneeweiße Blütenbildung im zeitigen Frühjahr und der mächtige Lichtprozeß bis hinein in die harte Verholzung und Dornbildung sind der Hinweis für die therapeutische Wirksamkeit von Prunus auf einen das Ätherische überwältigenden astralen Lichtprozeß. In der Schlehe kommt es zu einer intensiven Einwirkung der verhärtenden Tendenz der Erde, die der Stengelwirkung verbunden bleibt; es bildet sich die Gestalt eines gedrungenen und sparrigen Strauches, die Seitenäste erscheinen oft verkürzt und zu einer Art Stachel zusammengestaucht. In dieser (im botanischen Sinne) Dornbildung kommt ein unmittelbares Aufeinanderwirken von Licht-Form- und Erden-Verdichtungs-Prozessen zum Ausdruck. Dieses Licht-Prinzip erscheint auch in dem raschen Heraustreiben der weißen, vergänglichen Blüten unter der Frühjahrssonne, ehe es zur Blattbildung kommt. In der Fruchtbildung zeigt sich ein ähnlicher Vorgang. Das Fruchtfleisch der blauen Steinfrucht bleibt grünlich und gallertig-fest – man kann darin die Wirksamkeit des chemischen Äthers sehen –, und es reift zu einer gewissen Süße erst im Spätherbst durch die Einwirkung der Kälte der ersten Nachtfröste. Es wird bei der Fruchtbildung der Wärme-Zucker-Prozeß zurückgehalten; die Frucht ist daher herb-säuerlich, beim Verzehr die Mundschleimhäute zusammenziehend und etwas betäubend.

Das Auseinanderfallen von Blatt-Flüssigkeits- und Blüten-Licht-Wärme-Prinzip ist typisch für diese Pflanze. Es ergibt sich in der Pflanzengestalt eine große Spannung zwischen Erden- und Lichtkräften, zwischen denen die Lebenskräfte gestaut werden. Die Wirkung der Schlehe liegt darin, ein unrhythmisch gewordenes Verhältnis seelisch atmender Tätigkeit mit den strömenden Flüssigkeitsprozessen zu harmonisieren. Im Krankheitsgeschehen werden die Extreme der Überformung einerseits und der Lethargie des Lebensprozesses andererseits überwunden. Als samenhaltige Frucht und als Rosengewächs wirkt sie auf die gesamte periphere und zentrale Kreislaufsituation, was sich durch die kardiosklerotischen Beschwerden des Arzneimittelbildes bestätigt.

Entstehung: WALA-Ärztekreis, Leitung Frau Dr. med. Margarethe Hauschka, 1964.

Darreichungsform
1. Injektionslösung
2. Globuli velati

Indikationen
Zur Anregung des Eingreifens von Ich- und astralischer Organisation in die ätherische Organisation und Stärkung der Lebenskräfte, z.B.
1. Hypotonie
2. vegetative Dystonie
3. Erschöpfungszustände

Aurum/Stibium/Hyoscyamus

Aurum/Stibium/Hyoscyamus gehört zu den frühen Heilmittel-Kompositionen, die im Ärztekreis des Klinisch-Therapeutischen Instituts um Frau Dr. med. Ita Wegman aus anthroposophisch-menschenkundlicher Anschauung des Pathologischen entstanden sind. Danach ist das Herz als Mittelpunktsorgan des Kreislaufs und der peripheren Organe sowie des gesamten Wärmeorganismus, der alle Organe und Organsysteme durchdringt, organisch-morphologischer und physiologischer Ausdruck des führenden Wesensgliedes, des „Ich" und der „Ich-Organisation". Als merkuriales Mitte-Organ verwandelt das Herz die polaren Kräfte der „oberen" (Sinnes-Nerven-System) und der „unteren" Organisation (Stoffwechsel-Gliedmaßen-System) aus den Kräften der Mitte (Rhythmisches System) und überwindet damit deren tendenzielle Einseitigkeiten („oberer" Organismus – Salprinzip; „unterer" Organismus – Sulfurprinzip). In der stetigen Wiedervereinheitlichung der oberen und unteren Kräfteprinzipien und der ihnen zugeordneten verschiedenen Flüssigkeitssysteme jenseits des Blutkreislaufs (Lymphsystem, Bindegewebsflüssigkeit, Liquor) und der großen Organe (Milz, Leber, Lunge, Niere) liegt die physiologische, hygienisch-therapeutische Bedeutung des Herzens.

Auf diesem Hintergrund ist das Präparat Aurum/Stibium/Hyoscyamus zu verstehen.

Aurum metallicum D9
(metallisches Gold):

Das potenzierte Gold wirkt dann auf die Herztätigkeit, wenn das die Systole betonende linke Herz unter den einseitig verstärkten Einfluß der konzentrativen

Kräfte des Sinnes-Nerven-Systems (Salprinzip) sowie der Nierentätigkeit (gesteigerte Sauerstoffatmung) gerät. Die im Blut wirksamen individualisierenden, kongestiv-zentralisierenden Prozesse drohen die rhythmisch-vereinheitlichenden Herzkräfte zu überwältigen.

Aurum ist als Metall eine merkuriale Substanz. Es vereinigt in sich jedoch in einzigartiger Weise Sulfurkräfte und Salkräfte, indem es die Qualitäten des Lichtes und der Wärme in sich bewahrt (Sulfurprinzip), diese jedoch verdichtet und in die Schwere überführt. Es hat das höchste spezifische Gewicht in der Reihe der sieben Planetenmetalle (Plumbum: 11,3 p/cm^3 – Schmelzpunkt 327 °C; Aurum: 19,3 p/cm^3 – Schmelzpunkt 1063 °C; Argentum: 10,5 p/cm^3 – Schmelzpunkt 960 °C). Gold wird in seinem spezifischen Gewicht nur noch von den Platinmetallen Palladium, Iridium, Osmium sowie Rhenium übertroffen (z.B. Platin: 21,4 p/cm^3 – Schmelzpunkt 1774 °C). Sulfur- und Salkräfte sind im Golde vereinigt. Darin liegt zugleich die Sonderstellung des Goldes unter den sieben Metallen.

Als Natursubstanz zeigt Gold seine „Verwandtschaft“ zu den vereinheitlichenden, jedoch zugleich individualisierenden Herzkräften. Dabei kommt seine Sondertendenz als „edle“, chemischen und physikalischen Einflüssen Widerstand leistende Substanz zum Ausdruck. Anthropomorph ausgedrückt, verhält sich Gold „aristokratisch“, unverbindlich-selbstisch, gleichsam wie ein Einzelgänger. Im Arzneimittelbild der Homöopathie kommen diese „psychosomatischen“ Eigenschaften des Aurum deutlich zum Vorschein: allgemeine Kreislaufplethora mit Herz- und Kopfkongestion; Ellenbogennatur, extremes Durchsetzungsvermögen; nachts, vor allem nach Mißerfolgen, tiefe Depression mit Suizidgefahr.

Wird Gold durch den Homöopathisierungsprozeß aus seiner erstarrten Endform befreit, kann es dazu beitragen, den pathologischen Aurum-Prozeß im Herzen und im Blutkreislauf zu überwinden und die im Herzen notwendig wirksamen individualisierenden und konzentrativen Prozesse, die in der Systole des linken Herzens vor allem zum Ausdruck kommen, an die universalisierenden Kräfte der Diastole des rechten Herzens und an die in die Peripherie hinausführenden Wärme- und Lichtprozesse wieder anzuschließen.

Stibium metallicum D7
(Antimon):

Während vom Aurum gesagt werden kann, daß es die kosmischen Kräfte der „obersonnigen“ Planeten auf die irdische Stufe herunterführt und sie als Substanz in sich vereinigt, ist Antimon eine „kosmische“ Substanz geblieben. Eine Antimon-„Magnetnadel“ zeigt eine diamagnetische Wirkung: Sie hat die Tendenz, sich senkrecht zur Nord-Süd-Achse einzustellen, d.h. sie „verneint“ die zentralisierenden Erdenkräfte. Als Substanz bewahrt Stibium in sich sulfurische Kräfte, die wiederum auf den noch vorirdischen Zustand von Antimon hinweisen. Die immanenten sulfurischen Kräfte zeigen sich bei der Selbstentzündlichkeit von Antimon in Chlorgas.

Als Grauspießglanz bildet Antimon in der Schwefelverbindung charakteristische, von einem Punkt nach der Peripherie ausstrahlende, nadelige Kristallformationen. Überhaupt ist die Beziehung zum Schwefel für Antimon charakteristisch. Er verstärkt die sulfurischen Eigenschaften des Metalls. Im Vergiftungsbild wirkt Antimon hemmend auf die Blutgerinnung. Auch darin zeigt es seine Tendenz, sich gegen die Verdichtung, d.h. das Irdisch-Werden des Eiweißes im Blut, zur Wehr zu setzen.

Bezüglich der Herztätigkeit entspricht der Antimon-Prozeß dem rechten Herzen, das seinerseits die Tendenz zum Ätherisch-Universalisierenden in sich trägt. Es ist deutlich flüssigkeitsreicher als das linke Herz, muskelschwächer und steht weitgehend unter dem Einfluß des einströmenden venösen Blutes, so daß der diastolische Impuls vom venösen Bluteinstrom auf das rechte Herz übergeht. So stehen sich linkes Herz mit betonter Systole und rechtes Herz mit betonter Diastole geradezu polar gegenüber. Diese beiden Tendenzen müssen im Herzen überwunden und vereinigt werden. Dafür ist physiologischer Ausdruck der Binnenkreislauf des Herzblutes.

Die Vereinigung der „untersonnigen“ Planetenkräfte Venus – Kupfer; Merkur – Quecksilber; Mond – Silber in der Stibium-Wirksamkeit (Rudolf Steiner) kann ein Hinweis sein für die auch im rechten Herzen aus der Peripherie des Kreislaufs weiterwirkenden „kosmisch“-peripheren Wärmeprozesse. Vom planetarischen Gesichtspunkt sind Stibium und Aurum Polarität und Ergänzung. In dem Präparat Aurum/Stibium/Hyoscyamus bezieht sich der Präparatebestandteil Antimon damit auf das rechte, an die ätherische Organisation angeschlossene Herz. Ein Dominantwerden dieser rechten Herzkräfte, die der linken Herztätigkeit entgegenwirken, kann die Folge einer einseitig betonten Linksherztätigkeit sein, wie sie im Zusammenhang mit Aurum geschildert wurde (Streßsituation). Kompensatorisch verstärkt dann das rechte Herz seine Eigentätigkeit, so daß die Gefahr besteht, daß rechtes und linkes Herz in ihrer Sondertendenz nicht mehr zu einer Einheit zusammenfinden. Die Gesamttätigkeit des Herzens, die in einer Vereinheitlichung der polaren Kräfte besteht, ist dann zu schwach. Die Gefahr besteht, daß das linke Herz seinen Tonus verliert und die im rechten Herzen physiologische diastolische Tätigkeit auf das linke Herz übergreift. Es kommt zu einem Zusammenbruch der Spannung zwischen rechtem und linkem Herzen. Der Blutdruck sinkt ab, der Kreislauf dezentralisiert, Blutflüssigkeit tritt vermehrt in den Geweben auf. Es entwickelt sich das Antimon-Arzneimittelbild mit Schwäche und Verlangsamung der Herztätigkeit, mit kaltschweißiger Haut und Kreislaufschwäche.[45])

Hyoscyamus ex herba ferm 33d D4

(Bilsenkraut, Hyoscyamus niger; Solanaceae:

Während in Antimon und Gold zwei Metalle zur Wirksamkeit kommen, die nach anthroposophischer Anschauung auf die Ich-Tätigkeit wirken, haben wir es bei der Pflanze Hyoscyamus mit einer Substanz zu tun, die primär auf die astralische Organisation wirkt. Pflanzliche Heilmittelzubereitungen müssen von der seelischen Organisation und der Atmungstätigkeit überwunden werden und aktivieren damit den Empfindungsorganismus.

In der gedrungenen Gestalt dieses Nachtschattengewächses preßt sich das Blütenprinzip in einer Reihe schmutzigweißer Blütentrichter bis tief in die Blattregion hinein. Astralische Kräfte, die sonst im Pflanzenumkreis leben und diese nur „von außen" berühren, verbinden sich innerlich mit dem Bilsenkraut. Sie werden morphologisch sichtbar in dem spiraligen, knospentragenden Sproßende und kommen substantiell in der Bildung der Solanaceen-Alkaloide Scopolamin, Hyoscyamin und Atropin zum Ausdruck.

Die Giftwirkung von Hyoscyamus betrifft die Verankerung des ätherischen und astralischen Leibes in der Stoffwechselregion. Entsprechend sind für die Heilmittelwirkung solche pathologischen Herz- und Kreislaufzustände von Bedeutung, denen eine besondere Lockerung des Seelischen *und* Ätherischen im „unteren" Menschen zugrunde liegt. Bei Zivilisationsschäden, die auch unter dem Gesichtspunkt wiederholter – oft unbemerkter – Schockereignisse verlaufen, kommt es in der heutigen Zeit häufig zu „Lockerungszuständen". Sie betreffen die ätherische Organisation in ihrer Bindung an die physischen Organe in der Willensregion des „unteren" Menschen. Das Urogenitalsystem ist vor allem von der Hyoscyamus-Wirkung betroffen. Steigert sich das im Arzneimittelbild von Hyoscyamus zum Ausdruck kommende Lockerungsgeschehen, dann treten Zustände ein, die wir mit Somnambulismus, Halluzination, Gefühl des Schwebens, des Unwirklichen und Phantastischen bezeichnen können. Es sind Zustände, wie

---

[45]) *Vgl. H.-H. Vogel, Beiträge zu einer medizinischen Menschenkunde, 2, S. 11 ff.*

sie auch bei anderen Halluzinogenen, wie bei Cannabis, aber auch Baldrian beschrieben werden.

Die seelische und Ich-Organisation können dann im Herzbereich und im Rhythmischen System die notwendige Individualisierung und Persönlichkeitsidentität nicht aufrecht erhalten. Dem Präparatebestandteil Hyoscyamus kommt damit eine das Gold und Antimon unterstützende wesentliche arzneiliche Bedeutung zu. Differantialtherapeutisch ist bei der Hyoscyamus-Wirkung durchaus auch an Argentum in homöopathischer Dosierung im Sinne einer Schocktherapie (Rudolf Steiner) zu denken.

Zusammenfassung

Das Präparat Aurum/Stibium/Hyoscyamus ist im Sinne der obigen Schilderung geeignet, vor allem dann eingesetzt zu werden, wenn der Verdacht besteht, daß das Herz als Organ der Mitte und der Selbstidentifikation von Zivilisationseinflüssen und von „negativem Streß" überwältigt wird. Die Eigenintentionen des Menschen werden verdrängt, die Selbstentfaltung und Selbstverwirklichung werden überspielt. Es kommt zum Zustand des Präinfarktes. Diesen rechtzeitig zu erkennen, ist eine besondere Aufgabe des Arztes. Aurum/Stibium/Hyoscyamus kann dann ein nachhaltig wirkendes Präparat sein zur Stärkung der Eigenkräfte des Herzens.

Entstehung: Ärztekreis des Klinisch-Therapeutischen Instituts, Arlesheim, Dr. med. Ernst Marti; Leitung Frau Dr. med. Ita Wegman, 1935.

Darreichungsform

1. Injektionslösung
2. Globuli velati

Indikationen

Regulierung des ätherisch-astralischen Wesensgliederverhältnisses im rechten und linken Herzen und Überwindung einer gleichzeitigen Lockerung des Empfindungsorganismus in den vegetativen Lebensprozessen des unteren Menschen, z.B.

1. Herzmuskelschwäche
2. Erregungszustände bzw. Arrhythmien (infolge toxischer Schädigung des Herzens, Thyreotoxikose)
3. funktionelle Herzbeschwerden
4. Einschlafstörungen
5. psychovegetative Störungen

Aurum/Strophanthus

Aurum/Strophanthus ist eine Variante der Aurum-Präparate. Es wurde aus dem Präparat Strophanthus comp. entwickelt, das noch zusätzlich Stibium enthält. Auch hier handelt es sich um einen Krankheitszustand, der auf einer allgemeinen Erschöpfung, psychischer und leistungsmäßiger Überforderung, auf „negativem Streß" beruht. Die Basis des Präparates bildet wiederum Aurum, da durch die nachhaltige Schwächung der ätherischen Organisation auch die Ich-Tätigkeit in Mitleidenschaft gezogen wird. Aurum vermittelt dann ein ausgewogenes Eingreifen der Ich-Organisation in den arteriellen Bereich.

Unter „negativem Streß" verstehen wir die von außen auf die Ich- und seelische Organisation eindringenden, jedoch unabwendbaren Anforderungen der Umwelt, wie sie der Leistungsbegriff der modernen Zivilisation mit sich bringt. Die in der Herzorganisation sich abspielenden rhythmischen Ausgleichsvorgänge zwischen innerer Persönlichkeitsverfassung und eigener Zielsetzung sowie den von außen auftretenden Leistungsanforderungen können nicht mehr in Übereinstimmung gebracht werden. Die Diskordanz von innerem Anliegen und äußeren Anforderungen bewirken einen anhaltenden Zielkonflikt. Die Ausgleichskräfte des Herzens werden überfordert. Ergebnis ist eine Überbetonung der Linksherztätigkeit gegenüber der dann in den Hintergrund tretenden Rechtsherztätigkeit. Das linke Herz unterliegt bereits physiologisch einem intensiveren Eingreifen der astralischen Organisation, die Systole ist betont, während das rechte Herz angeschlossen ist an das Vegetativum, den Stoffwechsel, die ätherische Organisation. Hiervon geht der diastolische Impuls aus. Gleichzeitig bedeutet die diastolische Phase und das Überwiegen der Rechtsherztätigkeit Regeneration und Erholung für das Herzorgan. Wenn das linke Herz durch die geschilderten Umstände in seiner Tätigkeit einseitig gefordert wird und die Rechtsherztätigkeit den Ausgleich nicht mehr bewirkt, kann es zum Zusammenbruch der Linksherztätigkeit kommen. Dies bedeutet Gefährdung des linken Herzens im Sinne des Myokardinfarktes.

Aurum metallicum D9

(metallisches Gold):

Die Gold-Wirksamkeit ist durch eine „Kongestion", d.h. eine substantielle Vermehrung mit Stauung und Neigung zur Verfestigung in den Flüssigkeitssystemen von Blut und Bindegewebe gekennzeichnet. Die Schöpferkräfte von Wärme, Licht und Chemismus werden im Gold ganz auf die irdische Stufe heruntergetragen. In bezug auf das Mittelpunktsorgan des menschlichen Organismus kommt es zu einer Kränkung des linken Herzens, das sich in seiner Kammer noch mehr als physiologischerweise dem festen Zustand annähert. Vergleichsweise ist der linke Ventrikel relativ muskelstark und flüssigkeitsarm. So klagt der Aurum-Patient subjektiv über ein Schweregefühl in der Herzgegend, das Herz „hängt ihm wie ein Stein in der Brust und zieht nach unten". Neben der seelischen Übererregbarkeit ist gerade Schwermut für das Bild typisch. Es besteht eine Bedrängung, ein Brustengegefühl und im Angina pectoris-Anfall Schmerzen, die in den linken Arm ausstrahlen. Für diese verstärkte Quellung und Verhärtung des zentralen Herzorgans selbst, die von Bindegewebsgrundsubstanz und den Kranzgefäßen ausgehen, kann Aurum im Zusammenhang mit den übrigen Erscheinungen des Arzneimittelbildes eine Therapie sein.

Strophanthus kombé e semine ferm 35b D5
(Strophanthus, Samen, Strophanthus kombé; Apocynaceae):

Strophanthus kombé ist ein Lianengewächs mit lang ausgezipfelten Blüten, das sich im äquatornahen Urwald Afrikas und Asiens dem Licht entgegenrankt. Die flachen samtigen Samen gehen in einen Haarschopf über. Sie sind von bitterem Geschmack und enthalten das für die Strophanthus-Arten typische Glykosid Strophanthin. Die Herzglykoside haben alle eine intensive Beziehung zum Licht. In dem cholesterinähnlichen Steroidgerüst, das an einen Zuckerrest gebunden ist, liegt gewissermaßen schon ein Vorgriff auf das Tierreich vor. Es offenbart sich also in den Glykosiden das Zusammenwirken von starken Lichtkräften mit dem Flüssigkeitssystem in der im übrigen milchsaftführenden Pflanze.

Wir haben es entsprechend bei der Wirksamkeit von Strophanthus im menschlichen Organismus mit einem intensiven Eingreifen der lichtätherischen Kräfte in den Chemismus des Flüssigkeitsgeschehens von Herz, Blut und Lymphe zu tun. Im feineren Unterschied zu Digitalis greift Strophanthus in der Weise in den rhythmischen Organismus ein, daß die Diastole vertieft und der Herzrhythmus ausgeglichen und beschleunigt wird. Strophanthus kann in homöopathischer Dosierung auch bei einer Verhärtung und Verengung der Herzkranzgefäße ohne eigentliche Myokardinsuffizienz und bei Bradykardie eingesetzt werden.

Zusammenfassung

Aurum/Strophanthus ist daher dann angezeigt, wenn das Eingreifen der „höheren" Wesensglieder Ich- und astralische Organisation bei physisch-ätherischer Erschöpfung zur Wirksamkeit gebracht werden soll. Es kann somit zu einem ausgesprochenen Heilmittel für Zivilisationskrankheiten werden, wenn das rhythmische Herz-Kreislauf-System durch die genannten Einflüsse geschädigt ist; ebenso ist es angezeigt zur Prophylaxe des Herzinfarkts.

Entstehung: WALA-Ärztekreis, Dr. med. Heinz-Hartmut Vogel, 1964.

Darreichungsform
1. Injektionslösung
2. Globuli velati

Indikationen
Zur Harmonisierung des Eingreifens von Ich- und Empfindungs-Organisation in die zur Unbeweglichkeit neigende physisch-ätherische Organisation, insbesondere des linken Herzens, z.B. bei
1. Bradykardie
2. Angina pectoris

Aurum/Valeriana comp.

Es bestand das Bedürfnis nach einem Präparat, das in der Lage sein sollte, das Herz vor einseitigen – sowohl vom venösen, als auch vom arteriellen System her – eindringenden Wirkungen zu bewahren. Die Herztätigkeit selbst sollte gestärkt werden. Zugleich stand das Ziel vor Augen, Versagenszustände der Herz-Kreislauf-Funktion wie Absinken des Blutdrucks, Schwindel und Auftreten von kaltem Schweiß zu behandeln. Ebenso gehören zum Anwendungsgebiet von Aurum/Valeriana comp. die damit zusammenhängenden psychischen Lockerungszustände im Herzbereich mit dem Gefühl, „den Boden unter den Füßen zu verlieren“, was bis zur organischen Herzmuskelschwäche führen kann.

Aurum metallicum D9
(metallisches Gold):

Aurum spricht als mittlere Substanz der Metallreihe Plumbum – Stannum – Ferrum – Aurum – Cuprum – Hydrargyrum – Argentum auch den mittleren Bereich der menschlichen Organisation an. Im Organ des Herzens kommt es zu Verfestigungen und Verhärtungen im Bereich der Bindegewebsgrundsubstanz sowohl des Myokards als auch der dem Herzen zugehörigen Gefäße. Die Eigentätigkeit des Herzens als Gleichgewichtsorgan zwischen dem „oberen“ und „unteren“ Menschen wird aufgerufen. Schwere und Belastung bis hin zu psychischen Veränderungen im Sinne der Schwermut stellen unter anderem Anwendungsgebiete für Aurum dar.

Crataegus e foliis et fructibus ferm 33d D2
(Blätter und Früchte des Weißdorns, Crataegus laevigata und Crataegus monogyna; Rosaceae):

Crataegus hat, wie alle Rosaceen, eine unmittelbare Beziehung zum Blutbildungsprozeß und zum Blutkreislauf. Vor allem wird der venöse Blutanstrom zum Herzen und damit die Beschleunigung der Herztätigkeit durch Crataegus abgemildert. Der Weißdorn reguliert also in potenzierter Form den venösen Blutanstrom zum Herzen und entlastet es dadurch in seiner Eigentätigkeit.

Strophanthus kombé e semine ferm 35b D5
(Strophanthus kombé; Apocynaceae):

Die Apocynaceen sind Lianengewächse, die ihre Aufrichtekraft nicht in der Gesamtpflanzengestalt zum Ausdruck bringen, sondern in den Samen herauftragen und in diesem die Glykosidbildung veranlassen. Die Glykoside differenzieren sich aus den bereits im Pflanzen- und Tierreich auftretenden Steroiden. Beim Menschen besteht eine Verwandtschaft zu den Nebennierenrindenhormonen. Die Rolle, die diese Substanzen bzw. die sie bildenden Kräfte in der Natur und im Menschen spielen, hängt mit dem Eingreifen des Astralischen über die Licht- und Gestaltungskräfte zusammen. Organgestalt, Organform bis hin zur Überformung ist eine Wirkung dieser Kräfte. In dem Präparat Aurum/Valeriana comp. wird durch die Zugabe von Strophanthus der arterielle, formende, gestaltende Prozeß, der aus der Peripherie auf das Herz eindringt, zurückgenommen. Das Herz wird befreit und seine Eigentätigkeit dadurch verstärkt.

Cactus ex herba ferm 33d D3
(Königin der Nacht, Selenicereus grandiflorus; Cactaceae):

Auch bei den Kakteen, insbesondere bei Cactus grandiflorus, kann die Signatur der Pflanze ein wesentlicher Hinweis für ihre Heilwirkung sein. Die Flüssigkeitsstauung im Stengelbereich, die Reduzierung der Umweltbeziehung auf die lichtgehärteten Stacheln sowie das plötzliche und vergängliche nächtliche

Erblühen zeigen ein Bild vom Auseinanderfallen der im Blütenprozeß sich befreienden Wärmekräfte einerseits und der im vegetativen Pol sich stauenden Flüssigkeitsprozesse andererseits.

Dies ist ein Bild, wie es sich dann am Herzen abspielen kann, wenn der Umwandlungsprozeß der ätherischen Kräfte in der Herzregion stockt und der systolische Herzprozeß überhand nimmt. In den Koronararterien findet sich einerseits ein vermehrter Blutandrang und eine Blutfülle, andererseits als heftige Gegenreaktion ein Spasmus, welcher von der Gefäßwand ausgeht. Diese Tendenz ist besonders beim Linksversorgungstyp vorhanden. Hinzu kommt, daß das eigentliche Herzgeschehen sich nicht im Blutdurchfluß der rechten oder linken Kammer abspielt, sondern vielmehr als Befreiungsprozeß in den Kapillaren und im Bindegewebsbereich des Herzmuskels. Dorthin setzt sich die Stauungstendenz fort. In diesem innersten Bereich des Herzens gibt das Herz seine eigentliche Qualität dem Blut mit. Ätherkräfte werden aus ihrer leiblichen Bindung losgelöst und als Grundlage der Nerven-Sinnes-Funktion für den „oberen" Menschen verfügbar.

Valeriana e radice ferm 33c D2
(Baldrian, Valeriana officinalis; Valerianaceae):

Vom Baldrian ist die rauschartige Zustände hervorrufende Wirkung bekannt, die darauf hinweist, daß sich unter dem Einfluß von Baldrian vegetative Kräfte, vor allem aus dem mittleren Blutsbereich, lockern. Es entsteht ein Gefühl des Abgehobenseins, des Schwebens, des „Nachtsehens". Baldrian wird zum Mittel für die beschriebenen Indikationen, wenn sich im Herz-Kreislauf-Gebiet das Ätherische lockert, sich ausdehnt und die entsprechenden krankhaften Zustände, wie Schwindel und Übelkeit, eintreten. Eine vergleichbare Lockerung der Wesensglieder kann bei entsprechender Disposition durch die Auswirkungen einer Reise, z.B. mit dem Auto oder Flugzeug, ausgelöst oder verstärkt werden. So ist es verständlich, daß sich Aurum/Valeriana comp., bei Bedarf prophylaktisch gegeben, als Heilmittel bei Reisekrankheiten bewährt hat.

Camphora D3
(Destillationsprodukt aus dem Holz des Kampferbaumes, Cinnamomum Camphora; Lauraceae):

Kampfer zeigt paradoxe Eigenschaften. Er kann, überdosiert, den peripheren Kreislauf zum Erliegen bringen. Es kommt dann zu Blutdruckabfall mit kaltem

Schweiß und extremen Schwächezuständen. In potenzierter Form wirkt er diesem Kälteprozeß entgegen. Es werden die peripheren Wärmekräfte aktiviert und bei unserem Präparat der Blutandrang zum Herzen in die Peripherie abgeleitet. Dort erfolgt eine Durchwärmung.

Zusammenfassend kann gesagt werden, daß das Kompositionsmittel Aurum/Valeriana comp. durch die Art seiner Zusammensetzung das Herz als Mitte-Organ von zu starken peripheren Einflüssen entlastet. Bei der Konzeption des Präparates wurde von dem pathologischen Geschehen ausgegangen, daß im rhythmischen Bereich des Herz-Kreislauf-Geschehens der Astralleib, d.h. die atmende Psyche, sich löst und die ätherischen Kräfte relativ selbständig werden. Dieses entspricht der Symptomatik. Daher sind die pflanzlichen Mittel so gewählt, daß sie in differenzierter Weise gleichsam einen Appell richten an das Seelische, sich mit dem Ätherischen wieder in richtiger Weise atmend zu verbinden. Dem liegt der allgemeine Gesichtspunkt zugrunde, daß pflanzliche Mittel die Tätigkeit des Astralleibes aktivieren. Die Auswahl der Pflanzenmittel richtet sich jeweils nach den in sich differenzierten ätherischen Kräften, wie Wärmeäther, Lichtäther, chemischer Äther, Lebensäther. Das einzige Metall, Aurum, wirkt auf die Ich-Tätigkeit im Wärmehaft-Organischen und rhythmisiert das Verhältnis von ätherischem und astralischem Leib.

Entstehung: WALA-Ärztekreis, Leitung Frau Dr. med. Margarethe Hauschka, 1959.

Darreichungsform

1. Injektionslösung
2. Globuli velati

Indikationen

Zur Anregung und Harmonisierung der Herzfunktion bei Lockerung von Ich- und Empfindungs-Organisation im Herz-Kreislauf- und Atmungsbereich, z.B.

1. Herzbeschwerden auf degenerativer organischer Grundlage
2. Myokardschwäche bei und nach Herzinfarkt
3. funktionelle Herzbeschwerden
4. vegetative Dystonie
5. Übelkeit und Schwindel

Avena comp.

Es bestand das Bedürfnis nach einem auf breiter Basis anwendbaren Ein- und Durchschlafheilmittel in der Klinik. Dabei wurde davon ausgegangen, daß Einschlafstörungen häufig auf einem Mißverhältnis zwischen nervlich-astraler Tätigkeit einerseits und Stoffwechseltätigkeit andererseits beruhen. Diese Disharmonie betrifft vor allem das Nierenorgan: Die Erregbarkeit von der Niere her ist gesteigert. Die hier zu bewältigenden polaren Kräfte der Durchwärmung und Durchlichtung im glomerulären Anteil dieses Organs und die Absonderungsvorgänge im interstitiellen und Lymphbereich der Niere bedürfen der Harmonisierung.

Avena e planta tota ferm 33c D5
(Hafer, Avena sativa; Gramineae):

Der Hafer ist eine alte Kultur- und Nährpflanze, welche guten Boden als Standort verlangt und diesen stark ansäuert. Avena zeichnet sich gegenüber den anderen Gramineen durch eine besondere Aktivität im Blüten-Wärme-Bereich aus und durch die eigene Art der Stärke-Zucker-Bildung. Der Hafer hat durch die Signatur seines stark aufgefiederten Blüten- und Fruchtstandes eine besondere Beziehung zur Wärme der Umgebung und ist gegenüber den übrigen Getreidearten besonders eiweißreich. Auf dieser Wärmeaktivität und dem Eiweißreichtum beruht seine starke, in hoher Dosierung auch reizende Wirkung auf die Nierenorganisation. Es ist bekannt, daß im Übermaß verzehrter Hafer die Niere belastet; bei den nierenempfindlichen Pferden führt eine Haferüberfütterung sogar zur Myoglobinurie.

Therapeutisch richtet sich die Hafer-Wirksamkeit auf die Wärme- und Licht-Tätigkeit in der Nierenrinde. Auf eine feinere Störung dieser Funktion weisen die Symptome der Wärmeempfindlichkeit, der Übererregbarkeit und der Schlafstörungen in Verbindung mit Einschlafzuckungen hin. Einschlafstörungen, die im Zusammenhang stehen mit der Nierentätigkeit, werden besonders durch Hafer günstig beeinflußt. Der Astralleib greift tiefer in die Nierenorganisation ein; es kommt dadurch zur nervlichen Beruhigung. Mit Avena als Heilmittel wird die Niere gerade in dieser Hinsicht entlastet. Diätetisch hat sich der Hafer bei azidosegefährdeten Diabeteskranken und bei Reizzuständen im Magen-Darm-Trakt bewährt.

Valeriana e radice ferm 33c D7
(Baldrian, Valeriana officinalis; Valerianaceae):

Einschlafstörungen sind sehr häufig dadurch verursacht, daß sich im Rhythmischen System im Herzen und auch in der Niere der Astralleib lockert und in einem „Zwischenzustand" zwischen Wachen und Schlafen verharrt. Ein Gefühl des Schwebens, des Ausgedehntseins tritt auf. Durch Baldrian in potenzierter Form wird der Astralleib angeregt, sich mit der ätherischen Organisation zunächst besser zu verbinden, um dann ungehindert in das Loslösen beim natürlichen Einschlafprozeß überzugehen.

Sulfur D24
(Schwefel):

Der Schwefel greift als Prozeß über die ätherischen Kräfte in den Eiweiß-Stoffwechsel ein. Sulfur wurde deshalb hinzugefügt, weil man auch hier davon ausgeht, daß der Ätherleib bei den vorliegenden Einschlafstörungen dominiert und sich der Astralleib nicht in der richtigen Weise im Einschlafvorgang löst. Die Verhaltung der oberen Wesensglieder im Ätherischen wird durch den Schwefel überwunden.

Phosphorus D24
(gelber Phosphor):

Wir haben es beim Phosphor mit dem exakten Gegenprozeß zum Sulfur zu tun. Was Schwefel für das Verhältnis von Astralleib zum Ätherleib bedeutet, gilt beim Phosphor für das Verhältnis von Ich-Tätigkeit zum Ätherleib, vor allem zum Lichtätherischen. Chronische Einschlafstörungen hängen vielfach damit zusammen, daß tagsüber der innermenschliche Phosphorprozeß sich nicht dort auslebt, wo er physiologisch tätig ist, nämlich im Nervenbereich. Der Patient ist nie ganz wach. Durch die Doppelgabe von Sulfur und Phosphor werden die gegenläufigen Prozesse zwischen dem Nerven- und Stoffwechsel-Pol des Organismus geordnet. Der Phosphor-Licht-Prozeß, der den Organismus im Herz- und Nieren-Bereich, im Vegetativum in pathologischer Weise zu sehr wach macht, wird auf seine ursprüngliche, gesunde Wirkungssphäre in den Nervenprozeß zurückgeführt. So ist die Doppelwirkung von Sulfur und Phosphor zu verstehen.

Conchae D6
(Austernschalenkalk, Kalziumkarbonat von Ostrea edulis):

Zu den geschilderten Ursachen der chronischen Ein- und Durchschlafstörungen gehört, wie auch oben bereits dargestellt wurde, das Sich-nicht-Trennen und -Lösen der oberen Wesensglieder Astralleib und Ich vom physischen und ätherischen Leib. Der Austernschalenkalk ist die Substanz, die eine besondere Beziehung zur ätherischen Organisation im Lymphbereich und der Eiweißbildung hat. Das rhythmische Verhältnis zwischen Atmung und Eiweißaufbau ist vielfach dahingehend gestört, daß der Eiweißaufbau dominiert, das Seelische in diesem Prozeß wie übertätig ist und sich ebenfalls beim Einschlafen nicht in der richtigen Weise lösen kann. Conchae fördert folglich den Ausatmungsprozeß aus dem Stoffwechsel-Blut-System heraus: Kohlensäure wird vermehrt ausgeatmet. So ist die beruhigende Wirkung dieses Präparatebestandteiles zu verstehen.

Avena comp. stellt somit eine Erweiterung des Präparates Valeriana comp. durch den Hafer dar. Auch in diesem Präparat wird durch pflanzliche Bestandteile ein Appell an den Astralleib gerichtet, sich gegenüber der ätherischen Organisation zu behaupten. Die mineralischen Substanzen Sulfur und Phosphor rufen in der geschilderten Weise die Ich-Tätigkeit auf den Plan; das tierische Präparat Conchae bringt den Ätherleib in Bewegung.

Entstehung: Ärztekreis des Biologisch-Homöopathischen Krankenhauses, München-Höllriegelskreuth, Leitung Frau Dr. med. Margarethe Hauschka, 1947.

Darreichungsform
1. Injektionslösung
2. Globuli velati

Dosierung und Art der Anwendung
Soweit nicht anders verordnet, bei Schlafstörungen am späten Nachmittag, spätestens 1/2 Stunde vor dem Schlafengehen:

1. Injektionslösung:
2–3 mal wöchentlich bis 1 mal täglich jeweils 1 ml subcutan injizieren.

2. Globuli:
1–3 mal täglich 5–20 Globuli unter der Zunge zergehen lassen.

Indikation
Zur Anregung des rhythmischen Eingreifens der Empfindungsorganisation im Nierenbereich, z.B.
1. Ein- und Durchschlafstörungen
2. Unruhezustände, insbesondere bei neurasthenischer Konstitution, Überempfindlichkeit und Nervosität

Barium/Pancreas comp.

Der Grundgedanke, dieses Präparat zu entwickeln, ging aus der Erfahrung hervor, daß die Bauchspeicheldrüse als „Ich-Organ" des Stoffwechsels besonderen zivilisatorisch-psychischen Belastungen ausgesetzt ist. Vor allem auch die zunehmenden Schockereignisse, denen die Menschen in unserer Zeit ausgeliefert sind, führen zur Schwächung der ätherischen Organisation und schließlich zu degenerativen Erkrankungen in diesem Bereich. Im Unterschied zu dem ebenfalls von Dr. med. Ernst Deterding konzipierten Präparat Platinum chloratum/ Pancreas comp. enthält die hier beschriebene Heilmittelkomposition als Metall das Barium. Dadurch ist sie besonders für die Behandlung der sklerotisierenden Pankreaserkrankungen geeignet.

Barium citricum D9
(Bariumcitrat):

Barium ist eine Substanz aus der Reihe der Erdalkalien, die den radioaktiven Elementen im periodischen System nahesteht; es ist ein Schwermetall, welches in seinem chemischen Charakter und in der therapeutischen Wirksamkeit zwischen Calcium und Blei steht. Barium hat die Eigenschaft, den Lebensprozeß nicht zur vollen Entfaltung kommen zu lassen. Es ist ein Verhärtungsmittel, das mit einer Auskühlung vor allem im Bereich des Bindegewebes der Lymphknoten, der Schilddrüse und des Lymphsystems einhergeht. Der Lebensprozeß wird ins Physische und in die Sklerose getrieben. So ist Barium citricum geeignet, einem Verhärtungsprozeß im Bindegewebe der genannten Organe zu begegnen.

Ergänzend ist dazu zu sagen, daß das Drüsenorgan Pankreas und seine Flüssigkeitsabsonderung nach außen in den Zwölffingerdarm einen Lymphabsonderungsprozeß im weiteren Sinne darstellt; dieser Gedanke kann ein Licht auf die Verwendung von Barium in der Pankreastherapie werfen. Barium citricum als Salz des Bariums mit der Zitronensäure wurde gewählt, weil dadurch die Beziehung zum Lichtätherischen und zu den überformenden Kräften zum Ausdruck kommt.

Pancreas Gl D7 (Bauchspeicheldrüse): **Cichorium e planta tota ferm 33c D2** (Wegwarte, Cichorium intybus; Compositae): **Oxalis e planta tota ferm 34b D2** (Sauerklee, Oxalis acetosella; Oxalidaceae): **Carbo Betulae D5** (Kohle aus dem Holz der Weißbirke, Betula pendula; Betulaceae):	siehe Platinum chloratum/ Pancreas comp.

Entstehung: WALA-Ärztekreis, Dr. med. Ernst Deterding, Leitung Frau Dr. med. Margarethe Hauschka, 1963.

Darreichungsform
1. Injektionslösung
2. Globuli velati

Indikationen
Bei Schwäche der Lebenskräfte und nachfolgender Degeneration des Stoffwechselzentralorgans Pankreas, z.B. bei
1. Pankreassklerose
2. Pankreasapoplexie
3. Verdauungsstörungen bei Pankreopathien

Belladonna comp., Suppositorien

Bei den beiden Präparaten Belladonna comp., Suppositorien und Ammi visnaga comp., Suppositorien haben wir Heilmittel-Kompositionen von ähnlicher Zusammensetzung vor uns. Beide Heilmittel enthalten das Tollkirschenkraut, die Kamillenwurzel und die Tabaksblätter; bei Ammi visnaga comp. kommen noch die Samen der Zahnstocher-Ammei hinzu. Beide Präparate stehen in Form von Suppositorien für Erwachsene und für Kinder zur Verfügung.

Allerdings ist der Unterschied zu beachten, daß in Ammi visnaga comp. die Heilmittel-Grundsubstanzen in der Urtinktur vorliegen, während diese für Belladonna comp. zu einer tiefen Potenzstufe weiterverarbeitet werden.

Belladonna comp., Suppositorien entfalten ihre Wirksamkeit insbesondere im arteriellen Blutbereich, in dem ein zu intensives Eingreifen des Astralleibes aufgehoben und damit auch die spastisch kontrahierte Muskulatur des Unterleibs entlastet wird. Belladonna comp. ist insofern ein „Nierenmittel", als die freiwerdenden astralischen Kräfte wieder in das ihnen physiologischerweise zugehörige Gebiet übergeleitet werden, d.h. die Niere in ihrer arteriellen Durchblutung und in dem intensiveren Eingreifen des Seelischen über den Sauerstoffprozeß angeregt wird. So kann die spasmolytische Wirkung von Belladonna comp. verstanden werden.

Atropa belladonna ex herba ferm 33a D2 (zu 0,1% enthalten)
(Tollkirsche, Atropa belladonna; Solanaceae):

Das Zwielicht einer Waldlichtung oder der Waldrand sind bevorzugte Standorte der mehrjährigen, regelmäßig dreiteilig sich verzweigenden und sich so in den Raum ausbreitenden Tollkirsche. Als Nachtschattengewächs hat die Tollkirsche eine paradoxe Beziehung zum Sonnenlicht. Ihre achselständigen, zwischen verdämmerndem Gelb und braunviolett spielenden Blütenglocken sind oft auf den ersten Blick wenig auffällig; sie sind unter den Blättern zu finden. Von den Blättern bedeckt, fliehen die Blüten der Belladonna das Licht.

In der Giftwirkung ist eine Umkehr der für den Tag- bzw. Nachtstoffwechsel typischen Prozesse zu finden. Die parasympathisch betonten, für die Nacht physiologischen Gefäß- und Stoffwechselprozesse wirken in den Tag hinein. Das arterielle Blut drängt zur Peripherie, zu den Sinnesorganen und vor allem auch zum Kopf hin. Die peristaltische Tätigkeit der abdominellen Hohlorgane wird angeregt. Ist diese Tendenz, vor allem beim wachbewußten Menschen überstark, kommt es zum Krampf. Belladonna ist demnach das Simile für eine starke, auch fieberhafte Erregung des arteriellen Gefäßsystems mit Sinnesüberempfindlichkeit und krampfartigen, schmerzhaften Koliken in der glatten Muskulatur des Magen-Darm-Bereichs.

Nicotiana e foliis ferm 33b D4 (0,1%)
(Blätter der Tabakpflanze, Nicotiana tabacum; Solanaceae):

Die Blätter der alkaloidhaltigen Tabakpflanze haben eine starke Wirkung auf das Gefäßsystem und den Wärmeorganismus, die durch eine „Überwältigung" und ein übermäßiges Eingreifen des Astralleibes geschwächt werden. Nach einer anfänglichen Vasokonstriktion kommt es zu einer Erweiterung der Blutgefäße, verbunden mit absinkendem Blutdruck, Kollapserscheinungen, Frösteln und Wärmeverlust. Am Darm wird eine heftige, die Mesenterialgefäße und die Tunica muscularis betreffende Kontraktion und Anregung der Peristaltik beobachtet. Typischerweise bestehen heftige Krampfschmerzen von Magen und Därmen mit einer ausgesprochenen Berührungsempfindlichkeit, so daß der Patient trotz des Kältegefühls den Leib unbedeckt haben will.

Das spastische Geschehen an der Darmmuskulatur wird durch Atropa belladonna und Nicotiana tabacum von zwei Seiten her beeinflußt. Während Belladonna von der arteriellen Blutseite aus wirkt, greift Nicotiana mehr auf der Seite der Gefäßwand an.

Chamomilla e radice ferm 33c ∅ (0,1%)
(echte Kamille, Wurzel, Chamomilla recutita; Compositae):

Die echte Kamille bildet ein feines Geflecht von leicht gelblichen, stabilen und aromatischen Würzelchen aus. In diesem Präparat nimmt sie insofern eine Mittestellung ein, als sie zwischen Nerventätigkeit und Stoffwechseltätigkeit vermittelt. Sie harmonisiert das Verhältnis von „oberem" und „unterem" Astralleib, das heißt das Verhältnis von Nerven- und Nierentätigkeit. Dadurch wird der Astralleib von seinem krampfartigen Eingreifen im Magen-Darm-Bereich entlastet. Gleichzeitig ist die Kamillenwurzel „stark vitalisierend", d.h. sie wirkt entzündungshemmend z.B. bei Magen- und Zwölffingerdarm-Geschwüren. So wird durch Chamomilla auch die psychische Labilität abgeschwächt, die Seele ordnet sich wieder rhythmisch in die Nierenorganisation ein.

Entstehung: WALA-Ärztekreis, Leitung Frau Dr. med. Margarethe Hauschka, 1955.

Darreichungsform
Suppositorien (für Erwachsene und Kinder)

Dosierung und Art der Anwendung
Soweit nicht anders verordnet, in akuten Fällen 2–3 mal täglich bis zu ein- bis zweistündlich jeweils 1 Zäpfchen in den Mastdarm einführen.

Indikationen
Lösung einer zu tief eingreifenden Empfindungsorganisation aus dem arteriellen Gefäßbereich und der glatten Muskulatur der Stoffwechselorgane, z.B. bei spastischen Zuständen des Magen-Darm-Trakts und des Urogenitalsystems.

Belladonna/Chamomilla

Der Rezeptur liegt der Gesichtspunkt zugrunde, daß Sensibilität, Erregbarkeit und Schmerzhaftigkeit insbesondere dadurch bedingt sind, daß der Empfindungsorganismus, d.h. in Rudolf Steiners Sprachgebrauch der Astralleib, über die Atmung und das arterielle Blutsystem einseitig und übermäßig tätig ist. Der arterielle Blutprozeß drängt in die Peripherie bis in die Sinnessphäre, der Blutandrang in dem betreffenden schmerzhaften Organ ist einseitig verstärkt (Belladonna). Zugleich kommt es zu einer Übersensibilität des Nervensystems. Dies wird durch Chamomilla berücksichtigt.

Atropa belladonna e radice ferm 33b D5
(Wurzel der Tollkirsche, Atropa belladonna; Solanaceae):

Die Verwendung der Wurzel soll die Beziehung herstellen zum Nervensystem. Die Tollkirsche hat einen kräftigen, mehrköpfigen, fleischigen Wurzelstock, der mehrere Jahre alt wird. Er ist von würzigem und scharfem Geruch.

Der Belladonna-Wurzelprozeß konzentriert sich im Menschen vor allem auf den Nervenbereich. Ausdruck dafür ist das in der Pflanze gebildete Atropin, ein Alkaloid, das am vegetativen Nervensystem im Sinne eines gesteigerten Sympathikotonus wirksam ist. Atropin bzw. das zentral unwirksame Scopolamin werden allopathisch als Anticholinergikum und Spasmolytikum eingesetzt.

Das arterielle Gefäßsystem wird unter der Belladonna-Wirkung extrem gefüllt, gespannt und erregt. Die Nerven-Sinnes-Tätigkeit im Blut ist gesteigert, man könnte sich eine im Blut befindliche „Kopfbildungstendenz“ vorstellen. Von daher ist die Wirkung bei Hypertonie zu verstehen.

Die „Ein- und Ausatmung“ des Astralleibes im Nervenbereich wird eingeschränkt und teilweise aufgehoben; der Schmerzzustand beruht auf einem nicht mehr ausreichenden Atemrhythmus des Seelischen zwischen Nerv und Blut. Spastische Zustände sind dafür ein Symptom. Belladonna führt dadurch eine Entspannung und Lösung herbei, daß sich der Astralleib wieder in einer gesunden Weise mit den Wärme-Flüssigkeits-Prozessen im Blut verbindet, indem er in diese untertaucht. Über diese Verbindung kommt es dann auch zu einer Befreiung der Empfindungsorganisation und zu einer Entkrampfung der glattmuskulären Hohlorgane im Bauchraum.

Chamomilla e radice ferm 33c D2
(Wurzel der echten Kamille, Chamomilla recutita; Compositae):

Im Gegensatz zur Tollkirsche hat die Kamille eine einjährige, gelblichweiße Wurzel. Sie ist schlank, reich verzweigt und hat dabei eine feste und zähe Konsistenz. Ihr Geruch ist aromatisch und etwas zusammenziehend. Trotz starker Beziehung zum Wärmeelement und Bildung eines ätherischen Öles ist das Luft-Licht-Element in der hellen Farbe und der schlanken Gestalt der Wurzel nicht zu übersehen. Damit ist der besondere Bezug zum Seelischen gegeben. Wiederholt wurde darauf hingewiesen, daß der Astralleib sich des Luft-Licht-Elementes im Organismus bedient und auf diese Weise das Eingreifen des Seelischen im Nierenbereich bedingt ist.

Wiederum wird die Wurzel gewählt, um den Bezug zum Nervensystem herzustellen. Es ist also die Kamillenwurzel *das* Heilmittel, um zwischen Nervensystem und Nierensystem zu vermitteln. Zur Chamomilla gehört eine zarte, empfindsame und empfindliche Konstitution.

Zusammenfassung

Die Komposition aus Atropa belladonna e rad. und Chamomilla e rad. ist somit ein ausgesprochenes Schmerzmittel, vor allem dann, wenn es sich wechselweise um Spasmen und um eine Lockerung des Seelischen aus den gesamten glattmuskulären Hohlorganen des Bauchraumes handelt. Der rhythmische Atemprozeß wird wiederhergestellt, der Blutprozeß rhythmisiert und das Eingreifen des Seelischen im Nierenbereich harmonisiert. Dadurch erfolgt die Entlastung der Bauchorgane von einer zu intensiven Wirksamkeit des Seelischen.

Belladonna/Chamomilla hat ein recht breites Wirkungsspektrum: Es ist bei Krampfzuständen von Magen, Darm und Gallenwegen angezeigt, ebenso bei Spasmen im Urogenitaltrakt sowie bei Harnleiterkoliken und Dysmenorrhoe. Eine weitere bewährte Indikation für dieses Präparat oder für das Einzelmittel Chamomilla e rad. sind die Zahnungsbeschwerden beim Kleinkind.

Entstehung: Ärztekreis des Biologisch-Homöopathischen Krankenhauses, München-Höllriegelskreuth, Leitung Frau Dr. med. Margarethe Hauschka, 1948.

Darreichungsform

1. Injektionslösung
2. Globuli velati

Dosierung und Art der Anwendung
Soweit nicht anders verordnet:

1. Injektionslösung:
1–3 mal wöchentlich, in akuten Fällen 1–3 mal täglich jeweils 1 ml subcutan injizieren.

2. Globuli velati:
1–3 mal täglich, in akuten Fällen 1–2 stündlich jeweils 5–10 Globuli unter der Zunge zergehen lassen.

Indikationen
Zum rhythmischen Ausgleich des starren Verhältnisses der Empfindungsorganisation zwischen Nerven- und Nierensystem, z.B. bei
1. spastischen Zuständen der Verdauungsorgane, besonders des Magens, der Gallenblase und der Harnwege
2. Dysmenorrhoe
3. Schmerzzuständen beim Zahnen der Kinder
4. Dyspepsie

Berberis/Apis comp.

Berberis/Apis comp. entsprang den Bedürfnissen der Klinik nach einem Heilmittel zur Behandlung einer (auch rezidivierend) entzündeten und gereizten Harnblase. Die Zusammensetzung dieser Heilmittelkomposition beabsichtigt, den im Nieren-Blasen-Gebiet übermäßig und unrhythmisch eingreifenden Astralleib wieder in das richtige Verhältnis zur ätherischen Tätigkeit zu bringen.

Berberis e radice ferm 33d D2
(Sauerdornwurzel, Berberitze, Berberis vulgaris; Berberidaceae):

Die Berberitze ist ein dorniger Strauch, bei dessen Bildung die astralischen Kräfte aus der Pflanzenumgebung tief eingreifen – sowohl im Blüten-Frucht-Bereich als auch in der Wurzel- und Rindenbildung. Die leuchtend roten, sehr sauren Beeren zeigen in dem Fehlen des Säureabbaus zum süßen Zucker das

Stehenbleiben der licht-astralischen Tätigkeit auf der Stufe der Säurebildung. Im Bereich der Rinde und der Wurzeln ist es der Gehalt an Alkaloiden und die leuchtend orange-gelbe Färbung, welche auf die Verbindung mit den astralischen Kräften hinweisen.

Die Signatur der Berberitze zeigt eine Beziehung zu einer vergleichbaren astralischen Tätigkeit im Bereich des Nieren-Blasen-Traktes. Reizzustände von Blase und Nieren sowie Stauungen bis hin zur Konkrementbildung mit mehligrötlichem Sediment sprechen auf Berberis an. Die Verwendung der Sauerdornwurzel vermag vor allem das übermäßig heftige, krampfartige, der Nerven-Sinnes-Dynamik verwandte Eingreifen des Astralleibes in diesem Gebiet zu überwinden.

Apis ex animale Gl D7

(Honigbiene, Apis mellifica, ganzes Tier):

Die Honigbiene und die Bildung ihres Eiweißgiftes ist nur im Zusammenhang des einheitlichen und dadurch noch auf einer frühen Eintwicklungsstufe sich befindenden, ganzen Bienenstockes zu sehen. Auch im menschlichen Organismus besteht daher die Beziehung von Apis zu frühen Entwicklungszuständen, etwa wie die der beginnenden Blutbildung und Kapillarisation. Die Auseinandergliederung und der Übergang vom reinen Bindegewebsflüssigkeitsprozeß und Lymphprozeß zur Blutbildung ist noch nicht vollständig vollzogen. Apis hat daher eine noch ganzheitliche Beziehung zum Wärmeorganismus, der am Anfang seiner Differenzierung steht. Lokale Wärmestauung, ja auch Wärmestarre, Ödembildung im Bereich der mesenchymalen und bindegewebigen Häute, der Haut selbst, der Meningen, die besondere Beziehung zum Eierstock und zu den Glomerula der Nieren repräsentieren die Verwandtschaftsbeziehung von Apis zum menschlichen Organismus. Beim Krankheitsbild der chronischen Zystitis handelt es sich ebenfalls um einen Wärmestau mit den entsprechenden Symptomen, wie Brennen beim Wasserlassen und Bedürfnis nach Kühle. Für Apis sind brennende und stechende Schmerzen am Ende der Miktion sowie Nierenbeteiligung mit Proteinurie und Ödemen, z.B. der Augenlider, charakteristisch.

Atropa belladonna ex herba ferm 33a D5

(Tollkirsche, Atropa belladonna; Solanaceae):

Die Überwältigung des vegetativ-pflanzlichen Prinzips in der Tollkirsche durch einen tief in die Gesamtpflanze bis in die Wurzel vordringenden, übersteigerten Eiweißprozeß mit der Alkaloidbildung zeigt in ihrer Verwandtschaft zur menschlichen Pathologie die Beziehung zu einem hier als übersteigert zu bezeichnenden arteriellen Blutprozeß. Entzündungen treten auf mit einer zentrifugalen Dynamik und einem typisch klopfenden, jedoch an- und abschwellenden Charakter. Durch den verstärkten Blutandrang kann es zu Entzündungen im Nieren-Blasen-Gebiet, jedoch auch im Bereich des Mundes und der Kieferhöhlen kommen. Bezüglich der ableitenden Harnwege ist zu sagen, daß das krankhaft gesteigerte Eingreifen der Empfindungsorganisation die Tendenz zum Physisch-Werden und die Annäherung an die Außenwelt in diesen Organen noch verstärkt und dadurch ein Boden für eine bakterielle Fremdbesiedelung geschaffen werden kann.

Terebinthina laricina D7
(Lärchenharz aus dem Stamm von Larix decidua; Pinaceae):

Das ätherische Öl des Lärchenharzes ist Ausdruck eines Licht-Luft-Wärme-Prozesses in einem Piniengewächs, das durch seine Gesamtsignatur insofern aus dem Rahmen der übrigen Pinaceen herausfällt, als es seine Nadeln abwirft, also dem Jahresrhythmus stärker folgt. Die Nierenbeziehung der Lärche, der „Birke unter den Nadelhölzern“, ist unter anderem daran zu erkennen, daß das ätherische Öl von Larix decidua über die Niere ausgeschieden wird und bei zu starker, substantieller Dosierung eine Nieren- und Blasenentzündung hervorrufen kann. In homöopathisch potenzierter Zubereitung wirkt Terebinthina laricina diesem Entzündungsprozeß entgegen.

Zusätzlich zur medikamentösen Therapie ist es wichtig, die Patienten mit Harnwegsinfekten zu einer ausreichenden Flüssigkeitsaufnahme anzuleiten, um die Ausschwemmung von Schleim, Blut, Geweberesten und Infektionserregern zu ermöglichen.

Entstehung: Ärztekreis des Biologisch-Homöopathischen Krankenhauses, München-Höllriegelskreuth, Leitung Frau Dr. med. Margarethe Hauschka, 1947/48.

Darreichungsform

1. Injektionslösung
2. Globuli velati

Dosierung und Art der Anwendung
Soweit nicht anders verordnet:

1. Injektionslösung:
in akuten Fällen 1 mal täglich, bei subakutem und chronischem Verlauf 1–3 mal wöchentlich jeweils 1 ml subcutan injizieren.

2. Globuli:
in akuten Fällen bis zu 1–2stündlich, bei subakutem und chronischem Verlauf 1–4 mal täglich jeweils 5–10 Globuli unter der Zunge zergehen lassen.

Gegenanzeigen: Globuli velati: nicht bekannt; Injektionslösung: Bienengiftüberempfindlichkeit
Nebenwirkungen: nicht bekannt
Wechselwirkungen mit anderen Mitteln: nicht bekannt

Indikation
Zur Anregung des rhythmischen Eingreifens der Empfindungsorganisation, insbesondere im Nieren-Blasen-Bereich, bei örtlicher Wärmestarre einerseits und einem Vitalitätsverlust der physisch-ätherischen Organisation andererseits, z.B.
1.1. Reizblase
1.2. Blasenentzündung
2. Stomatitis
3. Sinusitis

Berberis e fructibus comp.

Berberis e fruct. comp. wurde im Zusammenhang mit den übrigen Berberis-Präparaten der WALA konzipiert. Dabei ist darauf hinzuweisen, daß in den verschiedenen Präparaten zum einen Berberis e fruct. und zum anderen Berberis e rad. eingesetzt werden. Die Berberis-Frucht zeichnet sich dadurch aus, daß sie auch bei ausreichender Ausreifung im Herbst die Umwandlung der in der Frucht sich konzentrierenden Fruchtsäuren in Zucker nur ganz unvollständig vollzieht. Dies ist eine wesentliche Signatur der leuchtend roten Sauerdorn-Beere: Verharrung auf der Säurestufe, d.h. der Lichtäther und, damit in Verbindung, die im Bereich von Blüte und Frucht wirksame Astralität hält den Substanzumwandlungsprozeß in der Fruchtsäurenbildung an; lichthafte, astrale Kräfte sind wirksam.

Berberis e fructibus ferm 33c D1
(Sauerdornfrucht, Berberis vulgaris; Berberidaceae):

Die Berberitze ist durch und durch „astralisiert", jedoch in doppelter Weise in den unter- und oberirdischen Pflanzenteilen: In der Wurzel und in der Rinde kommt es zu einer Alkaloidbildung als Ausdruck für ein zu tiefes Eingreifen des Astralischen in den Eiweiß-Wurzel-Prozeß. Davon trennt sich in der Pflanze der dem Licht zugewandte astralische Blütenimpuls und bildet die ungiftigen Fruchtsäuren. Typisch für den Berberitzenstrauch und die übermächtig wirkenden Lichtkräfte ist die Dornenbildung am Langtrieb des Sprosses, welche gleichsam verhärtete und zusammengezogene Blätter darstellt. Die Dornen erneuern sich nicht; sie überwintern und können 1-, 3-, 5- und mehrstrahlig sein. Bei den Sauerdorn-Jungpflanzen lässt sich übrigens diese Lichteinwirkung in einer Metamorphosereihe vom sich zuspitzenden und verhärtenden Langtriebblatt bis zur Dornenbildung verfolgen. (Bei der Dornenbildung der Berberitze handelt es sich wie bei den Disteln um eine Blattmetamorphose, im Unterschied zu den Dornen von Prunus und Crataegus, welche durch eine Stauung des Astprinzips entstehen. Noch anders ist die Stachelbildung der Rose zu verstehen: nämlich als oberflächliche Epidermis-Formation.) Weiterhin ist charakteristisch für die Berberitze, daß sie auf extrem trockenen Böden gedeiht, geradezu feuchten Untergrund meidet. Früher wurden die Sträucher in die Hecken zwischen die Felder gepflanzt. Daraus geht hervor, daß sie dem Lichteinfall äußerste Vitalität entgegensetzt.

So ist es auch zu verstehen, daß das Berberitzenpräparat sowohl Schleimhautwucherungen und Polypenbildungen im Nasen- und Nasennebenhöhlenbereich (Berberitzenfrucht) als auch im Stoffwechselbereich muskulären „Wucherungen", d.h. Myombildung im Bereich des Uterus (Berberitzenwurzel), entgegenwirkt.

Urtica dioica e planta tota ferm 33c D2
(große Brennessel; Urtica dioica; Urticaceae):

Die Urtica dioica könnte man als eine Universalheilpflanze bezeichnen, und zwar insofern, als sie in sich in Sproß- und Blattbildung bis hinein in die Wurzel den Schwefel und damit einen für die Pflanzenwelt ungewöhnlichen Eiweißprozeß bewältigt. Dem Schwefelprozeß polar entgegengesetzt ist in der Brennessel der Kieselprozeß wirksam, den die Pflanze in den Brennhaaren ausscheidet. Der ständig an der Grenze des Zerfalls befindliche starke Eiweißprozeß endet in dem sogenannten „Brenngift", einem dem Bienen- und Schlangengift verwandten Toxalbumin. Das Nesselgift wird über die Brennhaare ausgeschieden. Der dritte wesentliche Brennesselprozeß ist auf den relativ hohen Eisengehalt zurückzuführen, der in der Wurzel besonders hoch ist, jedoch auch in den Blättern nachgewiesen werden kann. Damit ist die Urtica dioica eine Pflanze, die, wie kaum eine andere, die Dreigliedrigkeit von Sal-Prinzip (Silicea), Sulfur-Prinzip (Schwefel-Eiweiß-Prozeß) und Merkur-Prinzip (Eisen-Prozeß) so in sich vereinigt, daß diese drei Prinzipien in der lebenden Pflanze ineinanderwirken. Nach der Ernte zerfällt die Pflanze gleichsam stofflich wieder in ihre drei Teile, es entsteht über einen Zersetzungsprozeß die Brennesseljauche, welche als Pflanzendünger eingesetzt wird. Ein nur kurz angesetzter wässriger Brennesselauszug wirkt in seiner Schärfe schädlingsvertreibend.

Im Menschen kann daher die Urtica die Ordnung und das Ineinanderwirken von Sinnes-Nerven-Geschehen (Quarz), Stoffwechselgeschehen (Schwefel) und rhythmischem Atmungsgeschehen (Eisen) wiederherstellen. Vor allem sind es Wucherungen als Ausdruck einer Form- und Gestaltschwäche, die durch die Urtica therapeutisch beeinflußt werden können. Darüber hinaus wirkt die Brennessel bei allen einseitigen Organprozessen im Sinne der geschilderten Polarität: bei einseitig gesteigerter Nerven-Sinnes-Tätigkeit, was gleichbedeutend mit Überformung bis zur Austrocknung ist, und bei übersteigerter Stoffwechseltätigkeit mit der Tendenz zur formlosen Dysplasie und Wucherung.

Entstehung: WALA-Ärztekreis, Dr. med. Helmut Fisseler, Leitung Frau Dr. med. Margarethe Hauschka, 1955.

Darreichungsform

1. Injektionslösung
2. Globuli velati

Indikationen

Überwindung einer Formschwäche durch Anregung des Luft-Atmungs-Geschehens im Bereich der Schleimhäute des Nasen-Rachen-Raums und der Nasennebenhöhlen, z.B. bei

1. Schleimhauthypertrophien im Nasen-Rachen-Gebiet
2. Hypertrophie der Gaumen- und Rachenmandeln
3. lymphatischer Konstitution, besonders bei Kindern
4. Sinusitis

Berberis/Hypericum comp.

Diesem Präparat liegt der Gedanke zugrunde, daß einem zu geringen Nerventonus im „unteren" Menschen eine Neurasthenie, d.h. eine Nervenschwäche zugrunde liegt. Das Präparat ist deshalb dann angezeigt, wenn der Flüssigkeitsorganismus und die in ihm wirkende ätherische Organisation im entsprechenden Nervengeschehen keine Korrespondenz findet und das Bewußtsein in den betroffenen Organen, vor allem im Blasenbereich und in den Unterleibsorganen, geschwächt ist. Diese Neuropathie soll behoben werden. Dem dienen in erster Linie die Präparatebestandteile Hypericum ex herba (Nervengeschehen) und Kalium phosphoricum (Flüssigkeitsgeschehen). Die Berberitzenwurzel stellt die Beziehung zu den Unterleibsorganen her.

Hypericum ex herba ferm 33c D2

(Johanniskraut, Hypericum perforatum; Guttiferae):

Man kann Johanniskraut auch als den pflanzlichen Phosphor bezeichnen. Der gesamten Pflanze liegt ein intensiver Lichtprozeß zugrunde, der sich auch in dem Kieselgehalt und dem harten Stengel vom „Hartheu" manifestiert. Als „Nervenpflanze" ist Hypericum besonders dann angezeigt, wenn Nerven unmittelbar verletzt oder durch schwere Erschütterungen geschädigt sind. Es treten dann Erscheinungen auf, die darauf hinweisen, daß die Wesensglieder sich im Nervensystem in dem betroffenen Organbereich lockern. Es erscheint eine Art Dissoziation zwischen Organ und Nerventätigkeit: auf der einen Seite Übertätigkeit des Bewußtseins im Nervenbereich, auf der anderen Seite Tonusschwäche und ungenügende Wahrnehmungsfähigkeit der Organtätigkeit selbst. Dies ist auch der Zustand bei der Bettnässerkonstitution. Die Wasserausscheidung durch die Blase entzieht sich zunächst vor allem nachts der willkürlichen Kontrolle. Der Flüssigkeitsprozeß verselbständigt sich im „unteren" Menschen. Es liegt also dem Hypericum-Bild eine Dissoziation zwischen dem „oberen" und „unteren" Menschen zugrunde. – Dieses Nicht-halten-Können von Flüssigkeit und die Schwäche im unteren Menschen führen vergleichbar zum Fluor albus, für welchen dieses Kompositionspräparat auch angezeigt ist.

Kalium phosphoricum D4

(Kaliumdihydrogenphosphat):

In dieser Substanz kommt es zu einer intensiven Verbindung zwischen dem vegetativen Prinzip (repräsentiert durch das Kalium) und dem Formprinzip (repräsentiert durch den Phosphor). Kalium und der Kaliumprozeß vermitteln die Wirksamkeit der Wesensglieder Ich-Organisation und astralische Organisation im Aufbaugeschehen der Leber. An anderer Stelle wurde dargestellt, daß der Kaliumprozeß insbesondere dem Chemismus und dem Substanzaufbau in der Leber (Glykogenbildung) zugrunde liegt. Wenn das vegetative Geschehen sich relativ verselbständigt und die „oberen" Wesensglieder sich nicht genügend im Aufbau betätigen, dann kommt Kalium in potenzierter Form als Heilmittel infrage. Die Phosphorkomponente weist nun darauf hin, daß die Licht-Nerven-Tätigkeit im Chemismus des Flüssigkeitsorganismus wie abgelähmt erscheint, d.h. die freie, bewußtseinsbildende Tätigkeit des Phosphorprozesses abgeschwächt ist. Erschöpfung ist für das Phosphorbild typisch. Durch Kalium phosphoricum in potenzierter Form wird dieser „Kurzschluß" überwunden. Die Nerventätigkeit und damit das Bewußtsein werden aktiviert. Dadurch ist die Möglichkeit gegeben, daß das Auseinanderfallen von Nervenprozeß und vegetativem Geschehen wieder in ein rhythmisches und harmonisches Wechselverhältnis übergeführt wird.

Berberis e radice ferm 33d D2
(Sauerdornwurzel, Berberis vulgaris; Berberidaceae):

In der Berberitzenwurzel ist ein überstarker Lichtprozeß vorhanden, der sich in einer leuchtenden Gelbfärbung von Holz und Rinde und substantiell in einer Alkaloidbildung ausdrückt. Dies ist eine Signatur für einen innermenschlichen Prozeß, der darin besteht, daß im Nervenbereich das Seelische einseitig überwiegt und es nicht zum rhythmischen Eingreifen in die vegetativen Prozesse kommt. Berberis e rad. ist stets dann angezeigt, wenn das Eingreifen des Seelischen in die vegetativen Aufbauprozesse nachläßt und sich der Astralleib im entsprechenden Nervenbereich übertätig zeigt. So ist es zu verstehen, daß Berberis e rad. bei Geschwulstbildungen im „unteren" Menschen infrage kommt, z.B. bei Myom und Prostataadenom. Neben der Gebärmutter und Prostata zeigt Berberis eine besondere Wirkung auf das Nieren-Blasen-System, welche aus dem mehligrötlichen Sediment und den Nierenschmerzen nach Erschütterung im Sauerdorn-Arzneimittelbild ersichtlich wird. In dem vorliegenden Präparat Berberis/Hypericum comp. handelt es sich um ein Auseinanderfallen von Flüssigkeits- und Nerven-Bewußtseins-Prozeß. Hierfür ist das Präparat im besonderen entwickelt worden.

Entstehung: WALA-Ärztekreis, Dr. med. Helmut Fisseler, Leitung Frau Dr. med. Margarethe Hauschka, 1955.

Darreichungsform
1. Injektionslösung
2. Globuli velati

Indikationen
Ausgleich und Harmonisierung von Sinnes-Nerven-Prozeß und aufbauender ätherischer Tätigkeit im Nieren-Blasen-Bereich, z.B. bei
1. Blasenschwäche
2. Bettnässen
3. Fluor albus

Berberis/Nicotiana comp.

Dem Präparat liegt der geisteswissenschaftlich-anthropologische Gesichtspunkt zugrunde, daß eine Form-und Gestaltungsschwäche im „unteren" Menschen die Folge einer Dysrhythmik des seelischen Organismus (Astralleib) ist. Das Eingreifen des Seelischen in die Organe erfolgt in zweifacher Weise: einmal über das venöse, zum anderen über das arterielle Blutsystem. Das „Untertauchen" des Seelischen im venösen Gebiet entspricht einem „Auftauchen" im arteriellen Gebiet. Ein- und Ausatmung in beiden Gebieten bedeutet Tonisierung und ausgewogene Gesundheit im Gefäßsystem. Es ist nun möglich, daß unter bestimmten Bedingungen, wie auch z.B. in der Gravidität, die Atemexkursionen des Seelischen „abflachen", so daß sowohl das venöse als auch das arterielle Blutsystem sich relativ verselbständigen und den Anschluß an den Gesamtorganismus und dessen Durchwärmung verlieren.

Nicotiana tabacum und Pulsatilla sind die entsprechenden Heilmittel, um eine solche Verselbständigung im venösen (Pulsatilla) bzw. im arteriellen Bereich (Nicotiana) zu beheben. Es sind dies die entsprechenden verwandten Prozesse in der Natur.

Pulsatilla e floribus ferm 33c D5
(Küchenschelle, Pulsatilla vulgaris; Ranunculaceae):

Die Küchenschelle ist eine der wichtigsten Heilpflanzen in der Frauenheilkunde. Als Hahnenfußgewächs besitzt sie fein luftig aufgefiederte Blätter, die zunächst die Blütenknospe schützend umgeben. Auf die einhüllende, abdunkelnde, sich neigende Gebärde ihrer Blütenbildung folgt eine Fruchtbildung, die stark ins Aufrichten, Ausstülpen und Auswachsen geht. Der Blütenstand richtet sich nach dem Abfallen der inzwischen verblassten Kronblätter auf, und die Früchte wachsen zu einem silbrig glänzenden, federig behaarten und auseinanderstrahlenden luftigen Gebilde heran. Der Stengel hebt sich währenddessen noch einmal stark in die Höhe und die Frucht erfährt eine deutliche Größenzunahme.

Dies kann an die Gebärdensprache all dessen erinnern, was sich mit der Schwangerschaft vollzieht. Nach der Geste des Aufnehmens und Hülle-Gebens durch den mütterlichen Organismus wird der menschliche Keim zunächst von den Peripheriekräften her in seinen Organen angelegt. Anschließend erfolgt ein Sich-Differenzieren, Sich-Ausfüllen und Auswachsen des Embryos vom Zentrum her. Hierbei stellt bei Pulsatilla die Venosität der Gebärmutter und des ganzen kindlichen Blutsystems den entscheidenden Bezugspunkt dar. In der Blütengeste der Küchenschelle wird die Hinneigung zum Irdischen, Physisch-Ätherischen sichtbar, welcher auch die Venosität in der beschriebenen Situation unterliegt. Der ganze physisch-leibliche Aufbau des sich entwickelnden Kindes sowie der Gebärmutter wird durch Pulsatilla angesprochen. Pulsatilla hat sich in der 4.-6. Dezimalpotenz bei der Vorbereitung zur Geburt bewährt. Sie hilft, eine normale Kindslage herzustellen sowie einer Wehenschwäche und einer Übertragung in der Regel vorzubeugen.

Nicotiana e foliis ferm 33b D9
(Blätter der Tabakpflanze, Nicotiana tabacum; Solanaceae):

Während die äußerlich stark vom astralischen Element geprägte Pulsatilla-Blüte in diesem Kompositionspräparat das Eingreifen des astralischen Organismus innerhalb der Unterleibsorgane vermittelt, bewirken die Blätter der Tabakpflanze das ausgewogene Eingreifen und die Überleitung der Seelenorganisation über den mittleren Menschen in Richtung auf den unteren Menschen. Nicotiana tabacum ermöglicht ein ausgewogenes, rhythmisches Sich-Verbinden der Empfindungsorganisation mit dem arteriellen Gefäßbereich. Diese Wirkung setzt sich in der Art nach dem unteren Menschen fort, daß sowohl eine Schwäche und Atonie, als auch eine Erregung und übermäßige Beweglichkeit in den Harn- und Geschlechtsorganen ausgeglichen werden. Die Heilung erfolgt durch Überwindung der für Nicotiana typischen Auskühlung und arteriellen Gefäßeinengung.

Berberis e fructibus ferm 33c D3
(Sauerdornfrucht, Berberis vulgaris; Berberidaceae):

Berberis e fruct. zeigt in ihrer Signatur die intensive Einwirkung des Lichtprozesses in die Pflanzenbildung (Dornbildung in den Blattachseln und extreme Säurebildung in der Frucht). Die Alkaloidbildung in der Wurzel und in der Rinde ist außerdem Anzeichen für einen ins Giftige überschießenden Eiweißprozeß. Dieser Pflanzenbildung entspricht im Menschen eine doppelte Einseitigkeit, wie sie oben geschildert wurde: einem Versinken des Seelischen im venösen System einerseits und einem zu intensiven Tätigwerden im arteriellen Bereich.

Man kann auf die Sauerdornfrucht auch so hinschauen, daß sie in ihren intensiv lichthaft geprägten, sauer bleibenden Beeren ein Simile darstellt für einen krankhaften innermenschlichen Prozeß, in dem die Licht-Empfindungs-Organisation überstark tätig wird. Als Heilmittel beugt Berberis einem zu intensiven, vorzeitigen Eingreifen der Empfindungsorganisation in die Unterleibsorgane während der Schwangerschaft vor. Die Leibesfrucht kann bis zur vollendeten Ausreifung ausgetragen werden.

Zusammenfassung

Das Gesamtpräparat Berberis/Nicotiana comp. ist folglich dann wirksam, wenn infolge einer gewissen Lethargie des Seelischen der rhythmische Wechsel zwischen Untertauchen im Flüssigkeitsorganismus des Venengebietes und Auftauchen aus dem Flüssigkeitsorganismus im arteriellen Gebiet an Intensität nachläßt. Dadurch kann eine Schwangerschaft in ihrem Verlauf und beim Zugehen auf die Geburt eine wichtige Stütze erfahren.

Als pflanzliche Heilmittel wirken alle drei Substanzen auf das Seelische. Die astralische Organisation wird zu erhöhter Aktivität aufgerufen. Die Wirksamkeit der genannten Pflanzenpräparate ist im Prinzip stets dieselbe. Jedoch kommt es in dem vorliegenden Präparat Berberis/Nicotiana comp. im besonderen darauf an, das Seelische im Atemgeschehen, und zwar vor allem im Blutsbereich, zu intensivieren. Besonders in der Schwangerschaft besteht eine Disposition zu einer ungenügenden Durchatmung des Flüssigkeitsprozesses, vor allem im „unteren" Menschen. Die Tendenz des mütterlichen ätherischen Organismus und auch des werdenden kindlichen Organismus, sich gegenüber dem Seelischen zu verselbständigen, soll durch dieses Kompositionspräparat überwunden und im Gleichgewicht gehalten werden. Zusätzlich haben sich abendliche Öldispersionsbäder mit Lavendula, Oleum aethereum 10% in der Schwangerschaft bewährt.

Entstehung: WALA-Ärztekreis, Dr. med. Helmut Fisseler, Leitung Frau Dr. med. Margarethe Hauschka, 1964.

Darreichungsform

1. Injektionslösung
2. Globuli velati

Indikationen

Harmonisierung der Rhythmik von Durchatmung und Durchgestaltung durch die Empfindungsorganisation im arteriellen und venösen Bereich der Reproduktionsorgane, z.B. bei

1. Gravidität (Basisbehandlung)
2. Unterleibsschwäche, besonders bei Neigung zu Abortus
3. Dysmenorrhö

Berberis/Prostata comp.

Das Präparat Berberis/Prostata comp. wurde parallel zu dem Präparat Berberis/Uterus comp. entwickelt. Prostata und Uterus sind entwicklungsgeschichtlich miteinander verwandt, sie entspringen einer gemeinsamen embryonalen Anlage. Dieser Gesichtspunkt führte zu der Konzeption der beiden Präparate, die – bis auf das entsprechende Organpräparat – dieselbe Zusammensetzung haben.

In der ursprünglich noch undifferenzierten Anlage kommt es beim Mann zur Rückbildung der Müllerschen Gänge. Es bildet sich eine unter Östrogeneinfluß stehende Innendrüse und eine unter Testosteroneinfluß stehende Außendrüse der Prostata aus. Nach der dyshormonell-dysregulativen Theorie der Prostatahypertrophie kommt es je nach Konstitution mehr zur verstärkten Myom- oder Fibroadenombildung (Virchow).

In der Innendrüse der Prostata findet sich noch der „Rest" der Müllerschen Gänge, aus denen sich der Uterus und die Tuben entwickeln, und zwar geht aus ihnen hervor der Utriculus prostaticus als gleichsam weibliche Anlage, deren Ausführungskanälchen in die Harnröhre münden (Rest der vereinigten Müllerschen Gänge).

Prostata Gl D5
(Vorsteherdrüse):

Der Rezeptur des Präparates liegt der Gedanke zugrunde, daß die „weibliche" ätherische Komponente der Prostata-Anlage (Innendrüsenhypertrophie) sich im Alter „verselbständigt", während die Formkräfte nachlassen und es zur Atrophie der Außendrüse kommt. Es findet ab dem 50. Lebensjahr eine altersbedingte Umwandlung statt in Richtung Freiwerden seelisch-geistiger Kräfte aus dem Bereich der Regenerationsorgane. Die Prostata-Drüse wird in ihrer Funktion als Drüse häufig relativ zu selbständig, und es kommt zur Hypertrophie, auch zu der Paradoxie, daß die Innendrüse wuchert, während die Außendrüse eher der Degeneration und der karzinomatösen Entartung unterliegt.

Durch die Auswahl der Präparatebestandteile soll in erster Linie der Empfindungsorganismus (Astralleib) angeregt werden, sich in differenzierter Weise durch die verschiedenen pflanzlichen Präparatebestandteile intensiver mit der physisch-ätherischen Organisation im Gebiet der Prostata auseinanderzusetzen (Berberis, Urtica, Viscum, Oxalis). In zweiter Linie soll die Ich-Organisation (Magnesium sulfuricum und Granit) aktiviert werden, regulierend auf die astralische Organisation zu wirken.

Berberis e planta tota ferm D1
(Sauerdorn, Berberis vulgaris; Berberidaceae):

Die Berberitze zeichnet sich durch einen Doppelprozeß aus: Alkaloidbildung in Wurzel und Rinde einerseits, extreme Säurebildungstendenz im Blüten-Frucht-Bereich andererseits. Die Berberitze konzentriert in der roten Beere zahlreiche Pflanzensäuren, gleichsam den ganzen Zitronensäurezyklus. Der Kohlenhydratabbau ist unvollständig, die Zuckerbildung verhindert; der Wärmeprozeß in der Fruchtbildung ist zurückgedrängt zugunsten einer zu starken Säure-Licht-Wirkung, die sich in der Bildung von Fruchtsäuren und Vitamin C äußert.

Der Prostatahypertrophie entspricht aufgrund des Auseinanderfallens der in dem Organ tätigen beiden Prinzipien – ätherische Organisation („weiblich") = Innendrüsentätigkeit/astralische Organisation („männlich") = Außendrüsentätigkeit – der Doppelprozeß der Berberitze. Dem soll die ganze blühende Pflanze als Heilmittel gerecht werden. Der alkaloidreiche, alkalische Wurzelanteil (Salprinzip) entspricht der zur Verhärtung neigenden Außendrüse, der zur sauren Fruchtbildung hinführende Blütenanteil (Sulfurprinzip) der entzündlich-hypertrophierenden Innendrüse. Die mitverarbeiteten Blatt- und Stengelanteile bilden das zwischen Innen- und Außendrüse vermittelnde, im Bindegewebe der Drüse sich abspielende merkuriale Prinzip.

Sowohl in der Heilpflanze als auch im pathologischen Prozeß kommt es zu paradoxen Erscheinungen: Der „salhafte", alkaloidreiche Wurzelpol der Pflanze entspricht der degenerativen, involutiven Tendenz der Außendrüse und damit der Adenomyofibrose der Prostata, der „sulfurische" Blütenpol der Berberitze der adenoiden Innendrüsenwucherung.

Urtica urens ex herba ferm 33c D2
(kleine Brennessel, Urtica urens; Urticaceae):

Die kleine Brennessel wird in Berberis/Sabal comp. ausführlich besprochen. Sie wirkt als potenziertes Heilmittel so auf die astralische Organisation, daß der pathologischen Tendenz der Auseinandergliederung von ätherischem Prozeß (Eiweiß-Schwefel-Komponente) und astralischer Gestaltung (Kieselprozeß der Brennessel) – wie es auch der Pathologie der Prostatahypertrophie entspricht – entgegengewirkt wird. Die Urtica vermag während ihrer Vegetationsperiode gerade noch die beiden Pole durch einen starken mittleren Eisenprozeß miteinander im Gleichgewicht zu halten. Sie fallen jedoch nach der Ernte rasch auseinander, was zu einer schnellen Fäulnis in der Brennesseljauche führt.

Damit ist die Urtica ein „Simile" für den Verlust der rhythmischen Tätigkeit des Astralleibes bei der Adenomyofibrose der Prostata und beim Uterus myomatosus.

Viscum album (Abietis) e planta tota ferm D3
(Mistel von der Tanne, Viscum album; Loranthaceae):

Die Mistelwirkung wurde dem Präparat hinzugefügt, weil dem teils wuchernden, teils degenerativen Prozeß bei der Prostatahypertrophie eine Schwäche der Lebensorganisation und des Matrix-Bindegewebes als Träger und Ausdruck des Ätherleibes zugrunde liegt. Die Tannenmistel nimmt mit dem Säftestrom des Wirtsbaumes auch die den Nadelhölzern eigentümlichen, ausgeprägten wärmeätherischen Kräfte in sich auf. Diese sind bei der Prostatahypertrophie geschwächt. Die innere Auskühlung ist eine der Voraussetzungen der Gewebeentartung und des Formverlustes.

Die Mistel entwickelt als potenziertes Heilmittel eine spezifische pharmakologische Wirkung im lockeren Bindegewebe. Nach der Injektion wird im allgemeinen ein Leukozytenanstieg im Organgewebe und im Blut und eine dosisabhängige Temperaturerhöhung beobachtet. Sie ruft über die Aktivierung des Wärmeorganismus die organgestaltenden, ordnenden Kräfte der Ich-Organisation zu erhöhter Aktivität auf. Insbesondere werden durch die Verbesserung der Organdurchblutung (Entzündung und Fieber) die Zellatmung und damit die formativen Kräfte verstärkt. Die Gewebeproliferation im Sinne der Zelldifferenzierung und Gewebeerneuerung wird angeregt. Die Indikation für Viscum ist stets dann gegeben,wenn sich ein Organ im Gesamtzusammenhang des Lebens relativ verselbständigt. In der Überwindung dieser Tendenz liegt zugleich die Heilung. Durch die Tannenmistel kommt der Komposition Berberis/Prostata comp. eine Wirkung zu, die der Neigung oder dem Vorhandensein einer karzinomatösen Entartung entgegenarbeitet.[46])

Oxalis e planta tota ferm 34b D2
(Sauerklee, Oxalis acetosella; Oxalidaceae):

Die Signatur des Sauerklees betont einerseits das Blütenprinzip, indem das dreigliedrige Blatt wie eine konzentrische Blüte am Ende eines relativ langen, biegsamen Stengels auftritt. In ähnlicher Weise erscheint die einzeln stehende, hellfarbige, fünfstrahlige Blüte ebenfalls am Ende eines flaumig behaarten, biegsamen Stengels ohne Blattanteile. Demgegenüber kommt die Beziehung zum Wässerigen in dem vegetativen, horizontal kriechenden und verzweigten Wurzelstock zum Ausdruck, der von fleischig verdickten Blättern umschuppt ist und aus dem die blatt- und blütentragenden Stengel entspringen. Man kann sagen, daß einerseits die Sauerkleeblätter einer sonst der Blütenbildung eigenen „Formtendenz" unterliegen und daß andererseits das astralische Lichtprinzip die lange Stengelbildung und das Rhizom prägt. Die in der Oxaliswurzel vorhandene Tendenz zur wäßrigen Stauung wird von einer starken, von der Blütenregion ausgehenden Formkraft durchdrungen und in Schach gehalten. Das Ergebnis ist die substantielle Kleesäurebildung. Auf das Auftreten von Säuren im Zusammenhang mit einer intensiven Verbindung des Astralischen mit dem Ätherischen wurde wiederholt hingewiesen. Säurebildung im Organismus ist gleichsam die „Fußspur" des Astralleibes. Die Neigung zur Auskristallisierung der Oxalsäure weist uns sogar auf einen durch das Ätherisch-Lebendige bis ins Physisch-Salhafte dringenden Lichtprozeß hin.

Wir haben es bei Oxalis folglich mit einer Wirksamkeit des Lichtprinzips im Ätherischen zu tun. Es kommt zu einer gewissen Konsolidierung oder auch Verhaftung lichtastraler Tätigkeit im flüssig-ätherischen Bereich. Dies entspricht bei

---

46) *Vgl. „Richtlinien für die Malignom-Therapie mit ISCUCIN-Viscum-Präparaten", Dr. med. Heinz-Hartmut Vogel*

der Adenombildung einer einseitigen Tätigkeit des Astralischen im ätherisch-aufbauenden Prozeß des Organs. Durch die Oxalis-Komponente wird der Astralleib angeregt, seine rhythmische Atmungsfunktion zwischen Aufbau im Stoffwechsel und Gestaltung im nervlichen Bereich zu betätigen.

Magnesium sulfuricum D5
(Magnesiumsulfat):

In dem Arzneimittelbild von Magnesium sulfuricum kommen in erster Linie Krankheitssymptome, wie sie der weiblichen Konstitution entsprechen, zum Ausdruck. Magnesium ist eine Salsubstanz dadurch, daß bei der Verbrennung (Oxidation) die immanenten Licht- und Wärmekräfte in einer hellen Flammenbildung freiwerden und ein unlösliches Salz (Magnesiumoxid) zurückbleibt. Im menschlichen Organismus wird unter der Anwesenheit von Magnesium Glykogen in Glukose umgewandelt, das heißt, daß sich der „pflanzliche" Stoffwechselprozeß der Leber, des venösen Blutes und der Muskulatur dem Eingreifen der höheren Wesensglieder durch Licht und Wärme öffnet. Schmerzhafte rheumatoide Muskelkontraktionen und Leber-Galle-Beschwerden werden gelindert.

In Verbindung mit der Schwefelkomponente wird der Zuckerbildeprozeß im „sulfurischen" Stoffwechselgeschehen gehalten. Ich und Astralleib werden tiefer in die ätherische Organisation einbezogen. Durch Magnesium sulfuricum soll die Mitte zwischen physisch-ätherischer Organisation und astralischer und Ich-Organisation wiederhergestellt werden. Es wirkt daher dieser Bestandteil über den mittleren, merkurialen Prozeß und regt die Ich-Tätigkeit im Bereich des Bindegewebes und der sich hier abspielenden intermediären Stoffwechselfunktionen an.

Granit D9
(Quarz, Feldspat und Glimmer enthaltendes Urgestein):

Bei dem von Goethe als „Urgestein" bezeichneten Granit haben wir es mit einem Universalmineral zu tun. Das Urgestein hat die Möglichkeit, alle Metalle in sich aufzunehmen und regt als Mineral in umfassender Weise die Ich-Tätigkeit an. Die drei Komponenten Quarz, Feldspat und Glimmer werden durch das gemeinsame, übergreifende Prinzip des Quarzes zu einer höheren Einheit verbunden. Dieser ist es, der im besonderen die Ich-Tätigkeit verstärkt. Rudolf Steiner hat im genaueren beschrieben, wie das Ich die Möglichkeit hat, über die Wärme und den Kieselprozeß bis in die physische Organisation einzugreifen.

In den Präparaten Berberis/Prostata comp. und Berberis/Uterus comp. kommt dem Quarz eine entscheidende Rolle zu. Auskühlung des Organs, Degeneration des lebentragenden Matrixgewebes, Erschöpfung des intermediären Energiestoffwechsels im Bindegewebe sind Ausdruck des Versagens der Ich-Tätigkeit. Diese wirkt über den Kieselprozeß in die Formschwäche des Matrixgewebes kräftigend hinein. Damit ist Granit ein wesentlicher Bestandteil zur Überwindung der Drüsenentartung.

Entstehung: WALA-Ärztekreis, Dr. med. Rolf Baecker, Frauenarzt, Ulm, 1969.

Darreichungsform
1. Injektionslösung
2. Globuli velati

Indikationen
Zur Anregung einer intensiveren Verbindung der Wärme- und Empfindungsorganisation mit der physisch-ätherischen Organisation im Gebiet der Prostata bei verstärktem altersbedingtem Freiwerden seelisch-geistiger Kräfte in diesem Bereich, z.B.
1. Prostatahypertrophie bzw. -adenom
2. zur Prostata-Ca-Prophylaxe

Berberis/Pyrit comp.

Dem Präparat liegt der Gedanke zugrunde, daß es bei Neigung zu Kehlkopfentzündungen und auch bei Überbeanspruchung des Kehlkopfes und der Stimmbänder sowie allgemein bei Katarrhen der oberen Luftwege zur Überreaktion des Bindegewebes kommt im Sinne der zunächst lokalen Ödembildung. Das Organ im ganzen und die Stimmbänder im besonderen werden unelastisch. Die Stimme wird heiser, dazu treten die üblichen katarrhalischen Symptome mit einem oft trockenen und quälenden Husten und Schluckbeschwerden auf.

Apis ex animale Gl D4
(Honigbiene, ganzes Tier; Apis mellifica):

Diesem Symptomenkomplex, welcher durch die örtliche entzündliche Schwellung subakuter und chronischer Natur ausgelöst wird, soll Apis ex animale therapeutisch begegnen. Auch auf der Grundlage einer Auskühlung bei gleichzeitiger Inanspruchnahme der Stimmbänder durch Sprechen und Singen kann es zu der geschilderten Reaktion kommen. Es muß berücksichtigt werden, daß in vorliegendem Kompositionspräparat das Organpräparat der Honigbiene in niedriger Potenzierung enthalten ist. Sowohl bei sehr akuten und ausgeprägten Beschwerden, als auch bei Bienengiftallergie ist es empfehlenswert, auf eine höhrere Potenzstufe auszuweichen, wie sie z.B. in dem Präparat Larynx/Apis comp. vorliegt.

Berberis e fructibus ferm 33c D2

(Sauerdornfrucht, Berberis vulgaris; Berberidaceae):

Die Frucht des Sauerdorns zeichnet sich durch eine ungewöhnliche Anreicherung von pflanzlichen Säuren aus. Sie wurde früher als Zitronenersatz verwendet. Die Fruchtreifung und Ausbildung von Süßigkeit kommt nicht zustande. Der lichtastrale Prozeß überwiegt in der Beerenbildung.

Dies entspricht pathologisch einer Überformung und der Tendenz zur Austrocknung des betroffenen Organs. Die Sauerdornfrucht zeigt in potenzierter Zubereitung eine Wirkung auf die Schleimhäute von Nase, Rachenraum und Larynx. Sie ist auch bei Beschwerden angezeigt, welche auf der Grundlage einer lymphatischen Konstitution entstehen. Mit dem Bestandteil Apis auf der einen Seite und Berberis auf der anderen Seite wird, vor allem bei länger bestehendem Kehlkopfkatarrh und Entzündung der Schleimhäute der oberen Luftwege, einer Erstarrung und schließlich bindegewebigen Erschlaffung des erkrankten Organs entgegengewirkt.

Pyrit D7

(natürliches Eisensulfid):

Eisenkies oder Eisensulfid kommt in der Natur in den Formen der streng geometrischen platonischen Körper, z.B. in Würfelform oder als Pentagondodekaeder, vor. In seiner Farbigkeit ist das Gelb des Schwefels nach dem Bräunlichen, Metallisch-Glänzenden durch das Eisen modifiziert. – Eisen repräsentiert, wo es seine Wirksamkeit entfaltet, stets den Blut-Atem-Prozeß. Ein arterieller Blutanstrom im entzündeten Organ und eine Übertätigkeit des Seelischen über die Atmung entsprechen einem pathologischen Eisenprozeß. Hier bezieht sich Ferrum auf eine durch arterielle Hyperämie bedingte Entzündung in einem oft überanstrengten Sprach- und Gesangsorgan Kehlkopf. Die reaktive Entzündung durch einen verstärkten Blutanstrom soll durch das Eisen behoben werden. In seiner Verbindung mit Schwefel kommt es weiter zu einer Unrhythmik zwischen Atemprozeß und ätherischem Flüssigkeitsprozeß in dem betroffenen Organ. Das rhythmische Verhältnis von Atmung und Gestaltung einerseits und von Atmung und ätherischem Aufbau andererseits ist gestört. Durch Schwefeleisen in Form von Pyrit kann über das stärkere Eingreifen der Ich-Tätigkeit insbesondere der Astralleib aus seiner starken Verbindung mit dem physisch-ätherischen Organ herausgelöst werden.

Entstehung: WALA-Ärztekreis, 1973.

Darreichungsform
Injektionslösung

Gegenanzeigen: Bienengiftallergie
Nebenwirkungen: Bei subcutaner Injektion kann es zu harmlosen Rötungen um die Einstichstelle kommen.
Wechselwirkungen mit anderen Mitteln: nicht bekannt

Indikationen
Zur Harmonisierung des rhythmischen Verhältnisses der Empfindungsorganisation zur organisch-ätherischen Grundlage im Bereich der oberen Luftwege, z.B. bei
1. Katarrhen der oberen Luftwege
1.1. Laryngitis
1.2. Pharyngitis (bei Grippe im Wechsel mit Gelsemium comp.)
1.3. Sinusitis

Berberis/Quarz

Das Präparat Berberis/Quarz wurde für eine besondere, konstitutionell bedingte Krankheitstendenz im Nasennebenhöhlen-Bereich konzipiert. Die Schleimhäute der Nasennebenhöhlen sind Membranen, welche dem im Kopfbereich pneumatisierten Knochen aufliegen und in ihrer Funktion der Knochenhaut vergleichbar sind. Sie unterliegen bei der hier gemeinten Konstitution einer Schwäche, Austrocknung und Degeneration, welche zu sekundären, chronisch-entzündlichen und hypertrophischen Schleimhautreaktionen führt. Die Schleimhäute in den oberen Luftwegen schimmern im gesunden Zustand silbrig und sind von einem feinen Flüssigkeitsfilm überzogen. Sowohl bei der Neigung zur Atrophie als auch bei der entzündlich-hypertrophischen Gegenreaktion liegt in diesem Bereich ein Ungleichgewicht zwischen Durchluftung und Durchfeuchtung vor.

Berberis e fructibus ferm 33c D2
(Berberitze, Sauerdornfrucht, Berberis vulgaris; Berberidaceae):

Die länglichen roten Sauerdornbeeren sind reich an Vitamin C und an Fruchtsäuren, welche dadurch entstehen, daß die Reifung der Frucht nicht bis zur Vollendung und der damit verbundenen Zuckerbildung fortschreitet. In der Signatur der Berberitzenfrüchte fällt damit eine einseitige lichthafte Prägung sowohl hinsichtlich der Form als auch bezüglich des Geschmackes dieser Beeren auf.

Im menschlichen Organismus entspricht diesem Naturprozeß ein einseitiger Abbauvorgang und eine Überformung im Nasennebenhöhlen-Bereich im Sinne eines gesteigerten Lichtcharakters. Die betroffenen Schleimhäute trocknen aus, sie werden dünner, brüchiger und atrophischer; eine chronische Gegenreaktion setzt ein mit Neigung zu überschießenden Entzündungen und Schleimhauthypertrophien, was bis zu großen Kieferhöhlenpolypen führen kann, welche bis in die Nase selbst hineinragen. Therapeutisch wird durch Berberis e fruct. der Atmungs-Licht-Prozeß aufgerufen, sich wieder in ein geordnetes, ausgewogenes und rhythmisches Verhältnis zum Aufbaustoffwechsel in diesen die Lufträume auskleidenden Häuten zu setzen.

Quarz D19
(Bergkristall, Kieselsäureanhydrit):

Der potenzierte Bergkristall stellt die Beziehung zum submukösen Bindegewebe, zu allen Membranen und zu einer in diesem Bereich vorhandenen Formschwäche her. Die Ich-Organisation vermag über den Wärmeorganismus bis in die Bindegewebsgrundsubstanz einzugreifen und dort über eine Beherrschung der Gewebeflüssigkeit den Gestaltungsprozeß auf das jeweilige Organ und seine Form zu übertragen. Durch eine Quarz-Behandlung wird eine Stärkung und Verlebendigung des organischen Kieselprozesses bewirkt, welche den Wärme- und Formverlust und die Atrophie in der Submukosa der oberen Luftwege überwinden hilft. Das Silicea-Arzneimittelbild beschreibt die charakteristischen Symptome und Anwendungsgebiete dieser Substanz. Durch die chronische Auskühlung besteht eine große Anfälligkeit gegenüber Erkältungen und anderen Infektionen im Kopfbereich, bei denen örtliche Wärmeanwendungen die Beschwerden bessern. Der ständige Wärmeverlust führt weiter zu einer Bindegewebsschwäche und zu einer infolge von Assimilationsschwäche auftretenden Dystrophie, welche hier insbesondere die der Knochenhaut vergleichbaren, die Nebenhöhlen auskleidenden Schleimhäute betrifft.

Der Bergkristall ist klar und durchsichtig dadurch, daß die an seiner Entstehung beteiligten Bildekräfte von der unmittelbaren Bindung an die Substanz befreit wurden. Hier wird die Brücke zur Sinneswahrnehmung beim Menschen deutlich, welche einerseits in gesunder Weise, z.B. beim Riechen in der Nase, stattfindet, welche andererseits in pathologischer Weise gestört ist bei der allergischen Reaktion, z.B. des Heuschnupfens. Berberis/Quarz hat sich zusammen mit Citrus/Cydonia als subkutane Injektion oder auch als Nasenspray bei der allergischen Rhinitis bewährt.

Zusammenfassung

Berberis und Quarz ergänzen sich insofern in diesem Kompositionspräparat, als durch das pflanzliche Prinzip der Sauerdornfrucht der Licht-Empfindungs-Organismus und durch den mineralischen Quarz die Wärme-Ich-Organisation zur Überwindung des Krankheitsprozesses aufgerufen wird.

Entstehung: WALA-Ärztekreis, Leitung Frau Dr. med. Margarethe Hauschka, 1953.

Darreichungsform

1. Injektionslösung
2. Globuli velati

Indikationen

Zur Harmonisierung des Mißverhältnisses zwischen Empfindungsorganisation und ätherischer Organisation mit gleichzeitiger Anregung der Ich-Organisation, besonders im Nasen-Rachen-Raum, z.B.

1. Dystrophische Konstitution, besonders bei Kindern
1.1. Schleimhauthypertrophien in den oberen Luftwegen einschließlich Nasen-Rachen-Raum und Nasennebenhöhlen
1.2. Hypertrophie der Gaumen- und Rachenmandeln
2. Sinusitis

Berberis/Sabal comp.

Dieses Präparat fußt unter anderem auf Erfahrungen der Volksmedizin, die unter Einbeziehung einer anthroposophisch-medizinischen Krankheitsbeurteilung und einer geisteswissenschaftlichen „Signaturenlehre“ der Pflanzen erweitert wurden.

Berberis e radice ferm 33d D1

(Wurzel der Berberitze, Berberis vulgaris; Berberidaceae):

Die Berberitzenwurzel unterscheidet sich wesentlich von der Berberitzenfrucht. Im Gegensatz zu der sauren Beere enthält die Wurzel verschiedene Alkaloide. Eine Verhärtungstendenz bis hin zur tumorartigen Veränderung, vor allem von Uterus und Prostata (Myombildung und Prostataadenom) entsprechen der Berberitzenwurzelbildung und -wirkung.

Urtica urens ex herba ferm 33c D2

(kleine Brennessel, Urtica urens; Urticaceae):

Brennesseln, auch die Urtica urens, zeichnen sich durch folgende Besonderheit aus: Die Pflanze vereinigt und harmonisiert in sich einen gesteigerten Schwefelprozeß (sulfurischer Zustand), einen ausgesprochenen Kieselprozeß (Kieselhaare) und als Ausgleich zwischen den Polaritäten den Eisenprozeß. Übertragen wir diese Signatur auf den Menschen, so repräsentiert der Kieselprozeß das Sinnes-Nerven-System mit Haut und Sinnesorganen, der Schwefel das Stoffwechselsystem, vor allem den Eiweißaufbau, und das Eisen das Blut und das rhythmische System. Das Nesselgift, das an Schlangen- bzw. Bienengift erinnert, besteht aus Eiweißabbaustufen. Man sieht, daß die Urtica urens, aber auch die Urtica dioica, gleichsam versuchen, den überstarken Eiweißprozeß in der Giftbildung zu überwinden. Der in den Brennhaaren sich abspielende Kieselprozeß und der zum Gift umgebildete Eiweißprozeß führen bei der Pflanze in die Peripherie.

In dem Präparat Berberis/Sabal comp. soll Urtica urens den aus dem Gleichgewicht geratenen Formprozeß, speziell im Urogenitalbereich und hier im Bereich der Prostata, harmonisieren. Es ist verständlich, daß Urtica zugleich auch die Tendenz zur Prostatitis bei Prostatahypertrophie ausgleicht. In diesem Fall wurde die kleinere, hitzigere, schärfere Urtica urens gegenüber der Urtica dioica bevorzugt, weil sich der beschriebene Krankheitsprozeß im Sulfurpol des Organismus abspielt.

Sabal serrulata e fructibus ferm 35b D2

(Früchte der Zwergpalme, Serenoa repens; Palmae):

Das Blattprinzip wird von den Palmengewächsen, vor allem auch bei der Zwergpalme, ständig überwunden und zum „Stengel" umgewandelt, so daß es zur Ausbildung einer Blattkrone mit schmalen zugespitzten Blättern kommt. Die Palmen sind ausgesprochene Substanz-Eiweiß-Bildner, sie regen die Ernährung und Substanzbildung an, jedoch ohne Neigung zur Giftigkeit. Dieser Stoffwechselprozeß wird von der Pflanze voll beherrscht und in die verdichtete Stammbildung übergeführt.

Die Beziehung zur Sexualsphäre, insbesondere zur Prostata und zum Uterus, machen deutlich, daß hier diese in den Stoffwechselbereich gehörenden Organe in einem zu starken Quellungszustand eine Formschwäche bekunden, wofür Sabal serrulata ein Heilmittel ist. Eine besondere Rolle spielt nach Rudolf Steiner der Kohlenstoffprozeß, der dieser Pflanze die Möglichkeit gibt, gleichsam zwischen Kosmos und Erde einen eigenen Typus aufzubauen. Es handelt sich bei der Kohlenstoffwirkung in diesem Heilmittel um ein aufbauendes, sulfurisches Prinzip, das dazu beiträgt, die organische Hypertrophie zu überwinden.

Populus tremula e foliis ferm 33d D2

(Zitterpappel, Populus tremula; Salicaceae):

Populus tremula hat in der Volksmedizin, aber auch schon in der Medizin des Altertums, besondere therapeutische Bedeutung erlangt, vor allem in der Behandlung von Wurmkrankheiten bei Tieren und in ihrer medizinischen Wirkung auf das Urogenitalsystem. Populus tremula wurde in das Präparat aufgenommen, da die Nieren-Blasen-Beziehung wie bei den Weiden eindeutig ist. Wie in der Monographie zu Sabal/Solidago comp. in bezug auf die auskühlende Wirkung und die Pappel-Inhaltsstoffe (Flavonglykoside, Salicin) ausführlich beschrieben ist, spricht Populus die Verbindung des astralischen Leibes mit dem Urogenitaltrakt, besonders mit der Prostata an. Die Zitterpappel hat eine innige Beziehung zum Luftelement, die ihr den Namen gegeben hat: Mit ihren am Rande fein gewellten, etwas ledrig-derben Blättern reagiert sie sensibel auf jede Luftbewegung.

Piper e fructibus ferm 35b D14

(schwarzer Pfeffer, Piper nigrum; Piperaceae):

Der Pfeffer ist ein in Südostasien (Vorderindien, Malabarküste) heimischer immergrüner Schlingstrauch, der sich an Bäumen oder Felsen mit Hilfe von Luftwurzeln bis 15 m emporrankt. Die einfach gebauten Blüten bilden lockere Ähren, die den Blattachseln entspringen. Die Früchte sind zuerst grün und verfärben sich dann über gelb zu rot.

Verwendet werden die unreifen, getrockneten Früchte; sie sind runzelig, braun-schwarz und enthalten einen graugelben Samen. Inhaltlich finden sich unter anderem ätherische Öle und ein scharf schmeckendes Harz in den Pfefferkörnern. Es handelt sich hier gleichsam um eine Substanz gewordene pflanzliche „Schwefelbildung" im Frucht-Samen-Bereich.

Man kann verstehen, daß Verhärtungstendenzen im Urogenitalbereich, und hier im besonderen im Bereich der Prostata, auf dieses Präparat ansprechen. Die Verdichtung und die häufige begleitende Prostatitis werden durch dieses Präparat in potenzierter Form günstig beeinflußt.

Terebinthina laricina D7
(Lärchenharz aus dem Stamm von Larix decidua; Pinaceae):

Das ätherische Öl des Lärchenharzes ist Ausdruck eines Licht-Wärme-Prozesses in einer Pinacee, die durch das herbstliche Abwerfen der Nadeln stärker als die übrigen Pinaceen dem Jahresrhythmus folgt. Die Lärche wird zur Kennzeichnung eines wichtigen Wesenszuges gern als die „Birke unter den Nadelhölzern" bezeichnet. Sie hat, wie diese, durch die Beherrschung eines starken, die Pflanze durchströmenden Flüssigkeitsgeschehens und ihren betonten Licht-Wärme-Prozeß einen deutlichen Nierenbezug.

Die Verdichtung von Licht-, Luft- und Wärme-Prozessen führt zur Öl- und dann zur Harzbildung, d.h. es liegt eine zunehmende Tendenz vor, dem physischen Prinzip zu verfallen. In diesem Sinne ist das Lärchenharz auch das Ergebnis eines auskühlenden Verdichtungsprozesses, eines Sal-Prozesses. Wenn z.B. die Niere einem solchen verdichtenden, auskühlenden Prozeß unterliegt, entspricht dies in der Natur einer auf verstärkter Sauerstoffeinwirkung beruhenden Harzbildung.

Im homöopathischen Arzneimittelbild ist die entzündliche Reizung der Nieren beschrieben: Es kommt zu einem schmerzhaften Ablassen von eiweißhaltigem, schleimigem und blutigem Urin. Auch Ödeme der Haut sind typisch. Das Licht-Luft-Element gehört zum Lebensprozeß der Nierentätigkeit. Wenn die Licht-Luft-Wirksamkeit in einem Organ, hier in der Prostata, zu intensiv ist und zu verdichtenden und verhärtenden Prozessen führt, kann Terebinthina laricina in homöopathischer Zubereitung heilsam sein.

Zusammenfassung

Dieses Präparat ist recht charakteristisch für eine Komposition, die aus dem Bemühen um das Verständnis der Erfahrungen der überlieferten Medizin hervorgegangen ist. Auch hier handelt es sich um reine Pflanzensubstanzen, die in außerordentlicher Weise die Tätigkeit des Astralleibes aktivieren und seine Gestaltungskräfte im Bereich des Urogenitalsystems anregen. Der Kohlenstoffprozeß, wie er der Zwergpalme als organisierendes Prinzip zugesprochen wurde, schlägt in besonderer Weise die Brücke zum Urogenitalsystem, d.h. er muß im Nieren-Blasen-Bereich ständig überwunden werden (siehe Rudolf Steiner über den Kohlenstoff im I. Medizinerkurs).

Entstehung: WALA-Ärztekreis, Leitung Frau Dr. med. Margarethe Hauschka,
1960 – Injektionslösung, Globuli velati
1965 – Suppositorien.

Darreichungsform

1. Injektionslösung
2. Globuli velati
3. Suppositorien

Dosierung und Art der Anwendung

Soweit nicht anders verordnet:

1. Injektionslösung:
2–3 mal wöchentlich jeweils 1 ml intramuskulär injizieren.

2. Globuli:
1–3 mal täglich 5–10 Globuli unter der Zunge zergehen lassen.

3. Suppositorien:
3 mal wöchentlich bis 1 mal täglich jeweils 1 Suppositorium in den Mastdarm einführen.

Indikationen

Harmonisierung der rhythmischen Auf- und Abbauprozesse in der Prostata, z.B. Miktionsbeschwerden bei Prostata-Adenomyomatose.

Berberis/Sepia comp.

Der Rezeptur lag die Absicht zugrunde, ein Präparat für die psychischen Ausfallserscheinungen im Klimakterium zu entwickeln, welches auch der Tendenz zur Entartung, ausgehend von der Myombildung im Uterusbereich, begegnen sollte. Entsprechend wurden die Präparatebestandteile gewählt.

Aurum metallicum D9
(metallisches Gold):

Aurum in mittlerer Potenz kann in seiner besonderen Wirksamkeit auf die Ich-Tätigkeit der Tendenz zur Verselbständigung des Wärmeorganismus und damit einer „Isolierung" des Ichs im Blut entgegenwirken. Aus dieser engen Beziehung zum Blut kann die ausgleichende und aufhellende Eigenschaft des potenzierten Goldes auf die Seelenverfassung verstanden werden. Auch die Beziehung von Aurum zum mesenchymalen Bindegewebe sollte berücksichtigt, eine „Anschoppung" von Bindegewebsflüssigkeit und arterieller Blutflüssigkeit sowohl im Herzen als auch im Uterusbereich durch Aurum therapeutisch beeinflußt werden. Es gehören also auch Herzbeschwerden kongestiver Art, wie sie in Form von Beklemmung, Beengung, sogar Hypertonie im Klimakterium auftreten können, mit zum Anwendungsgebiet von Berberis/Sepia comp. Es kann eine Kardiomyopathie zum Symptomenbild gehören, mit einer Erschlaffung und Erweiterung beider Kammern. Aurum wird hier das rhythmische Wechselspiel zwischen beiden Kammern und die rechte Eingliederung in den Atmungsprozeß und den übrigen Organismus wieder herstellen. Auch im psychosomatischen Bereich wird die Egoität in ihrer Bemühung verstärkt, die Selbstbezogenheit wieder mehr in Richtung auf das soziale Umfeld zu erweitern.

Berberis e radice ferm 33d D1
(Sauerdornwurzel; Berberis vulgaris; Berberidaceae);

Urtica urens ex herba 33c D2
(kleine Brennessel; Urtica urens; Urticaceae):

Zusammen mit Urtica urens soll Berberis einer Wucherungs- und Entartungstendenz, beginnend mit einer Myombildung und einer Verselbständigung der physisch-ätherischen Organisation, entgegenwirken. Beide Präparatebestandteile sind in ihrem Zusammenwirken geeignet, die astralische Organisation in ein geordnetes Verhältnis zur ätherischen Organisation – gerade im Gebärmutterbereich – überzuführen.

Placenta (bovis) Gl D7
(Mutterkuchen vom Rind):

Durch Placenta soll der Verselbständigung (vor allem der ätherischen Organisation) im Uterusgebiet, entgegengewirkt werden. Die Tatsache, daß die Plazenta mit ihrem mütterlichen und fetalen Anteil bei der Geburt abgestoßen wird, ist ein organisches Bild für die relative Isolierung und Ausgliederung der hier wirksamen ätherischen Kräfte. Die Entsprechung zu dem Krankheitsbild, für das das Präparat gedacht ist, ist diese, daß auch hier ätherische Kräfte relativ frei werden und sich verselbständigen. Sie können jedoch nicht ausgegliedert werden, sondern steigen ins Bewußtsein auf und belasten die Psyche. Durch das Organpräparat Placenta soll die Formkraft des Uterusorgans angeregt werden, was unter anderem auch durch den besonderen Kieselgehalt der Placenta ermöglicht wird.

Sepia (e secreto) Gl D6
(Sekret aus dem Tintenbeutel vom Tintenfisch; Sepia officinalis):

Dem organisch-astralen Geschehen im Klimakterium liegt eine gewisse Trennung von Organfunktion und freier seelischer Tätigkeit zugrunde. Die während der Funktionstüchtigkeit von Ovar und Uterus gebundene Astralität wird frei, ein Teil der nicht mehr im Aufbau der Organe tätigen Ätherkräfte lösen sich ebenfalls und belastet das Seelenleben. Die „Verwandtschaft" der Sepia-Bildung mit dem Ablösungsvorgang im Klimakterium wurde in dem Präparat Melissa/Sepia comp. beschrieben.

Das Präparat Berberis/Sepia comp. kann das Mittel Spongia/Aurum/Pulsatilla comp. bei der Behandlung klimakterischer Störungen ergänzen. Bei der Wahl des Heilmittels wird man die Gesamtheit der Beschwerden berücksichtigen, wobei für Berberis/Sepia comp. die Unterleibsbeschwerden und kongestive Herzbeschwerden im Vordergrund stehen, während mit Spongia/Aurum/Pulsatilla comp. eine bis zur Beeinträchtigung der Schilddrüsenfunktion gehende vegetative Übererregbarkeit gemeint ist.

Entstehung: WALA-Ärztekreis, Dr. med. Heinrich Kupfermann, Leitung Frau Dr. med. Margarethe Hauschka, 1954.

Darreichungsform
1. Injektionslösung
2. Globuli velati

Dosierung und Art der Anwendung
Soweit nicht anders verordnet, meist Langzeitbehandlung, dann

1. Injektionslösung:
2–3 mal wöchentlich jeweils 1 ml intramuskulär injizieren.

2. Globuli velati:
1 mal täglich jeweils 5–10 Globuli unter der Zunge zergehen lassen.

Indikationen
Zur Überwindung der Verselbständigungs- und Verhärtungstendenzen in den weiblichen Unterleibsorganen nach der Menopause durch Wiederanschluß an die Wärme- und Formkräfte im Blut, z.B. bei
1. Klimakterischen Beschwerden
2. Ausfallserscheinungen psychischer und körperlicher Art nach Unterleibsoperationen oder -bestrahlungen
3. Myomatosis uteri
4. Kardiomyopathie

Berberis/Urtica urens

Berberis e radice ferm 33d D1
(Sauerdornwurzel, Berberis vulgaris; Berberidaceae):

Der Sauerdorn ist eine Pflanze, welche sich bis in die Wurzel herunter in extremer Weise mit licht-astralen Kräften durchdringt. Die Signatur dafür sind die am Grund der Blattrosetten oft mehrfach auftretenden Dornen, welche einen Ausdruck für die Verhärtung und Zusammenziehung im Flüssigkeits-Blatt-Bereich darstellen. Im Gegensatz zu den Kurztrieb-Blättern, welche bei Berberis rosettenförmig angeordnet sind, stellen die Dornen eine Metamorphose der Langtriebblätter dar. Übergänge vom dornenberandeten Blatt zum mehrfach gegliederten Dorn sind bei den Berberis-Jungpflanzen zu beobachten. Der Blütenvorgang ist durch die starke Lichteinwirkung heftig und kurzlebig. Holz und Rinde des Sauerdorns sowie die verholzende Wurzel sind von kräftiger Orangefärbung und alkaloidhaltig. Das Auseinanderfallen von Wurzel-Rinden-Bildung einerseits und Blüten-Frucht-Bildung andererseits ist typisch für die Berberitze.

Besonders die Zubereitung aus der Wurzel ist geeignet, eine einseitige physisch-ätherische Tätigkeit mit dem Ergebnis physisch-ätherischer Wucherungen therapeutisch zu beeinflussen; daher rührt die besondere Wirksamkeit bei der Myom- und Polypenbildung der Frau und bei der Prostatahypertrophie des Mannes. Bei subkutaner Injektion von Berberis/Urtica urens kann durch die geringe Verdünnung der Berberis-Grundsubstanz ein lokales Brennen auftreten, welches durch intramuskuläre Injektion zu umgehen ist.

Urtica urens ex herba ferm 33c D2

(kleine Brennessel, Urtica urens; Urticaceae):

In der kleinen Brennessel kommt ebenfalls ein intensiver astralischer Impuls zur Wirksamkeit, jedoch wird dieser in der Bildung des Nesselgiftes überwunden und nach „außen“ über die Brennhaare ausgeschieden. Der in der Urtica besonders intensive Eiweißbildeprozeß wird dadurch gerade noch im Lebenszusammenhang gehalten. Die Tendenz zum Eiweißzerfall ist jedoch offenkundig.

Dem entspricht im menschlichen Organismus das Herausfallen der höheren Wesensglieder Ich und Astralleib aus dem Lebensprozeß, der sich im Eiweiß darlebt. Wenn sich lokal, z.B. im Bereich des Stoffwechsels der Reproduktionsorgane (Uterus), der Bildeprozeß verselbständigt und begleitend im Blut die Formkräfte nachlassen und es zu Menorrhagien kommt, ist die Urtica ein Spezifikum, um den Anschluß an die Gesamtheit des Organismus über die lichthaften Formkräfte wieder herzustellen.

Zusammenfassung

Durch Urtica wird die rhythmische Ordnung im Zusammenwirken von Stoffwechsel-Blut-Prozeß und Nerven-Sinnes-Prozeß im Uterusbereich wieder hergestellt. Es gehört zum Typus dieses Organs Uterus, daß der Gestaltungsrhythmus in den monatlichen Auf- und Abbauvorgängen an der Schleimhaut hier besonders wirksam ist. Die Berberitzenwurzel wirkt einer einseitigen physisch-ätherischen „Kopfbildungstendenz“ entgegen durch ein stärkeres Eingreifen der astralischen Organisation in den Reproduktionsorganen. Durch Berberis/Urtica urens zusammen mit Uterus in D6 ist es mehrfach gelungen, Myome zur Rückbildung zu bringen und die Operation zu vermeiden. Das Entsprechende gilt für die Prostata-Hypertrophie, wobei bei der häufig bestehenden, akuten begleitenden

Prostatitis zunächst eine Vorbehandlung mit Prostata D15 und Echinacea/Argentum angezeigt ist, welcher dann die Behandlung mit Berberis/Urtica urens und Prostata D6 folgt.

Entstehung: Ärztekreis des Klinisch-Therapeutischen Institutes Arlesheim, Leitung Frau Dr. med. Ita Wegman, 1935.

Darreichungsform

1. Injektionslösung
2. Globuli velati

Dosierung und Art der Anwendung

Soweit nicht anders verordnet:

1. Injektionslösung:
1–2 mal täglich jeweils 1 ml intramuskulär oder subcutan in den Oberschenkel oder Unterbauch injizieren.

2. Globuli velati:
1–3 mal täglich jeweils 5–10 Globuli unter der Zunge zergehen lassen.

Indikationen

Zur Anregung der Empfindungsorganisation und zur Harmonisierung des rhythmischen Zusammenwirkens von Stoffwechsel-Blut-Prozeß und Sinnes-Nerven-Prozeß besonders im Uterusbereich, z.B.

1. Myome
1.1. Menorrhagien, Metrorrhagien bei Uterus myomatosus
2. Eingeweidesenkung
3. Prostatahypertrophie, Prostata-Adenome (Stadium 1–2)
3.1. Miktionsbeschwerden bei Prostata-Vergrößerung

Berberis/Uterus comp.

Dem Präparat Berberis/Uterus comp. liegen dieselben Gesichtspunkte zugrunde, die zu dem Präparat Berberis/Prostata comp. geführt haben. Auf die entwicklungsgeschichtliche „Verwandtschaft" von Uterus und Prostata wurde bereits bei der Beschreibung von Berberis/Prostata comp. hingewiesen. Bei der Frau entwickelt sich der noch indifferente Müllersche Gang zu Tuben, Uterus und Vagina, während sich durch die Organogenese in der Embryonalperiode der Wolffsche Gang zurückbildet. Diese Verwandtschaft rechtfertigt es, Präparate gleicher Zusammensetzung herzustellen, jedoch jeweils mit den entsprechenden Organpräparaten Uterus, Ovaria beziehungsweise Prostata.

Urtica urens ex herba ferm 33c D2	siehe Berberis/Prostata comp.
Magnesium sulfuricum D5	
Oxalis e planta tota ferm 34b D2	
Granit D9	

Berberis e planta tota ferm D1
(Berberitze, Berberis vulgaris; Berberidaceae):

Für die Arzneimittelkompositionen Berberis/Uterus comp. und Berberis/ Prostata comp. werden Zubereitungen aus dem ganzen Berberitzenstrauch verwendet.

Eine starke Lichtwirkung ist an der Gestalt der ganzen Pflanze ablesbar. Die innere Seite der Rinde, aber auch die Wurzel und der verholzte Sproß sind von einem leuchtend orange-gelben Farbton. (Sie sind übrigens zum Färben geeignet.) Diese der Erde zugewandten Pflanzenteile enthalten vor allem Alkaloide (z.B. Berberin, Berbamin) und auch Gerbstoffe. In der mittleren Blattregion bewirken die starken Lichtkräfte eine Tendenz zum Zuspitzen und Verhärten. Die in Rosetten angeordneten Kurztriebblätter sind derb und grannig gezähnt, während die Langtriebblätter sich zu mehrteiligen, harten und spitzen Dornen umgewandelt haben. Der Blühimpuls des Sauerdorns ist ebenfalls lichthaft, kurz und heftig. Die zitronengelben, betörend duftenden kleinen Blütenkelche sind in hängenden Trauben angeordnet. Sie zeigen eine Besonderheit, die Ausdruck ihrer für das Pflanzenreich unverhältnismäßig starken Astralisierung ist: Es klappen die Staubblätter bei Berührung – beispielsweise durch ein Insekt – nach innen; sie sind also beweglich.

Auch hier kommt der Blütenprozeß, vergleichbar mit den sauren Berberisfrüchten, nicht zu einer vollen Ausbildung, nicht zur Reife. Kaum haben sich die an ätherischem Öl reichen Blütenkelche geöffnet, so teilen sie sich in ihrem schwülen Duft ganz dem Luftelement mit und verströmen sich, verblühen in kurzer Zeit.

In der Gebärmutter spielen sich in monatlichem Rhythmus Aufbauvorgänge an der Schleimhaut ab, die sie zur selbstlosen Hülle für einen möglicherweise sich einnistenden Keimling werden lassen. Die sich einstellende Regelblutung kann mit einem derart flüchtigen Blühimpuls verglichen werden, es kommt eben nicht zur Ausreifung einer Leibesfrucht; dasjenige, was im Hinblick auf eine neue Leibesanlage vorbereitet wurde, wird mit dem Monatsblut an die Außenwelt abgegeben. Beim Myom liegt eine Krankheitssituation vor, in der dieses Veräußern durch überstarke oder unzeitgemäße Blutungen übersteigert ist. Gleichzeitig kommt es zur Bildung einer „falschen Frucht", zu übermäßiger Wucherung, zu den Myomknoten. Für diese Situation ist Berberis das Heilmittel.

Viscum album (Mali) e planta tota ferm D3
(Mistel vom Apfelbaum, Viscum album; Loranthaceae):

Während in dem Präparat Berberis/Prostata comp. Viscum Abietis enthalten ist, wurde Berberis/Uterus comp. Viscum Mali beigegeben, das im allgemeinen bei degenerativen Entartungserkrankungen im weiblichen Organismus eingesetzt wird. Die Mistel auf einem Rosengewächs (Apfelbaum) scheint besonders geeignet, die Verbindung von Blut-Wärme-Geschehen und Bindegewebe herzustellen. Zugleich muß eine besondere Beziehung zwischen dem Wirtsbaum Apfelbaum und der Weißmistel bestehen, da dieser am häufigsten von der Weißmistel besiedelt wird.

Als „Mondenpflanze" nimmt die Mistel eine Sonderstellung unter den Pflanzen ein. Sie sondert sich in ihrem Blüten-Frucht-Geschehen aus dem Jahreslauf heraus (Blühen im Spätwinter, Reifen der Früchte im Tiefwinter). Die Heraussonderung aus dem allgemeinen Naturkreislauf ist für die Mistel typisch. Wenn ein Organprozeß sich aus der Ganzheit des Organismus absondert, sich verselbständigt, ist dies vergleichsweise ein „Mondenprozeß". Die Verwandtschaft zu dem „Mondenmetall" Silber beruht ebenfalls auf dieser Tatsache.

Die Beziehung der Mistel zu den Reproduktionsorganen, insbesondere zum Uterus, und die „Verwandtschaft“ zum Silberprozeß macht Viscum album im besonderen geeignet, bei Entartungsprozessen (Myom- und Karzinombildung) im Bereich des Uterus eingesetzt zu werden.[47])

Uterus Gl D5
(Gebärmutter):

Das Organpräparat der Gebärmutter in tiefer Potenz soll die ätherische Organisation in diesem Bereich, die den Anschluß an den Gesamt-Bindegewebsorganismus und damit an den ganzheitlichen Ätherleib zu verlieren droht, beleben. Die Aussonderungstendenz dieses Organs im Zusammenhang mit der Fähigkeit, einen neuen Organismus in sich zu tragen, disponiert den Uterus zu dieser Sonderstellung. Dem soll auch, wie oben ausgeführt, Viscum Mali Rechnung tragen.

Ovaria Gl D5
(Eierstöcke):

Das Eierstockpräparat, ebenfalls in tiefer Potenz, soll die Wärmeorganisation dieses Organs beleben und dadurch gleichfalls den Anschluß an die Gesamtwärmebildung des Organismus und damit an die Ich-Tätigkeit herstellen.

Zusammenfassung

Durch die Art der Zusammensetzung ist das Präparat Berberis/Uterus comp. geeignet, bei Entartungen des Uterus bis hin zum Karzinom eingesetzt zu werden. Dies gilt auch vor allem für die Prophylaxe.

Entstehung: Dr. med. Rolf Baecker, Frauenarzt, Ulm, WALA-Ärztekreis, 1968.

Darreichungsform

1. Injektionslösung
2. Globuli velati

---

[47]) *Vgl. „Richtlinien für die Malignom-Therapie mit ISCUCIN-Viscum-Präparaten“, Dr. med Heinz Hartmut Vogel*

Dosierung und Art der Anwendung
Soweit nicht anders verordnet, im allgemeinen Langzeitbehandlung, dann

1. Injektionslösung:
2–3 mal wöchentlich jeweils 1 ml intramuskulär injizieren.

2. Globuli velati:
1–3 mal täglich jeweils 5–15 Globuli unter der Zunge zergehen lassen.

Indikationen
Zur Anregung der Wirksamkeit von Ich- und astralischer Organisation bei sich verselbständigenden physisch-ätherischen Prozessen im Uterus, z.B.
1. Uterus myomatosus
2. zur Uterus-Ca-Prophylaxe

Betula/Arnica comp.

Es sollte ein universelles Heilmittel zur Behandlung des rheumatischen Formenkreises entstehen. Speziell wurde an den Weichteilrheumatismus gedacht, der sich im Bereich des intraartikulären und periartikulären Bindegewebes und der umgebenden Muskulatur mit der Tendenz zur Gewebeverhärtung und zu Stoffwechselablagerungen abspielt. Dem dienen vor allem die Birkenblätter und Birkenrinde sowie die Arnika.

Betula e foliis ferm 34e D3
(Weißbirkenblätter, Betula pendula; Betulaceae)

Betula e cortice, Decoctum D4
(Birkenrindendekokt, Betula pendula; Betulaceae):

Für Betula/Arnica comp. werden sowohl die Birkenblätter als auch die Birkenrinde verarbeitet. In der Birke wirkt sich in Gestalt und Physiologie in besonderer Weise das Licht-Luft-Element in seiner Beziehung zum Wäßrigen aus. Über die sich unter der Erdoberfläche ausbreitenden Wurzeln nimmt Betula viel Flüssigkeit auf, welche in den Leitgefäßen aufsteigt und über die Blätter verdunstet. Die Blätter sind eiweißreich, die Rinde ist dagegen besonders salzreich.

Im menschlichen Organismus richtet sich die Wirkung von Betula in erster Linie auf die Nierentätigkeit. Auf der einen Seite hilft sie bei der Überwindung eines nicht bewältigten Eiweißstoffwechels (Blätter), auf der anderen Seite fördert sie die Auflösung starker Ablagerung von salzartigen Stoffwechselendprodukten (Rinde). Der „innere Nierenprozeß" in dem über den ganzen Leib ausgebreiteten Bindegewebe wird durch die Kombination von Birkenblättern und Birkenrinde aktiviert; es kommt zu einer vermehrten Absonderung über die Niere und zur Mobilisierung und Auflösung vorzeitig aus dem Lebensprozeß ausgeschiedener Stoffwechselendprodukte, welche die Erkrankungen des rheumatischen Formenkreises bedingen.

Argentum metallicum D7
(metallisches Silber):

Das metallische Silber in homöopathischer Verarbeitung ist bei vorzeitig zu Ende kommender organischer Aufbautätigkeit wirksam. Silber wirkt im Bereich des Lebensäthers und hat eine besondere Beziehung gerade zum Gelenkknorpel. Mangelnde Durchwärmung und damit ungenügende Überführung der über die Nahrung aufgenommenen Substanzen, vor allem des Eiweißes, in den Bereich der Ich-Organisation ist ein Symptom des Silber-Arzneimittelbildes: Es kommt zum vorzeitigen Abbau. Insofern wirkt das homöopathisierte Silber in dem Präparat belebend auf den Eiweißprozeß.

Sulfur D5
(Schwefel):

Der Schwefel macht das Eiweiß „geeignet", in den Wirkenszusammenhang der ätherischen Organisation aufgenommen zu werden. Beim Rheumatismus fallen Stoffwechselumwandlungsprodukte vorzeitig aus dem Lebensprozeß heraus. Dem wirkt Sulfur entgegen, indem die Eiweißsubstanz durch die Verbindung mit dem Schwefel die notwendige Plastizität und Wandelbarkeit erhält, die für ihre Wiedereingliederung in den lebendigen Leib notwendig ist.

Formica ex animale Gl D7
(rote Waldameise, ganzes Tier; Formica rufa):

Die Ameise hat, ganz im Gegensatz zur Biene, eine in ihrem Organismus sich ausprägende starke Beziehung des Seelisch-Astralischen zur physischen Organisation, welche in den „Abschnürungen“ ihres schlanken Körpers anschaulich wird. Der innere Atmungsprozeß beim Menschen führt unter dem Bild der Ameisensäure-Vergiftung den Stoffwechsel unter Verdrängung des Lebensprozesses zu rasch und zu stark in die Mineralisation. Hier greift die therapeutische Wirksamkeit von Formica ein, löst diese Mineralisation wieder auf und macht sie ausscheidungsreif. Dies gilt vor allem für die Übergangsstellen vom Blut-Wärme-Geschehen zu den bradytrophen Geweben, etwa im Bereich der Sehnen und Gelenke.

Arnica e planta tota ferm 33c D14
(Arnika, Arnica montana; Compositae):

Arnika hat, wie viele Kompositen, durch ihren hochentwickelten Blütenprozeß eine besondere Beziehung zur Wärmebildung; des weiteren trägt sie eine Affinität zum Kieselprozeß in sich, die über das für Kompositen Typische hinausgeht. Die ihr eigene Wirksamkeit entfaltet Arnika zwischen venösem Blut und Bindegewebe, vor allem dann, wenn die Grenze zwischen Flüssigkeitsströmung im interstitiellen Gewebe und Blutprozeß gestört ist. Auch hier ist der Wirkungsbereich, ähnlich wie bei Formica, zwischen dem Muskel-Blut-Prozeß und dem Übergang in Sehnen und Kapselgewebe der Gelenke. Das Verhältnis von Wärme (Ich-Tätigkeit), Atmungstätigkeit (Astralleib) und Flüssigkeitsprozeß (Ätherleib) wird durch Arnika geordnet.

Entstehung: Ärztekreis des Klinisch-Therapeutischen Instituts, Arlesheim, Leitung Frau Dr. med. Ita Wegman, 1930.

Darreichungsform
1. Injektionslösung
2. Globuli velati

Indikationen
Zur Aktivierung des Empfindungsorganismus und zur Anregung der Gewebeatmung und Ausscheidung durch Wiederanschluß des periartikulären Gewebes an die in der Wärmezirkulation tätige Ich-Organisation, z.B.
1. Gelenk- und Muskelrheumatismus mit Neigung zu Ablagerungen
2. Periarthritis humeroscapularis

Betula/Mandragora comp.

Dieses Heilmittel stellt die Weiterentwicklung eines Medikamentes aus der Arlesheimer Zeit dar, welches aus dem Dekokt von Betula und Mandragora (1%), sowie Spiraea in tiefer Potenz zusammengesetzt war. Das Präparat Betula/Mandragora comp. soll dem Arzt die Möglichkeit geben, bei der Behandlung der Arthrosis deformans verschiedene spezifisch wirkende Zubereitungen unter Berücksichtigung der Eigentümlichkeiten des Patienten zusammengefaßt in einer Heilmittel-Komposition zur Anwendung zu bringen. Insbesondere sollten die typischen Cartilago-Organpräparate in differenzierter Weise ergänzt werden. Bei Betula/Mandragora comp. wurde der Schwerpunkt auf den Wärme-Blut-Prozeß gelegt, der sich bis zu einem gewissen Grad aus dem erkrankten Gelenkorgan herauslöst (Bleiglanz und Spiraea). Darüber hinaus soll auch in diesem Präparat der Nervenprozeß im Eiweißgeschehen auf ein gesundes Maß zurückgeführt (Mandragora) und die Tendenz zur Ablagerung im Eiweiß-Zucker-Prozeß überwunden werden (Betula).

Betula e cortice, Decoctum D3

(Weißbirkenrindendekokt, Betula pendula; Betulaceae):

Die Birke wird zunächst durch einen sehr starken Flüssigkeitsprozeß beherrscht. Sie wurzelt flach in der Horizontalen, geht also eine intensive Beziehung zum Flüssigkeits-Erd-Organismus ein. – Die ganze Birke kann wie ein gewaltiger Blütenprozeß angesehen werden, der jedoch im Blatt-Flüssigkeits-Bereich verharrt. Dies geht aus ihrem dem Luft-Licht-Geschehen ausgesetzten, aufgelockerten, im Wind fein beweglichen Blattbereich hervor und entspricht der Sukkulenz des zuckerigen Birkensaftes. Auch der Eiweißreichtum im Blattbereich spricht für diese Betrachtung. In der antiken und paracelsischen Medizin wurden die Bäume bestimmten Planetenkräften zugeordnet, so die Birke der Venus, der „Schaumgeborenen", die ihre Lichtnatur mit dem Organisch-Wässerigen verbindet, weshalb sie auch der Nierenorganisation zugeordnet wurde.

Es kann so ein Verständnis entwickelt werden für die Wirksamkeit von Birkenblättern und Birkenrinde im Bereich der organischen Flüssigkeiten, soweit sie sowohl den Eiweiß- als auch den Zuckerprozeß mit einbeziehen. Kommt es zu Ablagerungen von Salzen, die mit dem Eiweißprozeß einerseits (Natriumsalze), andererseits mit dem Zuckerstoffwechsel (Kaliumsalze) zusammenhängen, und zum Ausfällen von Kalzium, dann ist vor allem das Birkenrindenpräparat angezeigt. Im Gegensatz zu den „jugendlichen", eiweißreichen Blättern, scheidet die Birke mit dem Aufsteigen ihres Säftestromes reichlich Salze nach ihrer silberweißen, harten Rinde aus. In dem Präparat Betula/Mandragora comp. übernimmt die Birkenrinde die Anregung des Seelischen im Flüssigkeitsbereich, soweit es zu Auskühlungen und Ablagerungen kommt. Die Ausscheidung wird angeregt.

Galenit D6
(Bleiglanz, natürliches Bleisulfid):

Wie eingangs ausgeführt wurde, soll der würfelig auskristallisierende, silbergraue Bleiglanz die Auskühlung des Blutes überwinden. Der Wärmeprozeß wird im Blei auf die physische Stufe übergeführt. Es kommt zur Erstarrung, zur Isolierung. Ungenügende Wärmebelebung aus dem Blutprozeß heraus ist ein Bleisubstanzprozeß. Die Schwefelverbindung lenkt den Bleiprozeß in das Eiweißgeschehen über, so daß Bleiglanz den erstarrten Wärmeprozeß im Eiweißgeschehen der Körperflüssigkeiten überwindet. Damit berücksichtigt die Komponente Bleiglanz in dem Präparat Betula/Mandragora comp. den im Blut gebundenen und nicht mehr in Bewegung befindlichen Wärmeprozeß. Dies ist bei der Wahl des Präparates im besonderen zu beachten, im Unterschied zu dem silberhaltigen Cartilago/Mandragora comp. bzw. zu dem Gold und Zinn beinhaltenden Cartilago comp.

Spiraea ex herba ferm 34c D2
(Mädesüß, Filipendula ulmaria; Rosaceae):

Zur Signatur von Spiraea gehört einmal ihr Standort in sumpfigen Niederungen, an Bachrändern, zum anderen der lichte, aus kleinen, weißen Blüten zusammengesetzte Blütenstand, der einen süßlichen Duft ausströmt. Die Luft-Licht-Beziehung einerseits und der zum Wässerigen hintendierende, horizontal verlaufende rhizomartige Wurzelstock andererseits sind typisch für die Doppelnatur des Mädesüß: Einerseits betont es den wässerig-wurzelhaft-kühlen Prozeß und hält diesen in Verbindung mit einem starken, luft-lichthaften Blütenprozeß mit starker Wärme- und Duftabgabe. Der mittlere Blattbereich ist demgegenüber in seiner Ausgestaltung geradezu „verarmt".

An diese Signatur ist zu denken, wenn man die Wirkungsweise von Spiraea ulmaria verstehen will. Das Verständnis der Wirkung ergibt sich weiter aus dem reichlichen Gehalt an Salicylverbindungen, an Salicylaldehyd, Methylsalicylat, auch in glykosidischer Bindung. Den Salicylgehalt teilt Spiraea mit den Weidengewächsen. Die Salicylsäure ist dadurch gekennzeichnet, daß sie die Wärme als Salprozeß in den physischen Bereich überführt und damit in Auskühlung verwandelt. Dies ist auch die fiebersenkende pharmakologische Bedeutung der Salicylsäure im menschlichen Organismus. Es ist interessant, daß die Salicylsäure sowohl als freie Salicylsäure als auch als Salicylat im Blütenbereich auftritt, also dort, wo ätherisches Öl, Wärme und Duftstoffe freiwerden. Auch der Wurzelstock bildet neben einem Glykosid vor allem salicylsäurehaltiges ätherisches Öl, welches auch dort abgelagert wird. So ist es zu verstehen, daß Spiraea ulmaria als Heilpflanze geeignet ist, einen im menschlichen Organismus auseinanderfallenden Wärme-Licht-Prozeß und Flüssigkeits-Kälte-Prozeß wieder zusammenzuführen. In der Volksmedizin ist Spiraea als harn- und schweißtreibendes Mittel bei grippalen Erkrankungen bekannt. Auch bei der hier gemeinten Arthrosis deformans und verschiedenen Zuständen des rheumatischen Formenkreises handelt es sich um ein Auseinanderfallen von physisch-ätherischem Geschehen und Wärme-Licht-Geschehen. Die höheren Wesensglieder Astralleib und Ich werden mit Hilfe von Spiraea ulmaria wieder zu einem ausgewogenen Eingreifen in die ätherisch-physische Leiblichkeit gebracht.

Mandragora officinarum e radice ferm 34d D3
(Wurzel der Alraune, Mandragora officinarum; Solanaceae):

Die Alraunenwurzel ist geeignet, solche pathologischen Abläufe therapeutisch zu beeinflussen, die sich im physisch-ätherischen Bereich abspielen. Dies ist bei der Knorpelsubstanz der Fall. Der Knorpel ist eine gleichsam noch dem embryonalen Zustand nahe Organbildung, die auf der Stufe des embryonalen Mesenchyms verharrt. Die Knorpelzellen haben wahrscheinlich noch den Charakter von polyvalenten, d.h. umwandlungsfähigen Bindegewebszellen. Die Grundsubstanz spielt sowohl intra- wie extrazellulär, d.h. im Interzellularraum des Knorpels, die führende Rolle. Damit ist der Knorpel mit dem Zustand eines „Sinnesorgans" zu vergleichen. Stoffwechsel, Ernährung und Gewebeatmung erfolgen über die interstitielle Bindegewebsflüssigkeit auf dem Wege der Diffusion. Das Blutgefäßsystem bleibt in der Peripherie. Wenn dieser entwicklungsgeschichtlich bedingte Status sich verselbständigt, der Anschluß an die Wärme- und Lichtprozesse nachläßt, ist das Heilmittel aus der Mandragorawurzel geeignet. Im übrigen ist der Licht-Sinnes-Prozeß im Knorpel auch dadurch gekennzeichnet, daß die Knorpelsubstanz ungewöhnlich reich an Natrium ist, welches für den Gewebeturgor mit verantwortlich ist. Damit ist die Brücke geschlagen zum Lichtstoffwechsel.

Typisch ist für die Alraune, daß die etwas wulstigen, fleischigen Blätter direkt aus der Wurzel in Rosettenform entspringen und damit zum Ausdruck bringen, daß das ätherisch-flüssige Prinzip zunächst in der Pflanze dominiert. Der Blütenprozeß wird ebenfalls in den Blattbereich heruntergezogen als Ausdruck für eine innige Verbindung des blütenhaften, sulfurischen Geschehens mit dem Blatt-Wurzel-Prinzip. Ganz besonders auffallend ist jedoch die mächtige Wurzelbildung, in die der sulfurische Blütenprozeß eindringt. Dort bewirkt er die Absonderung von aus dem Eiweißprozeß hervorgehenden, „entarteten" Stoffwechselprodukten, den Alkaloiden. Damit bringt die Pflanze zum Ausdruck, daß sie sich der Gliederung in Blüten-, Blatt- und Wurzelprozeß widersetzt. Sie neigt zur Vereinheitlichung aller drei Prinzipien. Gehen wir davon aus, daß die Wurzel eine spezielle Beziehung zum Nervengeschehen hat, bei der Mandragora jedoch sich der Blütenanteil, d.h. die Begegnung mit der umgebenden astralischen Welt, stark in die Wurzel hinein verlagert. Daraus ist verständlich, daß die therapeutische Wirkung der Mandragorawurzel einem zu intensiven Eingreifen des den Abbau bewirkenden Astralleibes im organischen Geschehen entspricht. Dadurch wird auch ein Licht auf den starken „Sinnesprozeß" im Knorpel-Gelenk-Bereich geworfen.

Entstehung: WALA-Ärztekreis, Leitung Frau Dr. med. Margarethe Hauschka, 1952.

Darreichungsform
1. Injektionslösung
2. Globuli velati

Indikationen
Wiedereingliederung eines sich frühzeitig aus dem Gelenkbereich herauslösenden Wärme- und Atemgeschehens, z.B. bei
1. Arthritis
2. Arthrosis deformans
3. subakutem Muskel- und Gelenkrheumatismus
4. Gicht (evtl. im Wechsel mit Viscum Mali e planta tota D2 bzw. 2%-5%)

A: Birken-Rheumaöl mit Arnika, Rheuma-Badeöl
B: Birken-Rheumaöl ohne Arnika

Die drei vorliegenden Öle wurden zu Einreibungen bzw. Öldispersionsbädern geschaffen bei rheumatischen Muskel- und Gelenkerkrankungen im allgemeinen, jedoch sollten auch Verletzungsfolgen und Folgezustände chronischer Neuritiden berücksichtigt werden. Die Hauptwirksamkeit bezieht sich auf die Nierentätigkeit einerseits und den Blutprozeß andererseits, da die Niere die aus dem Wärmegeschehen herausfallenden, zur Mineralisierung neigenden Substanzen zur Ausscheidung bringen muß. Das Birken-Rheumaöl mit Arnika ist zur äußeren Einreibung gedacht, das Birken-Rheumaöl ohne Arnika ist für Patienten mit Arnika-Überempfindlichkeit geschaffen. Das Rheuma-Badeöl enthält Auszüge derselben Heilpflanzen und ist aufgrund der Olivenöl-Grundlage speziell für Öldispersionsbädern nach Junge geeignet.

Ölauszug aus Betulae foliae (zu 24,5% (A) bzw. 33% (B) enthalten)
(Weißbirkenblätter, Betula pendula; Betulaceae):

In der Birke wirkt sich in besonderer Weise das Licht-Luft-Element in seiner Beziehung zum Wässerigen sowohl in der äußeren Gestalt als auch in der Physiologie aus. Der Baum wurzelt oberflächlich, hat jedoch eine außergewöhnlich hohe Wasserverdunstung über die Blätter. Die Blätter sind eiweißreich, die Rinde ist besonders salzreich.

Bei der Birke steht sowohl bei dem in der Homöopathie gebräuchlichen Carbo Betulae als auch bei dem potenzierten Blattextrakt die Wirkung auf das Ausscheidungsorgan Niere im Vordergrund. Die Empfindlichkeit der Niere auf fremdes Eiweiß und auch auf eigene Eiweißabbauprodukte kann durch den Birkenblätterauszug therapeutisch günstig beeinflußt werden, daher rührt auch die Wirkung von Birkenblättern bei rheumatischen Erkrankungen. Der innere Nierenprozeß im Bindegewebe wird aktiviert; es kommt zur Mobilisierung und Auflösung vorzeitig aus dem Lebensprozeß ausgeschiedener Stoffwechselendprodukte und zu einer vermehrten Absonderung über die Niere.

Ölauszug aus Arnicae flores (zu 24,5% (A) bzw. nicht enthalten (B))
(Arnikablüten, Arnica montana; Compositae):

Arnika hat durch ihren hochentwickelten Blütenprozeß wie viele Kompositen eine besondere Beziehung zur Wärmebildung; des weiteren trägt sie z.B.

durch den von ihr bevorzugten Standort auf gebirgigem Urgestein eine Affinität zum Kieselprozeß in sich, die über das für Kompositen Typische hinausgeht. Die ihr eigene Wirksamkeit entfaltet Arnika zwischen venösem Blut und Bindegewebe, vor allem dann, wenn die Grenze zwischen Flüssigkeitsgeschehen im interstitiellen Gewebe und Blutprozeß gestört ist. Die Arnika-Wirkung bezieht sich sowohl auf das ursprüngliche Bindegewebe als auch auf seine Folgeorgane. Auch hier ist der Wirkungsbereich, ähnlich wie bei Formica, zwischen dem Muskel-Blut-Prozeß und dem Übergang in die Sehnen und das Kapselgewebe der Gelenke. Das Verhältnis von Wärme (Ich-Tätigkeit), Atmungstätigkeit (Astralleib) und Flüssigkeitsprozeß (Ätherleib) wird geordnet.

Ölauszug aus Lappae radix (24,5% bzw. 33%)
(Klettenwurzel, Arctium lappa; Compositae):

Die oft an Wegrändern anzutreffende große Klette bildet ein großblättriges, bis zu 1,5 m hohes Kraut aus, welches seinen Abschluß in doldenartigen Gruppen von violettfarbenen Körbchenblüten findet. Die Kelchblätter sind hakenförmig gebogen und zugespitzt und gehen in die Bildung der bekannten Klettenfrucht mit ein. Als Komposite entwickelt Lappa einen starken Blütenprozeß und eine besondere Beziehung zur Wärme, jedoch auch gleichzeitig zum Kiesel (Kieselhaare). Die Wirkung der Klettenwurzel bezieht sich auf das Wärme-Blut-Geschehen in der Muskulatur im Übergang zur Sehnenbildung und zum Periost. Die hier sich häufig bildenden Rheumaknötchen („eine Art Sinnesorganbildung an falscher Stelle“) werden durch Lappa wieder an das Wärmegeschehen angeschlossen. Ähnliches wie beim Rheuma vollzieht sich beim Muskelkater: Die gelösten Salze werden durch die Milchsäure mitgerissen und lagern sich im Muskel ab. In der Volksmedizin ist neben der Wirkung der Klette auf Ekzeme der Haut, vor allem des Kopfes, auch die ausschwemmende Wirkung bei rheumatischen Leiden bekannt.

Ölauszug aus Urticae dioicae herba (24,5% bzw. 33%)
(große Brennessel, Urtica dioica; Urticaceae):

Die große Brennessel ist nach Rudolf Steiner durch die Dreiheit von Schwefel-, Eisen- und Kiesel-Prozeß charakterisiert und zeigt eine besondere Beziehung zum dreigliedrigen Menschen. Beim jauchigen Zerfall trennen sich die bis dahin durch den Lebensprozeß der Pflanze zusammengehaltenen drei Bildeprozesse. Urtica dioica ist ein universelles Blutaufbaumittel, indem sie als Heilmittel die genannten drei Prozesse im Menschen ineinanderfügt. Beim Rheumatismus besteht die Tendenz des Auseinanderfallens von Blut-Eisen-Prozeß, Eiweiß-Schwefel-Stoffwechsel-Prozeß und Kiesel-Sinnes-Prozeß. Insofern ist die Urtica auch ein geeignetes Mittel beim Rheumatismus.

Ölauszug aus Formica rufa (0,1%)
(rote Waldameise, ganzes Tier; Formica rufa):

Die Ameise hat eine in ihrem schlanken, überformten Organismus sich ausprägende starke Beziehung des Seelisch-Astralischen zur physischen Organisation. Der innere Atmungsprozeß beim Menschen führt entsprechend bei dem Bild der Ameisensäure-Vergiftung den Stoffwechsel unter Verdrängung des Lebensprozesses zu rasch und zu stark in die Mineralisation. Hier greift die Wirksamkeit von Formica ein und löst diese Mineralisation wieder auf, vor allem an den Übergangsstellen vom Blut-Wärme-Geschehen zum Bereich der Sehnen und Gelenke, und macht sie ausscheidungsreif.

Anisi aetheroleum (0,35%)
(ätherisches Öl aus Anisfrüchten, Pimpinella anisum; Umbelliferae):

Anisum hat als Umbellifere eine besondere Beziehung zum Wärme-Licht-Prozeß des oberen Nierenpols, in welchem der Übergang vom Blut-Wärme-Prozeß in den Lymphprozeß bei der Ultrafiltratbildung in der Niere stattfindet. Sie regt in Form des ätherischen Öles besonders die Wärmebildung an und fördert zugleich die innere Atmung im Stoffwechsel und die Nierentätigkeit.

Sämtliche Präparatebestandteile liegen als Ölauszüge vor. Der Ölauszug selbst bewirkt einen Übergang der ätherischen Öle in die Trägersubstanz und fördert bei der Anwendung die Durchwärmung.

Entstehung: WALA-Ärztekreis, Leitung Frau Dr. med. Margarethe Hauschka, 1952.

Darreichungsform
Öl

Dosierung und Art der Anwendung
Soweit nicht anders verordnet:

1. Öl:
1–2 mal täglich Einreibungen der betroffenen Gelenke und Muskelpartien.

2. Badeöl:
zu Dispersionsbädern.

Gegenanzeigen:
A: Bei Arnika-Überempfindlichkeit
B: nicht bekannt
Nebenwirkungen: nicht bekannt
Wechselwirkungen mit anderen Mitteln: nicht bekannt

Indikationen
Zur Rückführung der Empfindungs- und Atmungsorganisation aus ihrer verstärkten Abbautätigkeit im Gelenk-Muskel-Sehnen-Gebiet in ihre physiologische Tätigkeit in der Niere, z.B.
1. bei schmerzhaften, traumatisch, entzündlich oder rheumatisch bedingten Muskel- und Gelenkerkrankungen
1.1. Verstauchungen
1.2. Prellungen
1.3. Osteoarthrose
1.4. Periarthritiden
1.5. Myogelosen
1.6. Muskelschmerzen nach Überanstrengung

A. Bitter-Elixier
B. Enzian-Magentonikum

Es sollte ein stoffwechselanregendes Mittel entstehen, das die Tätigkeit von Magen, Galle und auch der Bauchspeicheldrüse fördert. Die Bitterstoffe aus Enzian und Wermut haben eine unmittelbare Wirkung auf den Chemismus (chemischen Äther) der Leber und auch auf die über das Leberorgan hinausreichende „Geschmackstätigkeit" von Magen, Zwölffingerdarm und Dünndarm.

Die Präparate Enzian-Magentonikum und Bitter-Elixier sind neben den Indikationen Inappetenz, Störungen der Magenmotorik und -sekretion auch angezeigt bei medikamentöser oder radiologischer Schädigung des Magen-Darm-Gebietes. Es regt die hierdurch herabgeminderte bzw. darniederliegende Verdauungs- und Drüsentätigkeit an. Im Bitter-Elixier liegt ein Auszug mit Zucker, im Enzian-Magentonikum ein rein wäßriger Auszug verschieder Bitterdrogen vor.

Wäßriger Auszug aus Gentianae radix
(Wurzel des gelben Enzians, Gentiana lutea; Gentianaceae):

Die Enzianwurzel wurde gewählt, weil aus anthroposophisch-menschenkundlicher Sicht der Bitterstoff der Wurzel seine Wirkung auf den „Nervenprozeß" im Stoffwechselbereich ausübt. Die „Kopfbildungstendenz" im oberen Verdauungstrakt, d.h. die Betonung des Nervlichen und das Bewußtwerden in einem Bereich, der sich beim Gesunden im Unterbewußten abspielt, ist die Domäne der Enzianwurzel. Zugleich wird der Zuckerprozeß durch die selbst zuckerhaltige Enzianwurzel angeregt. Dies ist vor allem dann wichtig, wenn der konzentrative Prozeß in der Leber geschwächt ist, was in Störungen der Zuckerbildung bzw. des Glykogenstoffwechsels zum Ausdruck kommt.

Wäßriger Auszug aus Absinthii herba
(Wermut, Artemisia absinthium; Compositae):

Der Wermut ist ein stark aromatisch durchsetzter Halbstrauch, welcher im Hochsommer kleine gelbliche Körbchenblüten in rispenartiger Anordnung ausbildet und seine Kraft vor allem im Blattbereich auslebt. Die Blätter sind 2–3fach gefiedert, seidig behaart und von charakteristischer grausilbriger Färbung. Sie enthalten reichlich Bitterstoffe und ätherische Öle. Der stark bitter schmeckende Auszug wird aus dem Kraut gewonnen und damit aus einem Bereich der Pflanze, der seine Beziehung zum Säftegeschehen des Magens und Dünndarms hat. Beim Wermut als einem Vertreter der Kompositen haben wir es hier mit starker Wärmewirksamkeit zu tun, was in der Bildung von ätherischen Ölen zum Ausdruck kommt. Es wird also durch einen Wermutanteil in diesem Präparat der Luft-Wärme-Prozeß aktiviert, jedoch im flüssigen Bereich: Die „Atmung" im Stoffwechsel wird angeregt, was eine starke Förderung der Verdauungssaftproduktion zur Folge hat.

Wäßriger Auszug aus Calami rhizoma
(Kalmuswurzel, Acorus calamus; Araceae):

Der Kalmus ist ein Schilfgewächs, welches ursprünglich aus Indien stammt und langsam fließende oder stehende Gewässer als Standort bevorzugt. Der „deutsche Ingwer“ offenbart in seinen scharfrandig-spitzen, mit kräftigem Turgor versehenen Blättern einerseits sowie seiner Zuwendung zum kühlen Wasserelement durch den fingerdicken, horizontalen Wurzelstock andererseits die Fähigkeit, zwei Gegensätzlichkeiten in sich zu vereinigen. Der Kalmus vermag, seine lanzettförmigen Blätter mit Hilfe der umgebenden Licht- und Luft-Kräfte in polarischer Art gegenüber dem wässrigen Wurzelstock auszuformen. Der Wurzelstock erinnert in seiner horizontal kriechenden Wuchsform an die Liliaceen.

Somit wird eine Beziehung von Calamus zur Niere als dem „Lichtorgan“ und den sich im Nierenmark abspielenden mächtigen Flüssigkeitsprozessen deutlich. Als „Nierenpflanze“ beherrscht Calamus die allgemeine Durchatmung und Durchastralisierung der gesamten Verdauungsorgane, er ist ein Heilmittel bei Appetitlosigkeit und verschiedenen Magen-Darm-Störungen. Im besonderen reguliert er die Motilität und Sekretion im Bereich des Magens, so daß er bei akuter und chronischer Gastritis, bei Hypo- und Hyperacidität, auch bei Ulcera therapeutisch eingesetzt werden kann. Die Volksmedizin kennt ferner die Anwendung bei Ekzemen und Frauenleiden. Seine appetitanregende Wirkung kann auch bei Anorexie zu Hilfe genommen werden.

Wäßriger Auszug aus Zingiberis rhizoma
(Ingwer, Zingiber officinale; Zingiberaceae):

Beim Ingwer wird ebenfalls das horizontal kriechende, helle, fleischig-feste Rhizom verarbeitet. Der schilfartige Sproß erinnert an Calamus und an ein Liliengewächs, so daß wir ebenfalls die Beziehung zur Nierentätigkeit sehen. Ein wesentlicher Bestandteil der aromatisch-würzigen Ingwer-Knolle ist das Ingwer-Öl, das durch seine Schärfe und seinen Gehalt an ätherischem Öl, fettem Öl und Harzen ein intensives Wärmegefühl hervorruft. Die Wirkung auf den Wärmeorganismus des Magens, jedoch auch der Bauchspeicheldrüse ist dafür verantwortlich, daß eine einseitig verstärkte Wirkung des Empfindungsorganismus überwunden wird. Ingwer wirkt auf diese Weise krampflösend. Er reguliert die Sekretion im Magen und im Bereich des Zwölffingerdarms. Er hilft, eine bestehende Verdauungsschwäche, Appetitlosigkeit und innere Auskühlung zu überwinden. Eine sowohl spastische als auch atonische Obstipation werden gebessert und eine ungenügende Harnabsonderung angeregt, die Diurese gefördert. Die Gesamtwirkung ist zurückzuführen auf eine Stärkung des Wärmeorganismus im ganzen Verdauungstrakt, ausgehend von der Bauchspeicheldrüse als der der Verdauung übergeordneten, die Funktionen zusammenfassenden Drüse.

Wäßriger Auszug aus Piperis fructus
(schwarzer Pfeffer, getrocknete, unreife Früchte von Piper nigrum; Piperaceae):

Der Pfeffer ist ein in Südostasien (Vorderindien, Malabarküste) heimischer, immergrüner Schlingstrauch, der sich an Bäumen oder Felsen mit Hilfe von Luftwurzeln bis 15 m emporrankt. Die einfach gebauten Blüten bilden lockere Ähren, die den Blattachseln entspringen. Die Früchte sind zuerst grün und verfärben sich dann über gelb zu rot. Sie enthalten 1–3,5% ätherische Öle. Der sich in den ätherischen Ölen niederschlagende Wärmeprozeß verbindet sich mit einer starken Astralisierung, die sich in Alkaloidbildung (Piperin 5–9%) äußert.

Das Aromaticum amarum bekommt durch den Pfefferzusatz noch einen etwas scharfen Beigeschmack. Die Piperwirkung erstreckt sich auf den Verdauungstrakt und seine Schleimhäute: Die astralischen und die Wärmeprozesse erfahren eine starke Anregung.

Zusammenfassend kann gesagt werden, daß Bitter-Elixier und Enzian-Magentonikum durch ihre Zusammensetzung über die Ich-Wärme-Organisation (Pfeffer, Ingwer), die seelische Atmungsorganisation (Kalmus) und die ätherisch-flüssige Organisation (Enzian, Wermut) auf die gesamte Verdauungstätigkeit im Magen-Zwölffingerdarm-Bereich wirken. Das Wesensgliedergefüge wird als ausgewogene Einheit im Stoffwechsel tätig. Der Zuckerstoffwechsel wird intensiviert und von der Leber ausgehend gestärkt. Diese Wirkung setzt sich bis in das der Leber polar entgegengesetzte Organ der Haut fort, welches in seiner Sinnestätigkeit gestärkt wird. Die Behandlung mit Bittermitteln gehört zur Grundbehandlung von Pilzerkrankungen und anderen Ekzemen der Haut.

Entstehung: WALA-Ärztekreis, Leitung Frau Dr. med. Margarethe Hauschka, 1964.

Darreichungsform
A. Bitter-Elixier = Zuckersirup
B. Enzian-Magentonikum = Wäßrige Flüssigkeit zum Einnehmen

Dosierung und Art der Anwendung

Soweit nicht anders verordnet:
A. Bitter-Elixier:
1–3 mal täglich 1 Eßlöffel Sirup, eventuell mit Wasser verdünnt, vor den Mahlzeiten einnehmen. Hinweis für Diabetiker: 1 BE = 60 g Elixier
B. Enzian-Magentonikum:
1–3 mal täglich 1/2 bis 1 Teelöffel Flüssigkeit, eventuell mit Wasser verdünnt, vor den Mahlzeiten einnehmen.

Indikationen

Zur allgemeinen Aktivierung und Regulierung der Verdauungstätigkeit im Stoffwechselbereich, z.B.
1.1. Hyperacidität
1.2. Hypoacidität
1.3. Magenatonie
1.4. Dyspepsie
1.5. Obstipation
1.6. Übelkeit
1.7. Inappetenz
1.8. Völlegefühl
2. Leber-/Gallenfunktionsstörungen
3. Folgezustände von Strahlenschäden

Bolus alba comp. N, Pulver

Der Konzeption der Rezeptur liegt der Gesichtspunkt zugrunde, daß die Gärungs- und Fäulnisdyspepsie und das Auftreten von pathologischen Gasen im Magen-Darm-Bereich auf eine Nierenschwäche zurückzuführen sind. Die Entluftung – auch des Magen-Darm-Bereiches – ist nach anthroposophisch-menschenkundlicher Auffassung ein Nierenproblem.

Bolus alba

(weißer Ton, Kaolinum ponderosum; Kalium-Aluminium-Silikat):

Bolus alba ist eine natürlich vorkommende Tonerde. Das feine, fast weiße Pulver ist von weicher und etwas fettig erscheinender Konsistenz und bildet die Grundlage für die vorliegende Heilmittel-Komposition. Bolus alba ist von seiner chemischen Beschaffenheit her hauptsächlich ein Kalium-Aluminium-Silikat.

Diese Silikate gehören zur Gruppe der Feldspate, die wiederum Bestandteil des Urgesteins (Granit) sind. Ein Teil dessen, was in der Natur im Verwitterungsprodukt des Granits, hauptsächlich aus der Verwitterung des Feldspats, vorliegt, ist die Tonerde. Eine wichtige Funktion der Tonerde und des weißen Tons in der Natur kann darin gesehen werden, daß sie zwischen der festen, unlöslichen, nicht quellfähigen mineralischen Gesteinsgrundlage und der das Pflanzenwachstum ermöglichenden oberen Bodenschicht vermitteln kann, indem sie den Boden durch Bildung von komplexen Tonerde-Humus-Verbindungen belebt. Die Tonerde ist hier vermittelnd zwischen festem, flüssigem und luftförmigem Element.

Die Bedeutung von Bolus alba beruht auf seiner Eigenschaft, bei chemischer Indifferenz durch ein starkes Haft- und Quellungsvermögen sowie eine hohe Saugfähigkeit überschüssiges Wasser zu binden und zudem größtmögliche Oberflächen auszubilden, welche die Voraussetzung sind für eine gesunde Verdauung im Dünndarmbereich. Die abgebaute Nahrung wird nach dem Einfluß von Magen (Pepsin und Salzsäure) und Zwölffingerdarm (Galle und Pankreasfermente) im Dünndarm in den einheitlichen Chymus verwandelt, der gleichsam ein „Amalgam" der durch und durch verflüssigten und ätherisierten, aufgelösten und abgebauten äußeren Nahrung darstellt. Die Nahrung wird durch Bolus alba in eine Mittellage, einen merkurialen Zustand, übergeführt. Ein Auseinanderfallen vom Merkuriell-Flüssigen in Lufthaftes und Physisches wird verhindert.

Im Verlaufe des Magen-Darm-Traktes reihen sich verschiedene Abschnitte aneinander, die durch die Qualität der sezernierten Verdauungssäfte und die peristaltische Eigenart die aufeinanderfolgenden Stufen des Verdauungsprozesses ermöglichen.

Magen	Übergang vom Bewußten ins Unbewußte stark sauer Sulfurisches Astralisches Chemische Zergliederung der Nahrung
Zwölffingerdarm	stark alkalisch
Dünndarmgebiet	schwach milchsauer Merkurielles Ätherisches Amalgamierung und Resorption

Dickdarmgebiet	schwach alkalisch Salhaftes Physisch-Ätherisches Eindickung und Ausscheidung Übergang vom Unbewußten ins Bewußte

Aus dieser Gegenüberstellung wird die Stellung der Dünndarmverdauung deutlich, die am weitesten nach dem Körperinneren gelegen ist und die die eigentliche Vermittlerin der Substanzaufnahme ins Blut darstellt. Dieses mittlere Verdauungsgebiet wird durch die weiße Tonerde bei Durchfallerkrankungen gestärkt. Aber auch bei weiter peripher gelegenen Schleimhautirritationen wie Sodbrennen, Refluxösophagitis, Gastritis bzw. Reizungen bei Anus praeter hat sich Bolus alba comp. als nützlich erwiesen.

Carbo Betulae D1 (zu 1% enthalten)
(Birkenkohle aus dem Holz der Weißbirke, Betula pendula; Betulaceae):

Ein wichtiger Bestandteil in Bezug auf die Nierenwirksamkeit von Bolus alba comp. ist Carbo Betulae, die den Lichtstoffwechsel anregt und damit das Eingreifen des Seelischen im Nierenbereich verstärkt. Im Vordergrund steht also nicht etwa die substantielle adsorbierende und entgiftende Kohlewirkung im Magen-Darm-Bereich, sondern die indirekte Wirkung der potenzierten Birkenkohle auf den Nieren-Licht-Prozeß. Aus dem organischen Zusammenhang herausgefallene, physisch gewordene Luft, die sich in Meteorismus äußert, wird wieder durchseelt und aus dem Darm heraus aufgenommen. Eine besondere Wirkung zeigt Carbo Betulae auf die Magenverdauung: Entzündliche Erscheinungen werden gemildert und eine zu starke „nierenartige“ Säuresekretion wird zurückgenommen.

Geum urbanum e radice ferm 33c ∅ (0,1%)
(Wurzel der Nelkenwurz, Geum urbanum; Rosaceae):

Die echte Nelkenwurz ist eine krautige, feuchte Wiesen und Bachränder bevorzugende, goldgelb blühende Pflanze, deren Wurzelstock schon lange medizinische Verwendung findet.

Der nelkenartig würzige, wärmende Geschmack und Duft der Wurzel weisen auf die therapeutische Wirkung von Geum hin. Im Querschnitt zeigt die Geum-Wurzel im Zentrum ein purpurrot gefärbtes Fünfeck, das nebenbei an die ideale Form eines Turmalins denken lässt. Als Rosengewächs hat Geum urbanum mit dem Blutgeschehen, vor allem der inneren Organe zu tun; daher rührt seine

Wirksamkeit bei blutigen Durchfällen, bei schweren Diarrhöen. Der Gerbstoffgehalt (30%) wirkt auf den Astralleib, der sich stärker mit dem Stoffwechsel verbindet. Die ätherischen Öle wie Eugenol regen den Wärmeprozeß an, ebenso ist der Stärkegehalt von Bedeutung in seiner anregenden Wirkung auf die Ich-Organisation und bedingt den fiebersenkenden Einfluß von Geum. So wird im ganzen der Verdauungstrakt von der Blutseite her gestärkt.

Abrotanum ex herba ferm 33c ∅ (0,1%)
(Eberraute, Artemisia abrotanum; Compositae):

Die Eberraute ist eine Verwandte des Wermuts aus dem Mittelmeerraum. Die Signatur der Pflanze, vor allem der fein gefiederten, luftigen Blätter, und die Beziehung zur Wärme (Komposite) in Verbindung mit der belebenden Wirkung macht die zitronenartig erfrischende und harzig aromatische, dabei etwas bitter schmeckende Eberraute geeignet, den Lebensprozeß im Stoffwechsel zu durchatmen; im wesentlichen wird hier der Astralleib angesprochen. Die ätherischen Öle regen zusätzlich den Wärmeorganismus an. Abrotanum wird homöopathisch bei Erfrierungen eingesetzt. Die venöse Stase im Pfortader-Verdauungs-Gebiet wird durch Abrotanum in Fluss gebracht – in Ergänzung zu der sich mehr auf das arterielle System erstreckenden Geum-Wirkung. Sowohl Geum urbanum als auch Artemisia abrotanum wirken auf den Blutsprozeß. Die absondernde Tätigkeit des Astralleibes, die Ausscheidung über den Darm und die Nieren werden angeregt, Verkrampfungen gelöst. So ist die Eberraute bei Dyspepsien und sogar als mildes Wurmmittel geeignet.

Gentiana lutea e radice ferm 33c ∅ (0,1%)
(Wurzel des gelben Enzians, Gentiana lutea; Gentianaceae):

Die Enzianwurzel wurde gewählt, weil aus anthroposophisch-menschenkundlicher Sicht der Bitterstoff der Wurzel seine Wirkung auf den „Nervenprozeß“ im Stoffwechselbereich ausübt. Die kräftige, rübenartige Enzianwurzel enthält verschiedene Bitterstoffe wie Gentiopikrin und Amarogentin, welches der bitterste bekannte Naturstoff überhaupt ist. Die Kopfbildungstendenz, d.h. die Betonung des Nervlichen und das Bewußtwerden in einem Bereich, der sich beim Gesunden im Unterbewußten abspielt, ist die Domäne der Enzianwurzel.

Zugleich wird der Zuckerprozeß durch die Enzianwurzel angeregt. Außer den Bitterstoffen finden sich auch Zucker- und Schleimstoffe in dem festen Wurzelfleisch. Gentiana hat neben ihrer Wirkung als Aromaticum amarum eine ausgesprochen vegetative, verdauungsstärkende Eigenschaft. Gentiana wendet sich hier an die Flüssigkeitsresorption als Organfunktion der Leber, die eine Art „Wasserkopf" im Verdauungssystem darstellt.

Chamomilla e planta tota ferm 33c ∅ (0,1%)
(echte Kamille, Chamomilla recutita; Compositae):

Wie alle Kompositen hat die Kamille durch ihren hochentwickelten Blütenprozeß eine besondere Beziehung zum Wärmegeschehen, jedoch zeigt sie durch ihre starke Luft-Licht-Beziehung (lufthaltiger Blütenboden, Zurückdrängen der Blattspreiten bis auf die Blattnerven) ihre spezielle Nierenwirksamkeit. Sie ist eine ausgesprochene Nerven-Nieren-Pflanze. Die Kamille wirkt in dem Präparat Bolus alba comp. stärkend auf den Nerven-Nieren-Prozeß und damit beruhigend; spastische Übererregung, zu starke Darmbewegungen, Krämpfe, Blähungen werden behoben. Auch bei reizbarer, nervöser Konstitution und verstärkter Schmerzempfindlichkeit ist Chamomilla hilfreich.

Calamus e rhizoma ferm 33d ∅ (0,1%)
(Wurzelstock des Kalmus, Acorus calamus; Araceae):

Die aromatische Kalmus-Wurzel konzentriert die in der ganzen Pflanze wirksamen Wachstumskräfte, wie sie in den scharfrandigen, glatten, relativ harten Schilfblättern zum Ausdruck kommen. Es besteht eine starke Lichtbeziehung einerseits, durch den die Pflanze den Flüssigkeitsprozeß an den von ihr bevorzugten feuchten, sumpfigen Standorten bewältigt. Sie hat eine besondere Beziehung – vergleichbar mit den Liliengewächsen – zur Niere und hier besonders zum Lymphgeschehen und zur Absonderung. Der „Nierenprozeß", vor allem im Magenbereich, wird angeregt. Die Flüssigkeitsabsonderung und Sekretbildung wird verstärkt und damit der Appetit angeregt; in potenzierter Form reguliert Kalmus die Magensaftbildung; die Überempfindlichkeit des Magens, auch die Magenatonie und Erschlaffung der Magenmuskulatur werden behoben. Das Eingreifen des Seelischen, besonders im Magenbereich, wird gefördert.

Arsenicum album D4 (0,1%)
(Arsen (III)-oxid):

Nach dem anthroposophisch-medizinischen Verständnis „astralisiert" Arsen den Organismus. Das metallische, schwarze Arsen kommt in der Natur gediegen als Scherbenkobalt oder Fliegenstein vor, eine Bezeichnung, die schon auf die spröde, ausgetrocknete Beschaffenheit des Metalles hinweist. Das weiße Arsen (weißer Arsenik) stellt die oxidierte Form dar und findet sich entweder natürlich als Arsenblüte oder entsteht durch Erhitzen des Arsenicum metallicum bei blauer Flamme unter Entweichen von knoblauchähnlichem Geruch. Es ist ein fast weißes, schweres, geruchloses Pulver. Chrakteristisch ist für Arsen die Sublimation, d.h. der direkte Übergang beim Erhitzen vom festen in den gasförmigen Zustand unter Vermeidung der Verflüssigung.

Arsen hat also eine starke Beziehung zum Luft-Element und wirkt in potenzierter Form dem Austrocknen, dem Flüssigkeitsverlust, dem „Nervenprozeß an falscher Stelle" entgegen. Neben der schon lange bekannten roborierenden und blutbildungsfördernden Wirkung und seiner Anwendung bei ekzematischen und psoriasiformen Hautveränderungen ist auch ein Organbezug zum Darm vorhanden. Im Arzneimittelbild finden sich reizbare Schwäche, heftiger Durst, brennender Schmerz, Erbrechen, Magenkrämpfe und Darmkoliken mit heftigen Durchfällen.

In diesem Sinne faßt Arsenicum album die Wirkung der in Bolus alba comp. enthaltenen Heilpflanzen zusammen und knüpft sie als Metall an den Wirkungsbereich der Ich-Organisation an.

Carvi aetheroleum (0,5%)
(ätherisches Öl aus Kümmelfrüchten, Carum carvi; Umbelliferae)

Anisi aetheroleum (0,5%)
(ätherisches Öl aus Anisfrüchten, Pimpinella anisum; Umbelliferae):

Diese beiden ätherischen Öle von Doldenblütlern haben eine besondere Beziehung zum Wärme-Luft-Pol der Niere. Kümmel- und Anisöl verstärken damit die Nierentätigkeit und entluften und entkrampfen den Magen-Darm-Trakt. Gleichzeitig geben sie dem Präparat Bolus alba comp. den würzig-angenehmen Geschmack.

Entstehung: Dr. med. Heinz-Hartmut Vogel, WALA-Ärztekreis, 1966.

Darreichungsform
Pulver

Dosierung und Art der Anwendung

Soweit nicht anders verordnet, wird 1–2 Teelöffel von Bolus alba comp., Pulver in einer Tasse lauwarmen Wassers angerührt und im akuten Fall 1–2stündlich jeweils ein Schluck eingenommen. Das Pulver löst sich in Wasser nicht; es muß unmittelbar vor der Einnahme umgerührt werden.

Indikationen

Zur Anregung der Tätigkeit des Empfindungsorganismus im Magen-Darm-Bereich sowie der Nierenfunktion bei Störungen der Sekretion und Motilität des Magen-Darm-Traktes mit Entzündungen in diesem Gebiet, z.B.

1. Gärungs- und Fäulnisdyspepsie
2. Sommerdiarrhö
3. Hyperacidität

Borago comp.

Mit Ausnahme von Skorodit (arseniksaures Eisen) umfaßt die Rezeptur von Borago comp. Heilpflanzen, die in differenzierter Weise im Gefäßbereich wirksam sind (Borago, Nicotiana, Aesculus, Hamamelis). Carduus benedictus, die Benediktendistel, stellt die Beziehung zum Lebergeschehen her.

Borago e foliis ferm 34b D2

(Blätter vom Borretsch, Borago officinalis; Boraginaceae):

Das üppige, rasch wuchernde Borretschkraut lebt ganz im blättrigen Element. Die ganzrandigen, weichen, etwas welligen, saftreichen und haarigen Blätter entspringen sitzend oder breitstielig dem Stengel, sie weisen kaum eine Blattmetamorphose auf. Das Wurzelwerk der einjährigen Pflanze ist mehr oder weniger verzweigt. Auffällig sind die zwar kleinen, aber intensiv blauen Blütensterne, die wegen ihrer Nektarfülle gern von den Bienen besucht werden. Am augenfälligsten ist jedoch das schwellende Blattwerk, das auf ein Überwiegen des Flüssigkeitsgeschehens hindeutet, welches bei Borago von einem Kieselprozeß durchstrahlt ist. Dies wird an der ausgesprochen rauhen Behaarung des Krautes deutlich, welche Borago wie Symphytum als typisches Familienmerkmal der Rauhblattgewächse aufweist.

Der Gehalt an Schleimstoffen (bis 30%), Saponinen und Kieselsäure, jedoch auch Kalk und Kaliumsalzen, weist auf die Bildekräfte der Pflanze im wässerigen Bereich, die einmal in Richtung Kalkstoffwechsel (irdisches, tellurisches Prinzip), zum anderen in Richtung Kieselsäure (Licht-, Formprinzip) wirksam werden. Die Dreigliederung in Blüten-, Blatt- und Wurzelprinzip hat Borago zugunsten des überwiegenden Blattgeschehens „modifiziert".

Die Beziehung zum venösen System ist dadurch gegeben, daß sich in den Blättern das vegetative, pflanzliche Prinzip betont darstellt (Schleim-Saponin-Gehalt), jedoch so, daß gleichzeitig das Licht- und Formprinzip des Kiesels in diesem Bereich wirksam wird, und zwar indem in den Kieselhaaren der Kieselprozeß gleichsam überwunden wird. Der Übergang und damit die therapeutische Bedeutung des Kieselprozesses liegt darin, daß dieser Licht-Form-Prozeß, den die Pflanze in den Kieselhaaren aus sich heraussetzt, beim Menschen in das Innermenschliche hereingenommen ist und dort von innen den lebendigen venösen Bereich durchdringt. Das venöse Blut ist das „Leben tragende" Blut. Hier finden die Substanzaufbau-Prozesse statt, was im Kohlensäurereichtum zum Ausdruck kommt. Wärme und Licht sowie chemische Prozesse sind im venösen Blut immanent. Borago officinalis stärkt gerade diese kühlende, erfrischende, lebendig-geordnete Seite des Kreislaufgeschehens.

Nicotiana e foliis ferm 33b D5
(Blätter der Tabakpflanze, Nicotiana tabacum; Solanaceae):

Wiederum ist es der Blattbereich, der in der Pflanzengestalt hervortritt, und auch therapeutisch genutzt wird. Ganzrandige, kräftig ausgebreitete, z.T. mehr als meterlange Blätter in Bodennähe setzen sich bei Nicotiana, nach oben kleiner werdend, ohne Gestaltwandel fort bis in die kleinen Deckblättchen des Blütenstandes. Die massive Pflanzenerscheinung ist oben von einer endständigen Rispe mit tiefen, rosafarbenen Trichterblüten gekrönt. Wir haben es also auch hier mit einer Dominanz des wäßrigen Prinzips zu tun, allerdings in Verbindung mit der Bildung von Alkaloiden. Das Nikotin mit seinen Stickstoffbasen weist auf einen übersteigerten Eiweißprozeß hin.

Die Beziehung zum Gefäßsystem ist wiederum gegeben, jedoch besteht im Unterschied zu Borago kein Bezug zum Formelement, sondern zum Stoffwechselgeschehen, das vom Eingreifen des Seelischen „überwältigt" wird (Alkaloidbildung). So kommt es im Gefäßbereich zu einer Erstarrung des Atmungsgeschehens des Astralleibes. Die Gefäße werden eng, starr, unlebendig. Obwohl in erster Linie das arterielle System durch Nicotiana in dem geschilderten Sinne beeinflußt wird, unterliegen auch die Gefäßwände des venösen Systems der Nicotiana-Wirkung: Die Venen sind gerade dann für die Nicotiana-Wirkung empfänglich, wenn sie den Arterien zu ähnlich werden: bei Entvitalisierung und Austrocknung der Gefäßwand, bei bindegewebiger und knotiger Verhärtung.

Skorodit D9
(natürliches Eisenarsenat):

Diese Substanz wurde gewählt, um die Wirksamkeit des Astralischen (Arsen-Komponente) im Blutbereich (Eisenkomponente) über die Aktivierung der Ich-Organisation (metallische Eigenschaft) den pflanzlichen Präparatebestandteilen hinzuzufügen. Diese regen in differenzierter Weise das Eingreifen des Seelischen an, das beim varikösen Symptomenkomplex auf den verschiedenen Ebenen des Ätherischen in seiner physiologischen, atmenden Tätigkeit geschwächt ist. Der Eisenprozeß im Blut und damit die über das Eisen verlaufende Blutatmung ist bei dem Krankheitsgeschehen durch den Arsen-Prozeß wie gelähmt. Skorodit befreit den Blutprozeß von einem zu starken Eingreifen des Nervengeschehens. Der Blut-Wärme- und der Wand-Form-Prozeß werden angeleitet, atmend wieder in der richtigen Weise ineinander zu greifen.

Aesculus e semine ferm 34c D9
(Samen der Roßkastanie, Aesculus hippocastanum; Hippocastanaceae):

Die Kastanien-Grundsubstanz wird zu einer mittelhohen homöopathischen Potenz verarbeitet, um in dem Präparat Borago comp. das rhythmische Eingreifen des Seelischen im Chemismus des venösen Blutes zu stärken und zu beleben. Von dem fluoreszierenden Cumarinderivat Aesculin und dem Saponin Aescin ist bekannt, daß sie im Gefäßbereich eine strukturvermittelnde, konsolidierende, kapillarabdichtende Wirkung entfalten. (R. Hauschka ist in seiner „Substanzlehre" auf die Wirkung des chemischen Äthers in Bezug auf das Aesculin und die B-Vitamine eingegangen.) Wir haben damit die Beziehung des venösen Gebietes, auch des Pfortaderbereichs, zu dem Lebergeschehen hergestellt. Die saugende Wirkung der Leber und des Pfortadersystems setzt sich in das gesamte venöse Gebiet fort. Es ist dies die Tätigkeit des chemischen Äthers. Diese Wirksamkeit regt Aesculus durch seine Heilmittelwirkung an.

Hamamelis e foliis ferm 33d D2
(Blätter des virginischen Zauberstrauches, Hamamelis virginiana; Hamamelidaceae):

Der Hamamelisstrauch, auch virginische Zaubernuß oder Hexenhasel genannt, erinnert in der Wuchsform und in der Blattgestalt an den einheimischen Haselstrauch. Die Wirkung von Hamamelis, insbesondere auf das venöse Gefäßsystem, ist in der traditionellen Volksmedizin bekannt. Für die Rezeptur von Borago comp. war es wichtig, dafür ein Verständnis aus einer geisteswissenschaftlichen Betrachtung zu gewinnen; hierauf wurde bei der Besprechung von Hamamelis in dem Präparat Quercus comp., Suppositorien (Quercus-Hämorrhoidalzäpfchen) näher eingegangen. Insbesondere ist auf die „Verinnerlichung" des Blütenprozesses bis hinein in die Rinden- und Blattbildung hinzuweisen. Ein Ergebnis davon ist die intensive Gerbstoffbildung in der aromatischen Rinde und in den Blättern.

Die Wirksamkeit von Hamamelis erstreckt sich auf den venösen Bereich, vor allem jedoch auf die Venenwände. Es ist davon auszugehen, daß der Blütenprozeß – Licht und Wärme – sich besonders innig mit dem Chemismus verbindet. So kommt es zu einer Vereinheitlichung von Blüten- und Blattprinzip. Wiederum ist es die ungenügende Rhythmisierung, die die Beziehung zum pathologischen Geschehen im Venengebiet herstellt. Der Astralleib erstarrt in seiner Rhythmik, dadurch kommt es zum Bild der Venenwandverhärtung nach anfänglicher Lymphstauung. Stets handelt es sich darum, die astralische Organisation in den ihr eigenen Rhythmus zurückzuführen.

Carduus benedictus ex herba ferm 33d D2
(Benediktendistel, Cnicus benedictus; Compositae):

Die Disteln sind allgemein dadurch „Leberpflanzen", daß sie bei großer Vitalität im Sproß- und Blattbereich trotzdem einem starken Einfluß von Licht- und Wärmeprozessen standhalten, so daß sich bis in die Blütenbildung hinein auf der einen Seite die Vitalität behauptet, andererseits die Abwehr des übermächtigen Lichteinflusses in der Härtung der Blattspitzen und des Blütenkelches zum Ausdruck kommt. Das Blütenköpfchen der Benediktendistel wird von zahlreichen spitzen Hüllblättern umgeben, die sich zur Mitte zu eng zusammenziehen und kaum den gelblichen Blütenschopf durchbrechen lassen. Das Blattprinzip schiebt sich also bis weit in die Blütenregion vor, stülpt gleichsam sich dem Blütenprozeß über.

Für die Leber ist es charakteristisch, daß der Licht-Wärme-Prozeß völlig aufgeht im Flüssigkeitsgeschehen; die Leberstoffwechselvorgänge sind gleichzusetzen mit dem Pflanzen-Kohlehydrat-Prozeß. Wenn sich das Gleichgewicht zwischen Substanzbildung und -auflösung, vor allem von Glykogenbildung und Zuckerfreisetzung, einseitig verschiebt, kommt es entweder zur Leberverdichtung und -verhärtung aus der Anreicherung von Glykogen oder zur zirrhotischen Verhärtung dadurch, daß der „Blütenprozeß" der Leber in der Umwandlung des Glykogens zum Zucker überwiegt. Zwischen Substanzbildung und Substanzumwandlung muß das Gleichgewicht gehalten werden. Carduus benedictus ist – wie auch Carduus marianus – gleichsam das „Simile" für einen zu intensiv in der Leber wirksam werdenden Licht-Wärme-Vorgang. Dieser führt dann zur Leberzirrhose, zur Pfortaderstauung und im weiteren Sinne zur Verhärtung und Thrombosegefahr des venösen Systems.

Zusammenfassend kann gesagt werden, daß das Präparat Borago comp. ein Spezifikum ist für die Behandlung von Stauungen im venösen Kreislauf, vor allem in den Venenwänden, bei denen es über einen Auskühlungsvorgang in den intramuralen Lymphgefäßen zu sekundären Entzündungen kommt. Das venöse Prinzip wird übermächtig, und damit nimmt das sulfurische Geschehen überhand. Ich-Organisation und Astralleib verharren im ätherischen-physischen Aufbauprozeß und die Rhythmik, vor allem des in den Stoffwechsel eingreifenden Astralleibes, ist abgelähmt. Borago comp. und Hirudo comp. sind beide beim varikösen Symptomenkomplex angezeigt. Während Hirudo comp. sich besonders an eine lymphatisch-kühle Stauung wendet, ist mit Borago comp. eher eine noch mehr ins Physische gehende Verhärtung bis zur Thrombose und Thrombophlebitis gemeint, eine Entvitalisierung, Erschlaffung und knotig-bindegewebige Sklerose.

Entstehung: WALA-Ärztekreis, Dr. med. Herbert Spannagel,
Leitung Frau Dr. med. Margarethe Hauschka, 1953.

Darreichungsform
1. Injektionslösung
2. Globuli velati

Indikationen
Anregung des rhythmisch-formenden Eingreifens von Empfindungs- und Ich-Organisation in den pathologisch gesteigerten physisch-ätherischen Prozeß des venösen Gefäßsystems, insbesondere der Gefäßwände, z.B. bei
1. Varikösem Symptomenkomplex
2.1. Thrombose
2.2. Thrombophlebitis (evtl. im Wechsel mit Lachesis comp.)

Brandessenz

Das Präparat Brandessenz sollte nicht nur vor den ersten Hautreaktionen bei Verbrennungen, Verbrühungen, intensiver Sonneneinstrahlung schützen und die Überreaktion der Haut zurückdämmen, sondern zugleich geeignet sein, bei oberflächlichen Hautverletzungen die natürliche Heilung anzuregen. Bei der Konzeption wurde davon ausgegangen, daß die Haut als Sinnesorgan in erster Linie dem Kieselprozeß und damit der Ich-Organisation unterliegt. Es handelt sich also darum, ein Gleichgewicht herzustellen zwischen vegetativ-entzündlicher Reaktion und Gestaltung, die stets verbunden ist mit Zurückdrängen der Regenerationsfähigkeit. Die Erhaltung der Form der Haut ist somit ein Kieselprozeß. Die Heilpflanzen Arnika und Urtica dienen in erster Linie diesem zwischen Auf- und Abbau vermittelnden Kieselprozeß.

Äthanolischer Auszug aus Arnica, Flores rec. (zu 15% enthalten)
(Arnikablüten, Arnica montana; Compositae):

Wie in der Monographie zur Arnika-Salbe ausführlich beschrieben ist, weist der Bergwohlverleih eine starke Affinität zu den lichthaften Kieselkräften auf, mit denen er sein krautiges Blattwerk und den saftigen Stengel durchdringt. Die feinen, weißen Härchen am Blatt und Stengel und die Haarkelche der Blüte sind kieselhaltig und veranschaulichen diese bis in die Peripherie vordringende Gestaltungskraft. Die Behaarung ist wie eine Antwort und ein Sich-zur-Wehr-Setzen gegenüber dem überstarken Lichteinfluß im Hochgebirge.

Kommt es im menschlichen Organismus infolge eines äußeren Traumas, auch durch überstarke äußere Licht- und Wärmeeinwirkung, zu einer Schwächung der innermenschlichen Lichtkräfte, so resultiert daraus im Unterhautbindegewebe und in der Muskulatur eine vermehrte ödematöse und blutdurchsetzte Quellung. Die interstitielle Bindegewebsflüssigkeit und das Blut der kapillaren Endstrombahn, vor allem auf der vegetativen venösen Seite, werden durch die Arnika-Wirkung wieder auseinandergegliedert. So wird die abschwellende, schmerzlindernde und heilungsanregende Wirkung von Arnica montana verständlich.

Äthanolischer Auszug aus Calendula, Flores rec. (10%)
(Ringelblume, Calendula officinalis; Compositae):

Calendula hat eine gewisse Verwandtschaft zu Arnika, jedoch besteht eine besondere Beziehung zum arteriellen Blutsystem, während Arnika eine eindeutige Wirkung auf das venöse Blut, die Muskulatur und das Verhältnis von Blut- und Nervensystem hat. Calendula regt deshalb den Wärme-Licht-Prozeß im arteriellen Blutsystem an, insbesondere die Sprossung von arteriellen Kapillaren und die Neubildung von Granulationsgewebe bei der Heilung. Darüber hinaus verhindert sie einen weiteren Gewebezerfall bei Verletzungen nicht nur der Haut selbst, sondern auch des Unterhautgewebes. Die Arnika-Verwandtschaft beruht auch auf der Beziehung zum Kiesel, der in den feinen Härchen zum Ausdruck kommt. In einem gewissen Widerspruch, jedoch auch der Arnika ähnlich, befindet sich die leuchtende, hellgelbe bis orangefarbene Blüte (Licht-Wärme-Prozeß der Kompositen) und die etwas mastig erscheinende Sproßbildung der Stengel und Blätter.

Äthanolischer Auszug aus Urtica urens, Herba rec. (45%)
(kleine Brennessel, Urtica urens, Urticaceae):

Die kleine Brennessel repräsentiert in ihrem Phänotypus eine harmonische Gliederung in Stoffwechsel-Eiweiß-Tätigkeit (Schwefelprozeß), in Blut-Eisen-Prozeß und in Sinnes-Kiesel-Prozeß. Sie bringt dadurch in umfassender Weise den dreigliedrigen Organismus nach Sinnes-Nerven-System, rhythmischem Blutsystem und aufbauendem Stoffwechsel-Lymph-System zur Erscheinung. Ihre besondere Beziehung zum Eiweiß und die Gliederung in Kieselprozeß (Nervensystem), Eisenprozeß (Blutsystem) und in Schwefelprozeß (Stoffwechsel-Lymph-System) ahmen den dreigliedrigen Menschen nach. Das Eiweiß in der Pflanze stellt das verbindende Element dar, jedoch neigt es zum raschen Zerfall. Ist die Brennessel aus ihrem Lebenszusammenhang herausgerissen, fällt sie sofort in die genannten Wirkprinzipien auseinander. Wenn sie geerntet ist, um zum Heilmittel verarbeitet zu werden, kommt es sehr rasch zum Eiweißzerfall, zur jauchigen Zersetzung: Der Schwefel wird frei.

In der lebenden Pflanze spielt sich tendenziell etwas ähnliches in der Eiweißgift-Bildung ab. Das Nesselgift der im Vergleich zu Urtica dioica schärferen, hitzigeren kleinen Brennessel hat Verwandtschaft zum Bienengift, also zu einem Eiweißgift; vor allem hat man Histamine nachgewiesen, denen bei der Berührung mit der Haut die Ödembildung, d.h. die pathologische Wärme- und Flüssigkeitsstauung in der Quaddelbildung zuzuschreiben ist. Die besondere therapeutische Wirkung auf den Organismus beruht auf dem starken Kieselprozeß, der die Ich-Organisation, die sich des Kieselprozesses bedient, stärkt. Daher rührt die antiallergische, das mesenchymale Matrixgewebe in seiner Eigentätigkeit kräftigende Wirkung der Urtica urens. Sie ist deshalb geeignet, bei der Zerstörung von Hautgewebe die ordnende Tätigkeit der Ich-Organisation anzuregen. Als pflanzlicher Bestandteil wirkt Urtica urens im besonderen auf die astralische Organisation. Diese wird in den physiologischen und rhythmischen Atemprozeß zurückgeführt.

Äthanolischer Auszug aus Thuja, Summitates rec. (10%)
(Triebspitzen des Lebensbaumes, Thuja occidentalis; Cupressaceae):

Thuja hat als Nadelholzgewächs eine besondere Beziehung zur Peripherie des Organismus, zur Haut, zu den Schleimhäuten und Organüberzügen. Im Gegensatz zu den übrigen Koniferen bleibt jedoch der Säftestrom und die Vitalität der Pflanze bis in die in die Breite gehenden Nadeln erhalten. Während Nadelbäume wie Abies (Tanne), Picea (Fichte) und Pinus (Kiefer) in ihren schlanken Nadeln den Lebensprozeß zurückdrängen und damit überformen, wird dieser bei Thuja bis in die Peripherie getragen. Der Lebensbaum ist deshalb besonders in seiner Wirksamkeit angezeigt bei Wucherungen, Formlosigkeiten im Bereich der Körperperipherie, der Haut und auch der Schleimhäute. Bezüglich der Wesensgliederbetrachtung wirkt Thuja einem „wuchernden" ätherischen Organismus entgegen (homöopathisches Prinzip) und regt den Astralleib an, insbesondere einem Formlos-Werden der Peripherie, der Haut und Schleimhäute, entgegenzuwirken.Durch den vegetativen Lebensbaum wird auch Narbenwucherungen (Keloiden) und Kontrakturen vorgebeugt.

Äthanolischer Auszug aus Symphytum, Herba rec. (10%)
(Beinwellkraut, Symphytum officinale; Boraginaceae):

Der Beinwell ist durch zwei Eigenheiten gekennzeichnet: auf der einen Seite ungewöhnlicher Saftreichtum der Blätter, auf der anderen Seite feine Behaarung als Ausdruck eines sich in der Pflanze auslebenden Kieselprozesses. Die Beziehung von Symphytum zur Haut, insbesondere zum Hautbindegewebe (Corium), jedoch auch zum Periost, zeigt seine Wirkungsweise auf: Das Eingreifen der Wesensglieder Empfindungsorganismus und Ich-Organisation in den aufbauenden Flüssigkeitsprozeß des Bindegewebes wird reguliert. Die Heilung der zerstörten Haut, die richtige Formbildung wird durch die Zubereitung aus dieser Heilpflanze angeregt. Außerdem vermitteln die Beinwellblätter eine zentrale schmerzstillende Wirkung, die sich bei Phantom- und Narbenschmerzen bewährt hat.

Cantharis ex animale Gl D6 (10%)
(Spanische Fliege; Lytta vesicatoria):

Als Heilmittel aus dem Tierreich wirkt der „Blasenkäfer" auf den ätherischen Organismus; dies gilt insbesondere für das Gift der spanischen Fliege, durch dessen Bildung das Tier seine Überastralität überwindet und ausscheidet. Die Blasenbildung ist ein solcher Versuch, „Giftiges" zu „verdauen" Die Haut sondert vermehrt Bindegewebsflüssigkeit in die Blasen ab. Sie ist feuerrot und verursacht brennende und schneidende Schmerzen. Durst gehört mit zum Cantharis-Bild. In potenzierter Form wirkt somit Cantharis einem zu starken „ätherischen" Ausfließen entgegen und lindert die „astralisch"-schmerzhafte Reizung.

Zusammenfassung

Das Präparat Brandessenz ist geeignet, dann eingesetzt zu werden, wenn der Hautbildungsprozeß, besonders infolge zu starker Licht- und Wärmeeinwirkung (ultraviolettes Licht) gestört ist, so daß die Abwehr gegen äußere Einwirkungen herabgesetzt ist. Im Vordergrund steht eine Auflösungstendenz der geordneten Aufbaubildung der Haut mit dem Ergebnis einer Zerstörung des harmonischen Verhältnisses von Auf- und Abbauprozessen.

Entstehung: Dr. med. Heinz-Hartmut Vogel, WALA-Ärztekreis, 1960.

Darreichungsform

Tinktur zum äußerlichen Gebrauch

Dosierung und Art der Anwendung

Soweit nicht anders verordnet:
Zu Umschlägen 1 Eßlöffel auf 1 Tasse (ca. 1/4 l) lauwarmen Wassers; Insektenstiche unverdünnt mit Brandessenz betupfen.

Gegenanzeigen: Arnika-Überempfindlichkeit
Nebenwirkungen: Bei Arnika- oder der sehr seltenen Urtica-Überempfindlichkeit können örtlich allergische Reaktionen auftreten.
Wechselwirkungen mit anderen Mitteln: nicht bekannt.

Indikationen
Wiederaufbau eines gestörten Hautbildungsprozesses, besonders infolge zu starker Licht- und Wärmeeinwirkung, durch Eingliederung der Auflösungstendenzen in eine geordnete Aufbaubildung der Haut, z.B.

1.1. Verbrennungen und Verbrühungen 1. und 2. Grades (zur Erste-Hilfe-Leistung bei Verbrennungen jeden Grades)
1.2 Sonnenbrand
1.3 Verätzungen
2. Dermatitis
3. Urtikaria und andere allergisch-hyperergische Dermatosen
4. Phlebitis
5. Ulcus cruris und andere Geschwüre
6. Herpes simplex
7. Phlegmone
8. Insektenstiche
9. Schürfwunden

Bronchi/Plantago comp.

Dem Präparat Bronchi/Plantago comp. liegt derselbe Gesichtspunkt zugrunde, der auch in dem Präparat Aconitum/China comp. eine Rolle spielt. Es soll bei sogenannten „Erkältungen" der oberen Luftwege, der Bronchien und des Kehlkopfes den „überschießenden" Leberprozeß, d.h. das im Luft-Atem-Bereich nicht mehr beherrschte Flüssigkeitssystem, wieder in sein Ursprungsorgan, die Leber, zurückverlagern. Daher wurden Eupatorium und Bryonia als Präparatebestandteile ausgewählt. Zum anderen sollten die in diesem Gebiet vereinigten Organe Tunica mucosa nasi, Larynx und Bronchi in Form von potenzierten Organpräparaten durch ihre belebende Wirkung auf die ätherische Organisation eingesetzt werden. Schließlich wird durch Pyrit einerseits der durch das Eisenbild verstärkte Atemprozeß im Blutbereich angesprochen, andererseits durch die Schwefelkomponente das Vordringen des Stoffwechselgeschehens in den Atembereich berücksichtigt. Die Einbeziehung von Plantago lanceolata sollte die Auseinandersetzung zwischen Licht-Prozeß und Flüssigkeits-Prozeß in den Atemwegen ordnen.

Kehlkopfentzündungen, überhaupt Entzündungen im Bereich der oberen Luftwege bis hinein in die Bronchien, sind Folgen eines gestörten Verhältnisses von Licht, Atmung einerseits und Chemismus andererseits. Die chemisch-ätherischen Flüssigkeitsprozesse dringen in den Atmungs-Gestaltungs-Prozeß der Atmungsorgane vor und bewirken ödematös-entzündliche Schwellung und Verschleimung. Dem gilt es durch das Präparat Bronchi/Plantago comp. zu begegnen.

Tunica mucosa nasi Gl D13
(Nasenschleimhaut);

Larynx Gl D16
(Kehlkopf);

Bronchi Gl D16
(Bronchien):

Die drei Organpräparate sollen, wie oben angedeutet wurde, den sich verselbständigenden betroffenen Organprozeß beleben. Dies heißt, daß der in diesem Bereich überschießende organisch-ätherische Flüssigkeitsprozeß durch eine mittlere Potenz der entsprechenden Organe zurückgedrängt wird und dadurch die höheren Wesensglieder Astralleib und Ich-Organisation sich im Bereich der äußeren Atmung wieder frei betätigen können.

Eupatorium cannabinum ex herba ferm 33c D7
(Wasserdost, Eupatorium cannabinum; Compositae):

Die Signatur des Wasserdosts zeigt eine deutliche Auseinandergliederung von Licht-Wärme-Prozeß und Flüssigkeitsprozeß. Der den Umbelliferen vergleichbare schirmartige Blütenstand öffnet sich der umgebenden Luft und Wärme. Die Lichtkräfte prägen weiter die langen trockenen Stengel und die Bildung der schmalen, schwach gezähnten, jedoch spitz zulaufenden Blätter. Am unteren Pol der Pflanze befindet sich eine horizontal in der Erde verlaufende, rhizomartige Wurzelbildung, welche einen Hinweis auf die Beziehung zum Flüssigkeitsprozeß gibt. In dieser Polarität lebt sich Eupatorium aus. Als Standort bevorzugt es den Waldrand.

Als Heilmittel kann es daher im Kehlkopf-Bronchial-Bereich das gestörte Verhältnis von Flüssigkeits- und Licht-Luft-Geschehen harmonisieren. Eupatorium zählt zu den Heilmitteln für grippalen Infekten, bei welchen die Bronchien beteiligt sind und welche oft mit deutlichen Gliederschmerzen verbunden sind. Die Knochenschmerzen und die vor allem nächtlichen Unruhezustände können im übrigen an Arnica montana erinnern.

Bryonia e radice ferm 33b D7
(Zaunrübe, Bryonia cretica ssp. dioica; Cucurbitaceae):

Mehr noch als Eupatorium hat Bryonia eine eigentümliche Verwandtschaft zum Leberprozeß. Wenn sich Gewebeflüssigkeit im interstitiellen Bindegewebe eines Organs anstaut, ist dies ein dem physiologischen Lebergeschehen entsprechender Prozeß. Charakteristisch ist dann die Austrocknung der Schleimhäute, gegen die wiederum die ätherische Organisation einen Ausgleich herbeizuführen versucht. So kommt es zu einem Doppelgeschehen: Austrocknung und Exsudation. Typisch für die Zaunrübe sind schmerzhafte, trocken-gereizte Schleimhautveränderungen. Jeder Atemzug, vor allem das Sprechen, sind von Schmerzen begleitet. Ein trockener Reizhusten besteht. Der Patient hat das Bedürfnis, durch kühle Umschläge und reichliches Trinken der „Entzündung" entgegenzuwirken.

Pyrit D14
(natürliches Eisensulfid):

Der arterielle Blutprozeß wird physiologischerweise im Bereich des Kehlkopfes zugunsten der hier frei werdenden Ich- und astralischen Tätigkeit zurückgedrängt. Der Blut-Atem-Prozeß selbst muß sich hier im Bereich des „Sinnesorgans" Kehlkopf wandeln und die höheren Wesensglieder befreien zu einer vom Organ mehr losgelösten Tätigkeit als Grundlage der Sprache. Ist der Eisen-Blut-Prozeß jedoch krankhaft zu stark und wird er noch durch den Eiweiß-Schwefel-Stoffwechsel-Anteil verstärkt, kommt es zur Stoffwechselüberbetonung im Bereich des Kehlkopfes, besonders der Stimmbänder mit der Folge der Heiserkeit bis zur Stimmlosigkeit. Die Vereinigung von Schwefel und Eisen im Pyrit in mittelhoher Potenz ist das Heilmittel gegen diese pathologische Verlagerung und Verstärkung vom Blutgeschehen im Kehlkopfbereich.

Plantago e foliis ferm 34c D5
(Spitzwegerich, Plantago lanceolata; Plantaginaceae):

Plantago lanceolata wurde dem Präparat hinzugefügt, um in spezifischer Weise auf die Übertätigkeit des Astralleibes im Kehlkopfbereich einzuwirken. Plantago ist eine lichtverwandte Pflanze. Dies geht vor allem aus der starken Ausformung der schmalen, parallelnervigen, scharfrandigen Blätter hervor, die unmittelbar aus dem Wurzelstock entspringen. Hier offenbart sich eine phänomenologische Verwandtschaft zu den Liliaceen.

Was sich im Nierengeschehen physiologisch zeigt, die Auseinandergliederung von Licht-Wärme-Geschehen im Bereich der Glomerula einerseits und von chemischem Flüssigkeitsprozeß im Markbereich der Niere andererseits, spielt sich pathologisch bei bestimmten Kehlkopfentzündungen und Bronchitiden ab. Die ätherische Organisation und das physische Organ verselbständigen sich relativ gegenüber dem Eingreifen von Astralleib und Ich-Organisation. Wärme- und Licht-Eigenschaften werden durch Plantago veranlaßt, sich in geordneter Weise und rhythmisch mit der organisch-ätherischen Organgrundlage auseinanderzusetzen, so daß der hier notwendige „Sinnesvorgang" wieder möglich ist.

Zusammenfassung

Bronchi/Plantago comp. ist damit ein umfassend wirkendes Präparat, nicht nur bei akuten, sondern auch bei chronisch-entzündlichen Veränderungen im Kehlkopf-Bronchial-Bereich. Die gesamten oberen Luftwege werden harmonisiert. Ihre Zuordnung zum „oberen Menschen", d.h. zum Sinnesorganbereich, liegt der Beurteilung des Krankheitsprozesses und der Wahl der Substanzen zugrunde. Man versteht den gesunden Funktionszustand des Kehlkopfes dann, wenn man bedenkt, daß das Blut und der aufbauende Stoffwechsel zurücktreten zugunsten freier, im Blutbereich mit dem Eisen verbundener Wärme-Luft-Kräfte. Sie sind dann Träger des „Sinnesgeschehens" im Kehlkopf, sie ermöglichen Sprache und Gesang. In allen Sinnesorganen muß der Blutprozeß zurücktreten zugunsten freier ätherischer Wirksamkeit. Im Zusammenhang mit dem Entzündungsgeschehen ist nun der mit dem Bluteiweiß verbundene Stoffwechselprozeß im Verhältnis zum Eisen-Atmungs-Prozeß gesteigert; die rhythmische Tätigkeit der Empfindungsorganisation gerät in eine der Pyrit-Verbindung vergleichbare Starre, in ein zu intensives, unrhythmisches Eingreifen in die organische Grundlage, welche die Heiserkeit bedingt.

Entstehung: Dr. med. Heinz-Hartmut Vogel, Dr. med. vet. Dietrich Wiendieck, WALA-Ärztekreis, 1970.

Darreichungsform
1. Injektionslösung
2. Globuli velati

Indikationen
Zur Regulierung und Harmonisierung eines Mißverhältnisses von Luft-Atmungs-Geschehen und ätherischem Flüssigkeitsprozeß im Kehlkopf-Bronchial-Bereich, z.B.
1. Akute Laryngitis, Bronchitis
2. Chronische Laryngitis, Bronchitis

Bryonia/Aconitum

Der Konzeption des Präparates liegt der Gedanke zugrunde, daß bei Grippe, bei Grippe-Pneumonien und vor allem den damit zusammenhängenden Kreislaufproblemen der pathologische Prozeß von zwei Kräftesystemen her beeinflußt werden sollte. Einmal richtet sich die Behandlung an die Entgleisung des von der Leber her zu beherrschenden Flüssigkeitsgeschehens in den Geweben, d.h. an die Anschoppung von Gewebeflüssigkeit, vor allem im Lungen- und Pleurabereich. Zum anderen wird der arterielle Blutkreislauf, der – insbesondere bei Grippe-Pneumonien – übertätig ist, wieder auf das rechte Maß seiner Wirksamkeit zurückgeführt.

Bryonia e radice ferm 33b D7
(Zaunrübe, Bryonia cretica ssp. dioica; Cucurbitaceae):

Die Kürbisgewächse zeichnen sich durch einen betonten Flüssigkeitsprozeß aus. Die Wuchsform des Sprosses entfaltet sich ohne äußere Stütze in der Horizontalen, eine Geste, welche der Dynamik des Flüssigkeitsprinzipes entspricht. Was sich bei den Kürbisgewächsen normalerweise an Flüssigkeitsansammlung in den Früchten vollzieht, ist bei der Bryonia in „pathologischer" Weise in die Wurzel verlagert. Die Früchte selbst bleiben klein. Auch die grünlich-weißen Blüten sind unscheinbar. Der Blüten- und Frucht-Prozeß ist in die mächtig aufgetriebene Pfahlwurzel verlagert. Der periphere Lichtprozeß dringt also bei der Zaunrübe bis ins Wurzelgebiet vor und bewirkt dort die Glykosidbildung und die Giftigkeit der Bryonia-Wurzel.

Der Signatur der Bryonia entspricht einerseits das pathologische Bild einer Flüssigkeitsanschoppung in der Leber selbst, z.B. bei einer Hepatitis. Andererseits kann eine Krankheitssituation auftreten, in der die Tätigkeit, welche die Leber physiologisch leistet, nämlich Flüssigkeit aus dem Pfortadersystem anzusaugen, sich an einem unphysiologischen Ort in der Erkrankung eines anderen Organs, z.B. im Lungen-Pleura-Bereich, vollzieht. Auch der Kreislauf kann – insbesondere bei Pneumonien – dadurch überlastet werden, daß die Leber die Flüssigkeitsregulierung über den Kreislauf aus den Geweben nicht leistet: Das Blut verarmt an Flüssigkeit. Lungenkomplikationen bis hin zum Lungenödem können auf diese Weise leberbedingt sein. Die Aktivierung des Leberprozesses selbst ist dann ein Teil der Therapie. Zum Bryonia-Leber-Bild gehören extremer Durst, Ruhebedürfnis, kreislaufbedingte Atemnot sowie drohendes Kreislaufversagen. Der Wärmeprozeß im Blutbereich ist geschwächt, das Verhältnis von zirkulierendem Blut und Gewebeflüssigkeit ist in Richtung Betonung und Anschoppung von Flüssigkeit in den Geweben verschoben. Typische Bryonia-Erkrankungen sind Bronchitis, Pneumonie mit Pleuritis, Appendizitis, Cholezystitis, Leberschwellung sowie meningeale Reizungen.

Aconitum e tubere ferm 33c D5
(Wurzelknolle des blauen Eisenhutes, Aconitum napellus; Ranunculaceae):

Vereinfacht kann man sagen, daß in dem Präparat Bryonia/Aconitum einmal der Leberprozeß durch Bryonia in seine Schranken verwiesen, zum anderen der Nerven-Nieren-Prozeß bei einseitiger Betonung der Arterialität durch Aconit auf ein gesundes Maß zurückgeführt wird. Die Auskühlung des Organismus steht hinter dem Krankheitsbild. Der arterielle Blutprozeß des Aconitbildes beherrscht das Krankheitsgeschehen. Die relativ niedrige Potenz der Aconitwurzel entspricht einer extremen Auskühlung über den Nervenprozeß. Der Fieberanstieg ist die heftige Gegenreaktion vor allem des Astralleibes, der im arteriellen Blutbereich in unphysiologischer Weise eingreift. Es kommt zu einer Erregung der Blutgefäße mit hartem und beschleunigtem Puls, zu einer Engstellung der Gefäße bis hin zur Anurie. Das Herz wird durch den Blutandrang belastet. Der Eisenhut ist ein Heilmittel für akute, beängstigende Krankheitssituationen, wie z.B. für beginnende fieberhafte Erkrankungen der Atmungswege, der Ohren und auch der Augen.

Zusammenfassung

Als pflanzliches Präparat wirkt Bryonia/Aconitum auf die Empfindungsorganisation in zwei Richtungen ordnend: zum einen auf den einseitig gesteigerten, vom Nervensystem ausgehenden, gesteigerten arteriellen Gefäßtonus durch Aconit, zum anderen auf die vom Stoffwechsel- Leber-Geschehen ausgehende Flüssigkeitsanschoppung im Bindegewebe durch Bryonia. Insbesondere bei der Pneumonie und der Begleitpleuritis wird das Verhältnis von seelischer Organisation zur ätherischen Organisation geordnet, der Kreislauf wird stabilisiert. Aconit wendet sich dabei vor allem an den plötzlichen und heftigen Krankheitsbeginn, während die Zaunrübe die nachfolgende Flüssigkeitsansammlung in den betroffenen Geweben überwinden hilft.

Entstehung: WALA-Ärztekreis, Leitung Frau Dr. med. Margarethe Hauschka, 1952.

Darreichungsform
1. Injektionslösung
2. Globuli velati

Indikationen
Harmonisierung und Regulierung des Eingreifens der Empfindungsorganisation bei einseitig verstärkter Tätigkeit im arteriellen Gefäßbereich (Aconit) und gleichzeitiger Flüssigkeitsanschoppung im Bindegewebe (Bryonia), z.B.
1. Grippe – speziell bei Herz-Kreislauf-Komplikationen
2. fieberhafte Erkrankungen mit Entzündungen im Bereich der oberen Luftwege

Bryonia comp.

Das Präparat wurde für eine Krankheitssituation geschaffen, in der der Wärmeorganismus sich so stark mit dem Ätherisch-Flüssigen verbindet, daß es zu Stauungen und phlegmonösen Entzündungen, vor allem im Bereich der Reproduktionsorgane, kommt. Das Lymphsystem und der venöse Blutanteil sind angestaut. Wärme wird nicht genügend freigegeben. Dies zeigt sich auch in allgemeiner venöser Stase im Beckenraum und in ungenügender ovarieller Tätigkeit mit verzögerter Ausreifung der Follikel, schwacher oder ausbleibender Periode. Die Patientinnen sind wärmebedürftig, jedoch klagen sie über Unverträglichkeit von äußerer Wärme. Dies ist typisch für das Gesamtbild. Diesem pathologischen Zustand entsprechen Apis, Pulsatilla und Bryonia. Lediglich Atropa belladonna berücksichtigt den verstärkten arteriellen Blutandrang in dem betroffenen Organbereich von Uterus und Adnexen.

Apis ex animale Gl D7
(Honigbiene, ganzes Tier; Apis mellifica):

Apis, sowohl die verarbeitete ganze Biene als auch das Bienengift, sind Ausdruck eines einheitlichen Wärmeorganismus, dem die einzelne Biene eingegliedert ist. Man kann den Bienenstock mit dem Eierstock vergleichen. Die Wärme wird – hier wie dort – als ein Organismus festgehalten. Die Neigung zur Wärmestauung im Ovar und damit in Verbindung die Tendenz, das anströmende arterielle Blut ebenfalls zurückzuhalten bis hin zur innerorganischen „Entzündung", entspricht auf der einen Seite dem Apis-Bild, andererseits auch dem Bild der Belladonna-Wurzel.

Die besondere Beziehung von Apis, speziell zum rechten Ovar, sowohl zum entzündlich gestauten Organ als auch zur Zystenbildung, ist eine wesentliche Erscheinung des Apis-Arzneimittelbildes. Apis ist das Heilmittel bei Erkrankungen der Unterleibsorgane, bei denen es zu ödematöser Bindegewebsquellung, Anschoppung von Bindegewebsflüssigkeit und phlegmoneartiger Entzündung kommt. Darin liegt auch die Neigung zur Chronizität.

Atropa belladonna e radice ferm 33b D5
(Wurzel der Tollkirsche, Atropa belladonna; Solanaceae):

Belladonna wirkt im arteriellen Blut zentrifugal von innen nach außen in Richtung Haut und Sinnesorgane, vor allem im Bereich des Kopfes, jedoch werden auch diejenigen inneren Organe, die in gewisser Weise Sinnesorgancharakter haben, vom pathologischen Belladonna-Prozeß besonders erreicht. Dazu zählen die Parametrien. Diese gehören nicht zu den intentionalen, primären Organen, welche in der Stoffwechsel- und Reproduktionstätigkeit, z.B. von Ovar und Uterus,sich zeigen. Vielmehr begleiten und halten die Parametrien diese primären Organe, sie treten in ihrer Eigenfunktion zurück, der Lebensprozeß ist weitgehend zurückgenommen. So ist der gewisse Sinnesorgancharakter der Parametrien und die Tendenz zur Degeneration zu verstehen.

Die Belladonna-Wurzel ist stets dann angezeigt, wenn es zu einer Verhärtung in dem betroffenen Organbereich kommt. Die Belladonna-Wirkung beruht auf einer verstärkten Sauerstoff-Tätigkeit. Die betroffenen Organe werden verdichtet und dem Physischen durch einen verstärkten Sauerstoffprozeß angenähert. Dieser Vorgang ist betont bei der Belladonna-Wurzel, was auch aus der Entsprechung von Wurzel und Nerventätigkeit verständlich wird.

Pulsatilla e floribus ferm 33c D5
(Küchenschelle, Pulsatilla vulgaris; Ranunculaceae):

Ganz anders als Belladonna (arterieller Blutprozeß), wirkt Pulsatilla im venösen Blutbereich und verstärkt hier, vergleichbar der Apis-Wärmewirkung, den Wärmeprozeß im venösen Blut. Die Wärme wird im Sinne des Leberstoffwechsels gebunden. Die Blutflüssigkeit und Gewebeflüssigkeit im Blut wird zurückgehalten (Pseudoplethora). Flüssigkeits- und Wärmestauung im venösen Bereich, vor allem auch im Beckenraum, sind typisch für das Krankheitsbild der Pulsatilla. Pulsatilla gehört besonders zu den weiblichen Organen im kleinen Becken, wobei mit den Wechselgeschehnissen von Monatsblutung, Schwangerschaft und Geburt immer besondere und wandernde Beschwerden verbunden sind. Oft besteht ovarielle Insuffizienz mit Abschwächung und Verspätung der Periode. Entzündungen in den Geschlechtsorganen können vorliegen.

Die Signatur der Pflanze entspricht diesem Geschehen: Im Sproß kommt es nicht zu einer eigentlichen Blattmetamorphose. Der Blattbereich bleibt dem Wurzelprinzip nahe und damit der Feuchtigkeit der Erde. Direkt aus der Wurzel steigt der weiche, helle Stengel empor. Die tiefe Blüte hat die Tendenz, sich nach unten zu neigen. Stengel und Blüte sind flaumig behaart. Die dunkelviolette Farbe der Blüte bringt ebenfalls die Tendenz zur „Verinnerlichung“ zum Ausdruck. Dies kann auch die psychische Veränderung mit einer verzagten und weinerlichen Stimmung verständlich machen.

Bryonia e radice ferm 33b D5
(Wurzel der Zaunrübe, Bryonia cretica ssp. dioica; Cucurbitaceae):

Ein wesentlicher Bestandteil neben Pulsatilla mit ähnlicher Pathologie ist Bryonia e radice. Blüten- und Fruchtprozeß sind im wesentlichen in die Wurzel verlagert, daher ihr starker Flüssigkeitsreichtum und die sulfurischen Substanzen, die sich sonst im Blütenbereich bilden (Glykoside, ätherische Öle, Harz). Die Wurzelknolle ist hier angeschwollen anstelle einer sonst für die Kürbisgewächse typischen mächtigen und wasserreichen Frucht.

Charakteristisch und spezifisch für die Bryonia-Wirkung ist die Flüssigkeitsansammlung im Bindegewebe in Richtung Phlegmone. Es kommt nicht zur Abszeßbildung. Die Wirkung ist vergleichbar und ähnlich dem Apis-Vergiftungsbild. Auf Unterschiede zwischen Apis und Bryonia wurde bereits hingewiesen, indem bei Bryonia die Flüssigkeit innerhalb der serösen Häute sich sammelt, die Schleimhäute aber trocken bleiben. Die Flüssigkeitsanschoppung in den betroffenen Organen ist beim Krankheitsbild der Zaunrübe gleichsam ein verlagerter

Leberprozeß. Zu einem Stauungs- und Anschoppungszustand in der Gebärmutter kann unter Umständen eine Unterdrückung der Regelblutung und auch eine peritoneale Reizung treten.

Zusammenfassung

Die Wirkungen von Pulsatilla und Bryonia sind ähnlich, jedoch bezieht sich die Pulsatilla-Wirkung auf die venöse Blutstauung, die Bryonia-Wirkung auf die interstitielle Anschoppung von Gewebeflüssigkeit. Der Astralleib wird angeregt, sich aus seiner zu starken Verbindung mit dem Flüssigkeitsgeschehen zu lösen und die Flüssigkeitsausschwemmung wird in Gang gebracht. Die Wirkung von Atropa belladonna auf die astralische Organisation bezieht sich auf den arteriellen Blutprozeß. Auch hier greift der Astralleib zu tief ein und verstärkt den arteriellen Blutanstrom bis hin zur Stauung und Verhärtung. Apis ex animale wirkt als tierisches Organ auf die ätherische Organisation. Vor allem der Wärmeorganismus wird in Bewegung gebracht, so daß auch die Ich-Organisation wieder eingreifen kann.

Damit ist Bryonia comp. ein spezifisches Heilmittel zur Behandlung entzündlicher Veränderungen im Bereich der Adnexe, vor allem chronisch rezidivierender Art. Neben der medikamentösen Behandlung ist unbedingt auf eine genügend warme Bekleidung (Naturfasern) des Unterleibes zu achten.

Entstehung: WALA-Ärztekreis, Dr. med. Heinrich Kupfermann, Leitung Frau Dr. med. Margarethe Hauschka, 1951.

Darreichungsform

1. Injektionslösung
2. Globuli velati

Indikationen

Überwindung der Vereinheitlichungstendenz von Wärme- und Flüssigkeitsgeschehen im Bindegewebsbereich der Adnexe, z.B. bei

1. Adnexitis im akuten Stadium
   (evtl. im Wechsel mit Lachesis comp.)
2. Ovarialzysten
3. Bronchitis

Bryonia/Stannum

Bryonia e radice ferm 33b D2
(Zaunrübe, Bryonia cretica ssp. dioica; Cucurbitaceae):

Die Zaunrübe gehört zu den Kürbisgewächsen und zeigt in der Signatur ihres rankenden, sich aus eigener Kraft nicht aufrichtenden Sprosses und in dem anschwellenden „Wurzelkürbis" das Vorherrschen des Flüssigkeitsprinzipes und des chemischen Äthers. Die eigentliche Frucht – Bryonia dioica bildet kleine, scharlachrote Beeren aus – ist aufs äußerste reduziert; die für die Cucurbitaceen typische Kürbis- oder Melonenbildung findet schon unterirdisch in der wasserreichen, mächtigen Wurzel statt. Auch substantiell ist der Blütenprozeß in die Wurzel verlagert, welche Harze und Cucurbitacine anreichert.

Aus diesen Phänomenen ergibt sich das Verständnis der therapeutischen Wirksamkeit von Bryonia im Flüssigkeitsorgan der Leber. Bryonia ist eine ausgesprochene „Leberpflanze". Der Leberprozeß ist beim Bryonia-Bild gesteigert, das Organ schwillt, es macht einen „inneren Aszites", eine ödematöse Schwellung durch. Das Flüssigkeitsbedürfnis, welches im Sinne der anthroposophischen Menschenkunde der Leber zuzuordnen ist, ist gesteigert; das Bindegewebe, auch anderer Organe, ist ödematös verändert; dafür sind die Schleimhäute und die Haut selbst trocken. Überall dort, wo sich im Organismus im Gewebe der Organe ein Prozeß abspielt, der typisch ist für die Leber, ist er therapeutisch durch Bryonia zu beeinflussen. Wir haben es bei dem Bryonia-Bild mit einem „Leberprozeß an falscher Stelle" zu tun, wenn es sich um Erkrankungen außerhalb der Leber selbst handelt. Zum Arzneimittelbild gehören Flüssigkeitsansammlungen in den serösen Häuten, in den Gelenken und den benachbarten Schleimbeuteln. Die pathologische Flüssigkeitsanreicherung wird therapeutisch wieder an den Wirkungsbereich der Leber angeschlossen und kann dadurch überwunden werden.

Stannum metallicum D9
(Zinn):

Das Metall Stannum hat – ähnlich wie Bryonia als Pflanze – eine besondere Beziehung zum Bindegewebe der Organe, insbesondere der Leber, darüber hinaus der Gelenke. Es ist dem Silicium verwandt, und man könnte sagen, es ist der metallische Kiesel. Im Zinn kommt der Lichtprozeß, der sich mit dem Flüssigkeitsgeschehen verbindet, zum Ausdruck. Lebendige Flüssigkeiten werden durch eine Übertätigkeit des Stannum-Prozesses überformt und entvitalisiert. Das Bindegewebe wird starr, trocken, zirrhotisch; daher rührt die besondere Beziehung zum Leberflüssigkeitsprozeß, wenn dieser einer zu starken Formtendenz unterliegt. Die Stannum-Pathologie der Leber besteht also in einem für die Leber unphysiologischen Licht-Sauerstoff-Prozeß, welcher bis zur Zirrhose führen kann. Bryonia/Stannum ist ein Hepatitis-Mittel (Schwächezustände, Durst, Verstimmtheit; Gedunsenheit der Leber). Die Gelenke dagegen sind krankhaft verändert im Sinne chronisch-degenerativer Veränderungen, auch mit reaktiven Gelenkergüssen.

Entstehung: WALA-Ärztekreis, Leitung Frau Dr. med. Margarethe Hauschka, 1954.

Darreichungsform

1. Injektionslösung
2. Globuli velati

Indikationen

Zur Regulierung des Verhältnisses der Empfindungsorganisation zur Flüssigkeitsorganisation und zur Anregung der Gewebestrukturierung, z.B.

1. Exsudate und Transsudate
1.1. Pleuritis
1.2. Aszites, Peritonitis
2. Gelenkerkrankungen
2.1. Arthritis
2.2. Gicht
2.3. Gelenkergüsse
2.4. Bursitis
3. Hydrozephalus
4. Bei Neuritis im Wechsel mit Aconitum comp.

Bryophyllum comp.

Das Präparat wurde konzipiert sowohl für die Therapie der hysteroiden Veranlagung seit dem Kindesalter als auch für später auftretende Zustände, die nach Schocks und schweren seelischen Erlebnissen und schließlich im Klimakterium in ähnlicher Weise auftreten können. Es sollte also ein Präparat entstehen, dem der Gedanke zugrundegelegt wird, daß zunächst ätherische Kräfte aus dem Lebensbereich des unteren Menschen aus der Reproduktionssphäre sich vorzeitig lösen und der Astralleib in diesen Organen die notwendige Führung verliert und gleichsam zu vagabundieren beginnt. Wechselhafte Krankheitserscheinungen von Gefühlsstörungen über Lähmungen bis zum großen hysterischen Krampfanfall können sich zeigen.

Bryophyllum e foliis ferm 33b D3
(Blatt mit Brutknospen der Keimzumpe, Kalanchoe daigremontiana; Crassulaceae)

Das Brutblatt gehört zu den Dickblattgewächsen und ist in den Tropen, besonders in Madagaskar, beheimatet. Seit etwa 1800 wurden die ersten Exemplare des nah verwandten Bryophyllum calycinum in die botanischen Gärten Europas eingeführt. Dieser Pflanze, bei der ein auf die Erde fallendes Blatt an seiner Peripherie unzählige auskeimende Würzelchen und nachfolgend Brutknospen ausschickt, war Goethe leidenschaftlich zugetan.

Bryophyllum – oder nach der neueren botanischen Nomenklatur Kalanchoe daigremontiana – ist bereits beim lebendig sprossenden, sukkulenten, „ätherisch gestauten" Blatt in der Lage, aus dem Bereich der Blattnervenendigungen eine Vielzahl kleiner Brutpflänzchen hervorgehen zu lassen. Auffällig ist der sich an einem stark verjüngenden Stengel deutlich aus dem Blattbereich heraushebende Blütenstand: Zahlreiche, zunächst grüne, dann blassviolette Glöckchen sind hängend der Erde zugewandt. Die zahlreichen winzigen Samen sind wenig keimfähig und der Blütenstand wird nach dem Ausblühen auf ungeordnete Weise von vielen entsprossenden Brutpflänzchen „überwuchert". Das Blattelement überwiegt folglich bei der Keimzumpe, es drängt sich bis in den Bereich des zunächst blattgrünen, der Erde zugewandten Blühens und der kaum vermehrungskräftigen Samenbildung hinein. Die Pflanze zeigt in ungewöhnlicher Weise eine relative Verselbständigung der Erneuerungs- und Reproduktionskräfte bereits aus dem Blattbereich. Was auf dieser Ebene verschwenderisch wuchert, zeigt sich in einem kompensatorischen Mangel auf den darüberliegenden Stufen der Pflanzenmetamorphose.

Darin offenbart sich gleichsam das Urphänomen der hysterischen Verfassung beim Menschen. Entsprechend der verkümmerten Blütenentwicklung besteht beim Menschen in den Unterleibsorganen eine Unterentwicklung, z.B. durch einen frühzeitig erreichten Organabschluß in der Entwicklung. Anteile der übersinnlichen Kräfteorganisation des ätherischen und in der Folge auch astralischen Leibes lösen sich aus dem organischen Zusammenhang, es entsteht eine pathologische, einem Sinnesorgan vergleichbare Situation in einem Stoffwechselorgan. Im seelischen Bereich stehen vermehrt Kräfte zur Verfügung, die sich in einem regen Phantasieleben äußern, welche, da sie ohne die Kontrolle der Individualität aus dem Unterbewußten aufsteigen, manchmal über die Realität hinausgehen können. Die scharfe Trennung zwischen Innen- und Außenwelt geht verloren. In dieser hysterischen Krankheitssituation kann Bryophyllum insofern ein Heilmittel sein, als die aufsteigenden astralischen und ätherischen Kräfte wieder in das organische Stoffwechselleben eingebunden werden.

Argentum metallicum D5
(metallisches Silber):

Das Silber ist unter den Metallen jene Substanz, die ihre Imponderabilien in ihrem Werdeprozeß aus sich herausgesetzt hat. Zurückgeblieben ist das klingende und optimal elektrischen Strom und Wärme leitende Silbermetall. Die Beziehung des Silbers zur Reproduktionssphäre, zur Eierstocktätigkeit und zu den rhythmischen Umwandlungsprozessen im Uterusbereich ist eine der wesentlichen Indikationen für Argentum. Das Herauslösen der Imponderabilien entspricht dem hysterischen Krankheitsbild.

Der zweite Organbereich ist das Nervensystem, welches dadurch ausgezeichnet ist, daß die Wesensglieder, vor allem die lebensätherischen Kräfte, vorzeitig aus dem organischen Zusammenhang entlassen werden; wir haben es mit einer physiologischen Emanation, einem physiologischen Phantom zu tun. Als „mondverwandtes" Metall hat Silber eine wesentliche Beziehung auch zum Seelischen, zur wechselnden Psyche, zum „Lunarischen" der Seele.

Weiter paßt Argentum zur Situation eines nicht genügend ausgereiften Organes, wie es den Unterleibsorganen bei der hysterischen Konstitution entspricht. Die „Mondenkräfte" tragen hier dazu bei, die Entwicklung, Ausreifung und den Organabschluß auch nachträglich zu ermöglichen.

Uterus Gl D5
(Gebärmutter):

Das Uterus-Organ in potenzierter Form nimmt die Wirkung von Bryophyllum und Argentum in sich auf. Der Uterus wird dadurch in seiner ätherischen Struktur angeregt. Die organisch-hysterische Veranlagung, d.h. der verfrühte Abschluß der organischen Ausbildung der Gebärmutter während der frühkindlichen Entwicklung, jedoch auch die vorzeitige Ablösung physischer und ätherischer Kräfte im Präklimakterium (organische Involution) werden durch das potenzierte Präparat Uterus im gesundenden physiologischen Sinne beeinflußt: Die Wesensglieder ätherische, seelische und Ich-Organisation werden wieder an das Organ gebunden (Klimakterium) bzw. das unterentwickelte Organ zur Ausreifung gebracht. Die Individualität hat wieder die Möglichkeit, die Zügel im eigenen Gefühls- und Empfindungsbereich in die Hand zu nehmen.

Entstehung: WALA-Ärztekreis, Dr. med. Margarethe Hauschka,
Dr. med. Heinz-Hartmut Vogel, 1977.

Darreichungsform

1. Injektionslösung
2. Globuli velati

Indikationen

Zur Eingliederung sich verselbständigender Stoffwechselprozesse (ätherische Organisation) bei hysteroiden Erscheinungen, z.B.

1. Hysterie
2. Unruhe- und Erregungszustände
3. prämenstruelles Syndrom
4. klimakterische Beschwerden

Cactus comp. I

Die Gesichtspunkte, die zu dem Präparat Cactus comp. II geführt haben, liegen auch dem Präparat Cactus comp. I zugrunde. Es sollte jedoch bei Cactus comp. I eindeutig auf den einseitig betonten Rechtsherztypus abgehoben werden, d.h. auf den Herzzustand, der sich durch einen verstärkten venösen Einstrom aus der unteren und oberen Hohlvene über das rechte Herz ergibt. Auch entspricht das Präparat dem Zustand des Cor pulmonale, wenn von der Lunge her das rechte Herz überfordert wird. Klinisch liegt ein Gefühl der Beengung, der Bedrängung durch den Blutstrom vor. Es handelt sich hier um typisch pektanginöse Beschwerden, im feineren Unterschied zur Stenokardie des krampfartigen Angina-pectoris-Anfalles.

Cactus ex herba ferm 33d D2
(Königin der Nacht, Selenicereus grandiflorus; Cactaceae):

Die Signatur des Cactus grandiflorus zeigt, wie die der Kakteen überhaupt, auf der einen Seite einen intensiven Flüssigkeitsprozeß, welcher in den dickfleischig aufgetriebenen und sukkulenten Stengeln gestaut ist. Auf der anderen Seite kommt in der Dornbildung im Blattbereich eine Übertätigkeit des Lichtes zum Ausdruck, das von der Pflanze gleichsam abgewehrt wird. Die Blätter sind bei der Königin der Nacht gleichsam zu nadeligen, sternförmig angeordneten Dornen zusammengezogen. Die in einer Nacht sich prächtig entfaltende und wenige Stunden später verwelkende Blüte ist ein Hinweis für einen zu intensiven, jedoch flüchtigen Blütenprozeß. Die Befreiung der Sulfurkräfte erscheint zunächst wie behindert, bis es schließlich zu einer fast explosiven Entladung kommt.

Dies ist ein Bild für die vergleichbaren Prozesse im Herzen: Anschoppung von Gewebeflüssigkeit und Blut – im Kapillarbereich, Herzkongestion, welche an die bläulich-livide Verfärbung älterer Cactus-Triebe erinnert. Dabei besteht eine Schwäche der „Ausatmung", bei ungenügender Befreiung des Herzens von einer Übertätigkeit des Astralleibes und der Licht- und Wärmekräfte. Subjektiv entstehen kardiale Bedrängungs- und Schmerzzustände, das Gefühl, „wie in einem Schraubstock eingeklemmt zu sein", verbunden mit Luftnot. Das Gefühl der Beengung und des Zusammenschnürens kann sich auf andere Hohlorgane und auf den Kopf ausdehnen.

Crataegus e foliis et fructibus ferm 33d D2
(Blätter und Früchte des ein- und zweigriffeligen Weißdorns, Crataegus monogyna und laevigata; Rosaceae):

Die Zubereitung aus Blättern und Früchten von Crataegus bewirkt in homöopathischer Dosierung eine Entlastung des rechten Herzens, indem der venöse Blutanstrom durch die Crataegus-Wirkung zurückgehalten wird. Der Weißdorn bezieht sich – wie wir das von den Rosaceen im allgemeinen geschildert haben – auf den Blutprozeß. Er verstärkt, konzentriert als Urtinktur gegeben, den venösen Blutprozeß und damit den Blutandrang zum rechten Herzen. In homöopathischer Verdünnung entlastet er das rechte Herz. Auch hier entspricht das Crataegus-Blatt dem Gefäßsystem, die Frucht dem Blutprozeß selbst. In dem Präparat Adonis comp. wurde die Signatur von Crataegus ausführlich geschildert, insbesondere mit der Tatsache, daß der Licht-Wärme-Prozeß bis in die Zweigbildung, die Dornen hervorrufend, vordringt, zum anderen, daß das Holz, ungewöhnlich hart und kräftig, das Hereinwirken der verdichtenden, zentralisierenden Erdenkräfte in sich aufnimmt. Es werden vor allem die verdichtenden, konzentrativen Kräfte im Herzbereich entlastet.

Melissa ex herba ferm 33c D2
(Melisse, Melissa officinalis; Labiatae):

Die Zitronenmelisse hat, im Gegensatz zu vielen anderen Lippenblütlern, eine sich recht frei in die Peripherie ausdehnende, grüne Blattfülle, der ein besänftigender Duft entströmt. Die Melisse und ihr ätherisches Öl, welches vor allem in den Blättern abgelagert ist, wirkt als Heilmittel im Bereich des venösen Systems. Man könnte sie als das pflanzliche Kupfer bezeichnen, das seinerseits eine besondere Beziehung zum venösen Blut und zu der sich hier abspielenden Kohlensäureatmung besitzt. Die Melisse nimmt in der Reihe der ätherisches Öl bildenden Labiaten eine Sonderstellung ein. Während Rosmarin mit der Wärmebildung in der organischen Peripherie, den Sinnesorganen, korrespondiert, Lavendel seine besondere Beziehung zum Nervensystem besitzt, greift Melisse in den Flüssigkeitsprozeß ein und regt hier als direkte Wirkung die Wärme an. In der Volksmedizin ist die Melisse wegen ihrer beruhigenden, die Unterleibsorgane entkrampfenden und das Herz von der Stoffwechselseite her entlastenden Wirkung bekannt.

In dem Präparat Cactus comp. I soll die Melisse einen zu intensiven Wärme-Kohlensäure-Prozeß im venösen Blut entlasten. Sie wirkt damit noch tiefer als Crataegus in den Stoffwechselprozeß des venösen Blutes ein. Die Ausatmung aus dem venösen Blut, vor allem von Kohlensäure, soll durch die Melisse angeregt werden.

Zusammenfassung

Im ganzen ist damit das Präparat Cactus comp. I ein spezifisches Therapeutikum zur Entlastung jener Herzzustände, die ausgezeichnet sind durch einen verstärkten venösen Blutandrang mit Dilatation des Herzens und Betonung der Diastole in Verbindung mit Pulsbeschleunigung.

Entstehung: WALA-Ärztekreis, Leitung Frau Dr. med. Margarethe Hauschka, 1952.

Darreichungsform

1. Injektionslösung
2. Globuli velati

Dosierung und Art der Anwendung
Soweit nicht anders verordnet, meist akute Fälle dann

1. Injektionslösung:
1–3 mal wöchentlich bis 1–2 mal täglich jeweils 1 ml subcutan injizieren.

2. Globuli velati:
1–3 mal täglich, in akuten Fällen 1–2 stündlich jeweils 5–10 Globuli unter der Zunge zergehen lassen.

Indikationen
Überwindung eines zu starken Eingreifens der astralischen Organisation in einen gestauten Flüssigkeitsprozeß und Harmonisierung des Verhältnisses von rechter und linker Herztätigkeit, besonders bei zu starker Bedrängung des Herzens von der venösen Blut- und Stoffwechselseite, z.B. bei
1. Angina pectoris
2. stenokardischen Beschwerden
3. Herzneurose
4. gastrokardialem Symptomenkomplex

Cactus comp. II

Es sollte ein Präparat entstehen, das in seiner Zusammensetzung dem pathologischen Zustand extremer Herzkongestion durch Anschoppung von Bindegewebsflüssigkeit, Lymphe und Blut im Herzmuskelbereich, vor allem des linken Herzens, mit einer Überfüllung der Koronarien entspricht.Es liegt also ein pathologisches Bild des Zusammenwirkens der Wesensglieder vor, bei dem eine Art „Kurzschluß“ zwischen den oberen Wesensgliedern, Ich und Astralleib, und den unteren Wesensgliedern, physischer und Ätherleib, eintritt. Es ist das Bild des Präinfarktes und des Koronarschmerzes. Klinisch äußert sich dieses in stenokardischen Beschwerden, in einer Vernichtungsangst und im Gefühl, von einer eisernen Kette um die Brust eingeengt zu sein.

Cactus ex herba ferm 33d D3
(Königin der Nacht, Selenicereus grandiflorus; Cactaceae):

Die Kaktusgewächse sind durch starke Flüssigkeitsstauungen im Stengelbereich gekennzeichnet: Sie gehören zu den Stammsukkulenten. Bei Cactus grandiflorus kommt es innerhalb von einer Nacht plötzlich zum Öffnen und Verblühen der prächtigen Blüte. Dies ist eine Signatur für ein Auseinanderfallen von vegetativem Flüssigkeitsprozeß und Blühprozeß, wie wir es in der Monographie zu Cactus comp. I beschrieben haben. Als Heilpflanze ahmt die Königin der Nacht gleichsam den pathologisch gestauten Herzzustand nach. Sie wird zum Heilmittel besonders für anfallsartige Krampfzustände, welche vom linken Herzen und dessen Kranzarterien ausgehen.

Crataegus e foliis et fructibus ferm D2
(Blätter und Früchte des ein- und zweigriffeligen Weißdorns, Crataegus laevigata und Crataegus monogyna; Rosaceae):

Der Weißdorn hat insofern eine verwandte Signatur zur Kaktusblüte, als ein heftiger Blütenprozeß in Form von weißblütigen Doldenrispen im April den ganzen Strauch umhüllt und der astralische Impuls sich weiter dem harten, dunklen Holz in der Bildung spitzer Dornen mitteilt. Dies entspricht einem übermächtigen Licht-Form-Geschehen als Ausdruck des Eingreifens des Seelischen.

Wird der entsprechende Vorgang in der innermenschlichen Pathologie zu mächtig, so kommt es zu dem oben angegebenen „Kurzschluß" in der Herztätigkeit zwischen Licht-Nerven-Prozeß und Stoffwechsel-Blut-Prozeß. Der Crataegus-Auszug aus Frucht und Blättern wirkt somit einem zu starken Hineinwirken der Licht- und Form-Kräfte in den Blutprozeß des linken Herzens entgegen. Er bringt den Blutanstrom in der Diastole und den systolisch ausströmenden Gegenprozeß zum Ausgleich. Die Koronarien werden durch die Anwendung des potenzierten Weißdorns entspannt und entlastet, während die Urtinktur den Blutandrang und das Beengungsgefühl noch verstärken kann.

Cinis Avenae cum Magnesio phosphorico D5
(Asche von gekeimten Haferkörnern mit Magnesiummonohydrogenphosphat):

Durch dieses Präparat soll auf der physischen, mineralischen Ebene ein ähnlicher Prozeß nachgeahmt werden, wie er in den oben genannten pflanzlichen Substanzen Cactus und Crataegus beschrieben wurde. Cinis Avenae cum Magnesio phosphorico ist insofern eine ursprüngliche Herzsubstanz, als sie sowohl den „pflanzlich-vegetativ-diastolischen" Prozeß des rechten Herzens als auch den „phosphorisch-Ich-haften" Impuls des linken Herzens in sich vereint. So stärkt Magnesium phosphoricum als mineralischer Zusatz in diesem Präparat das Herz in seiner Mittlerfunktion zwischen systolischem und diastolischem Prinzip.

Beide Substanzen, Magnesium und Phosphor, unterliegen vorwiegend dem Sal-Prozeß. Magnesium befreit in seiner Wirksamkeit den Licht-Wärme-Prozeß (Zucker-Wärme-Bildung); dies geschieht als heftiger, blitzartiger Vorgang, z.B. bei der Oxidation des Magnesiums unter Befreiung extrem hellen Lichtes. Es bereitet somit das Eingreifen des astralischen Lichtes in der Systole vor. Phosphor gibt sowohl seine innere Wärmepotenz, als auch seine Lichtkräfte langsam an die Peripherie ab. Es vermittelt das Eingreifen des Ich-Wärme-Prinzips.

Magnesium phosphoricum, wie es auch in der Asche des angekeimten Hafers enthalten ist, kann die Wirkung des Zusatzes von rein mineralischem Magnesium phosphoricum auf der ätherisch-lebendigen Ebene verstärken.

Arnica e planta tota ferm 33c D14
(Arnika, Arnica montana; Compositae):

Arnika wirkt als Pflanze auf den astralischen Organismus des Herzens, und zwar vor allem im Bereich des Herzbindegewebes. Sie verhindert im Kapillargebiet des Herzmuskels das Ineinanderfließen des astralisierten Blutes und des „pflanzlich-vegetativen" Flüssigkeitsstroms im Bindegewebe, d.h. von Bindegewebsflüssigkeit und Lymphe. Die Stauung und Verhaftung des Seelischen im interstitiellen Flüssigkeitsgeschehen, vor allem im venösen Kapillarbereich, wird durch Arnika gelöst. Sie ist eine Kieselpflanze mit besonderer Beziehung zum venösen System. Zu den Herz-Kreislauf-Symptomen gehören Stenokardie und Brustbeklemmung, Pulsationen der großen Gefäße, Blutandrang zum Kopf bei kaltem Körper. Psychisch liegen Zerschlagenheit, Unruhe, ja sogar Ablehnung von Hilfe vor.

Entstehung: WALA-Ärztekreis, Dr.med. Spannagel, Leitung Frau Dr. med. Margarethe Hauschka, 1952.

Darreichungsform

1. Injektionslösung
2. Globuli velati

Dosierung und Art der Anwendung

Soweit nicht anders verordnet:

1. Injektionslösung:

1–3 mal wöchentlich bis 1 mal täglich jeweils 1 ml subcutan injizieren.

2. Globuli velati:
1–3 mal täglich, in akuten Fällen 1–2 stündlich, jeweils 5–10 Globuli unter der Zunge zergehen lassen.

Indikationen
Überwindung eines zu starken Eingreifens der astralischen Organisation in den ätherischen Flüssigkeitsprozeß, vor allem im Bereich des linken Herzens, z.B. bei
1.1. Angina pectoris
1.2. stenokardischen Beschwerden
1.3. Zustand nach Herzinfarkt
2. Herzneurose
3. funktionelle Herzrhythmusstörungen
(Bei Bradykardie zusammen mit Strophanthus Kombé e semine D6)
4. Altersherz

Calcium carbonicum/Cortex Quercus Calcium carbonicum cum Quercu

Quercus e cortice cum Calcio carbonico D6 bzw. D12

(frühere Bezeichnung: Calcium carbonicum e cinere Quercus und Quercus (Cortex), Decoctum)
(Eichenrindendekokt, potenziert in einer wässrigen Lösung von Kalziumkarbonat aus Eichenrinden-Asche):

Es sollte ein tiefgreifendes, vor allem gegen Eiweißallergien wirkungsvolles Präparat entstehen.

Dazu werden im pharmazeutischen Prozeß die beiden substantiellen Aspekte des Kalkprozesses und der Gerbstoffe aus der Eichenrinde zunächst differenziert und für sich dargestellt. Die Eichenrinde wird zum einen gekocht, wobei die Gerbsäuren in Lösung freigesetzt werden. Zum anderen wird sie geglüht und dann gewaschen, wodurch reine Kalkasche (CaO) entsteht, welche sich an der Luft erneut mit Kohlensäure verbindet und dann zum Kalziumcarbonat ($CaCO_3$) wird. Darauf werden beide Prinzipien erneut zusammengeführt und gemeinsam potenziert.

Der Kalk bildet für den Astralleib die Brücke hin zum Eiweiß auf der physischen Stufe. In der Evolution folgt der Kalk dem Kiesel auf jener Stufe, wo die Bildung des Eiweißes im Zusammenhang mit der Anlage des Seelischen und der Tierbildung stattfindet. Die Kalkeinlagerung und damit die Verknöcherung beim Tierembryo setzt in dem Moment ein, in dem die Gestaltbildung aus der allgemeinen, vom zum Menschen hinführenden Strom noch nicht unterscheidbaren Form herausfällt und die spezialisierte Tierbildung beginnt. Der Kalk ist somit ein auf das Seelische hin orientierter Differenzierer und kann die Grundlage für die Begierdennatur im Stoffwechsel abgeben. Der Kalk ist dann auch im Organischen, insbesondere in der Muskulatur, der „Atmer", der das Eingreifen und Lösen des astralischen Leibes bei der Bewegung auf der physischen Ebene ermöglicht. Bewegung ist ein Verdichtungs- und Lösungsprozeß im Eiweiß. Der Astralleib wird im Eiweiß mit der physischen Organisation in Verbindung gebracht. Daher wird die verdichtende, wasserabscheidende Wirkung von Calcium-Injektionen verständlich, die antiödematöse, antiexsudative Wirkung, welche sich vor allem bei Eiweißallergien, bei Ödembildungen (wie dem Quincke-Ödem) zeigt. Blutungen aus den Unterleibsorganen und aus dem Darm bei chronisch-entzündlicher Darmerkrankung können günstig beeinflußt werden. Bei einer Hypertrophie, einem Ausfließen des Ätherischen mit Hyperhidrosis wirkt der Eichenrindenkalk gestaltend, zusammenziehend, flüssigkeitsabscheidend und damit austrocknend. Bezüglich der ins Auge gefaßten Indikation bei Eiweißallergien ist neben dem Kalkprinzip von besonderer Bedeutung der Gehalt an Gerbsäuren, den das Dekokt aus der Eichenrinde dem Gesamtpräparat beisteuert. Für die Wirksamkeit dieses Präparates ist das Verständnis für das Charakteristische der Eiche unter den Laubbäumen notwendig. Das Wachstum in der Vertikalachse erfolgt bei der Eiche bedächtig und langsam; sie wurzelt im übrigen ebenso tief in der Erde wie sie nach oben dem Himmel entgegenwächst. Der mit einer starken, tief zerklüfteten Rinde umgebene Stamm verzweigt sich dann in der Kronenbildung in kraftvoll geschwungene, knorrige, weit ausgreifende Äste. Nicht zufällig wurde die Eiche als „Marsbaum" bezeichnet. So ist zu verstehen, daß Calcium carbonicum cum Quercu und Calcium carbonicum/Cortex Quercus auf der einen Seite bei entzündlich-exsudativen, nässenden, allergischen Prozessen sehr wirksam ist. Die Gerbsäuren regen den Astralleib an, sich tiefer noch im Bereich des Ätherischen mit dem quellenden Eiweißprozeß auseinanderzusetzen. Es kommt aber auch dann in Frage, wenn ein Ekzem trockenschuppend abläuft, die Haut also zu unbelebt, zu physisch wird. Sowohl Fissuren, Rhagaden, jedoch auch Blutungsneigung sind der Wirksamkeit von Calcium carbonicum cum Quercu bzw. Calcium carbonicum/Cortex Quercus zugänglich. Das reguläre Eingreifen des Astralleibes in das Eiweißgeschehen wird in jedem Falle harmonisiert.

Entstehung: WALA-Ärztekreis, Leitung Frau Dr. med. Margarethe Hauschka, 1952.

Darreichungsformen

1. Calcium carbonicum/Cortex Quercus:
Injektionslösung 1 ml und 10 ml; Globuli velati

2. Calcium carbonicum cum Quercu:
Injektionslösung 1 ml

Dosierung und Art der Anwendung
Soweit nicht anders verordnet:

1. Calcium carbonicum/Cortex Quercus
   a) Injektionslösung:
   2–3 mal wöchentlich bis 1 mal täglich 1 ml subcutan injizieren. In akuten Fällen 1 mal täglich 10 ml intravenös oder intramuskulär injizieren.
   b) Globuli:
   1–3 mal täglich jeweils 5–10 Globuli unter der Zunge zergehen lassen.

2. Calcium carbonicum cum Quercu D12
   1 mal täglich bis 2 mal wöchentl. jeweils 1 ml subcutan injizieren.

Indikationen
Überwindung des Auseinanderfallens von Substanzaufbau und Gestaltbildung in bezug auf die Eingliederung des körpereigenen Eiweißes in Haut und Schleimhäuten sowie im Blut-Eiweiß-Geschehen, z.B.
1. Allergien
2.1. Dermatitiden
2.2. Ekzeme, z.B. Milchschorf
2.3. Urtikaria
3. Menorrhagien
4. Asthma bronchiale
5. Eiweißüberempfindlichkeit

A: Kampfer-Johanniskraut-Öl (Camphora/Hypericum, Oleum)
B: Camphora/Hypericum, Unguentum

Die beiden Kampfer/Johanniskraut-Präparate sind für die äußere Anwendung über die Haut gedacht. Es bestand das Bedürfnis nach einem Heilmittel bei mangelnder körpereigener Wärmebildung und den daraus hervorgehenden Degenerationserscheinungen. Hierzu zählen rheumatische Beschwerden und andere Erkrankungen des Bewegungsapparates sowie Nervenschmerzen. Auch bei pektanginös und funktionell bedingten Herzbeschwerden, bei Atemwegserkrankungen und bei Blasenunterkühlung bzw. Zystitis kann an örtliche Einreibungen mit einem der beiden Präparate gedacht werden.

Camphora (zu 2,5% enthalten)
(Destillationsprodukt aus dem Holz des Kampferbaumes, Cinnamomum camphora; Lauraceae):

Kampfer ist hier in 2,5%iger, also stofflicher Konzentration enthalten, so daß seine anregende Eigenschaft auf die Blutzirkulation besonders zur Wirksamkeit gelangt. Kampfer wirkt so auf den Astralleib und die Ich-Organisation, daß ein Kältereiz ausgeübt wird, der vom Organismus durch eine Gegenregulation der verstärkten Wärmebildung und der Hinführung innerer Wärme in die Peripherie beantwortet wird.

Ölauszug aus Hypericum, Herba rec. (12,% (A) bzw. 20% (B))
(Johanniskraut, Hypericum perforatum; Guttiferae):

Das um die Zeit der Sommersonnenwende gelb blühende Johanniskraut zeigt eine Lichtverwandtschaft und eine Beziehung zu pathologischen Nervenprozessen. Hypericum kann als „pflanzlicher Phosphor" bezeichnet werden. Es entspricht einer überstarken Lockerung der ätherischen Organisation, vor allem im Nervenbereich, der der Astralleib folgt; von daher ist auch die psychische Komponente in der Wirksamkeit von Hypericum zu verstehen. Die Besserung der rheumatischen Beschwerden und die Indikation dieses Präparates beruhen in erster Linie auf einer Überwindung der vermehrten Licht- und Wärmeabstrahlung aus dem Eigenstoffwechsel des betroffenen Organes.

Entstehung: WALA-Ärztekreis, Leitung Frau Dr. med. Margarethe Hauschka, 1952 – Salbe, 1955 – Öl.

Darreichungsform
1. Öl
2. Salbe

Dosierung und Art der Anwendung
Soweit nicht anders verordnet:
3 mal wöchentlich bis 1–3 mal täglich die Salbe bzw. das Öl lokal einreiben.

Gegenanzeigen: Kampferüberempfindlichkeit
Nebenwirkungen: nicht bekannt
Wechselwirkungen mit anderen Mitteln: nicht bekannt

Indikationen
Anregung der Wärmebildung bei Auskühlung der Organe des Bewegungsorganismus und bei Degenerationserscheinungen im Nervenbereich, z.B.
1. Rheumatische Beschwerden
1.1. degenerative Gelenkserkrankungen
1.2. Bandscheibenerkrankungen
2. Nervenschmerzen
3. für Herzeinreibungen bei nervöser Herzenge

Cantharis comp.

Es bestand die Absicht, ein möglichst umfassend wirksames Heilmittel für akute und chronische Entzündungen der Harnblase zur Verfügung zu haben. Führender Bestandteil sollte Cantharis, die „Spanische Fliege", sein, deren Gift sich insbesondere im Blasengebiet und den abführenden Harnwegen durch lokale Entzündung und brennenden Schmerz äußert. Durch Hinzufügen des Organpräparates der Harnblase sollte in besonderer Weise der Lebensprozeß in diesem Organ gestärkt werden.

Cantharis ex animale Gl D6
(Spanische Fliege; Lytta vesicatoria):

Der sogenannte „Blasenkäfer" ist in Spanien und Südfrankreich heimisch. Zur Verreibung werden die ganzen, getrockneten Weibchen verwendet. Die arzneiliche Wirkung von Cantharis auf die Haut wird bei den Cantharis-Zugpflastern und bei der Verbrennungsbehandlung mit dem potenzierten Präparat genutzt. Die besondere Beziehung von Cantharis zum Urogenitalsystem ist schon in der antiken Medizin bekannt gewesen; ebenfalls wußte man von der starken Wirkung auf die Reproduktionsorgane, insbesondere auf den Uterus, denn Cantharis wurde vielfach als Abortivum und Aphrodisiakum verwendet. Die Empfindlichkeit gegen das Gift ist sehr unterschiedlich, es können schon geringe Mengen tödlich sein. Durch die Cantharis-Wirkung werden die Kapillaren im Urogenitalsystem erweitert. Die Funktion der Nieren wird stark beeinträchtigt, indem die Durchlässigkeit für Eiweiß erhöht wird und vermehrt Harn abgegeben wird. Die Diurese kann so lange gesteigert werden, bis es zu einer Art Erschöpfung der Nierenfunktion kommt und schließlich zur Anurie.

Cantharis ist von Apis zu unterscheiden, welches ebenfalls eine Beziehung zum Blasen-Nieren-Bereich hat und brennende Schmerzen verursacht. Während es sich jedoch bei Apis um eine ödematöse Schwellung der Bindegewebssubstanz selbst handelt, kommt es bei Cantharis zur Hyperämie und schließlich zu einer Erschlaffung und Lähmung der Kapillaren. Insofern ist Cantharis in seiner Giftwirkung einer verstärkten Tätigkeit des Astralleibes gleichzusetzen. Der Beginn der Cantharis-Erkrankung ist oft heftig und plötzlich. Es liegt eine Unruhe und Übererregbarkeit im Psychischen und in den Urogenitalorganen vor. Klinisch bestehen Tenesmen und Pollakisurie. Die Indikation von Cantharis comp. hat eine Hyperämie zur Voraussetzung, es treten Blutungen aus der Harnblase und schließlich eine Ablähmung der Harnblasenmuskulatur auf.

Vesica urinaria Gl D7
(Harnblase):

Das Organpräparat der Harnblase soll, wie dies für alle Organpräparate gilt, seine Wirksamkeit auf die ätherische Organisation erstrecken. Diese wird in ihrer Eigentätigkeit gestärkt, der Astralleib in ein gesundes rhythmisches Verhältnis zur ätherischen Organisation gebracht.

Equisetum ex herba ferm 35b D3
(Ackerschachtelhalm, Equisetum arvense; Equisetaceae):

Equisetum ist eine sporenbildende Pflanze auf der Stufe der Moose, Bärlappgewächse und Farne und weist auf eine frühe Entwicklungsphase des Erdorganismus hin. Als Heilpflanze hat sie deshalb ihren Wirkungsbereich ebenfalls in jenem Teil der menschlichen Organisation, dessen Bildung sich noch vor der Entwicklung von Lymphe und Blut vollzieht. Die Nierenorganisation hat in sich vergleichsweise die Eigenschaft einer frühen Bildeperiode der Evolution bewahrt, indem das Flüssigkeitsgeschehen zunächst auf der Stufe des Primordialkreislaufs und der reinen Bindegewebsflüssigkeit verharrt. Bei der Ultrafiltratbildung entsteht in 24 Stunden die extreme Menge von 180 Liter sogenanntem „Primärharn“. Im Vergleich dazu wird nur eine geringe Menge „Endharn“ gebildet (zwischen 1 und 2 Liter pro Tag).

Der Wärmeprozeß tritt im Schachtelhalm gegenüber der dieser Pflanze eigenen, starken Flüssigkeitszirkulation zurück; er wird durch einen gewissen Anteil an Schwefel repräsentiert, es kommt nicht zur Blütenbildung. Bedeutsam ist der hohe Kieselanteil von etwa 70% und mehr in der Asche: Er wird im Stengelbereich des Zinnkrauts in Opalform ausgeschieden. Der Saponingehalt des Schachtelhalms offenbart seine Fähigkeit, Flüssigkeit zu strukturieren. Neben der Ausbildung eines differenzierten Systems von Wasserkanälchen ist die ganze Pflanze gleichzeitig durchluftet bis in das Mark: Luft- und Flüssigkeitsprozeß stehen in einer geordneten Beziehung zueinander; darauf beruht die Nierenwirksamkeit. In dem Präparat Cantharis comp. soll Equisetum den gesamten Nieren-Blasen-Trakt durchgestalten im Sinne der Empfindungsorganisation (Saponine) und Ich-Organisation (Kiesel).

Achillea ex herba ferm 33d D3
(Schafgarbe, Achillea millefolium; Compositae):

Die Signatur von Achillea millefolium weist auf ein Zweifaches hin: Einmal besteht eine starke, rispenartige Aufgliederung der weißen Blütenschirme, welche von der Auseinandersetzung der Pflanze mit dem umgebenden Licht- und Wärmeelement herrührt. Die Beziehung zur Wärme ist allgemein eine Eigentümlichkeit der Kompositen. Zum anderen ist für Achillea millefolium eine feine, „tausendfache“ Auffiederung der würzigen Blätter sowie eine Betonung des Stengelprinzips in der Ausbildung zäher und widerstandsfähiger Stengel typisch. Bereits die über dem Wurzelbereich ansetzenden Blätter sind stark durchgegliedert. Das ist ein Zeichen dafür, daß der Licht-Blüten-Prozeß sich von Anfang an durchsetzt, die ganze Entwicklung des Krautes prägt, wobei die Blüte selbst jedoch ganz am Sproßende erst relativ spät auftritt. Auch die Bildung der ätherischen Öle im Sproßbereich weist auf die starke Durchwärmung der Pflanze bis in das Stoffliche hin. Vom Chamazulen ist beispielsweise eine krampflösende und entzündungshemmende Wirkung bekannt. Von Wichtigkeit ist außerdem, daß die Schafgarbenasche reichlich Kiesel aufweist. Wir haben es also mit einem intensiven Sich-Durchdringen von Sal und Sulfur zu tun. Das merkuriale Prinzip bleibt demgegenüber im Hintergrund. Achillea zeigt nur eine geringe Blattmetamorphose, der Flüssigkeitsprozeß tritt in der Pflanze zurück. So ist auch zu verstehen, daß der Blütenstand sich bis in den Winter erhält, indem die Pflanze austrocknet.

Bei der Arzneimittelwirksamkeit ist das genaue Gegenteil zu beobachten. Es tritt eine Neigung zu hellroten Blutungen aus den Schleimhäuten der Blase bis herauf zum Nierenbecken auf, auch der Enddarm kann betroffen sein. Das hängt damit zusammen, daß die Pflanze selbst eine geringe Umwandlung des Säftestroms in der Konfiguration von Blatt und Blüte aufweist und zur Austrocknung neigt. Übertragen auf das Krankheitsbild im Menschen ist der rhythmische Prozeß, vor allem im Urogenitalbereich, gestört. Es kommt zur Betonung von Licht- und Wärme-Geschehen, etwa vergleichbar dem Phosphorprozeß, der ebenfalls Licht- und Wärme-Prozesse unmittelbar im Blutbereich zur Wirksamkeit bringt. Der Licht-Wärme-Prozeß bricht aus seiner Begrenzung im Gefäßbereich aus. In der Folge davon ergibt sich eine starke Neigung zu Blutungen, insbesondere in Gestalt von hellrotem, arteriellem Blut.

Zusammenfassung

Cantharis comp. ist ein Spezifikum bei solchen Nieren- und Blasenentzündungen, die auf einem Mißverhältnis von Licht-Luft-Geschehen einerseits und Flüssigkeitsprozeß andererseits beruhen. Der Lichtprozeß dominiert in diesem Bereich so, wie er es im Physiologischen nur im Nerven-Sinnes-Bereich in gesunder Weise tun darf. Es fallen also das Formprinzip und das Flüssigkeitsprinzip auseinander mit Betonung eines zu starken Abbaues durch die astralische Wirksamkeit. Die pflanzlichen Bestandteile des Präparates, Equisetum und Achillea millefolium, wirken so auf die astralische Organisation, daß sie sich wieder rhythmisch in die ätherische Organisation eingliedern kann. Die dem Tierreich entstammenden Substanzen Vesica urinaria und Cantharis ex animale entfalten ihre Wirksamkeit in der ätherischen Organisation, speziell von Blase und Niere, so daß diese aus ihrer Lethargie und Blutungsneigung herausgeholt und gekräftigt wird. Im allgemeinen ist zu sagen, daß das Präparat seine therapeutische Wirksamkeit besonders im weiblichen Organismus entfaltet.

Entstehung: WALA-Ärztekreis, Dr. med. Gustav Brunck, Dr. med. Ernst Deterding, 1954.

Darreichungsform

1. Injektionslösung
2. Globuli velati

Indikationen

Zur Überwindung einer durch eine verstärkte Tätigkeit der ätherischen Organisation im Blasenbereich bedingten entzündlichen Überreaktion und zur Harmonisierung des Eingreifens von Empfindungs- und Ich-Organisation in diesem Gebiet, z.B.

1.1. Reizblase
1.2. Zystitis
2. Zystopyelonephritis

Carduus marianus/Oxalis

Dem Präparat liegt der Gedanke zugrunde, daß die Wirksamkeit von Carduus marianus durch Hinzufügen von Oxalis intensiviert werden kann. Durch die beiden Heilpflanzen soll die Tätigkeit der astralischen Organisation im Leberbereich, insbesondere bei der Gallebildung (intrahepatische Gallenwege) und der Absonderung und Ableitung der Galle über die äußeren Gallenwege, angeregt werden.

Carduus marianus e fructibus ferm 36 D2
(Früchte der Mariendistel, Silybum marianum; Compositae):

Die Mariendistel zeigt eine besondere „Verwandtschaft" zu degenerativen, vor allem zirrhotischen, pathologischen Leberprozessen. Diese Verwandtschaft bezieht sich auf den sowohl in der Pflanze als auch in der Leber pathologisch übertätigen Lichtprozeß, und zwar in einer Pflanze und in einem Organ, die den Schwerpunkt auf der ätherisch-flüssigen Ebene, vor allem im chemischen Äther, entfalten.

In der Ausbildung der mannshohen Mariendistelgestalt kann das Wechselspiel zwischen den plastisch bildenden, lebendigen, immanenten Kräften und den von außen eingreifenden, formenden und streckenden Kräften gut verfolgt werden. Im ersten Jahr bildet die Pflanze eine bodennahe Rosette aus plastisch-sukkulenten, stark gewellten großen Blättern aus, welche halbkugelig die Erde bedeckt. Im zweiten Jahr erhebt sich in Fortsetzung der Pfahlwurzel ein langer Sproß, dessen Blätter eine intensive Metamorphose mitmachen: sie werden rasch kleiner, die gelben Dornen am Rande fallen immer mehr ins Gewicht. Über einem längeren blattlosen Stengelstück bildet sich eine violette Körbchenblüte, welche von den mit kräftigen, zurückgebogenen Dornen versehenen Hüllblättern eng zusammengehalten wird. Die Distel vermag sich gleichsam gegen den übermächtig eingreifenden Lichtprozeß zu wehren, diesen zu kompensieren, indem sie die Blätter in der Peripherie zuspitzt und zunehmend verhärtet. Auch in der an den Adern auf der Blattoberseite oft weiß überlaufenen Zeichnung sehen wir den intensiven Lichtprozeß, der sich über die ganze Pflanze ergießt und der von ihr in den bodennahen Blättern durch eine deutliche Sukkulenz ausgeglichen wird.

Wir müssen also im menschlichen Organismus einen Bereich aufsuchen, in dem sich ätherische und astralische Organisation eng durchdringen und wechselweise ineinanderwirken, wie dies im Zusammenspiel der Leber- und Galletätigkeit der Fall ist. Carduus marianus ist ein Heilmittel sowohl für Zustände des Stockens und Versackens der Leberflüssigkeit bei Stauungsleber, als auch für zunehmende Verhärtung und Überformung bei Leberzirrhose. Die Mariendistel als Pflanze kann mit der Wirksamkeit von Stannum (Zinn) verglichen werden bezüglich seiner therapeutischen Wirkung im Leberbereich bei Leberzirrhose, die im lockeren Bindegewebe der Leberläppchenperipherie (Glissonsche Dreiecke) ihren Ausgang nimmt. Zur Grundsubstanz werden die Stechkörner, d.h. die reifen, vom Pappus befreiten Früchte verarbeitet, welche das heute als „Leberschutzstoff" bezeichnete Silymarin enthalten.

In den Früchten von Carduus marianus, die das Formprinzip der ganzen Pflanze als konzentrierten Extrakt in sich tragen, verfügen wir über ein Leberheilmittel, das vor allem dann angezeigt ist, wenn Wärme- und Lichtkräfte, entsprechend dem Wesen der Samenbildung, sich in extremer Weise im vegetativen Ätherischen auswirken.

Oxalis e planta tota ferm 34b D2
(Sauerklee, Oxalis acetosella; Oxalidaceae):

Die Bildekräfte, die dem Sauerklee seine Prägung geben, leben sich im Flüssig-Ätherischen aus. Dies geht einmal aus den horizontal im Erdboden sich intensiv ausbreitenden, rhizomartigen Wurzeln hervor. Auf diese Signatur im Zusammenhang mit der Wirksamkeit des chemischen Äthers wurde wiederholt hingewiesen. Andererseits kommt in den gelappten, dreigliedrigen, gelegentlich weiß geäderten Blättern, die sich wie endständige „Blüten" auf biegsamen Stengeln erheben, zum Ausdruck, daß das Blütenprinzip sich im Blattprinzip formend betätigt und der Lichtcharakter (Stengelprinzip) sich mit dem Flüssigkeitsprinzip im Gleichgewicht befindet. Die Blätter reagieren im übrigen empfindlich in ihren Bewegungen auf die äußere Lichteinstrahlung. Die kleinen, von separaten, blattlosen Stengeln getragenen, zarten, weißen Blüten treten fast in den Hintergrund. Interessant ist weiter, daß Oxalis acetosella nach der Frühjahrsblüte eine zweite Generation kleinerer, immer fest geschlossen bleibender Blüten ausbildet: Das Blütenprinzip, indem es sich nicht öffnen kann, ist seinerseits also wieder vom vegetativen Prinzip durchdrungen. Vegetatives und generatives Prinzip, Flüssigkeits- und Lichtkräfte greifen also auch beim Sauerklee wechselweise ineinander. – In der Bildung der Oxalsäure, die im Saft, vor allem der Blätter, als Kleesalz in Erscheinung tritt, kommt wieder die Signatur des Lichtastralischen zum Ausdruck. Im Gegensatz zu der flüchtigen Ameisensäure hat die Oxalsäure die Eigenschaft, leicht auszukristallisieren. Dies weist uns auf ihre Sal-Natur hin und läßt die Verwandtschaft zu Krankheitsprozessen im Menschen erkennen, in denen der Astralleib übermäßig formend, das Gewebe dem verhärteten, rein physischen Zustand annähernd, tätig ist.

In dem Präparat Carduus marianus/Oxalis soll durch die Oxalis-Komponente der in den Flüssigkeitsprozeß der Leber zu intensiv eingreifende Astralleib, der zur zunehmenden Erstarrung und Untätigkeit der ätherischen Organisation führt, in Bewegung gebracht werden. Die astralische Organisation darf im Leberbereich nicht zu sehr tätig werden, da dies zu einem vorzeitigen Abbau des Lebensprozesses in der Leber führen würde. Die Leber ist ein „alkalisches" Organ, d.h. die ätherische Organisation hat hier die Führung. Der Astralleib muß in allen Funktionen zurücktreten und soll lediglich im Bereich der Absonderungen (Gallenwege) intensiver tätig werden. Es kann die rechte Auseinandergliederung der „alkalischen" Lebertätigkeit und der „sauren" Galletätigkeit durch dieses Präparat gefördert werden.

Zusammenfassung

Damit ist Carduus marianus/Oxalis ein spezifisches Heilmittel für jene pathologischen Leberprozesse, bei denen die „Atmungstätigkeit" des arteriellen Flüssigkeitsstroms (nur 20% des Leberblutes sind arteriell) zu stark in den vom venösen Pfortaderstrom getragenen Chemismus der Leber vordringt. Im Zusammenhang mit dem arteriellen Blut dringt der Astralleib bis in die Organe hinein vor. In den Säure-Basen-Verhältnissen hängt ein absinkender pH-Wert mit einer intensiven Tätigkeit des Astralischen zusammen, wie sie sich auch in der Bildung der Gallensäuren ausdrückt. Carduus marianus/Oxalis ist somit weniger ein

Präparat bei akuter Leberentzündung, als bei „psychosomatischer" Dauerbelastung des Leberorgans in seiner überwiegend ätherischen Funktion und den daraus sich ergebenden krankhaften Folgeerscheinungen.

Entstehung: WALA-Ärztekreis, Dr. med. Faber, Leitung Frau Dr. med. Margarethe Hauschka, 1954.

Darreichungsform
1. Injektionslösung
2. Globuli velati

Indikationen
Lösung einer Überformung durch die Empfindungs-Atmungs-Organisation in den Flüssigkeitsprozessen und Ausgleich einer Starrheit im Ätherischen des Leber-Galle-Bereichs, z.B. bei
1. Degenerative Lebererkrankungen
2. Stauungsleber
3. Dyskinesie der Gallenblase und deren Folgezuständen, wie chronische Obstipation und Steinbildungen

Carduus marianus/Viscum Mali comp.

Die Idee, die dem Präparat Carduus marianus/Oxalis zugrunde liegt, fand ihre Fortsetzung in dem Präparat Carduus marianus/Viscum Mali comp., und zwar insofern, als die Wirksamkeit von Carduus marianus e fruct. bei fortschreitender Leberdegeneration, insbesondere bei Karzinom, durch Viscum einerseits und das Organpräparat Hepar andererseits intensiviert werden sollte.

Carduus marianus e fructibus ferm 36 D2
(Frucht der Mariendistel, Silybum marianus; Compositae)

siehe Carduus marianus/Oxalis

Viscum album (Mali) e planta tota ferm D4
(Mistel vom Apfelbaum, Viscum album; Loranthaceae):

Die ganze Mistel vom Apfelbaum einschließlich ihres Senkers in tiefer Potenz soll ein intensiveres, stoffwechselbezogenes Eingreifen des Astralleibes, vor allem im lockeren Bindegewebe der Leber und damit in die Matrix des Lebensorganismus, anregen. Als „Mondenpflanze" nimmt die Mistel eine Sonderstellung unter den Pflanzen ein. Sie sondert sich aus dem Jahreslauf heraus, indem sie im Spätwinter blüht und erst im folgenden Tiefwinter ihre Früchte ausbildet. Die Heraussonderung aus dem allgemeinen Naturkreislauf ist für die Mistel typisch. Wenn ein Organprozeß sich aus der Ganzheit des Organismus absondert, sich verselbständigt, ist dies vergleichsweise ein „Mondenprozeß".

Von Viscum Mali ist bekannt, daß es das lockere Bindegewebe zur Proliferation, zur Ausbildung und Ablösung von Histiozyten und Leukozyten anregt; ebenso wird die Wärmebildung in diesem Bereich gesteigert. Die Wirksamkeit der Mistel beruht auf der Tatsache, daß die Entartung der parenchymatösen Zellstruktur dadurch möglich ist, daß das umgebende organtypische Matrixgewebe in seiner differenzierenden und determinierenden formativen Kraft nachläßt. Das Gleichgewicht zwischen der Zellbildung und den aus der Umgebung auf sie einwirkenden Kräften ist gestört. Es wird also in der Misteltherapie der zellulären Entartung durch Aktivierung des mesenchymalen Bindegewebes und der hier wirksamen Grundsubstanz entgegengewirkt. Aus diesem Grund kann die Mistel sowohl bei chronisch-entzündlichen und in die Degeneration führenden Lebererkrankungen als auch bei maligner Entartung zum Leberzellkarzinom oder bei Lebermetastasierung therapeutisch eingesetzt werden.

Hepar Gl D7
(Leber):

Die Ergänzung von Carduus marianus und Viscum Mali durch das Organpräparat Hepar in tiefer Potenz soll die ätherische Organisation der Leber aktivieren und beleben. Wie wiederholt ausgeführt wurde, regt das tierische Organpräparat die ätherische Organisation in ihrer Eigentätigkeit an. Das kann soweit gehen, daß der für das Organ charakteristische Stoffwechsel aktiviert und gesteigert wird und Entzündungserscheinungen angeregt werden. Bei der Indikation, für die das Präparat Carduus marianus/Viscum Mali comp. gedacht ist, soll der Eigenstoffwechsel der Leber verstärkt werden. In der Fortführung der Therapie kann diese Anregung durch allmähliches Übergehen auf noch tiefere Potenzen des Einzelmittels Hepar noch gesteigert werden.

Zusammenfassend kann gesagt werden, daß dieses Präparat in besonderer Weise geeignet ist, bei chronisch-zirrhotischen Leberprozessen, jedoch auch als Begleit- und Grundtherapie beim Karzinom eingesetzt zu werden, insbesondere dann, wenn es sich um eine Beteiligung der Leber handelt. In der allgemeinen Begleittherapie von Karzinomen und dadurch bedingten kachektischen Zuständen wird durch dieses Kompositionspräparat die aufbauende Tätigkeit der Leber im Eiweiß-, Zucker- und Fettstoffwechsel angeregt, es kann jedoch auch an ein allgemeineres Leberheilmittel wie Anagallis comp. gedacht werden.

Entstehung: WALA-Ärztekreis, Dr. med. Heinz Wolf, Leitung Frau Dr. med. Margarethe Hauschka, 1957.

Darreichungsform

1. Injektionslösung
2. Globuli velati

Indikationen

Zur Regeneration einer durch ein verstärktes Eingreifen der Empfindungsorganisation geschwächten physischen und ätherischen Organisation in der Leber, z.B.

1. Leberzirrhose; chronische Hepatitis
2. kachektische Zustände, als Begleittherapie bei malignen Erkrankungen

Cartilago comp.
Cartilago comp., Suppositorien
Cartilago comp., Unguentum

Zwei Metalle mit ihrer spezifischen Wirksamkeit im organischen Geschehen sind führend bei der Zusammensetzung von Cartilago comp.: Aurum beherrscht den Blutbereich, vor allem in bezug auf das arterielle Blut, insofern dort eine Neigung zur Blutkongestion und ebenfalls zur „Verselbständigung" des Blut-Wärme-Prozesses besteht; Stannum dagegen ist eine Substanz, die über den Lichtprozeß vermittelnd und gestaltend im Organaufbau aus dem Flüssigkeitsgeschehen des Bindegewebes wirksam ist. Durch das Knorpel-Organpräparat und Formica auf der einen Seite soll die ätherische Organisation, auf der anderen Seite die astralische Organisation durch Betula und Allium cepa angeregt werden.

Cartilago articularis Gl D7*)
(Gelenkknorpel):

Das Organpräparat, welches aus den wichtigsten Gelenkknorpeln (Knie, Hüfte, Schulter) hergestellt wird, soll den degenerativen Prozeß im Knorpel selbst, d.h. das hier versagende quellende ätherische Prinzip beleben.

Aurum metallicum D9*)
(metallisches Gold):

Aurum faßt in sich die Wirksamkeit der ätherischen Kräfte von Wärme, Licht und Chemismus zusammen und trägt sie bis in die physische Organisation herunter. Im Gold sind diese Kräfte in der Weise zusammengefaßt wirksam, daß sie im Blutbereich und dem sich daran anschließenden Bindegewebsbereich einseitig isoliert und betont tätig sind. Diese Gebiete unterliegen zu stark der Erdenschwere. Der Anschluß an die Gesamtorganisation muß wieder hergestellt werden. Dies soll durch Aurum in mittelhoher Potenz geleistet werden. Kongestive Prozesse im Gelenkbereich bis hin zur physischen Verhärtung und Erstarrung können durch Aurum wieder aufgelöst werden. Sie finden dann den Anschluß an die beweglichen Wärmeprozesse im Blut. Die allopathische Goldtherapie bei der primär chronischen Polyarthritis weist im übrigen auch auf den Bezug von Aurum zu den Gelenken hin, welcher aus dem homöopathischen Arzneimittelbild bekannt ist.

Stannum metallicum D7*)
(metallisches Zinn):

Das Stannum-Metall ist dadurch ausgezeichnet, daß es selbst nur in engen Grenzen beweglich und plastizierbar bleibt. Jenseits einer Auskühlung von +13 °C (Maximum bei –48 °C) wird Stannum kristallin, spröde (Zinnpest). Bei Erwärmung über 161 °C (Maximum bei etwa 200 °C) wird das schmiedbare Metall paradoxerweise zunächst spröde und kristallin; es schmilzt bei 232 °C, um dann erst bei weiterer Temperaturerhöhung auf 2362 °C zu verdampfen. Dies ist ein Hinweis dafür, daß Stannum dann im organischen Geschehen angezeigt ist, wenn ein plastisch-ätherischer Zustand bei extremer Beanspruchung

*) *Alle Gehaltsangaben beziehen sich auf die Darreichungsform der Injektionslösung*

gestört ist. Degenerative Prozesse im Knorpelbereich entsprechen einem solchen Stannum-Geschehen. Auch der Knorpel muß in seiner Quellfähigkeit und Elastizität in einem relativ schmalen Bereich funktionsfähig erhalten werden. Ein zu starker Einfluß von überformenden Lichtprozessen kann zur Austrocknung und Degeneration führen. Der labile Flüssigkeitsturgor im Gelenkbereich und die Plastizität und Regenerationsfähigkeit der knorpeligen Gelenkflächen sollen durch die Stannum-Therapie in der rechten Weise erhalten bleiben.

Formica ex animale Gl D16*)
(rote Waldameise, ganzes Tier; Formica rufa):

Als tierisches Präparat hat Formica seine Wirksamkeit auf die ätherische Organisation; wenn diese spröde, trocken, flüssigkeitsarm, d.h. der physischen Kälte angenähert wird, ist Formica als Heilmittel angezeigt. Die Ameise selbst ist in ihrer schlanken, dunklen Gestalt extrem durchgeformt, durchastralisiert. Die Beziehung zum Erdorganismus und damit zur Kühle ist signifikant. Wenn sich die astralische Organisation unter Umgehung des Ätherischen mit der physischen Stofflichkeit verbindet und degenerative rheumatische Erkrankungen entstehen, ist Formica angezeigt.

Betula e foliis ferm 34e D4*)
(Weißbirkenblätter, Betula pendula; Betulaceae):

Der Eiweißprozeß in den Birkenblättern kann die Verständnisbrücke bilden zur Wirksamkeit von Betula im Eiweißgeschehen des Organismus. Wenn das Eiweiß nicht mehr genügend durchgeformt wird, bzw. Eiweißabbaustufen das Bindegewebe belasten, ist Betula e fol. therapeutisch angezeigt. Die Nierenbeziehung von Betula ist durch die Anregung der Ausscheidung und durch die Ausschwemmung der Stoffwechselprodukte gegeben. Der ungewöhnliche Flüssigkeitsprozeß in der Birke von der Wurzel bis in den Blattbereich – und dies in Verbindung mit einer starken pflanzlichen Eiweißbildung – entspricht dem auch im Organismus zu beeinflussenden Prozeß zwischen Formkraft und Flüssigkeit im Eiweißgeschehen des intermediären Bindegewebestoffwechsels. Durch die Wirkung von Betula auf die astralische Organisation wird die innere Atmung im Auf- und Abbau des Eiweißes therapeutisch beeinflußt.

---

*) *Alle Gehaltsangaben beziehen sich auf die Darreichungsform der Injektionslösung*

Allium cepa e bulbo ferm 34a D14*)
(Küchenzwiebel, Allium cepa; Liliaceae):

In der Zwiebel ist der Sulfurprozeß durch die schwefelhaltigen ätherischen Öle im Blattbereich intensiviert, jedoch so, daß bei der Zwiebelbildung auch die physisch-stoffliche Wirkung der Erde mit ergriffen wird. Bei der Zwiebel handelt es sich darum, daß Blatt- und Blütenprozeß sich auf das Intensivste mit dem Erdenprozeß verbinden und eine Einheit bilden.

Diese Signatur, übertragen auf einen pathologischen Prozeß im Menschen, bedeutet, daß physische Substanzbildung (Erdverbundenheit der Zwiebel), ätherischer Flüssigkeitsprozeß (Blattbildung) und sulfurischer Stoffwechselprozeß (Blütenbildung) sich verselbständigen. Neben dem Annähern an die physisch-mineralisierenden Kräfte und der Neigung zu Ablagerungen und Degeneration kommt es als Gegenreaktion zur chronischen ödematösen Schwellung und entzündlichen Infiltration in der Gelenkumgebung. Nervenschmerzen können begleitend auftreten. Diesem pathologischen Vorgang entspricht die Signatur von Allium cepa.

Zusammenfassung

Bei den weit verbreiteten chronisch-entzündlichen und degenerativen sogenannten rheumatischen Gelenkveränderungen haben wir es zunächst mit einer Quellung des Ätherischen und einem verstärkten Eingreifen der Wärme-Organisation bei gleichzeitig beginnendem, physisch-degenerativem Abbau zu tun. Der Anschluß des Organs Gelenk über die vom Astralleib gelenkte Gewebeatmung an die der Ich-Tätigkeit unterstellten Wärmeprozesse des Blutes und die physische Konsolidierung und Belastbarkeit des Knorpels wird unvollständig. Therapeutisch handelt es sich darum, daß die Wesensglieder sowohl in diesem gefährdeten Organ als auch im Gesamtorganismus in der richtigen Abstufung wieder eingreifen und zueinander das entsprechende Verhältnis finden können. Im besonderen ist darauf zu achten, daß die reaktive Entzündung im Gelenkbereich rasch abklingt, weil anderenfalls die Formkraft und Elastizität des Knorpels nicht aufrechterhalten werden kann, was zur Auflösung der Struktur zu führen droht. Das Präparat Cartilago comp. wird sowohl dem primären degenerativen Vorgang gerecht als auch der zur Zerstörung des Knorpels führenden sekundären Entzündung.

---

*) *Alle Gehaltsangaben beziehen sich auf die Darreichungsform der Injektionslösung*

Entstehung: Ärztekreis des Klinisch-Therapeutischen Institutes, Arlesheim, Leitung Frau Dr. med. Ita Wegman, um 1935 Injektionslösung, Globuli velati; 1962 Salbe; 1967 Zäpfchen.

Darreichungsform

1. Injektionslösung
2. Globuli velati
3. Suppositorien
4. Unguentum

Dosierung und Art der Anwendung:

Soweit nicht anders verordnet:

1. Injektionslösung:
2–3 mal wöchentlich bis 1 mal täglich jeweils 1 ml subcutan, vor allem über den erkrankten Gelenken injizieren.

2. Globuli:
1–3 mal täglich 5–10 Globuli unter der Zunge zergehen lassen.

3. Suppositorien:
3 mal wöchentlich bis zu 1 mal täglich jeweils 1 Suppositorium in den Mastdarm einführen.

4. Unguentum:
1–2 mal täglich auf die betreffenden Gelenke auftragen.

Indikationen

Zur Harmonisierung des Verhältnisses der in der Grundbindegewebesubstanz tätigen Lebensorganisation mit der durch den arteriellen Blutsprozeß vermittelten astralischen Organisation im Gelenkknorpelbereich, z.B.

1.1. Degenerative Erkrankungen knorpeliger Organe

1.2. Arthrosis deformans, chronische Arthritis (bei Epikondylitis im Wechsel mit Symphytum e radice D6)

Cartilago/Echinacea comp.

Es bestand das Bedürfnis nach einem Präparat zur Behandlung subakuter und akuter Entzündungen der kleinen Hand- und Fußgelenke. Daher die Wahl des Gelenkpräparates Articulatio interphalangea in mittelhoher Potenz unter Zugabe von Echinacea e planta tota und von Quarz in Hochpotenz. Der zugrunde liegende pathologische Prozeß besteht zunächst in einer Degeneration des Gelenkorgans durch Überforderung und Erschöpfung, an die sich sekundär eine entzündliche Gegenreaktion anschließt. Quarz hat die Fähigkeit, von der Formseite her die drohende Knorpeldegeneration zu beeinflussen. Echinacea und das Organpräparat dämpfen die sekundäre entzündliche Reaktion.

Articulatio interphalangea Gl D16
(Finger- und Zehengliedergelenk)

Die Wirkung organischer Präparate auf die ätherische Organisation wurde wiederholt geschildert. Das homologe Organ in mittelhoher bis hoher Potenz dämpft die Entzündungsbereitschaft des erkrankten entsprechenden Organs; tiefe Potenzen von D5 bis D8 regen den Stoffwechsel und damit die Entzündungsbereitschaft des Organs an. Hier sind arthrotische Veränderungen und deren akute Reizzustände gemeint, wie sie häufig bei Frauen in der Menopause auftreten. Schmerzhafte Knötchen auf der Grundlage von Osteophyten finden sich an den Fingerendgelenken (Heberden-Arthrose) bzw. gelegentlich auch an den Fingermittelgelenken (Bouchard-Arthrose).

Echinacea e planta tota ferm 33c D2
(blaßblütiger Sonnenhut, Echinacea pallida; Compositae):

Der Typus von Echinacea erinnert an eine große Margerite, mehr noch an eine Arnika. Auffallend ist die nach Art der Körbchenblütler kompliziert gebaute Blüte. Sie ist außen von einem doppelten Kranz von Kelchblättern umkreist, welcher im übrigen immer frei zurücksteht und beim Sonnenhut nie eine eingehüllte Knospe ausbildet. Die äußeren Blütenblätter bestehen in langen, etwas schlaff und ungeordnet herunterhängenden Zungenblüten, während die inneren, rötlich-grünen, starren Röhrenblüten zu einem „Igelkopf" gruppiert sind. Der Stengel ist oft etwas schlangenartig gewunden und eigentümlicherweise nach der Blüte hin verdickt aufgetrieben und dort innen hohl. Auf der ganzen Länge zeigt er eine rauhe Behaarung. Die Blätter sind lanzettförmig, etwas lappig, rauh, ohne ausgeprägte Metamorphose. Mit der Erde verbindet sich die Echinacea durch eine starke Wurzelbildung, die, besonders bei Echinacea purpurea, eine Tendenz zur Pfahlwurzel erkennen läßt. Das helle Gewebe des Wurzelstockes zeigt im Querschnitt ringförmige Einlagerungen von dunklen Harzen. Man hat den Eindruck, daß der vegetative Prozeß beim Sonnenhut überwiegt; die Kiesel-Form-Kräfte werden, vergleichbar mit der Arnika, nach außen über die rauhe Behaarung ausgeschieden. Man kann folglich von einem Ungleichgewicht sprechen zwischen vegetativem und Stengelprinzip einerseits und starkem Blütenprozeß andererseits. Es besteht eine gewisse Formschwäche. Der Luft-Licht-Prozeß kann sich gegenüber dem vegetativen Sproß nicht behaupten, er dringt nur in den oberen Stengelabschnitt ein. Des weiteren fällt innerhalb der Blüte eine gewisse Starre und Verhärtung im Zentrum einerseits und eine Turgorlosigkeit und Schwäche der Formkraft in der Peripherie andererseits auseinander. Das Verhältnis von Wärme, Licht und Flüssigkeit ist nicht einheitlich; man kann geradezu von einer gewissen Trennung dieser Prinzipien sprechen.

Bezogen auf den menschlichen Organismus weist der in Echinacea wirksame Kieselprozeß auf das mesenchymale Bindegewebe hin. Wärme- und Flüssigkeitsgeschehen sind nicht einheitlich geordnet: Der Wärme- und Licht-Prozeß muß sich mit dem humoralen Flüssigkeitsprozeß, vor allem im Bindegewebsbereich, intensiv auseinandersetzen. Von der pharmakologischen Wirkung ist bekannt, daß Echinacea die zelluläre Proliferation ausgehend vom Bindegewebe anregt. Es kommt zur Leukozytenvermehrung nach Echinacea-Anwendung. Daher ist Echinacea stets angezeigt bei Leukopenien und darauf beruhender oder damit in Zusammenhang stehender Reduzierung der Abwehrkräfte. Auch bei örtlichen entzündlichen Reizzuständen kann der Sonnenhut angezeigt sein. Hier entspricht er dem lokalen Mißverhältnis von Wärme, Licht und Flüssigkeit zum Physischen. Wärme und ödematös entzündliche Gewebeflüssigkeit staut sich, wie es bei den Fingergelenkarthrosen der Fall ist; gleichzeitig kommt es zu einem überstarken Mineralisieren, zur Osteophytenbildung.

Wenn wir Echinacea mit der Arnika verglichen haben, so ist hinzuzufügen, daß die Arnika-Wirksamkeit zwar auch im Bindegewebe zu suchen ist, allerdings im Verhältnis der Bindegewebsflüssigkeit zum venösen Blut. Echinacea jedoch kann man als eine in ausgesprochener Weise die zelluläre Bindegewebsproliferation anregende Heilpflanze bezeichnen, daher ihre Bedeutung für die Steigerung der Immunität.

Quarz D29
(Bergkristall, Kieselsäureanhydrid):

Quarz ist immer dann angezeigt, wenn davon ausgegangen werden muß, daß der im Bindegewebe sich abspielende Prozeß zwischen Bindegewebsflüssigkeit und den Zellvorgängen in seiner Eigentätigkeit und seiner Formkraft nachläßt, der ätherische Flüssigkeitsprozeß geschwächt ist und es zur Auskühlung des Organs kommt. Es handelt sich in solchen Fällen darum, die Ich-Organisation zu aktivieren. Dies geschieht durch Quarz, welcher das Eingreifen der Ich-Tätigkeit über den Kieselprozeß und die Wärme in den physischen Organismus vermittelt.

Damit ist das Präparat Cartilago/Echinacea comp. dann geeignet, wenn die die Gelenke durchdringenden, im submukösen „Versorgungsgebiet" des Knorpels sich abspielenden Wärme- und Flüssigkeitsprozesse eindeutig reduziert sind. Chronische Gelenkerkrankungen sind stets die Folgen tiefer, im Grundgewebe sich abspielender Auskühlungsvorgänge. Deshalb ist Quarz ein entscheidender Bestandteil, um chronischen Gelenkerkrankungen entgegenzuwirken. An diesem Punkt sehen wir auch eine Verwandtschaft mit der Stannum-Wirkung bei den degenerativen Gelenkserkrankungen.

Entstehung: WALA-Ärztekreis, Dr. med. Heinz-Hartmut Vogel, Dr. med. vet. Dietrich Wiendieck, 1970.

Darreichungsform

1. Injektionslösung
2. Globuli velati

Indikationen

Belebung von Degenerationsprozessen einerseits und Ausgleich einer entzündlichen Gegenreaktion andererseits im Bereich der kleinen Hand- und Fußgelenke, z.B. bei akuter Arthritis der Fingergelenke (bei chronischem Verlauf und beginnender Gelenkdeformation im Wechsel mit Cartilago comp.)

Cartilago/Mandragora comp.
Cartilago/Mandragora comp., Unguentum

Bei der Konzeption des Präparates Cartilago/Mandragora comp. sollte der destruktive und entzündlich reaktive Gelenkprozeß bei der Arthrosis deformans, vor allem der Kniegelenke, jedoch auch der kleinen Wirbelgelenke bei Morbus Bechterew berücksichtigt werden. Besonders die Mandragora bezieht die Vereinheitlichungstendenz im Gelenkbereich bei der Entzündung mit ein.

Cartilago articularis Gl D7
(Gelenkknorpel):

Potenzierte Organpräparate tierischer Herkunft haben eine unmittelbare Wirkung auf den Ätherleib des erkrankten Menschen; das homologe Organ fordert in spezifischer Weise die Tätigkeit des Ätherleibes heraus. Das gilt sowohl für den entzündlichen – man wählt dann eine höhere Potenz des Organs – als auch für den degenerativen Zustand, der tiefe Potenzen erfordert. Für Cartilago/Mandragora comp. werden Knorpelanteile der wichtigsten großen Gelenke (Knie, Hüfte, Schulter) gemeinsam verarbeitet.

In der vorliegenden mittleren Potenzhöhe wirkt Cartilago articularis regulierend und ausgleichend auf die ätherische Tätigkeit im Gelenkknorpelbereich, so daß sowohl der primär degenerative wie auch der sekundär entzündliche Krankheitsprozeß auf eine mittlere, gesunde Aktivität zurückgeführt werden sollen. Der Knorpel, wie alle bradytrophen Organe, bekommt in der Bildungsperiode frühzeitig einen der Sinnesorganbildung vergleichbaren Sonderstatus, welcher darauf beruht, daß sich der aus dem Blut stammende Aufbauprozeß von der speziellen Knorpelbildung frühzeitig absetzt und zurückzieht. Die Ernährung vollzieht sich nunmehr durch Diffusion aus der Bindegewebsflüssigkeit, wodurch die Gelenke vom allgemeinen reinen Bildeprozeß wie etwas abgehoben sind. Diese Tendenz in Richtung Sinnesorganhaftigkeit ermöglicht die der Bewegung dienende Funktion des Gelenkes.

Mandragora officinarum e radice ferm 34d D4
(Wurzel der Alraune, Mandragora officinarum; Solanaceae):

Die Mandragorawurzel mit dem sehr giftigen Mandragora-Alkaloid weist in ihrer Signatur – vergleichbar mit Bryonia – auf eine besonders eigentümliche und einseitige Wurzelbildung hin. Bei Mandragora kommt es zu einer intensiven Verbindung des astralischen Blütenprozesses mit der ganzen Pflanze bis herunter in den Wurzelbereich. Weiterhin verharrt der Blattstand in Wurzelnähe und bildet dort eine mächtige, fast fleischig sukkulente Rosette, in deren Zentrum etwas versteckt die relativ kleinen Blüten angesiedelt sind. Die Prädominanz des chemisch-wässrigen Elementes und die Vereinheitlichungstendenz der drei Pflanzenglieder verweisen auf die Leberwirksamkeit der Alraune. Mandragora entfaltet darüber hinaus ihre Wirkung sowohl im „Sinnes-Nerven-Bereich“ der Gelenke, auch bei begleitender toxischer Belastung der Leber. Es handelt sich nicht nur um eine unmittelbare Gelenkwirkung, sondern auch um eine indirekte

Beeinflussung der Gelenktätigkeit, ausgehend vom ätherischen Leberprozeß, wenn der „Sinnesprozeß“ im Aufbaugeschehen der ätherischen Leber und der Gelenke überbetont ist.

Betula e foliis ferm 34e D4
(Weißbirkenblätter, Betula pendula; Betulaceae):

Der Birke entspricht im menschlichen Organismus auf der einen Seite ein nicht bewältigter Eiweißstoffwechsel, auf der anderen Seite eine Ablagerung von salzhaltigen Stoffwechselendprodukten, besonders im periartikulären Bindegewebsbereich. In therapeutischer Hinsicht wird durch den potenzierten Birkenblätterextrakt der innere Nierenprozeß im Bindegewebe aktiviert; es kommt zur Mobilisierung und Auflösung vorzeitig aus dem Lebensprozeß ausgeschiedener Stoffwechselendprodukte und zu einer vermehrten Absonderung über die Niere.

Argentum metallicum D7
(metallisches Silber):

Silber als mineralische Substanz wirkt über die Aktivierung der Ich-Organisation tief in die Aufbautätigkeit der Organe. Es vermittelt das Eingreifen der Ich-Tätigkeit bis herunter auf die Stufe des Lebensäthers. Silber ist immer dann angezeigt, wenn sich ein organischer Prozeß nicht mehr in die Gesamtheit des Organismus einfügen will und er gewissermaßen ein Eigenleben entfaltet. Mangelnde Durchwärmung und damit ungenügende Überführung der Nahrungssubstanzen, vor allem des Eiweißes, in den Bereich der Ich-Organisation, ist ein Silber-Geschehen. Es kommt in der Folge zum vorzeitigen Abbau. Insofern wirkt das Silber in diesem Präparat belebend auf den Eiweißprozeß. Sowohl entzündlich-reaktive Vorgänge als auch eine zu starke Überformung des Organs werden durch Silber reguliert. Die Ich-Organisation greift ordnend in die physisch-ätherische Organisation ein.

Antimonit D5
(Grauspießglanz):

Die Schwefelverbindung von Stibium führt die Tätigkeit der Ich-Organisation in den ätherischen Organismus hinein und ermöglicht, daß die Ich-Tätigkeit im Eiweißgeschehen gestaltend und ordnend zur Wirksamkeit kommt. Antimonit ist besonders dann wirksam, wenn das Eiweiß zu „kosmisch-allgemein“ bleibt, d.h. wenn es sich der individuellen Ausformung widersetzt. Der Schwefel ist der „Plastiker“ im Eiweiß und wirkt vermittelnd auf die Ich-Tätigkeit.

Entstehung: Ärztekreis des Biologisch-Homöopathischen Krankenhauses, München-Höllriegelskreuth, Leitung Frau Dr. med. Margarethe Hauschka, 1948.

Darreichungsform
1. Injektionslösung
2. Globuli velati
3. Salbe

Dosierung und Art der Anwendung
Soweit nicht anders verordnet:

1. Injektionslösung:
3 mal wöchentlich bis 1 mal täglich jeweils 1 ml subcutan injizieren.

2. Globuli velati:
1–3 x täglich jeweils 5–10 Globuli unter der Zunge zergehen lassen.

3. Salbe:
Gelenke täglich einreiben.

Indikationen
Rückführung der bei der Gelenkentzündung bestehenden pathologischen Vereinheitlichungstendenz in eine rhythmische Gliederung von Stoffwechsel-Blut-Aufbau-Prozeß und Sinnes-Nerven-Abbau-Prozeß im Knorpel-Gelenk-Bereich, z.B.
1. Arthrosis deformans im entzündlichen Stadium
2. Primär-chronische, deformierende Polyarthritis (evtl. im Wechsel mit Disci-Kombinationen)

Carum carvi comp., Suppositorien
Carum carvi comp., Suppositorien für Kinder

Die Idee zu diesem Präparat geht auf Dr. med. Ernst Deterding zurück, der besonderen Wert auf eine Zubereitung aus dem Kümmelsamen legte, die im Rektalbereich wirksam werden sollte. Der Enddarm stellt den Teil des Dickdarmes dar, der sich am meisten der Außenwelt und dem Sinnesorgancharakter nähert. Neben dem Übergang der Schleimhaut in mehrschichtiges Plattenepithel ektodermaler Herkunft ist das Rektum mit den venösen Plexus hämorrhoidales umgeben, wobei wir die ausgeprägte Venosität für ein wesentliches morphologisches Kennzeichen der Sinnesorgane halten. Der führende Präparatebestandteil Carum carvi wird in seiner Wirkung durch die drei Heilpflanzen ergänzt, die schon für die Belladonna comp., Supp. zusammengestellt waren. Die die Darmperistaltik ausgleichende Wirkung wird durch eine entlüftende Wirkung verstärkt, die auch Sinnesüberempfindlichkeit und vermehrte Unruhe im oberen Menschen lindert. Die Kümmel-Zäpfchen haben sich besonders bei den Trimenon-Koliken der Säuglinge bewährt.

Wäßriger Auszug aus Carvi fructus (zu 2% enthalten)
(Früchte des Kümmels, Carum carvi; Umbelliferae):

Carum carvi liegt hier in der Zubereitung eines Dekoktes vor, das dann weiter über der Flamme eingedickt wird. Durch das pharmazeutische Verfahren werden die immanenten Wärmekräfte weitgehend ausgetrieben und der Auszug nimmt einen Sal-Charakter an, wird sozusagen ein „Übersamen", der eine spezielle Wirkung auf den Sinnesprozeß im Enddarm und darüber hinaus in der Niere zeigt.

Der echte Kümmel zeichnet sich durch einen Doldenblütenschirm mit recht kleinen, weißen oder rötlichen Blütchen in flacher Schirmanordnung aus. Er bevorzugt einen Standort am freien Sonnenlicht und weist neben einem hohlen Stengel fein durchgeformte, doppelt fiederteilige Blätter auf. Die braun-grauen, längsgerippten und trockenen Samen enthalten neben ätherischem Kümmelöl auch 10–20% fettes Öl.

Im menschlichen Luftorganismus liegen nun aus geisteswissenschaftlicher Sicht Veränderungen in der Art vor, daß die Luft nicht genügend vom Blasen-Nieren-System „angesogen" wird. Physische, nicht durchseelte Luft fällt als Darmblähungen aus, als Roemheldscher Symptomenkomplex mit einer Fortwirkung in den Brustbereich mit der Folge von pektanginösen und arrhythmischen Beschwerden. Carum carvi greift nun an der Nierentätigkeit als der Ursache der geschilderten pathologischen Verschiebungen an. Der Astralleib kann sich wieder in atmender Weise mit den licht- und wärmehaften Prozessen der Nierenrinde verbinden, die leichte Luftnot und das Sauerstoffbedürfnis als Zeichen einer inneren Atemschwäche der Niere und die Unruhe verschwinden. – Die altbekannte Tatsache, daß blähende Kruziferen wie die Kohlsorten durch Kümmel gewürzt verdaulicher werden, erfährt durch diesen Hintergrund eine Bestätigung.

Atropa belladonna ex herba ferm 33a D2 (0,1%)
(Tollkirsche, Atropa belladonna; Solanaceae):

Dieser Bestandteil ergänzt Carum carvi bezüglich der beschriebenen Stauung des Astralleibes. Belladonna hat ihre Beziehung insbesondere zum Flüssigkeits-Blut-Prozeß, zur Tendenz des arteriellen Blutes, in die Peripherie, vor allem in den Sinnes- und Kopfbereich zu drängen, jedoch ist sie auch überall dort wirksam, wo Sinnesprozesse tätig sind; plötzlich auftretende, durch krampfhaften Schmerz ins Bewußtsein tretende Darmkoliken sind typisch, sowie eine Überempfindlichkeit aller Sinne und eine erregte Gemütsverfassung. Belladonna läßt als Heilmittel in ihrer Wirkung den Astralleib aus seiner Verhaftung in den abdominellen Hohlorganen zurücktreten.

Chamomilla e radice ferm 33c ∅ (0,1%)
(Wurzel der echten Kamille, Chamomilla recutita; Compositae):

Die Kamille ist eine wärmehafte Komposite, jedoch mit einer den Umbelliferen und dem oben beschriebenen Kümmel vergleichbaren Durchluftung und Durchformung. Fein ziseliert und aufgefiedert erscheinen ihre hellgrünen Blätter. Luft finden wir im Stengel nicht, aber dafür im Blütenboden eingeschlossen. Diese extreme Durchluftung ist ein Ausdruck der Durchlichtung und Durchatmung des vegetativen Teiles der Pflanze. Gewählt wurde die helle, aromatische Wurzel, um die Beziehung zur Nerventätigkeit im Nierenbereich besonders zu betonen. Chamomilla ist ein wichtiges Nieren-Nerven-Heilmittel und oft im Säuglings- und Kleinkindalter angezeigt. Neben Krampfschmerzen sind es seelische Empfindlichkeit, Mißlaunigkeit und Stimmungswechsel, sowie Unruhe-Symptome, bei denen die Kamille angezeigt ist.

Nicotiana e foliis ferm 33b D4 (0,1%)
(Blätter der Tabakpflanze, Nicotiana tabacum; Solanaceae):

In diesem Präparatebestandteil liegt noch einmal ein intensiv eingreifender astralischer Prozeß vor (Alkaloidbildung) mit besonderer Beziehung zum Blutgefäßsystem. Die Atmung des Astralleibes in der Gefäßwand, vor allem auch der Niere, ist stark abgelähmt, so daß Nicotiana in potenzierter Form dem entgegenwirkt. Es kommt zur Spasmolyse, vor allem im arteriellen Gefäßbereich der Niere, aber auch der übrigen Organe und der Körperperipherie. Die Krampfneigung im Magen-Darm-Kanal wird so vermindert.

Zusammenfassend kann gesagt werden, daß das Präparat Carum carvi comp., Suppositorien, aus der Sicht der Nierentätigkeit geradezu ein Spezifikum ist für eine ungenügende Rhythmisierung der Niere durch den psychischen Organismus. Dadurch kann eine Entlastung für den im Darmbereich sich aus der Luft zurückziehenden und unregelmäßig verkrampfenden Astralleib geschaffen werden.

Entstehung: WALA-Ärztekreis, Herr Dr. med. Ernst Deterding, 1967.

Darreichungsform
Suppositorien für Erwachsene und
Suppositorien für Kinder

Dosierung und Art der Anwendung
Soweit nicht anders verordnet,
1–3 mal täglich 1 Zäpfchen in den Mastdarm einführen.
Bei Säuglingen 1/2 Kinder-Zäpfchen verwenden.

Indikationen
Anregung der Empfindungsorganisation im Stoffwechselbereich durch Harmonisierung des Wechselverhältnisses von Nieren- und Verdauungstätigkeit, z.B.
1.1. Meteorismus
1.2. Römheld-Symptomenkomplex
2.1. Nervöse Abgespanntheit bei Erwachsenen
2.2. Unruhe
2.3. Schlaflosigkeit
3.1. Bauchkrämpfe
3.2. Verdauungsschwäche

Cera/Aesculus comp., Unguentum

Zur Entstehung des Präparates führte die Beobachtung, daß die allgemeinen Zivilisationseinflüsse die im Bereich der Wirbelsäule wirksamen Aufrichtekräfte schwächen. Dies zeigt sich in einem Mißverhältnis zwischen Bindegewebsorganismus und venöser Blutversorgung, vor allem im Bandapparat und in den Disci intervertebrales des Wirbelsäulenbereiches sowie im Beckenring. Es kommt zur

Auskühlung, Degeneration und Lockerung der begleitenden Bänder. Durch die Auswahl der nachstehend aufgeführten Präparatebestandteile soll das Wesensgliedergefüge im Gelenk- und Muskelbereich der Gliedmaßen geordnet werden.

Aesculus e semine ferm 34c ∅ (zu 3,3% enthalten)
(Samen der Roßkastanie, Aesculus hippocastanum; Hippocastanaceae):

Zubereitungen aus der Roßkastanie sind heilsam bei einem Versagen des venösen Kreislaufs, bei Stauung im Pfortadersystem und, als Folgen davon, Leber- und Milzschwellung, Venenstauung im Becken, Hämorrhoiden und Varizen.

Lokal entlang der Wirbelsäule angewandt, erstreckt Aesculus seine Wirkung auf ein Versagen des venösen Kreislaufs im Bereich des Venengeflechts, welches im Wirbelkanal in Form eines ausgedehnten venösen Netzes vorhanden ist. Rückenbeschwerden, gerade im Lendenwirbel- und Sakralbereich, können durch eine venöse Stauung im Wirbelkanal und im kleinen Becken bedingt sein. Diese Art von Beschwerden spricht dann auf eine Behandlung mit der Roßkastanie an.

Formica ex animale Gl ∅ = D2 (0,1%)
(Rote Waldameise, ganzes Tier; Formica rufa):

Im menschlichen Organismus tritt Ameisensäure dort auf, wo sich die im Lebendig-Flüssigen abspielende Stoffwechseltätigkeit mit seelisch-animalischer Tätigkeit durchdringt. Dies ist z.B. auf der Bildungsstufe des Knorpelgewebes der Stütz- und Bewegungsorgane der Fall. Das in die Bewegung funktionell einbezogene, noch wenig differenzierte Gewebe der Gelenkflächen, Sehnen und Muskelansätze, Bänder und Gelenkkapseln ist darum in besonderem Maße gefährdet. Hier übt die potenzierte Ameise mit der Ameisensäure eine vermittelnde Funktion zwischen Substanzaufbau, Beanspruchung durch Bewegung und regenerativen Vorgängen aus. Sie harmonisiert den Übergang von reinen Lebensvorgängen zu seelisch durchdrungenen Organprozessen.

Bryonia e radice ferm 33b ∅ (0,1%)
(Zaunrübe, Bryonia cretica ssp. dioica; Cucurbitaceae):

Die Zaunrübe ist ein wichtiger Bestandteil bei der Behandlung degenerativer rheumatischer Erkrankungen. Ihre Eigenschaft ist es, den im Bereich der ödematös veränderten Gelenke der Verselbständigung und Auskühlung unterliegenden Flüssigkeitsorganismus wieder an das Zentralorgan des Lebensleibes, die Leber, anzuschließen. Charakteristisch für Bryonia-Beschwerden sind Gelenkschmerzen, welche durch Ruhe und stärkeren Druck gebessert werden, wohingegen die Patienten leichte Berührung und seelische Anteilnahme ablehnen.

Equisetum ex herba ferm 35b ∅ (1%)
(Ackerschachtelhalm, Equisetum arvense; Equisetaceae):

Beim Schachtelhalm handelt es sich um eine in der Evolution frühe Form der Pflanzenbildung ohne Blütenprozeß. Dem eigentlichen grünen Sproß geht im zeitigen Frühjahr ein fleischfarbener, für die Vermehrung verantwortlicher Sporenträger voraus. Der grüne Schachtelhalm trägt gleichsam den „Blütenprozeß" noch in sich, was in seinem Schwefelgehalt zum Ausdruck kommt. Wir haben bei Equisetum den Doppelprozeß des Kiesels und des Schwefels vor uns. Degeneration und Entzündung sind gleichsam in dieser Pflanze vereint. Die Wirkung von Equisetum ist daher dann zu erwarten, wenn im Krankheitsgeschehen dieser Doppelprozeß unmittelbar aufeinandertrifft, was bei Bandscheibendegeneration und reaktivem Bindegewebsquellungsvorgang der Fall ist. Im Gegensatz zu Aesculus stellt Equisetum die Verbindung zum organischen Nierenprozeß und damit zur Ausscheidungsfunktion her.

Camphora (1%)
(Destillationsprodukt aus dem Holz des Kampferbaumes, Cinnamomum camphora; Lauraceae):

Der aus dem Kampferbaum gewonnene kristalline und sublimierende Kampfer ist seiner pharmazeutisch-medizinischen Bedeutung nach ein „Kältemittel". In feiner homöopathischer Verteilung, welche bei der Cera/Aesculus-Salbe durch den Prozeß der Einreibung und Aufnahme in den Organismus bewirkt wird, regt Kampfer den Wärmeprozeß in der Peripherie des Organismus an und fördert dadurch das Eingreifen der Ich-Tätigkeit.

Ölauszug aus Brassica nigra (Semen) (20%)
(schwarzer Senf; Cruciferae):

Der Senf ist eine gelbblühende, scharf schmeckende Heilpflanze aus der Familie der Kreuzblütler mit starker Schwefelwirkung. Der Astralleib wird durch das pflanzliche Senföl angeregt, sich intensiv mit dem ätherischen Leib zu verbinden. Als mengenmäßig größter Bestandteil der Salbe setzt es die ätherische Organisation über den pflanzlichen Schwefel der Wirkung des Astralleibes in verstärktem Maße aus. Dieser Vorgang bereitet das Eingreifen der Ich-Organisation über den Kieselprozeß des Zinnkrautes und des Kampfers vor.

Mel, Cera flava (2% bzw. 11,7%):

Honig und Bienenwachs sind insofern wesentlich, als sie die oben genannten Heilmittelsubstanzen dem Hautgeschehen selbst näher bringen. Ein geringer Anteil von Honig wirkt auf den Wärme-Sinnes-Prozeß der Haut ein und vermittelt die Substanzwirkung. Das Wachs ist dem Hauttalg verwandt. Es ist nicht nur ein Trägerstoff, sondern hat therapeutische Bedeutung durch die sowohl in dem die Waben ausbildenden Bienenwachs als auch im Bienengift und im Heilmittel Apis wirksamen Formkräfte. Es ist im übrigen interessant zu bemerken, daß sowohl die Anordnung der Sporen auf dem Equisetum-Sporangienträger als auch die Form der Bienenwachswaben das Sechseck ist.

Entstehung: WALA-Ärztekreis, Leitung Frau Dr. med. Margarethe Hauschka, 1954.

Darreichungsform

Salbe

Dosierung und Art der Anwendung

Soweit nicht anders verordnet, 1–2 mal täglich die betreffenden Bereiche einreiben.

Gegenanzeigen: nicht bekannt
Nebenwirkungen: Überempfindlichkeit auf Kampfer möglich
Wechselwirkungen mit anderen Mitteln: nicht bekannt

Indikationen

Zur Überwindung degenerativer Vorgänge aufgrund von Auskühlung sowie zur Anregung der Form- und Aufrichte-Kräfte, besonders im Bereich der Wirbelsäule und des Beckens, z.B.

1. degenerative Wirbelsäulenleiden
2. degenerative Erkrankungen der Gelenke, Kapseln und Bänder
3. schmerzhafte Muskelverspannungen

Cerebellum comp.

Dieses Präparat sollte die seelischen, ätherischen und physischen Veränderungen therapeutisch beeinflussen, die sich nach Commotio cerebri, Contusio cerebri und schweren, damit zusammenhängenden Schockzuständen einstellen.

Cerebellum Gl D7

(Kleinhirn):

Die Funktion des Kleinhirns bezieht sich auf die Tätigkeit des gesamten Bewegungsorganismus. Hiermit hängt der geordnete Bewegungsablauf der Muskulatur zusammen. Das „Bewegungsbild", bestehend aus einer Vielzahl von Einzelbewegungen, wird durch das Kleinhirn zu einer Ganzheit geführt. Das Organpräparat des Kleinhirns ist wirksam in bezug auf die sich im physischen Kleinhirnbereich abspielenden feinen organischen Veränderungen nach Commotio und Contusio cerebri. Der Organzerfall, der durch die Kleinhirnschädigung ausgelöst wird, soll durch eine relativ tiefe Potenz von Cerebellum aufgehalten und zur Regeneration gebracht werden, d.h. die ätherischen Funktionen werden belebt.

Arnica e planta tota ferm 33c D5

(Arnika, Arnica montana; Compositae):

Die Signatur der Arnika weist zum einen auf ihre starke Wärmebeziehung hin (Eigentümlichkeit aller Kompositen), zum anderen auf den Kieselprozeß (Standort im Gebirge auf Urgesteinsunterlage; behaarter Stengel). Neben der starken Lichtbeziehung des Hochgebirges kommt im krautigen Wuchs der Arnikapflanze und ihrer Bevorzugung wässeriger bis sumpfiger Wiesen als Standort ein polarer Gegenprozeß zum Ausdruck: die Beziehung zum Vegetativ-Wässerigen, welche sie im Pflanzenbildungsprozeß überwindet. Zwischen Licht und Chemismus entfaltet sich die Arnika als Heilpflanze.

In ihrer Wirkung auf den Organismus kommt diese Doppelbeziehung wieder zum Ausdruck. Der Arnika-Prozeß spielt sich ab zwischen dem vegetativen, venösen Blutpol und dem interstitiellen Bindegewebe der Organe, vor allem der Muskulatur, aber auch des Nervensystems. Die Empfindlichkeit, die „Schwäche" der venösen Kapillaren mit Blutungsneigung nach Stoß und Verletzung, das Mißverhältnis von venösem Blut zur interstitiellen Gewebeflüssigkeit gehören zum Indikationsgebiet von Arnika. Man kann sagen, daß sich der Arnika-Prozeß zwischen den beiden Substanz-Polaritäten Kohlenstoff und Kiesel entfaltet: sulfurische Substanz und Wärmeverinnerlichung im Kohlenstoff auf der einen, Kiesel-Sinnes-Funktion und Freisetzung von Wärme auf der anderen Seite. In diesem Präparat entfaltet Arnika ihre Wirksamkeit in der Regeneration des Kleinhirns. Sie soll die astralische Tätigkeit zwischen Blutprozeß und Hirn-Nerven-Tätigkeit ordnen.

Orchis e tubere, Decoctum D7
(Knabenkraut, getrocknete Tochterknollen verschiedener Orchis-Arten des Tribus Ophrydeae; Orchidaceae):

Orchis greift tief in den gestörten Zustand der astralischen Organisation ein. Der Astralleib ist im Bereich des Sinnes-Nerven-Systems gelockert, im Bereich der Niere (Schockzustand) gleichsam zu tief untergetaucht. Orchis ist lilienverwandt. Die Liliengewächse (vgl. Veratrum) vermitteln zwischen seelischem bzw. Lichtprozeß der Niere und dem Flüssigkeitsprozeß des Nieren-Lymph-Systems. Bei den Orchideen ist die Polarisierung in der Pflanzengestalt zwischen unterirdischer Knollenbildung und augenfällig farbiger Blütenbildung im Vergleich zu den Liliaceen noch weiter ins Extrem getrieben. Die reichlich in der Knolle enthaltenen Schleimstoffe (ca.50%) weisen auf den noch lebendig-plastischen Flüssigkeitsprozeß hin; demgegenüber ist die kräftig-bunte, tiefe, in der Zeichnung schon an das Tierreich erinnernde Blüte von einem sehr starken astralischen Impuls ergriffen.

Die Heilmittelwirkung zeigt also eine Polarisierung zwischen einer im unteren Menschen sich äußernden Wirksamkeit in den Flüssigkeitsprozessen und einem im oberen Menschen überstark sich befreienden Astralleib. In dem verwandten Frauenschuh, welcher vor allem in den USA therapeutisch eingesetzt wird, wurde chemisch-analytisch eine nervenwirksame, toxische Substanz (Cypripedin) isoliert.

Skorodit D6
(natürliches Eisenarsenat):

Als Metall wirkt Eisen auf die Ich-Organisation, und zwar in der Weise, daß der gestörte Nerven-Blut-Prozeß geordnet wird. Als mineralische Substanz greift es von der Blutseite her bis in die auf der physischen Ebene bewirkten Folgezustände der Commotio und Contusio cerebri ein. Die Arsenkomponente rhythmisiert den Astralleib, ausgehend von seiner Wirksamkeit im Nervensystem. Die natürliche Eisen-Arsen-Verbindung vermag das Eingreifen der beiden höheren Wesensglieder zwischen Blut- und Nerven-Prozeß wieder zu harmonisieren.

Conchae D5

(Austernschalenkalk, Kalziumkarbonat von Ostrea edulis):

Der Muschelkalk entfaltet seine Wirksamkeit im Lymphsystem. In potenzierter Form werden Lymphstauungen wieder in Bewegung gebracht. Conchae ist in diesem Präparat ein Spezifikum für die Folgen der genannten Erschütterung im Lymphsystem.

Levisticum e radice ferm 33c D5

(Liebstöckel, Levisticum officinale; Umbelliferae):

Auch dieser Präparatebestandteil regt den Astralleib an, sich stärker im flüssig-chemischen Milieu zu betätigen. Er verstärkt die Conchae-Wirkung als Pflanze, indem er die Wechselwirkung der Empfindungsorganisation zwischen Verdauungs- und Urogenitalorganen einerseits und zentralem Nervensystem einschließlich Mittelohr andererseits stabilisiert.

Natrium carbonicum D5

(Natriumkarbonat):

Natrium carbonicum vermittelt in allen zwischenzelligen Flüssigkeitsprozessen als Bikarbonat das Eingreifen der höheren Wesensglieder Ich-Organisation und Astralleib. Natrium hat mit dem osmotischen Druck der Gewebeflüssigkeiten zu tun und ist die Substanz, die das Eingreifen der höheren Wesensglieder, vor allem im Nieren-Nerven-Bereich, begleitet. Die gestörte Nierentätigkeit im Schockzustand wird wieder normalisiert.

Apatit D6

(natürliches Kalziumfluoridphosphat):

Der Kalkprozeß ist im Schockzustand schwer gestört. Wir finden beim akuten Nierenversagen vielfach in den Nierentubuli ausgefälltes Kalziumoxalat. Der Phosphor in Verbindung mit dem Kalk vermittelt auf der physischen Ebene das Wiedereingreifen der Ich-Tätigkeit, dies vor allem im Nervenbereich.

Entstehung: Frau Dr. med. Margarethe Hauschka; Klinisch-Therapeutisches Institut, Arlesheim, Dr. Ita Wegman, 1935.

Darreichungsform
1. Injektionslösung
2. Globuli velati

Dosierung und Art der Anwendung
Soweit nicht anders verordnet:

1. Injektionslösung:
3 mal wöchentlich bis 1 mal täglich jeweils 1 ml subcutan injizieren.

2. Globuli velati:
1 mal täglich bis zweistündlich jeweils 5–10 Globuli unter der Zunge zergehen lassen.

Indikationen
Zur Wiedereingliederung der Empfindungsorganisation und zur Harmonisierung ihrer Wechselwirkung zwischen Nerven-Sinnes- und Stoffwechsel-System, vor allem nach Traumen, z.B. bei
1. Commotio cerebri und deren Folgeerscheinungen
1.1. nervösen Störungen nach Schock
2. cerebralem Schwindel
3. Rekonvaleszenz nach Kopfgrippe
4. ataktischen und hyperkinetischen Bewegungsstörungen

Cerebrum comp. A

Nervus opticus Gl D8
(Hirnnerv II, Sehnerv);

Hypophysis Gl D8
(Hirnanhangsdrüse);

Corpora quadrigemina Gl D8
(= Lamina tecti; Vierhügelplatte);

Medulla oblongata (Ventriculus quartus) Gl D8
(verlängertes Rückenmark);

Thalamus Gl D8
(Sehhügel);

Cerebellum Gl D8
(Kleinhirn);

Retina et Chorioidea Gl D8
(Netz- und Aderhaut);

Iris (bovis) Gl D8
(Regenbogenhaut):

Der Einsatz von Organpräparaten, welche in frischem Zustand vom noch warmen Tier verarbeitet werden, geht auf Rudolf Steiner zurück. Er hat erstmals potenzierte Organpräparate, vor allem bei Degenerationserkrankungen des Nervensystems, empfohlen. Er wies darauf hin, daß tierisch-organische Substanz die ätherische Organisation der entsprechenden Organe zu neuer Tätigkeit aufrufen kann.

Cerebrum comp. A umfaßt einschließlich der Hypophyse die gesamte Sehbahn, beginnend mit der Iris, der Retina samt Chorioidea, den Nervus opticus mit dem Chiasma opticum sowie den zum Hirnstamm gehörigen Hirnteilen Corpora quadrigemina, Medulla oblongata, Thalamus und Cerebellum. Damit sollte der organische „Spiegelungsapparat" des Sehvorganges belebt werden. Entsprechend sind die genannten Organpräparate in der Komposition in relativ niedriger Potenz enthalten.

Im Gegensatz zu Cerebrum comp. B ist hier statt Epiphysis die Hypophyse als Präparatebestandteil hinzugefügt worden. Hypophysis ist das innersekretorische Drüsenorgan, dem vor allem die inneren Lichtprozesse und deren Fortsetzung in das Ausplastizieren der Gewebeformationen unterworfen sind. Man kann die gesamte Hypophyse als ein nach innen gewandtes Licht-Raumes-Organ bezeichnen, so wie wir von der Epiphyse sagen, daß es sich um ein nach innen orientiertes Wärmeorgan handelt.

Erfahrungen in der Praxis haben gezeigt, daß neben degenerativen nervlichen Prozessen auch chronisch-rezidivierende Entzündungen im Bereich der Hornhaut und der Iris durch Cerebrum comp. A günstig beeinflußt werden. Cerebrum comp. A bildet die Grundlage zu den Folgepräparaten Cerebrum comp. A cum Auro comp. und Arnica/Plumbum comp. A.

Zusammenfassend kann gesagt werden, daß die Wirksamkeit dieser Organ-Komposition auf der Aktivierung der organisch-ätherischen Bildeprozesse im Bereich der gesamten Sehbahn beruht, wodurch Ich und Astralleib sich mit dem Sehvorgang intensiver verbinden können. Bei Schädigungen im Bereich des Sehzentrums wird zusätzlich das Organpräparat Lobus occipitalis in entsprechender Potenz empfohlen.

Entstehung: Ärztekreis des Klinisch-Therapeutischen Instituts, Arlesheim, Leitung Frau Dr. med Ita Wegman, 1935.

Darreichungsform

1. Injektionslösung
2. Globuli velati

Indikationen

Zur Anregung von Ich- und Empfindungs-Organisation, sich intensiver mit der organischen Grundlage des Sehvorganges zu verbinden, z.B.

1. degenerative Prozesse der Retina und der Sehbahn (besonders bei Diabetes mellitus)
2. Strabismus
3. Amblyopie

Cerebrum comp. B

Der Einsatz von potenzierten tierischen Organen und vor allem auch Nervenpräparaten in der Therapie geht erstmalig auf Rudolf Steiner zurück. Wie bei Cerebrum comp. A die einzelnen Stationen der Sehbahn präpariert und gemeinsam potenziert werden, so sind hier die periphere Hörbahn und die wichtigsten zugehörigen nervösen Zentren einschließlich Epiphysis und Cerebellum zu der Komposition Cerebrum comp. B zusammengefügt.

Nervus statoacusticus Gl D8
(Hirnnerv VIII, Gehörnerv);

Epiphysis Gl D8
(= Corpus pineale; Zirbeldrüse);

Corpora quadrigemina Gl D8
(= Lamina tecti; Vierhügelplatte);

Medulla oblongata (Ventriculus quartus) Gl D8
(verlängertes Rückenmark);

Cerebellum Gl D8
(Kleinhirn);

Labyrinthus Gl D8
(= L. membranaceus et osseus; Innenohr):

Das ausschließlich aus Hirnanteilen und dem Innenohr hergestellte Organpräparat sollte die Hörbahn und damit vor allem den leiblichen „Spiegelungsapparat" des Hörvorganges und der Gehörwahrnehmung therapeutisch beeinflussen, und zwar im Sinne der Belebung der ätherischen Organisation in diesem Bereich.

Neben dem Innenohr, bestehend aus häutigen und knöchernen Anteilen von Schnecke und Bogengängen, enthält Cerebrum comp. B die Nervenpräparate Nervus statoacusticus, Corpora quadrigemina sowie Medulla oblongata (Ventriculus quartus) und Cerebellum, welche das ursprüngliche, vegetative, vom Hirnstamm ausgehende Gehirn beleben. Weiter wurde diesem Präparat Epiphysis hinzugefügt, um den ursprünglichen Wärme-Sinnes-Prozeß der embryonalen Anlage des physischen Sinnesorganismus mit einzubeziehen. Bei einer Degeneration im Bereich des Zentralnervensystems ist stets auch an eine nachlassende Formkraft, ausgehend von der durch den Wärmeorganismus getragenen Ich-Organisation zu denken. Mehr noch als der nach der Umwelt hin orientierte und differenzierte Sehvorgang ist das Hören ein elementarer, ganzheitlicher und ursprünglicher Sinnesprozeß. Durch Epiphysis, welche den embryonalen, peripheren Wärmeorganismus repräsentiert, soll die physische Sinnesanlage, insbesondere des Innenohres, belebt werden. Hierdurch unterscheidet sich das Präparat von Cerebrum comp. A, welches statt der Zirbeldrüse die dem Lichtorganismus zugehörige Hirnanhangdrüse enthält.

Entstehung: Ärztekreis des Klinisch-Therapeutischen Instituts, Arlesheim, Leitung Frau Dr. med. Ita Wegman, 1935.

Darreichungsform

1. Injektionslösung
2. Globuli velati

Indikationen

Zur Anregung der Ätherisation und Koordination der gesamten nervlichen Gehörorganisation, z.B.

1. als Adjuvans in der Ohrentherapie, besonders bei Otosklerose (Bei Otitis interna et media evtl. im Wechsel mit Silicea comp. oder Arnica e planta tota D20)
2. Menièrescher Symptomenkomplex
3. Hochgradige Geräuschempfindlichkeit (z.B. bei Praecancerose)

A: Cerebrum comp. A cum Auro comp.
B: Cerebrum comp. B cum Auro comp.

Nervus opticus Gl D7
(Hirnnerv II, Sehnerv)

Hypophysis Gl D7
(Hirnanhangsdrüse)

Corpora quadrigemina Gl D7
(= Lamina tecti; Vierhügelplatte)

Medulla oblongata (Ventriculus quartus) Gl D7
(verlängertes Rückenmark)

Thalamus Gl D7
(Sehhügel)

Cerebellum Gl D7
(Kleinhirn)

Retina et Chorioidea Gl D7
(Netz- und Aderhaut)

Iris (bovis) Gl D7
(Regenbogenhaut)

} siehe Cerebrum comp. A

Nervus statoacusticus Gl D7
(Hirnnerv VIII, Gehörnerv)

Corpora quadrigemina GL D7
(= Lamina tecti; Vierhügelplatte)

Medulla oblongata (Ventriculus quartus) Gl D7
(verlängertes Rückenmark)

Labyrinthus Gl D7
(= L. membranaceus et osseus; Innenohr)

Epiphysis Gl D7
(= Corpus pineale, Zirbeldrüse)

Cerebellum Gl D7
(Kleinhirn)

} siehe Cerebrum comp. B

Olibanum D3
(Weihrauch, Gummiharz von Boswellia-Arten; Burseraceae)

Myrrha D3
(Myrrhenharz von Commiphora-Arten; Burseraceae)

Aurum metallicum D6
(metallisches Gold)

} siehe Aurum comp.

Die vorliegenden Kompositionspräparate setzen sich aus dem von Karl König angegebenen Heilmittel Aurum comp. und der Organpräparatekomposition Cerebrum comp. A bzw. B zusammen. Cerebrum comp. A cum Auro comp. verstärkt die Wirkung auf Hirndegenerationserscheinungen und Enzephalitisfolgen so, daß sie speziell auf die organische Grundlage der gesamten Sehbahn gerichtet ist. Klinisch können eine Sehminderung oder auch eine Überempfindlichkeit auf äußere Lichteindrücke vorliegen. Das Präparat Cerebrum comp. B cum Auro comp. wendet sich an Entwicklungsstörungen, welche die Hörbahn mit einbeziehen. Im Frühstadium kann eine Geräuschüberempfindlichkeit hinweisend sein.

Entstehung: Dr. med. Karl König; WALA-Ärztekreis, 1950.

Darreichungsform
1. Injektionslösung
2. Globuli velati

Indikationen
Zum rhythmischen Ausgleich der im Zentralnervensystem sich abspielenden gegenläufigen Prozesse der relativen Befreiung der Wesensglieder ätherische, astralische und Ich-Organisation einerseits, bei gleichzeitigem Zerfall der physischen Nervensubstanz andererseits, z.B. bei
1. degenerativen Veränderungen und Entzündungsfolgen im Zentralnervensystem
A: bei Beteiligung des Sehorgans (oft mit Lichtempfindlichkeit)
B: bei Beteiligung des Hör- und Gleichgewichtsorgans (oft mit Geräuschempfindlichkeit)

Chamomilla/Nicotiana

Durch das Präparat Chamomilla/Nicotiana sollten jene Krampfzustände im Magen-Darm-Bereich und den Unterleibsorganen therapeutisch beeinflußt werden, die ganz eindeutig auf ein Mißverhältnis zwischen Nerventätigkeit und der damit verbundenen psychischen Befindlichkeit einerseits und Nierenfunktion andererseits zurückzuführen sind. Insbesondere muß bei der Indikation von Chamomilla/Nicotiana berücksichtigt werden, daß der Wärmeorganismus nicht mehr genügend im Nierengebiet tätig ist. Dies kommt darin zum Ausdruck, daß klinisch sowohl Empfindlichkeit gegen Wärme als auch gegenüber Kälte besteht. Wiederholt wurde darauf hingewiesen, daß Spasmen darauf beruhen, daß das rhythmische Eingreifen des Astralleibes in die ätherische Organisation gestört ist. Man kann sagen, daß die astralische Organisation pathologischerweise überwiegend im Nervenbereich tätig ist und der im Stoffwechsel wirkende „untere Astralleib“, wie gelähmt erscheint. Die Ich-Organisation mit ihrer eigentlichen Mittlerfunktion zwischen Nervensystem und Stoffwechsel in der rhythmischen Organisation kann sich nicht genügend durchsetzen und muß eine Unterstützung finden.

Chamomilla e radice ferm 33c D2
(Wurzel der echten Kamille, Chamomilla recutita; Compositae):

Die echte Kamille gehört zu den Kompositen und ist in ihrer Signatur eindeutig vom Luft-Wärme-Prozeß geprägt. Der gelbe Blütenboden ist kegelförmig nach außen vorgewölbt und hat Luft in Form eines zentralen „Tropfens" aufgenommen. Der Kranz an weißen Zungenblüten ist nachts nach unten heruntergeklappt und läßt an das Arzneimittelbild denken, zu dem vermehrt nachts ein starkes Nach-außen-gewendet-Sein der Persönlichkeit gehört, mit Überempfindichkeit auf Berührung und äußere Reize, Schlaflosigkeit und einer charakteristischen Verstimmung.

Die mehrfach gefiederten, fadenförmigen, krausen Blätter unterliegen von der Peripherie her dem Einfluß starker Luft-Form-Kräfte: Es bleiben nur die „Blattnerven" stehen. Als Lichtkeimer, das heißt Pflanze, die unter Einfluß des Tageslichtes keimt, bildet Chamomilla fein verzweigte, gelbweiße, aber stabile und aromatische Wurzeln aus. Es werden gerade die Kamillenwurzeln für Chamomilla/Nicotiana verarbeitet.

Substantiell deuten ätherische Öle, Zucker und Salicylsäure auf den in der Pflanze wirksamen Licht-Wärme-Prozeß. Dieser setzt sich in den Menschen hinein fort, und zwar so, daß der im Nierengebiet rhythmisch „untertauchende" Astralleib in diesem Organ stärker tätig wird. Damit wird die glatte Muskulatur, die sich zu Magenschmerzen, Darm- und Menstrualkoliken sowie Hustenanfällen verkrampft, von der Übertätigkeit des Seelischen entlastet. Die Schmerzen und die unzufriedene Unruhe bessern sich, wenn der Astralleib sich wieder auf die richtige Weise im Nierengebiet verankert.

Die zum Chamomilla-Bild gehörende Nierenschwäche kann als eine zu starke Auskühlung des Nierenorganes verstanden werden, so wie die Krampfzustände einem Wesensgliederverhältnis entsprechen, in dem der Astralleib überstark bis in den physischen Leib eingreift und sich dort wie verhakt. Wir finden hier eine Entsprechung der Signatur der Kamillenwurzel, die sich fein aufzweigt und fest mit dem irdischen Element verbindet und in der Ausbildung der zur Kristallisation neigenden Salicylsäure Wärme physisch bindet und in die Auskühlung führt.

Nicotiana e foliis ferm 33b D5
(Blätter der Tabakpflanze, Nicotiana tabacum; Solanaceae):

Nicotiana tabacum ist ein ausgesprochenes „Kältemittel". Die Solanaceen-Alkaloide durchdringen in besonderer Weise den bei der Tabakspflanze mächtig ausgebildeten Blattbereich. Übertragen auf den Menschen, ist Nicotiana besonders im Gefäßsystem und hier in den Gefäßwänden, vor allem des arteriellen Systems, tätig. Dieses äußert sich in einer krankhaft veränderten arteriellen Spannung mit Zuständen wie Migräne, Angina pectoris und anderen Gefäßspasmen. Das Eingreifen des Astralischen im arteriellen Gefäßbereich wird durch Nicotiana im Vergiftungsbild verstärkt. In der homöopathischen Dosierung wird der Astralleib wieder in Bewegung gebracht, so daß der rhythmische Prozeß, insbesondere im Nierenbereich, jedoch auch im übrigen arteriellen Gefäßsystem, wieder in Bewegung gebracht wird.

Die Kälteempfindlichkeit von Nicotiana ist charakteristisch: Der Patient empfindet eisige Kälte, die schüttelfrostartig von unten nach oben aufsteigen kann, begleitet von Angst.

Weiter erstrecken sich die Krampfzustände von den Gefäßen auf die Verdauungs- und Unterleibsorgane. Magenkrämpfe, Darmkoliken mit Diarrhoe und Unterleibsspasmen gehören zu dem Anwendungsgebiet von Nicotiana tabacum.

Zusammenfassung

Die Indikation für Chamomilla/Nicotiana ist vor allem dann gegeben, wenn nur innerhalb eines kleinen Bereiches die Fähigkeit besteht, sich auf äußere Temperaturschwankungen einzustellen. Chamomilla/Nicotiana ist ein charakteristisches Mittel bei Spasmen der arteriellen Gefäße und der glatten Muskulatur. Die über das Wärme-Luft-Element im Seelischen wirksame, noch „flüchtige", funktionelle Kamillenwirkung ergänzt sich mit der bis ins Stofflich-Organische eingreifenden, „giftigen" Nicotiana-Wirkung.

Entstehung: WALA-Ärztekreis, Leitung Frau Dr. med. Margarethe Hauschka, 1954.

Darreichungsform

1. Injektionslösung
2. Globuli velati

Dosierung und Art der Anwendung

Soweit nicht anders verordnet:

1. Injektionslösung:

Meist Akutbehandlung, dann 1–2 mal täglich, bei Langzeitbehandlung 2 mal wöchentlich jeweils 1 ml subcutan injizieren.

2. Globuli velati:
Bei Akutbehandlung 2–4 mal täglich, bei Langzeitbehandlung 1 mal täglich jeweils 5–10 Globuli unter der Zunge zergehen lassen.

Indikationen
Harmonisierung des Verhältnisses von Nerven-Atmungs-Tätigkeit und Blut-Stoffwechsel-Tätigkeit im Bereich der Arterien und der glatten Muskulatur der Unterleibsorgane, unter Einbeziehung der Nierentätigkeit, z.B. bei
1. Spasmen der Unterleibsorgane
2. Periodenschmerzen
3. Magen-Darm-Krämpfen

Chelidonium/Berberis comp., Kapseln

Die ölhaltigen Chelidonium/Berberis-Kapseln entstanden aus dem Wunsch, von ärztlicher Seite ein Präparat für die Dyskinesie der Gallenblase und die damit zusammenhängende Cholelithiasis zur Verfügung zu haben.

Chelidonium ex herba cum radice ferm (zu 0,01% enthalten)
(Schöllkraut, Chelidonium majus; Papaveraceae):

Bei aller Zartheit des Sprosses und der Pflanze ist am Schöllkraut auffallend, daß es sich auch in kalten Zonen behauptet; im Frühjahr und vielfach noch mitten im Winter erscheinen neue, symmetrisch gefiederte Blätter aus dem Erdboden, die zunächst eine Rosette bilden. Es muß also diese Pflanze sehr starke wärmeätherische und chemische Kräfte in sich vereinen. Der die ganze Pflanze durchziehende gelbe Milchsaft stellt, wie auch bei Papaver somniferum, eine eigentümliche Beziehung zum Wärme- und Flüssigkeitsgeschehen im Organismus her, gleichsam eine Überbetonung von in der Tiefe des Stoffwechsels sich abspielenden Aufbauprozessen; daher die Dominanz des brennend bitteren Milchsaftes in dieser Pflanze gegenüber der zwar leuchtend gelben, aber kurzlebigen und zart entwickelten Blüte. Die sulfurischen Kräfte verbinden sich tief mit dem Pflanzenchemismus.

Damit hängt die leicht betäubende Wirkung von Chelidonium majus zusammen: Ein Teil der bewußtseinsbildenden Kräfte wird wieder im Leber-Galle-Stoffwechsel verankert. In tiefer Potenz regt Chelidonium den Übergang der Galle aus dem Blut an: Es wird vermehrt Galle gebildet, und der Gallefluß in den intrahepatischen Gallekapillaren und in den extrahepatischen Gallenwegen wird reguliert. Der durch das alkaloidhaltige Pflanzenpräparat gebundene Astralleib verbindet sich wieder in ausgewogener Weise mit dem peristaltischen Geschehen der beschriebenen Hohlorgane.

Cichorium e planta tota ferm 33c ∅ (0,01%)
(Wegwarte, Cichorium intybus; Compositae):

Wir haben es bei der Cichorie mit einem völlig anderen Prinzip zu tun, nämlich mit einem Licht-Phosphor-Prozeß in Verbindung mit einem Kieselprozeß, welche in der Wegwarte eine besondere Rolle spielen. Die Cichorie repräsentiert als Angehörige der Familie der Körbchenblütler die Hochentwicklung des Blüten-Wärme-Prinzips. Typisch ist einerseits ein langanhaltendes Blühen, von Juni bis in den Oktober, wobei ein ständiges Kommen und Gehen der nur für einen Tag geöffneten, hellblauen Blütenköpfchen charakteristisch ist. Andererseits weist die starke, sparrige und zähe Stengelbildung, das Aufschießen des Sprosses bis 2 m Höhe und die Ausbildung einer zunächst am Boden sitzenbleibenden Blattrosette auf eine sehr starke Polarisierung der Pflanzenbildung hin: rasche, lebhafte, ausdauernde, jedoch sich immer wieder erneuernde Blütenbildung und Ausbildung einer kräftigen, saftigen Wurzel sowie der Bezug zum Wässerigen in der Blattrosettenbildung. Die würzige Bitterstoffe enthaltende Wurzel und ebenfalls die Milchsaftbildung weisen auf den Leber-Galle-Prozeß hin. Jedoch besteht im Gegensatz zu Chelidonium die Tendenz, die Gallebildung zu verstärken, so daß die Kombination von Chelidonium und Cichorium in potenzierter Form im Kompositionspräparat von zwei Seiten regulierend auf den Gallebildungsprozeß wirken. Das rhythmische Geschehen tritt in den Vordergrund. Der Astralleib wird angeregt, einerseits stärker (Chelidonium) in den Leber-Galle-Stoffwechsel einzugreifen und andererseits sich daraus zurückzuziehen (Cichorium). Darin liegt die Bedeutung dieser sonst in gewisser Weise polaren Pflanzensignaturen. Die Cichorie kommt deshalb auch bei einem zu starken Zerfall der roten Blutkörperchen infrage, z.B. beim hämolytischen Ikterus bis hin zur biliären Zirrhose. Dann allerdings würde man Cichorie als Einzelmittel geben.

Colocynthis e fructibus ferm 33a ∅ (0,01%)
(Koloquinte, Citrullus colocynthis; Cucurbitaceae):

Die in Nordafrika heimische Koloquinte verändert den allgemeinen Typus der Kürbisgewächse derart, daß sie ihren Flüssigkeitsprozeß im Blattbereich und in der Kürbisfrucht betont, und zwar als Wüstenpflanze mit überraschender Widerstandskraft gegen die Außentemperatur. Dies zeigt, daß sie in ihrem Sproß über ungewöhnliche ätherisch-vitale Kräfte verfügt. Die Tatsache, daß – wie für die Kürbisgewächse typisch – die Stengel nicht heliotrop in die Höhe streben, sondern auf der Erde liegenbleiben, ist ein Hinweis dafür, daß eine besondere Beziehung zum wässrigen Prinzip überhaupt besteht: Citrullus colocynthis kriecht mit seinem Sproßwachstum in der Horizontalen und zeigt in der Blattbildung ein flächiges Ausbreiten der Blattspreite.

Dies ist ein entscheidender Hinweis auf den Flüssigkeitsorganismus des Menschen, insbesondere auf die Leber, jedoch besteht ein ganz entscheidender Unterschied, etwa zu der wichtigen Arzneipflanze Bryonia, bei der sich der ganze Flüssigkeits- und auch der Blütenprozeß in der Wurzel konzentriert. Die Beerenfrüchte der Bryonia sind demgegenüber klein und bedeutungslos. Es entsteht eben nicht das, was man von einem Kürbisgewächs erwartet, nämlich ein Kürbis oder eine Melone. Die Kürbisbildungskraft hat sich bei der Zaunrübe bereits in der Wurzel erschöpft.

Bei der Koloquinte wird die apfelgroße, grün-gelb gescheckte Frucht geerntet und das entkernte, markartige, bittere Fruchtfleisch zur Grundsubstanz verarbeitet. Wie die Bryoniawurzel, ist auch die Colocynthisfrucht in größeren Mengen durch den Glykosidgehalt giftig . Im Unterschied zur Bryonia, darauf ist großer Wert zu legen, geht bei *ihrer* Wirkung auf den Organismus die Flüssigkeit nicht ins Gewebe – bei gleichzeitig trockenen Schleimhäuten und trockener Haut –, sondern das Gewebewasser dringt in die Schleimhäute ein, so daß es zu schleimigen, heftigen Durchfällen kommt und damit unter Umständen zu beträchtlichem Flüssigkeitsverlust. Bei Darmkoliken, die auf Colocynthis ansprechen, liegt deshalb eine primäre Erschlaffung der Darmwand vor, die von reaktiven kolikartigen Krämpfen unterbrochen wird, jedoch keine spastische Obstipation. Wenn wir die Unterscheidung zur Bryonia treffen, dann kann man verstehen, daß über die genannte Darmwirkung Zustände beeinflußt werden, die dadurch zu erklären sind, daß der Astralleib sich aus dem Stoffwechsel herauszieht und sich entsprechend im Nervenbereich zu stark betätigt. Es entstehen bei

Colocynthis auch Neuralgien und Migräne. In unserem Präparat steht die Regulierung des Eingreifens der Empfindungsorganisationim Leber-Gallen-Magen-Darm-Bereich im Vordergrund.

Ölauszug aus Berberidis radix (6%)
(Berberitze, Sauerdornwurzel, Berberis vulgaris; Berberidaceae):

Der Ölauszug aus der Berberitzenwurzel wurde dem Präparat eingefügt, um einer Übertätigkeit des Astralischen im Leberbereich zu begegnen. Diese spielt sich vor allem in der Gallebildung, in den abführenden Gallenwegen und schließlich in der Gallenblase ab. Der Ductus choledochus und die Gallenblase selbst sowie die hepatischen Gallengänge sind gegenüber der übrigen Leber und dem zentralen Läppchenparenchym deutlich astralisiert. Die Alkaloidbildung in der Berberitzenwurzel weist auf eine vergleichbare Übertätigkeit des Astralischen in der Pflanze hin. Bei der Wahl der Wurzel wird die Beziehung des Wurzelprinzips zum Physischen und Nervengeschehen aufgegriffen. Die Auskühlung und Stockung bei der Gallebildung wird vermieden, gleichzeitig jedoch die starke, krampfhafte Verbindung des Astralischen zum Physischen aufgehoben. Insofern ist die Berberitzenwurzel geeignet, der Steinbildungstendenz im Bereich der Gallenwege zu begegnen. – Die Berberitze, die in ihren scharlachroten Beeren gleichsam den ganzen Zitronensäurezyklus als Pflanzensäuren in sich vereinigt und bei der es nicht zur Zuckerbildung kommt, zeigt in dieser Signatur die Verwandtschaft zur Arterialisation des Blutes. Insofern ist die Wirksamkeit der Berberitze in dem Präparat Chelidonium/Berberis comp., Kapseln auf den arteriellen, der Gallefunktion zugehörigen Anteil der Leber beschränkt.

Menthae aetheroleum (1%)
(ätherisches Öl aus Blättern und Zweigspitzen der Pfefferminze, Mentha piperita; Labiatae):

Das ätherische Öl der Pfefferminze zeichnet sich gegenüber dem Öl der anderen Labiaten – wie Rosmarin-, Lavendel-, Thymian-, Salbeiöl – dadurch aus, daß es in seiner Beziehung zum Wärmehaften trotzdem die Wärme in die Kühle trägt und hier besonders den Bezug zum physischen Organismus herstellt. So besteht auch eine Beziehung der Pfefferminze zum Wässerigen, indem sie einen trägen Flüssigkeitsprozeß, vor allem in der Leber, aber auch in der Gallebildung, aktiviert. Pfefferminzöl hat dort therapeutisch seine Bedeutung, wo Flüssigkeitsstockung, Auskühlung, ein Zu-physisch-Werden vorliegt, wie bei unserem Präparat im Gallenbereich. Daß es auch wirksam ist bei gleichzeitig bestehenden Krämpfen und Blähungen, rührt daher, daß das Luft-Wärme-Flüssigkeits-Geschehen durch das ätherische Öl in die Kühle gedrängt wird, Astralleib und Ich-Tätigkeit sich aus dem Organbezug herauslösen und dadurch von außen überstark eingreifend Spasmen bewirken.

Anisi aetheroleum (2%)
(ätherisches Öl aus Anisfrüchten, Pimpinella anisum; Umbelliferae);

Carvi aetheroleum (1%)
(ätherisches Öl aus Kümmelfrüchten, Carum carvi; Umbelliferae):

Anis und Kümmel, beides Samen aus der Pflanzenfamilie der Umbelliferen, haben ihre besondere Beziehung zur Nierenrindentätigkeit, zu dem sich dort in der Ultrafiltratbildung aus den arteriellen Glomerula abspielenden Licht-Wärme-Geschehen. Die karminative Wirkung der Doldenblütler ist nur über die Nierenwirksamkeit verständlich, da die Niere „entluftet" (Rudolf Steiner), bis hin zur Überwindung pathologischer Luft in Hohlorganen wie Magen, Darm oder Gallenblase. Die Erschlaffung von Hohlorganen hat zur Folge, daß, indem sich der Astralleib aus den Organen herausgelöst hat, physische Luft nachfolgt. Durch eine Anregung der Nierentätigkeit wird dieser Schwächezustand überwunden; insofern sind diese beiden Bestandteile Anis und Kümmel auch bei Spasmen, Blähungen und dem sonst unverständlichen gastrokardialen Symptomenkomplex wirksam.

Ricini oleum (5%)
(fettes Öl aus Rizinussamen, Ricinus communis);

Jecoris oleum (5%)
(fettes Öl aus der Dorschleber, Gadus morrhua und andere Arten);

Lini oleum (50%)
(fettes Öl aus Leinsamen, Linum usitatissimum);

Weizenkeimöl (20%)
(fettes Öl aus den Keimen von Triticum aestivum):

Aus therapeutischen Gesichtspunkten wurden Rizinusöl, Dorschleberöl, Leinöl sowie Weizenkeimöl als Träger der ätherischen Öle und der potenzierten Heilpflanzen gewählt, um durch diese Öle einen starken Appell an den Wärmeorganismus zu richten und an die stets notwendige Mitwirkung der Ich-Tätigkeit.

Das Weizenkeimöl kann im besonderen den Wärmeprozeß der Niere beleben. Im Samen sind die Umkreiskräfte aufs äußerste konzentriert, so daß gerade dieses Öl über den Nierenprozeß an das allgemeine Wärmegeschehen im Organismus anschließt.

Zusammenfassung

Die dem Präparat zugrundeliegende Mischung aus fetten und ätherischen Ölen reguliert aufgrund ihrer ausgewogenen Wirkung die Motilität der glatten Muskulatur und die Peristaltik der Verdauungsorgane, insbesondere des Gallenganges und der Gallenblase, bei gleichzeitiger Entkrampfung und Durchwärmung des gesamten Stoffwechselgebietes. Dadurch wird zugleich eine wichtige Voraussetzung gegeben zur Verhinderung der Gallensteinbildung und zur Austreibung von bereits vorhandenen Konkrementen.

Die potenzierten Pflanzensubstanzen wirken einerseits im Sinne einer Förderung und Regulierung der Galleabsonderung, andererseits spasmolytisch und antiphlogistisch. Darüber hinaus trägt speziell Chelidonium zu einer Erleichterung der charakteristischen Schmerzzustände bei und übt zudem einen günstigen Einfluß auf die häufig vorhandenen psychischen Begleitsymptome aus.

Chelidonium/Berberis comp. hat sowohl eine ätiologisch-therapeutische, als auch die rasch einsetzende symptomatische Wirkung. – Die Einnahme des Öles wird durch die magenlöslichen Gelatinekapseln erleichtert.

Entstehung: WALA-Ärztekreis, Dr. med. Heinz-Hartmut Vogel, 1968.

Darreichungsform
Weichgelatinekapseln

Dosierung und Art der Anwendung
Soweit nicht anders verordnet:
Bei Langzeitbehandlung 1 mal täglich 1–2 Kapseln nüchtern einnehmen; man kann die Dosierung steigern auf 2 mal täglich 1–2 Kapseln, jeweils morgens und abends.

Gegenanzeigen: nicht bekannt
Nebenwirkungen: In seltenen Fällen kann die Tätigkeit der Gallenblase bis zu Gallenbeschwerden angeregt werden, vor allem wenn unerkannt eine chronische Gallenblasenentzündung vorliegt.
Wechselwirkungen mit anderen Mitteln: nicht bekannt.

Indikationen
Zur Anregung der Empfindungsorganisation bei Ausscheidungsschwäche der Gallenblase, z.B.
1.1 Subakute und chronische Cholezystitis
1.2. Cholezystatonie
1.3. Cholestase
1.4. Dyskinesie der Gallenblase
1.5. Cholelithiasis
1.6. Gallenkoliken
2. Blähungen
3. Obstipation

Chelidonium comp., Einzeldosis-Augentropfen

Chelidonium ex herba cum radice ferm D3
(Schöllkraut, Chelidonium majus; Papaveraceae):

Es besteht eine Beziehung zwischen Gallenfunktion und Auge insofern, als eine nachlassende Gallebildung sich vor allem als Schwäche im rechten Auge zeigt: als ödematöse Schwellung der Bindehäute und der Augenlider und als Trübung der Hornhaut. Die Tätigkeit der Iris scheint gelähmt, das Auge schmerzt. Eine Neuralgie des Nervus supraorbitalis kann auftreten. Man könnte von einer Verlagerung der Gallentätigkeit in die Stoffwechselvorgänge des Auges sprechen. Der Astralleib, der sich im Auge von der Stoffwechselfunktion lösen sollte, greift zu tief in diese ein. Eine Sehschwäche tritt ein. Es soll mit diesem Präparat indirekt über das Auge die Tätigkeit des Astralleibes dorthin gelenkt werden, wo er physiologisch in der Gallebildung und -absonderung tätig sein sollte.

Rosa ferm cum Ferro D3
(Edelrose, Rosa hybrida, Rosaceae; Roteisenerz):

Die Rosenblüten, welche in Anwesenheit von Hämatit ausgezogen werden, sollen im Auge die Ich-Tätigkeit in einem verstärkten Blutprozeß mit Entzündung und Hyperämie der Konjunktiven ordnen. Das in den Blüten enthaltene ätherische Rosenöl in einer Verbindung mit dem Eisenprozeß überwindet ein zu starkes Eingreifen der Ich-Tätigkeit im Augenbereich. Der übermächtige Stoffwechselprozeß wird auf ein normales Maß zurückgeführt.

Die angegebenen Indikationen zeichnen sich dadurch aus, daß der Atmungsprozeß im Blut des Auges zu stark wird und ein Zu-physisch-Werden des Auges bedingt. Die homöopathisch verfeinerte Zubereitung von Rosa ferm cum Ferro entspricht dem, was als die „Ätherisation des Blutes" bezeichnet wird. Der Vermittler im Rosenblütenansatz ist der Rosenblütenprozeß, er repräsentiert das Ätherische im Blut; durch den Eisenprozeß wird es über die Atmung konsolidiert und an das Physische herangeführt.

Ruta ex herba ferm 33c D3
(Weinraute, Ruta graveolens; Rutaceae):

Die Weinraute ist in den östlichen Mittelmeerländern zu Hause. Das kniehohe Kraut trägt über den fiederschnittigen, blaugrünen Blättern stark aromatisch duftende, gelbe Blütenkrönchen. Ruta graveolens wird beherrscht von einem starken Wärme- und Lichtprozeß, der von der Blüte bis in die Blattregion vordringt in der Bildung von ätherischen Ölen und einem gelben, glykosidischen Farbstoff. In anderer Weise als Chelidonium entlastet Ruta den gesteigerten Stoffwechselprozeß im Auge, indem sie den hier zu starken Wärme-Licht-Prozeß überwinden hilft. Die Wirkung erfolgt über den Astralleib und die Ich-Tätigkeit, die, wie oben angeführt, in Zusammenhang stehen mit ödematöser Schwellung und Blutfülle in der Konjunktiva. Der Inhaltsstoff Rutin, der nach Ruta graveolens benannt wird, gibt einen Hinweis auf die Stabilisierung des Kapillarwandepithels und die Verminderung der Blutungsneigung. – Augenschwäche und Kopfschmerzen nach Überanstrengung beispielsweise durch zu langes Lesen, auch brennende und schmerzhaft gereizte Augen gehören zu den Ruta-Indikationen. Ferner ist die Weinraute in der Homöopathie gebräuchlich bei Verletzung und Überanstrengung der Bewegungsorgane.

Terebinthina laricina D5
(Lärchenterpentin, Harz aus dem Stamm von Larix decidua; Pinaceae):

Ein Zu-physisch-Werden der lichtbrechenden Medien Hornhaut und Linse ist Ausdruck eines nachlassenden Engagements des Ätherleibes im Auge. Die Folgezustände einer chronischen Augenbindehautentzündung können beispielsweise zu einer Trübung der Hornhaut und der Linse führen. Durch Terebinthina laricina wird ein zu starker Lichtprozeß im Auge aufgehalten. Der hier tätige Astralleib wird in seine physiologische Atmungstätigkeit zurückgeführt; ein Zu-physisch-Werden, eine Erstarrung mit mangelndem Anpassungsvermögen, wie sie ebenfalls bei Akkomodationsschwäche vorliegt, wird verhindert.

Zusammenfassend kann gesagt werden, daß den angegebenen Indikationen eine zu starke Bindung des Ätherischen an das Physische des Auges zugrundeliegt, welche die Sehschwäche und Müdigkeit bedingt. Das Präparat Chelidonium comp. hebt eine erhöhte Entzündungsbereitschaft, d.h. gesteigerte Stoffwechseltätigkeit im Bereich der Konjunktiva, der Iris und des Ziliarkörpers auf und beugt gleichzeitig einer Degeneration im Bereich der lichtbrechenden Medien vor.

Entstehung: Ärztekreis des Klinisch-Therapeutischen Instituts, Arlesheim, Leitung Frau Dr. med. Ita Wegman, 1930.

Darreichungsform
Augentropfen

Dosierung und Art der Anwendung
Soweit nicht anders verordnet:
Bei akuten Bindehautentzündungen und Akkomodationsschwäche 1–2 mal täglich, nach Abklingen der akuten Erscheinungen 2–3 mal wöchentlich jeweils 1 Eintropfung in den Bindehautsack beiderseits.

Indikationen
Zur Harmonisierung der Stoffwechseltätigkeit bei einem Zu-physisch-Werden des Auges und erhöhter physisch-ätherischer Stoffwechseltätigkeit in diesem Bereich, z.B.

1. Konjunktivitis und Konjunktivitis sicca
2. Ermüdungserscheinungen des Auges
3. Akkomodationsschwäche

Chelidonium/Colocynthis

Das Präparat Chelidonium/Colocynthis geht auf das Verständnis einer bestimmten Verdauungsschwäche, vor allem in Verbindung mit der Gallebildung und der Galleabsonderung, zurück. Die Indikation des Präparates rechnet mit einer Erschlaffung und mit einem Tonusverlust im Bereich der abführenden Gallenwege und der Gallenblase, jedoch auch des Darmtraktes. Vom Gesichtspunkt der Wesensgliederbetrachtung her handelt es sich dann um ein Nachlassen des durch den Astralleib bewirkten Tonus und der Gestaltung in den genannten Gebieten. Im Bereich der äußeren Gallenwege und der Darmtätigkeit dominiert die ätherische Organisation dahingehend, daß das rhythmische Eingreifen des Seelischen zu schwach ist. Der Astralleib verlagert seine Aktivität sowohl in den sympathischen Nervenbereich als auch in den Bereich der Rückenmarks- und Kopfnerven. Es kommt zu entsprechenden Schmerzbildern: neuralgisch-neuritische Schmerzen im Kopfbereich, rechtsseitige Migräne und vorwiegend neuralgische Beschwerden im Gebiet der unteren Extremitäten, z.B. Ischialgien. Reaktive Koliken im Gallen- und Darmbereich weisen auf eine Übertätigkeit des Astralleibes, ausgehend vom vegetativen Nervensystem, hin. Sie sind begleitet von Atonie im Dünndarm-Dickdarm-Bereich und sich daraus ergebenden Blähungen. Wir haben wiederholt darauf hingewiesen, daß Luft im Magen-Darm-Bereich stets ein Zeichen dafür ist, daß der Astralleib sich in diesem Gebiete zu stark herauslöst und an seine Stelle „physische", nicht mehr durchseelte und integrierte Luft tritt.

Chelidonium ex herba cumradice ferm D2

(Schöllkraut, Chelidonium majus; Papaveraceae):

Zur wesentlichen Signatur vom Schöllkraut gehört der die ganze Pflanze durchdringende, gelbe Milchsaft. Die Pflanze weist damit auf ihre besondere Beziehung zum Chemismus und den chemischen Kräften hin, die in der anthroposophischen Medizin der Wirksamkeit des Mondes zugeschrieben werden. Der Astralleib geht eine tiefe Verbindung mit den chemisch-ätherischen Kräften ein: Es kommt zur Bildung von verschiedenen Alkaloiden, wie sie vergleichbar beim Schlafmohn gefunden werden, und von Proteasen, Lipasen und mitosehemmenden Giften, die auf eine mächtige, auflösende ätherische Wirksamkeit hinweisen.

Wenn die Umwandlung der in Auflösung befindlichen, überalterten roten Blutkörperchen mit Bilirubin-Abspaltung im Bereich des reticuloendothelialen Systems und der Milz und die Bilirubin-Konjugation im Parenchym der Leber nicht intensiv genug erfolgen, ist dies vergleichbar dem Vorgang, der im Milchsaft führenden Schöllkraut vorliegt. Der Astralleib wird inaktiv. Da ist Chelidonium das Heilmittel, um den überwiegenden ätherischen Prozeß im Leber-Galle-Bereich dadurch anzuregen, daß es einen astralisierenden Gegenprozeß auslöst. Dieser bewirkt sowohl eine Anregung der Gallebildung und -sekretion in den Leberzellbälkchen als auch eine Impulsierung des Galleflusses in den Gallenwegen und der postprandialen Ausscheidung aus der Gallenblase über den Ductus choledochus in das Duodenum. Die Empfindungsorganisation greift wieder in ausgeglichener, rhythmischer Weise in die lebendige Grundlage des Leber-Galle-Systems ein, so daß sowohl atonische, dyskinetische, als auch reaktive spastische Zustände an den Gallenwegen überwunden werden.

Colocynthis e fructibus ferm 33a D3
(Fruchtfleisch des geschälten Koloquinten-Kürbisses ohne Kerne, Citrullus colocynthis; Cucurbitaceae):

Die Kürbisgewächse sind dadurch gekennzeichnet, daß ihre Stengel und die im allgemeinen stark in die Spreitenbildung hineingehenden, kräftigen Blätter in der Horizontalen verharren, sich nicht aufrichten und sich nicht in die Erd-Sonnen-Achse einstellen. Dies ist ein Zeichen dafür, daß die Lichtkräfte gleichsam in der Pflanze selbst verschwinden und dort an der Bildung lichttragender Substanzen, der Glykoside, beteiligt sind. Das wässerig-horizontale Prinzip dominiert in der Pflanzengestalt. Darauf beruht die Beziehung zum Lebergeschehen. Die Koloquinte repräsentiert damit, in anderer Weise als wir es vom Chelidonium geschildert haben, die Wirksamkeit des Ätherischen im Menschen. Es kommt zu einer einseitigen vegetativen Beherrschung insbesondere der Hohlorgane, der Gallenblase und des Darms.

Im Unterschied zur verwandten wurzelkräftigen Bryonia kommt es nicht zur „Wasserkopf"-Bildung, sondern zu einem Mittelzustand der Fruchtbildung zwischen winziger, unbedeutender Frucht sowie mächtiger, wasser- und aromahaltiger Wurzel. Das Fruchtfleisch der etwa apfelgroßen, grün-gelb gescheckten Colocynthis-Frucht ist auch der Pflanzenteil, der zum Heilmittel verarbeitet wird. Was sich bei dem Kürbisgewächs Colocynthis in der Frucht abspielt, hat sich bei Bryonia in die Wurzel verlagert. Das Wasser wird im Koloquinten-Kürbis in einer Art Markgewebe organisiert, welches bitter schmeckt und einen bis zur Giftbildung getriebenen Glykosidgehalt aufweist.

Der Unterschied der Colocynthis-Wirksamkeit zur Bryonia besteht darin, daß die Schleimhäute in den Flüssigkeitsprozeß einbezogen werden. Sie sind aufgelockert, entzündlich gequollen und sondern stark Sekret ab. Dafür ist das submuköse Bindegewebe relativ trocken und nicht, wie bei der Bryonia, ödematös angeschoppt. Der Astralleib löst sich aus seiner Stoffwechseltätigkeit heraus und ist im Nervenbereich übertätig, daher rühren die hohe Empfindlichkeit und Schmerzhaftigkeit der betroffenen Organe sowie die bestehenden Neuralgien. Neben dem Organbezug zu den peripheren Nerven und zum Darm richtet Colocynthis seinen Angriffspunkt besonders auf die Gallenwege. Das Koloquinten-Fruchtfleisch hat seinen ausgesprochen bitteren Geschmack mit der Gallenflüssigkeit gemeinsam (Gallensäuren, Bilirubin). Die Bitterstoffe haben nach Rudolf Steiner die Eigenart, daß sie den Ätherleib veranlassen, die Empfindungsorganisation – hier im Gallebereich – wieder in der entsprechenden Weise aufzunehmen. In der Folge davon kommt es zu einer heilsamen Entlastung der schmerzbewirkenden Nerventätigkeit.

Zusammenfassung

Wir haben damit in dem Präparat Chelidonium/Colocynthis eine Doppelwirkung: einmal das zu tiefe Verharren des Seelischen im ätherischen Chemismus von Blut und Leber, zum anderen eine kompensatorische Übertätigkeit im Nervenbereich: Die Chelidonium-Wirkung kann sich vom Schmerz bis zur Lähmung steigern, während der Colocynthis-Schmerz einen krampfartigen, schneidenden Charakter aufweist, welcher den Patienten zum Zusammenkrümmen zwingt. – Stets muß daran gedacht werden, daß der Astralleib in sich polarisiert wirksam ist: Der „untere Astralleib" taucht in den vegetativen Stoffwechselpol ein, der „obere Astralleib" taucht im Nervenbereich auf. Wenn sich dieses Verhältnis unrhythmisch gestaltet, kann es dazu kommen, daß es im „unteren Menschen" zur Ablähmung kommt und im „oberen Menschen" zur Übererregbarkeit des Nervensystems.

Entstehung: WALA-Ärztekreis, Dr. med. Heinz-Hartmut Vogel, 1964.

Darreichungsform

1. Injektionslösung
2. Globuli velati

Indikationen

Harmonisierung des rhythmischen Verhältnisses von Empfindungs- und Lebensorganisation im Galle-Leber-Bereich und dadurch Befreiung der Empfindungsorganisation in dem polar gegenüberstehenden Nerven-Sinnes-System, z.B. bei

1. Cholezystopathien
2. Dyskinesie und Koliken der Gallenblase
3. Abdominalspasmen

Chrysosplenium comp.

Das Präparat wurde zu einer Stärkung der sich an die Darmverdauung unmittelbar anschließenden intermediären Stoffwechselvorgänge konzipiert und spricht in erster Linie das Milzorgan an.

Voraussetzung für die Rezeptur war das Bemühen um ein tieferes Verständnis der Milzfunktion selbst. Als rein mesenchymales, wenig ausdifferenziertes Organ ohne spezifisches eigenes Parenchym weist die Milz auf den Ursprung der Leibesentwicklung in der Embryonalzeit hin: Die Milz stellt gleichsam die Fortsetzung der physischen Leibesanlage zum Zeitpunkt der Einnistung des befruchteten Eies in die Gebärmutterschleimhaut dar. Während die Epiphyse – polar zur Milz – in der zweiten Hälfte der Embryonalzeit und nach der Geburt ihre organbildende Funktion aufgibt, schließlich weitgehend der Involution verfällt und kalkhaltigen Hirnsand absetzt, bleibt die Milz wie das Knochenmark dem embryonalen Zustand zeitlebens verbunden. Sie setzt den in der Wärme sich abspielenden, auf weitere Differenzierung verzichtenden, noch universell bleibenden Organbildeprozeß fort.

Daher konnte man lange Zeit der Milz keine spezielle Stoffwechselaufgabe zusprechen. Sie hat jedoch mit der Umwandlung der aufgenommenen Nahrung in die sulfurisch-ätherische Form zu tun. Sie führt die durch die Nahrung aufgenommenen Substanzen, die im Darm völlig zergliedert und ihrer Eigengesetzlichkeit entkleidet wurden, mit in den Bereich des Blutes und der inneren Organe über und gleicht den Rhythmus der diskontinuierlichen und unregelmäßigen Nahrungsaufnahme aus. Indem sie dem Einfluß der Außenwelt, der sich bis in die Darmverdauung fortsetzt, ein Ende setzt, macht sie den Weg zur Umwandlung in Eigensubstanz frei. Die individuellen ätherischen Kräfte (Ätherleib), Astralleib und Ich-Organisation übernehmen den über die Milztätigkeit zu Ende gekommenen „äußeren" Stoffwechselprozeß. Es kommt zum Aufbau individuell-eigener Substanz. Somit ist die Milz das Zentralorgan des intermediären Stoffwechsels und zugleich das führende Organ des Immunsystems und der Gestalterhaltung.

Auf diesem Hintergrund kann der Einsatz von Chrysosplenium und Cichorium verstanden werden.[48])

Chrysosplenium e planta tota ferm 33b D2
(Milzkraut, Chrysosplenium alternifolium; Saxifragaceae):

Das Milzkraut gehört zu den Steinbrechgewächsen. In dieser Pflanzenfamilie, für die eine fest mit dem Boden verankerte, verdichtete Gestalt auf alpinem oder montanem Standort typisch ist, nimmt das in feuchten Niederungen wachsende, weiche Milzkraut eine Sonderstellung ein. Es ist eine ausgesprochene Frühlingspflanze. Über ein kleines, etwas aufgetriebenes Rhizom, das sich in zahlreiche zierliche Wurzelausläufer aufspaltet, breitet sich Chrysosplenium relativ oberflächlich im Erdboden aus und vermehrt sich vegetativ: Man findet oft eine ganze Pflanzengesellschaft an einem Fleck.

In besonderer und intensiver Weise lebt Chrysosplenium im Blattprinzip. Die Blätter sind bis auf kleine Einkerbungen am Rand, die äußerlich an den Margo crenatus der Milz erinnern, fast rundlich ausgebreitet und damit noch dem Keimblattstadium nahe. Eine Blattmetamorphose fehlt. Die unteren Blätter sind gelbgrün und langgestielt; die oberen, etwas kleineren Hochblätter sind von einem noch helleren gelblichen Farbton und bilden eine Scheinblüte um die verkümmerte und völlig unscheinbare Blüte aus. Das heißt, beim Milzkraut besteht das, was man im ersten Hinschauen als Blüte ansieht, vorwiegend aus dem Blattelement, während die eigentliche botanische Blüte nur noch Kelchblätter besitzt und die Kronblätter zurückgebildet hat! Das Blattelement der dreigliedrigen Pflanze ist in den Blütenbereich verschoben; das bedeutet, daß auf den dreigliedrigen Menschen eine therapeutische Wirkung von der Art erwartet werden kann, daß die rhythmische Funktion in den Stoffwechselbereich hineingetragen wird. Genau in diesem rhythmischen Ausgleich der Stoffwechselvorgänge besteht die physiologische Aufgabe der Milz. So erstaunt es nicht, daß Chrysosplenium im Mittelalter gegen Milzkrankheiten eingesetzt wurde.

Von ihrer Gestalt her bleibt also die ganze Pflanze in einem weichen, flüssigen, beweglichen Zustand. Das Sulfurische wird eher zurückgehalten. Der Blattbereich ist selbst Träger des Blütenhaften. Dies kommt auch in den Substanzen zum Ausdruck, die sich im Blattbereich anreichern: Saponine und Gerbstoffe. Die Gerbstoffe, die sich bis in die fein punktierten Kelchblätter hinein ablagern, wirken bei der plastischen Pflanze vor allem in der Peripherie formstabilisierend.

---

[48]) *Vgl. H.-H. Vogel: „Beiträge zu einer medizinischen Menschenkunde“, Band 1, II, S. 396 und 549 ff.*

Dagegen sind die Saponine Ausdruck für das Ineinandergreifen von Luft-Licht- und Flüssigkeits-Geschehen. Dies ist eine ausgesprochen vermittelnde Funktion, so daß man sagen kann, daß das Milzkraut eine Merkurpflanze ist.

Auf die Milz und deren Bedeutung übertragen, bedeutet dies die „Verwandtschaft“ von Chrysosplenium und Milztätigkeit, auf der die in einem „Kindheitsstadium“ zurückgehaltene Pflanzenbildung einerseits und Organbildung andererseits beruht. Die Milz selbst ist ein „merkurielles“ Organ auf der Stufe der frühembryonalen physischen, wärmeätherischen Wirksamkeit. Die Formkräfte werden zurückgehalten im Bereich des Flüssigen. Die Heilung der Gestalt und die Bedeutung im Immunsystem sind wesentliche Milzqualitäten.

Wenn die Milz ihre Eigentätigkeit überbetont und sie den Anschluß an die gesamtätherische Organisation verliert, ist das Milzkraut eine geeignete Substanz, um das Milzgeschehen wieder anzuschließen an den gesamten intermediären Flüssigkeitsprozeß des Matrixgewebes.[49])

Cichorium e planta tota ferm 33c D5
(Wegwarte, Cichorium intybus; Compositae):

Rudolf Steiner hat die Zichorie als universelles pflanzliches Therapeutikum für den gesamten Stoffwechsel bezeichnet.

Die Wegwarte begnügt sich mit kargem, steinigem Boden und so begegnen wir ihrer sparrig ausladenden Gestalt häufig an Weg- und Straßenrändern. Mit einer kräftigen, bitteren, innen verholzenden Pfahlwurzel verankert sie sich fest im Boden. Die Geisteswissenschaft sieht in der Pfahlwurzelbildung, die sich eben nicht stark auffasert und an das Erdreich hingibt wie z.B. beim Milzkraut, einen Einschlag des kosmischen Formprinzips.

Die Blätter der Zichorie, in denen sich die Flüssigkeitskräfte ausleben, bilden eine bodenständige, kräftige und etwas krause Rosette. Die Gestalt der bodennahen Blätter ist löwenzahnähnlich. Dagegen werden die Stengelblätter sogleich von einem stark formenden Lichtimpuls ergriffen, sie werden zusehends kleiner und spitzer, um in der Peripherie der Pflanze schließlich ganz zu verschwinden. Cichorium ist wie Taraxacum von Milchsaft durchzogen, ist aber insgesamt viel trockener und ausgeformter als dieser. Die zähen, ästigen Stengel verzweigen sich stark und tragen in den Achseln und endständig eine Vielzahl zarter himmelblauer Blüten, die der aufgehenden Sonne zugewandt sind. Tag für Tag entsteht eine neue Blütengeneration – eine starke Erneuerungskraft, die den ganzen Sommer über andauert.

---

[49]) *Vgl. Roland Schaette, „Beiträge zu einer Erweiterung der Heilkunst“, 5, 1970*

So wird in der Entfaltung der Pflanze deutlich, wie das zunächst in der Blattrosette stark veranlagte Flüssigkeitsprinzip rasch von den formenden, gestaltenden und ordnenden Kräften ergriffen und ihnen untergeordnet wird. Die 24-Stunden-Periodizität, nach der sich der Blütenimpuls der Wegwarte richtet, ist im menschlichen Stoffwechsel ein Rhythmus, der von der Ich-Organisation impulsiert wird.

In der Pflanzenasche haben wir einen Abdruck des vielfältigen, ehemals lebendigen Bildungsprozesses der Wegwarte vor uns, der wiederum in Beziehung zum menschlichen Stoffwechsel steht. Kalium (7%) ist ein Angriffspunkt für den aufbauenden Stoffwechsel, vor allem von der Leberseite her, während Natrium (in der ungewöhnlichen Form von Natriumoxyd, 16%) mehr dem extrazellulären, astralischen Einflußbereich angehört. Kiesel (12%), Phosphor (8%) und Eisenoxid (2%) werden Träger der Ich-Wirksamkeit.

In dieser Universalität liegt die Bedeutung der Cichorium-Wirkung im Stoffwechselbereich. Man könnte daher die Cichorie – ähnlich wie Chrysosplenium – als eine Milzpflanze bezeichnen, die ihren universellen Status im Stoffwechselgeschehen bewahrt. Dies kommt auch darin zum Ausdruck, daß die Cichorium-Wirkung zu tun hat mit einem verstärkten Abbau des roten Blutes und damit einer erhöhten Gallebildung. Überschießende Gallebildung bis hin zur hämolytischen Anämie und zur biliären Zirrhose sind die Indikationen für Cichorium. Sie begleitet gewissermaßen die Milzwirkung bis hinein in die Leber und hier in die Gallebildung.

Die Aktivierung des Milzprozesses durch Chrysosplenium e planta tota und Cichorium e planta tota wird in dem Präparat Chrysosplenium comp. ergänzt durch eine leberbezogene (Taraxacum) und eine nierenbezogene (Chamomilla) Heilpflanze. Um den Gesamtstoffwechsel unter Führung der Milztätigkeit zu beleben, war es notwendig, die beiden anderen wesentlichen Stoffwechselorgane Leber und Niere mit in den therapeutischen Prozeß einzubeziehen.

Taraxacum e planta tota ferm 34c D5
(Löwenzahn, Taraxacum officinale; Compositae):

Taraxacum ist wie Cichorium eine milchsaftführende Pflanze und zeigt in ihrem plastischen Wuchs eine starke Beziehung zum vegetativen, „horizontalen" Flüssigkeitsgeschehen, das heißt zum Chemismus. Pfahlwurzel, Blattrosette und der rasch in die Höhe wachsende Blütenstengel entspringen beim Löwenzahn aus einem Punkt. Es liegt eine Tendenz zur Zentralisation, zur Vereinheitlichung vor, die gerade kennzeichnend für das Lebergeschehen ist.

Während bei der Cichorie der „Sinnesprozeß" im Stoffwechsel betont ist und das Eingreifen der Lichtkräfte eine bevorzugte Rolle spielt, überwiegt bei Taraxacum der Wärmeprozeß im Blatt- und vor allem auch im zuckertragenden Wurzelbereich, so daß hier der Chemismus beherrscht wird vom Auf- und Abbau des Zuckers. Dies wiederum ist die Grundlage für das Eingreifen der Ich-Organisation. Es setzt also Taraxacum in dem Präparat Chrysosplenium comp. den noch allgemeinen Milzstoffwechselprozeß fort in Richtung Substanzaufbau aus dem Bereich der Wärme und der Zuckerbildung. Der Löwenzahn kann die Ich-Wärmetätigkeit im Leberbereich bis hin zur Beherrschung des Zuckerstoffwechsels anregen.

Chamomilla e radice ferm 33c D2

(Wurzel der echten Kamille, Chamomilla recutita; Compositae):

Der vierte Bestandteil, Kamille, wiederum aus der Familie der Körbchenblütler, bezieht in die Heilmittelwirkung die Niere mit ein. Der Gehalt der Blüten an ätherischen Ölen zeigt die Wärme-Sulfur-Verwandtschaft der Kamille an; sie nimmt jedoch auch den Licht-Luft-Prozeß in sich herein, was sich an den fiederig durchformten, „nervenartigen" Blättern und dem einen Lufttropfen umschließenden Blütenboden zeigt. Die Signatur der Kamille ist somit ein deutliches Abbild des psychischen Verhaltens, wie es sich in der Wechselbeziehung zwischen Nervensystem einerseits sowie Nierentätigkeit und Ausscheidung andererseits begründet. Zum Arzneimittelbild gehört eine seelische Empfindlichkeit und Reizbarkeit sowie eine vegetative Labilität mit wechselnden Hautrötungen. Für das Präparat Chrysosplenium comp. war es notwendig, den universellen Charakter der Wirksamkeit durch Einbeziehung der besonderen astralischen und Luftwirkung zu vervollständigen. Die Kamille schlägt damit die Brücke zu jener Stoffwechselkomponente, die das arterielle Geschehen, wie es sich in der Niere manifestiert, in den Gesamtprozeß aufnimmt. Die Tätigkeit des Astralleibes im Stoffwechsel tritt, wie wiederholt dargestellt wurde, im Nierenorgan in den Vordergrund. Die Kamillenwurzel wurde gewählt, um den Bezug zum Nervensystem herzustellen.

Zusammenfassung

Das Kompositionspräparat Chysosplenium comp. spricht somit die Wirkung der ätherischen Organisation an, einmal im Hinblick auf ihren übergreifenden,vereinheitlichenden, merkuriellen Aspekt (Chrysosplenium), zum anderen hinsichtlich des Stoffwechselaspektes und des Flüssigkeitsprozesses durch die milchsafttragenden Heilpflanzen (Cichorium und Taraxacum), jedoch mit dem Unterschied, daß bei Cichorium die Lichtkräfte (Abbau des roten Blutes) und bei Taraxacum die Wärmeprozesse (Leber-Zuckerstoffwechsel) stärker betont sind. Die Einbeziehung des Seelischen über das Nierenorgan wird durch Kamille vermittelt. Damit ist Chrysosplenium comp. ein den gesamten Stoffwechsel von Milz-, Leber- und Nierentätigkeit in sich zusammenfassendes Therapeutikum.

Entstehung: Ärztekreis des Biologisch-Homöopathischen Krankenhauses, München-Höllriegelskreuth, Leitung Frau Dr. med. Margarethe Hauschka, 1950.

Darreichungsform

1. Injektionslösung
2. Globuli velati

Indikationen

Zur Verstärkung der dem Stoffwechsel übergeordneten Milzfunktion im physischen und wärmeätherischen Bereich, z.B.

1.1. Verdauungsschwäche auf Grund gestörter Milzfunktion
1.2. Meteorismus
2. als Adjuvans bei Leukämie und Milztumor

Cichorium/Pancreas comp.

Herr Dr. Spannagel wünschte aus den Erfahrungen seiner Praxis ein Präparat für die Therapie des Doppelprozesses von Galleneinfluß und Pankreassekretion ins Duodenum. An dieser Stelle kann eine Disharmonie zwischen beiden Ausscheidungsprozessen auftreten. Sie führt im allgemeinen zu einer Entzündung im Bereich der Hohlorgane des Verdauungstraktes mit der Gefahr der Ulkusbildung. Hierfür sollte Cichorium/Pancreas comp. ein Spezifikum sein.

Cichorium e planta tota ferm 33c D3
(Wegwarte, Cichorium intybus; Compositae):

Die Zichorie ist nach der Schilderung Rudolf Steiners ein Universalstoffwechselmittel. Der hohe Gehalt an Phosphor (in der Asche 8%) und Kiesel weisen darauf hin, daß diese Pflanze den Lichtprozeß in ungewöhnlich starker Weise in sich aufnimmt und auch eine besondere Beziehung zur Sinnestätigkeit hat. Die hochgradige Empfindlichkeit im Bereich der Oberbauchorgane weist auf eine gestörte innere Wahrnehmungstätigkeit dieser Organe untereinander hin. Die Hauptwirksamkeit der Wegwarte bezieht sich auf die Gallebildung, beginnend jedoch schon im Bereich der Milz mit der Bilirubinbildung. Die Wegwarte führt das Blut im Abbau der roten Blutkörperchen und in der Gallebildung in einen bis ins Physische getriebenen Absterbe- und Ausscheidungsprozeß.

Pancreas Gl D7
(Bauchspeicheldrüse):

Das Organpräparat Pancreas wurde in einer tieferen Potenz gewählt, weil davon ausgegangen wird, daß bei der genannten Indikation eine Pankreasschwäche vorliegen muß, so daß die Gallentätigkeit relativ überhandnimmt. Das Pankreaspräparat stellt also gewissermaßen die Gegenwirkung zur Zichorie dar. Die Bauchspeicheldrüse faßt in der Bildung ihres alkalischen, komplex zusammengesetzten Sekretes noch einmal die Tätigkeit der vier Wesensglieder unter Führung der Ich-Organisation zusammen, so daß die äußere Nahrung nun endgültig und vollständig abgebaut und ihres Fremdcharakters entkleidet wird und die Resorption im Dünndarm vorbereitet wird. Hierin liegt auch die Bedeutung dieses Kompositionspräparates als Grundheilmittel bei der allergischen Diathese, ganz gleich, ob sich die klinische Symptomatik an Haut, Auge, Atmungs- oder Verdauungsorganen äußert. Bei diesen allergischen Erscheinungen liegt das therapeutische Ziel darin, den körpereigenen Eiweißstoffwechsel dahingehend anzuregen und zu stabilisieren, daß nach vollzogenem Abbau in der Verdauungstätigkeit der Wiederaufbau des körpereigenen Eiweißes ganz von den individualisierenden Kräften der Pankreastätigkeit durchdrungen werden kann.

Stibium metallicum D5
(Antimon):

Wir haben es bei Stibium mit einer mineralisch-metallischen Substanz zu tun, die ihre Wirksamkeit in den kühlen Flüssigkeitsprozessen des Stoffwechsels entfaltet. Diese Substanz gehört also in den Bereich der im Aufbau tätigen Metallwirkung, indem Antimon nach Rudolf Steiner die Wirkung von Argentum, Cuprum und Mercurius zusammenfaßt.

Als Metall wirkt es auf die Ich-Tätigkeit: Diese wird in das Flüssigkeitsgeschehen des Aufbaus hineingezogen und wirkt dort ordnend und durch Anregung des astralischen Leibes rhythmisierend. So ist die Antimon-Wirkung bei Schleimhautulzerationen zu verstehen, weil hier die ätherische Organisation überwältigt wird und der Astralleib direkt in den physischen Bereich hineinwirken kann. Antimon stellt auch ein wichtiges Heilmittel gegen Diarrhö dar. Ergänzend soll noch über Antimon gesagt werden, daß es in mittleren bis hohen Potenzen blutstillend wirkt, und zwar dadurch, daß das zu kosmisch bleibende, flüssige Eiweiß durch eine intensive, durchgreifende Ich-Tätigkeit wieder vermehrt dem physischen, gerinnbaren Zustand angenähert wird. Die Antimonvergiftung dagegen macht das Blut ungerinnbar.

Entstehung: WALA-Ärztekreis, Dr. med. Herbert Spannagel, 1965.

Darreichungsform

1. Injektionslösung
2. Globuli velati

Indikationen

Harmonisierung des Wechselverhältnisses von Gallenfluß und Pankreastätigkeit bei Verdauungsschwäche und deren Folgeerscheinungen im Magen-Darm-Bereich, z.B. bei

1. Dyspepsien
2. Enterokolitis
3. subakuter Appendizitis
4. Duodenitis
5. Ulcus duodeni

Cineraria-Einzeldosis-Augentropfen

Cineraria ex herba ferm 33c D2

(Kraut der Aschenpflanze, Senecio bicolor; Compositae):

Cineraria ist ein wintergrüner Halbstrauch, der aufgrund der aschfarbig-silbernen, an die Form eines Eichenblattes erinnernden Blätter auch Silbereiche genannt wird. Für das Verständnis der Wirksamkeit und der Signatur sind die silbergrauen, filzigen Blätter und die geraden Stengel aufschlußreich. Es sind auch hier der Kieselprozeß im Blattbereich einerseits und die doch stark durchformten, gelappten Blätter andererseits, die einen Hinweis auf die Bedeutung dieser Pflanze in der Medizin geben. Wir hatten schon in anderem Zusammenhang bei den Rauhblattgewächsen darauf hingewiesen, daß die feinen Kieselhaare im Blattbereich Ausdruck dafür sind, daß starke Licht- und Formkräfte im Flüssigkeitsbereich der Pflanze sich betätigen. Die Ich-Organisation wirkt über den Kieselorganismus in der Wärme und im Physischen. Auch die auffallend hellgelben Körbchenblüten gehören zur Signatur eines starken Lichtprozesses.

Die Augenbeziehung ist in der Volksmedizin seit der ägyptischen Kultur bekannt, in welcher Cineraria zur Behandlung der ägyptischen Augenkrankheit herangezogen wurde. Die Wahl dieser Pflanze ist erneut ein Beispiel für den Versuch, die Wirksamkeit einer seit Jahrhunderten bekannten Heilpflanze neu zu verstehen. Die Anwendung bei Katarakt, Glaskörper- und auch Hornhauttrübungen ist schließlich nur verständlich, wenn man in dieser Pflanze den beschriebenen Lichtprozeß unmittelbar im Blüten-Wärme-Bereich erkennt und den Kieselprozeß im Flüssigkeits-Blatt-Bereich der Pflanze als eine Besonderheit einordnet. Die lichtbrechenden Medien sind „Kieselorgane", auch wenn es erst in jüngster Zeit gelungen ist, Kiesel in feinsten Spuren, z.B. im Glaskörper, nachzuweisen. Es sind die Linse und der Glaskörper Bildungen des Lichtes für das Licht, auf den Kieselprozeß übertragen, „Kristallorgane" für den Kieselprozeß.

Rosae aetheroleum D7
(ätherisches Öl aus den Blütenblättern von Rosen-Arten; Rosaceae):

Ätherisches Rosenöl ist therapeutischer Bestandteil aller WALA-Augentropfen-Präparate. Es wird in potenzierter Form zugesetzt und ist damit dynamisch wirksam im Sinne seiner besonderen Wärmequalität, die den Rosengewächsen allgemein zugrundeliegt und eine Verwandtschaft zur Blutwärme zeigt.

Entstehung: WALA-Ärztekreis, Frau Dr. med. Klara Zupič, Leitung Frau Dr. med. Margarethe Hauschka, 1955.

Darreichungsform
Einzeldosis-Augentropfen

Dosierung und Art der Anwendung
Soweit nicht anders verordnet, 1–2 mal täglich jeweils 1 Tropfen in den Bindehautsack einträufeln.

Indikationen

Zur Überwindung einer Mineralisierungstendenz in den lichtbrechenden Medien des Auges, z.B.

1. Katarakt
2. trockene Konjunktivitis

Citrus e fructibus/Cydonia e fructibus D2/2 [50])

Die Konzeption des Präparates geht auf Hinweise Rudolf Steiners zurück. Es bestand der Wunsch, das Heilmittel auch hergestellt aus Grundsubstanzen nach dem WALA-Verfahren zur Verfügung zu haben. Citrus e fruct./Cydonia e fruct. soll den überquellenden Flüssigkeitsorganismus, dessen Träger der Ätherleib ist, bei allergischen Erkrankungen in der Körperperipherie eindämmen und strukturieren. Zitrone und Quitte ergänzen und verstärken sich in ihrer Wirkung im Gesamtpräparat.

Citrus e fructibus ferm 33c D1

(Frucht des Zitronenbaumes, Citrus limon; Rutaceae):

Der immergrüne Zitronenbaum hat seine Heimat im wärmeren Asien und wird seit langer Zeit im Mittelmeerraum kultiviert. Der kleine Baum oder Strauch trägt an seinen Sprossen etwas ledrige, länglich-zugespitzte Blätter und weiße, rasch vergängliche, einzeln oder in Trauben stehende Blüten. Er zeigt auf der einen Seite eine harte Verholzung durch das Hereinwirken der verdichtenden Kräfte des Untergrundes der Erde. Auf der anderen Seite saugt er reichlich Wasser an, so daß es zu einer mächtigen Anschwellung der eiförmigen, zitronengelben Beerenfrüchte kommt, bei gleichzeitiger Verfestigung der ledrigen, bitterwürzig-anregend schmeckenden Schale. Citrus medica ist in ihrer Signatur der Berberitze vergleichbar. Ein starker Lichtimpuls ergreift die Pflanze in ihrem flüchtigen, zugleich intensiv duftenden Blütenprozeß. Diese Lichtkräfte kommen weiter in spitzen, grünen Blattdornen zum Ausdruck und beherrschen auch ganz die zitronengelben, durch die Fruchtsäuren in der Pulpa (ca. 7% Zitronensäure) sauer-zusammenziehenden Früchte, in denen es eben nicht durch die Wärme der südlichen Sonne zur Umwandlung der Pflanzensäuren in Zucker kommt. Zitronen

---

[50]) *Zur Deklaration der Potenzhöhe der Bestandteile siehe Einleitung S. 62*

enthalten nur wenig Zucker und Fructose. Die Wärmekräfte gehen nicht in die saure Fruchtbildung ein, sie bleiben in der Peripherie, wo in den Öldrüsen der grubig punktierten Schale reichlich ätherische Öle entstehen.

Man kann verstehen, daß die Zitronenfrucht in der Auseinandersetzung der polaren Kräfte Erde – Wasser und Licht – Wärme ihre Wirksamkeit auch im menschlichen Organismus entfaltet, wenn der Ausgleich dieser Kräfte im Sinnesbereich von Haut, Konjunktiven, Nasennebenhöhlen oder oberen Atemwegen nicht gelingt. Sie wirkt als pflanzliche Substanz auf eine Übertätigkeit des Astralleibes. Er ordnet sich durch die Wirkung dieser Zitrusfurcht als „Lichtträger" wieder in die physisch-ätherische Grundlage des Gewebes ein. Reizzustände, allergisch anschwellende Prozesse werden dadurch abgeschwächt. Die Gewebeatmung des Astralleibes wird unter der alles duchdringenden Herrschaft der Ich-Wärme-Organisation normalisiert.

In der potenzierten Form wird zudem die Eigenlichtbildung angeregt, so daß von außen eindringende Fremdeinflüsse aufgefangen und abgewehrt werden. Der eigene, in die Sinnesperipherie führende Lichtprozeß wird gestärkt und so die allergische Überempfindlichkeit überwunden.

Cydonia e fructibus ferm 33b D1

(Quitte, Cydonia oblonga; Rosaceae)

Wir haben in der Quitte ähnliche polare Kräftewirksamkeiten zu sehen, wie wir sie bei der Zitrone geschildert haben: Es kommt zu einem Gleichgewicht zwischen oben und unten, zwischen vegetativem, sich ausbreitendem Lebensprozeß und dem die Blüte färbenden und die Frucht aromatisierenden Blütenprozeß. Letzterer überwältigt nicht die sprossenden Kräfte, sondern führt zu einer harmonischen Fruchtbildung, in der das vegetative schleimhaltige Fruchtfleisch einerseits in den Steinzellen von irdischen Kräften durchsetzt wird und andererseits die goldgelbe flaumige Scheinfrucht von einem säuerlich-zusammenziehenden, orientalisch anmutenden Aroma durchzogen wird. Die Pektine reichern sich vor allem im Kernhaus und in den Samen an, die bis zu einer 50fachen Menge an Wasser aufnehmen können. Die Schleime enthalten zudem viel Kalzium, was wiederum, wie die ledrige Schale und die harten Steinzellen, auf die Hereinnahme von Erdenkräften hinweist. Die so anregend duftenden Früchte, die roh genossen „im Halse steckenbleibend" einen Brechreiz hervorrufen können, werden bekanntlich erst durch einen längeren Kochprozeß dem menschlichen Genuß aufgeschlossen, was von dem ungenügenden pflanzeneigenen Wärmeprozeß herrührt.

Die innere Verwandtschaft zu dem pathologischen Prozeß, der der Pollinose zugrunde liegt, wird in der Signatur des Quittenbaumes deutlich. Im Falle der exsudativen Diathese kommt es zu einer vermehrten Flüssigkeitsansammlung im Bindegewebe, in die – trotz vorhandener Überempfindlichkeit gegenüber äußeren Einflüssen – die astralischen und wärmehaften Formkräfte ungenügend eingreifen. Die Quellung im Bereich der Submukosa ist ein der Schleimbildung der Quitte vergleichbarer Vorgang. Bei chronischem Verlauf kommt oft eine Tendenz zur Verhärtung und Degeneration, z.B. in einer Schleimhautatrophie, hinzu. Bei der Quitte ist zusätzlich mit der Wirkung bis in das zentrale Blutgeschehen zu rechnen, was zum Typus der Rosaceen überhaupt gehört.

Die wesentliche Wirkung der Quitte bezieht sich also auf einen vom Organismus nicht ausreichend beherrschten Flüssigkeitsprozeß, der sich neben der Haut auch organspezifisch äußern kann, z.B. in Gastritis und vermehrter Absonderung bei Bronchitis. So wird auch die in der Kosmetik geschätzte schützende und entzündungswidrige Eigenschaft des Quittensamenschleimes verständlich.

Entstehung: WALA-Ärztekreis, 1981.

Darreichungsform
Injektionslösung

Dosierung und Art der Anwendung
Soweit nicht anders verordnet:
Im akuten Fall 1 mal täglich, bei prophylaktischer Behandlung über 1-2 Monate vor der Pollenflugsaison 1–2 mal wöchentlich, bei Heuschnupfen bevorzugt in die Nackengegend, jeweils 1 ml subcutan injizieren.

Gegenanzeigen: nicht bekannt
Nebenwirkungen: Bei der Injektion des Präparates können durch die niedrige Verdünnung möglicherweise Reizerscheinungen wie Brennen und leichte Entzündung am Injektionsort auftreten.
Wechselwirkungen mit anderen Mitteln: nicht bekannt

Indikationen
Zur Harmonisierung der Licht-Form-Kräfte und der physisch-ätherischen Kräfte im Flüssigkeitsgeschehen von Haut und Schleimhäuten, z.B.
1. Pollinose
2. exsudative Diathese (Neigung zu nässenden Hautausschlägen)

Colchicum comp.
Colchicum comp., Unguentum

Colchicum comp. wurde nach einer Angabe Rudolf Steiners als ein Mittel zur gesunden Eingliederung des Astralleibes im Bereich der Schilddrüse entwickelt. Die Schilddrüsenvergrößerung, vor allem in der Pubertät, soll durch Colchicum und Chelidonium normalisiert werden, und zwar dadurch, daß die Übertätigkeit des Astralleibes einerseits auf eine gesunde Gallenfunktion hingelenkt wird (Chelidonium) und daß andererseits ein physiologisches Eingreifen des Astralleibes in den Nierenprozeß bewirkt wird (Colchicum).

Colchicum e planta tota ferm 34c D2 *)
(Herbstzeitlose, Colchicum autumnale; Liliaceae):

Die Herbstzeitlose zeigt in ihrem Vegetationsrhythmus eine Verschiebung entgegen dem typischen pflanzlichen Wachstumsverhalten im Jahreslauf. Aus einer im Spätherbst plötzlich auf feuchten und kühlen Wiesen erscheinenden, hellen Knospe entwickelt sich die violette, sechsgliedrige Blüte dieses Liliengewächses, die ohne vermittelndes Blattelement direkt der tief unterirdischen Wurzelknolle entspringt. Die Befruchtung der Eizelle erfolgt nach einer langen Abwärtswanderung der Pollen von der Narbe durch den Pollenschlauch bis in die an der Knolle gelegene Eizelle etwa um die Weihnachtszeit. Im Frühjahr schickt Colchicum der Blüte dann ihre lanzettförmigen Blätter und den innerhalb der Blätter aufsteigenden Samenstand nach. Über den Sommer ruht die Knolle paradoxerweise in der Erde. Die Herbstzeitlose folgt also einem ihr eigenen, dem Jahreslauf entgegengesetzten Entwicklungsrhythmus. Durch die ab- und aufsteigende Gebärde bei der Fruchtbildung betont sie das übergangslose Ineinanderstecken von Blüte und Wurzelknolle.

Von der stofflichen Seite her kommt es als Audruck dieser antizyklischen Tendenz zur Bildung von Colchicin, einem Alkaloid und stärksten Mitosegift.

Im menschlichen Wesensgliedergefüge spricht das alkaloidartige Gift besonders den astralischen Leib an, der nach der für die Liliengewächse kennzeichnenden Art dazu veranlasst wird, sich wieder verstärkt in rhythmischer Weise mit dem Flüssigkeitsgeschehen der Niere auseinanderzusetzen. Die Nierentätigkeit wird angeregt, wozu auch die Überempfindlichkeit gegen Gerüche, speziell von gekochten Speisen passt. Zum Colchicum-Bild gehören weiter pathologische

---

*) *Die Potenzangabe bezieht sich auf die Darreichungsform der Injektionslösung*

Wucherungen, sei es als Gelenkmanifestation einer Gicht mit Ausfallen von Harnsäure-Kristallen, sei es als gut- oder bösartige Geschwulstbildungstendenz vor allem im oberen Menschen. Speziell besteht eine Beziehung zur Schilddrüsenkropf-Bildung. Für den Pflanzenauszug wird die ganze blühende Pflanze verarbeitet. Die gestaute Wurzelbildung, aus der die Blüte unmittelbar hervorgeht, richtet sich an den Nerven-Sinnes-Menschen, insofern er mit dem Stoffwechselsystem zusammenhängt. Es besteht eine Verwandtschaft zum „Gehirn des Stoffwechsels", das nach anthroposophisch-medizinischem Verständnis in der die Stoffwechselaktivität regulierenden Schilddrüse zu suchen ist.

Chelidonium e floribus ferm 34b D2 *)
(Schöllkraut, Chelidonium majus; Papaveraceae):

Bei aller Zartheit des Sprosses und der feinen gelben Blüten fällt beim Schöllkraut auf, daß es sich in kalten Zonen behauptet und schon sehr früh – oft noch im Winter – zunächst eine bodenständige Rosette entwickelt. Chelidonium muß also sehr starke chemische und Wärmekräfte in sich bergen. Der gelbliche Saft offenbart – ähnlich wie bei dem verwandten Schlafmohn – eine eigentümliche Beziehung zum chemischen und Wärmegeschehen, gleichsam eine Überbetonung von Aufbauprozessen, die sich in der Tiefe des Stoffwechsels vollziehen. Die Dominanz des Milchsaftes zeigt sich z.B. an der vergleichsweise rasch vergehenden, schwach entwickelten, zerbrechlichen Blüte: Die sulfurischen Kräfte verbinden sich tief mit dem pflanzlichen Chemismus. Damit hängt die leicht betäubende Wirkung zusammen (Rudolf Steiner sagt in einem Arbeitervortrag über Papaver somniferum, daß der Morphinist die Süßigkeit seines Stoffwechsels und Blutes genieße).

Tiefpotenzierte Gaben von Schöllkraut stärken die ätherische Organisation aus dem Blut heraus und sind so in der Lage Spasmen zu lösen. Das Eingreifen des Astralleibes über die arterielle Blutversorgung von Gallenwegen und Gallenblase wird verstärkt, es kommt zu vermehrter Gallebildung und -absonderung. Damit ist ein kräftigeres Einsenken des Seelischen bis in den Dünndarm und nachfolgende Darmabschnitte verbunden sowie eine Entlastung der Schilddrüse. Die in der Schilddrüse sich anschoppenden und stauenden physisch-ätherischen Kräfte finden wieder den richtigen Übergang in den unteren Menschen. Die „Kopfbildungstendenz" in der Schilddrüse wird überwunden. Die astralische Organisation übernimmt wieder die ihr eigene formende und gestaltbegrenzende Funktion in diesem Organ.

**) Die Potenzangabe bezieht sich auf die Darreichungsform der Injektionslösung*

Zusammenfassung

Colchicum und Chelidonium ergänzen sich insofern in diesem Präparat, als Colchicum die regulatorische, nerven-sinnesartige Funktion der Glandula thyreoidea anspricht, während Chelidonium die Stoffwechselbezogenheit dieser endokrinen Drüse repräsentiert. Die Schilddrüse in ihrer Gesamtfunktion als „Gehirn, welches in Stoffen denkt", ist hier das zugrundeliegende Bild.

Entstehung: Ärztekreis des Biologisch-Homöopathischen Krankenhauses, München-Höllriegelskreuth, Leitung Frau Dr. med. Margarethe Hauschka, 1947.

Darreichungsform

1. Injektionslösung
2. Globuli velati
3. Salbe

Dosierung und Art der Anwendung

Soweit nicht anders verordnet:
1. Injektionslösung:
1–3 mal wöchentlich jeweils 1 ml subcutan injizieren.
2. Globuli velati:
1–3 mal täglich jeweils 5–10 Globuli unter der Zunge zergehen lassen.
3. Salbe:
Tägliches Einreiben der Halsgegend mit einem erbsengroßen Stück Salbe oder Salbenlappen über Nacht.

Gegenanzeigen: nicht bekannt
Nebenwirkungen: nicht bekannt
Die Dosierungshinweise sind zu beachten! Bei Hyperthyreose mit geringer Dosierung beginnen, um eine Verschlimmerung zu vermeiden.
Wechselwirkungen mit anderen Mitteln: nicht bekannt

Indikationen

Zur Herstellung eines Gleichgewichtes zwischen Empfindungs- und Lebensorganisation bei Geschwulstbildungstendenz der Schilddrüse und gleichzeitig zu freier Tätigkeit der Empfindungsorganisation, z.B. bei
1. verschiedenen Formen der Kropfbildung
2. Gicht
3. leukämischen Zuständen (evtl. im Wechsel mit Juglans regia comp.)

Conchae comp.

Dieses Präparat verdankt seine Entstehung zum einen der Kenntnis der Verwandtschaft und Wirkungsweise von Muschelkalk und Silber; andererseits ist wichtig der Einsatz der verschiedenen Farne aufgrund der Einordnung der Farne in die Zeitepoche vor der Entwicklung der Blütenpflanzen und dadurch die Zurückhaltung des Wärme-Blüten-Prozesses im Sproß selbst. Die Einwirkung des Astralischen ist dadurch in der Pflanzenbildung möglich. Die Bedeutung der Farne in diesem Präparat ist nur zu verstehen, wenn man gleichzeitig den Krankheitsprozeß ins Auge faßt, für den das Präparat gedacht ist. Es handelt sich um Gewebezerfall, Eiterung, insbesondere der Organe, die auf einer frühen, jugendlichen Entwicklungsstufe stehen, wie das Knochenmark.

Scolopendrium e foliis ferm D2
(Hirschzunge, Phyllitis scolopendrium; Aspleniaceae):

Die Blätter als der eigentliche Träger des Pflanzenwesens, welche bei den Farngewächsen besonders entwickelt und metamorphosiert werden, kommen hier zur Verarbeitung. Die Hirschzungenblätter sind kräftig und ganzrandig, dabei an der Spitze durch eine astrale Wirkung etwas eingerollt und spitz zulaufend. An dieser Form kann die Rückwirkung auf den Lichtprozeß abgelesen werden. Die Sporen, die parallel in strichförmigen Lagern auf der Blattunterseite angeordnet sind, werden in den Blattwirkungsprozeß mit einbezogen.

Man kann verstehen, daß der Hirschzungenfarn in der Volksmedizin im Hinblick auf die Milz als besonders heilsam angesehen wurde. Wir fügen hinzu, daß das ganze Grundgewebe oder Matrixgewebe der Wirkungsbereich des Hirschzungenfarnes ist. Wenn dieses System den Zusammenhang mit den Organen verliert, dadurch die Vitalität und Abwehrkraft nachläßt, ist Scolopendrium ein wichtiges Mittel. Der Astralleib wird angeregt, sich mit dem ätherischen Organismus besser zu verbinden.

Charakteristisch ist für die Farne im ganzen – dies gilt auch für die Hirschzunge –, daß die Blätter direkt vom Wurzelstock, der sich horizontal in der Erde ausbreitet, ausgehen und eine Art Rosette bilden. Sowohl die Rosetten- oder Trichterbildung als auch die horizontale Ausbreitung durch das Rhizom sind stets Ausdruck für eine starke Beziehung zum wässrigen Prinzip, in dem diese noch reinen Blattpflanzen sich ausleben.

Filix mas e radice ferm 33c D2
(Wurmfarn, Dryopteris filix-mas; Aspidiaceae):

Neben der oben charakterisierten allgemeinen Wuchsform der Farne (gewissermaßen Einheit von Wurzelstock und in Rosettenform entspringenden Blättern) ist das Blatt von Filix mas schon stärker gegliedert. Dies ist die Signatur für eine besondere Wirksamkeit des im Luftigen tätigen Astralischen in und an der Pflanze; es bleibt jedoch bei der Form der zweifachen Fiederung, es kommt nicht zur verzweigten Stengelbildung wie beim Adlerfarn.

Sowohl in der Volksmedizin wie auch in unserem Präparat wird der Wurzelstock verarbeitet, der durchaus bei zu starker Dosierung im Magen-Darm-Trakt toxisch wirkt, was zu ernsten Reiz- und Vergiftungszuständen führen kann. Die Inhaltsstoffe (Phloroglucinverbindungen) haben eine starke Wirkung auch auf Bandwurmbefall, daher der Name Wurmfarn. Es handelt sich um Nerven- und Muskelgifte, auf die auch die lähmende Wirkung auf die Taenien zurückgeführt wird.

Für uns hat der Wurmfarn neben seiner astralisierenden und tonisierenden Wirkung auf Magen und Darm noch eine andere Bedeutung, nämlich seine Beziehung zum Lymphsystem als ein vor der Blutbildung in der Embryonalentwicklung und später hinter und neben dem Blutprozeß wirksames, ursprüngliches und „kaltes“ Zirkulationssystem, bei dem die Wärme noch nicht eingezogen ist.

Stets müssen wir fragen, in welcher Schicht und in welchem Bereich des menschlichen Organismus ein Heilmittel wirkt. Die Farne als ursprüngliche, um nicht zu sagen primitive Pflanzen vor der eigentlichen vollen Entfaltung der in Blatt, Wurzel und Blüte dreigegliederten Pflanzenwelt, zeigen etwas Wucherndes, so daß sie dann infrage kommen, wenn es im Menschen nicht mehr gelingt, den primären Flüssigkeitsprozeß, den Lymph- und Bindegewebsflüssigkeitsprozeß mit der Wärme und dem Ich zu durchdringen. Dies ist jedoch bei allen Eiterungen, vor allem im Knochenmarksbereich, der Fall.

Pteridium aquilinum e foliis ferm 34c D2
(Adlerfarn, Pteridium aquilinum; Hypolepidaceae):

Der Adlerfarn, ebenfalls ein Bestandteil von Conchae comp., bildet in seiner Wuchsform eine Ausnahme: Die Blattwedel stehen auf durch zunehmende Sklerenchymbildung festen und verzweigten Stengeln. Die Blätter sind von den genannten Farnen die größten, sie sind bei dreieckigem Blattumriß insgesamt dreifach gefiedert. Es kommt also zum Prinzip der Streckung, des Anhebens des

Blattbereichs über den Erdboden hinaus, sowie der Hinwendung zur umgebenden Licht-Luft-Atmosphäre.

Es besteht von der Hirschzunge über den Wurmfarn zum Adlerfarn eine geordnete Metamorphosereihe, welche M. Sommer und G. Soldner in ihrem Beitrag „Die Farne in Natur und Mensch“ (Merkurstab 5/1990) herausgearbeitet haben. Während die noch kleine, ganzrandige, immergrüne Hirschzunge Kalkboden und dunkel-feuchte Standorte bevorzugt, lebt der große, mehrfach gefiederte, tief wurzelnde und nicht winterfeste Adlerfarn am liebsten auf lichtem Urgesteinsgrund. Der Wurmfarn bildet in seinen Eigenschaften eine Mittelstellung zwischen Hirschzunge und Adlerfarn aus. Von der Hirschzunge zum Adlerfarn finden wir also eine zunehmende Licht-Kiesel-Beziehung, welche sich einerseits in einer intensiveren Gliederung und Festigung äußert, andererseits aber auch mit einem Verlust an Vitalität einhergeht.

Aus dem bisher Dargestellten wird verständlich, daß wir in den Farngewächsen eine Naturverwandtschaft zum menschlichen Dünndarm sehen. Die Dünndarmzotten mit ihrer feingegliederten, den höheren Farnen vergleichbaren Form und mit ihrer lebhaften und differenzierten Beweglichkeit entsprechen dem geschilderten Bild im innermenschlichen Organbildeprozeß. Durch eine potenzierte Zubereitung aus den drei genannten Farnen wird die Dünndarmverdauung in der Art angeregt, daß das Darmmilieu mit seiner mikrobiellen Besiedelung, die Darmperistaltik, sowie die morphologische Ausgestaltung der Zotten urbildhaft eine Stütze erfahren. – Mit einem Verdauungsprozeß im weiteren Sinne haben wir es auch bei den mit diesem Kompositionspräparat gemeinten chronischen Eiterungen zu tun: Ein dem Organismus fremd Gewordenes muß zunächst abgebaut, verdaut, resorbiert und ausgeschieden werden, bevor die eigentliche Gewebeheilung einsetzen kann.

Agaricus e planta tota ferm 33b D6
(Fliegenpilz, Amanita muscaria; Agaricaceae):

Verarbeitet werden der Körper und das Myzel des weiß-roten Fliegenpilzes. Die Wirksamkeit von Agaricus in dem Präparat Conchae comp. ist ebenfalls nur verständlich, wenn man verwandtschaftliche Beziehungen zwischen dem Krankheitsprozeß, für den das Präparat gedacht ist, und der heilenden Natursubstanz auffindet. Bei den Pilzen und insbesondere bei Agaricus setzt die Astralisierung in einem noch früheren Stadium der Pflanzenevolution ein, d.h. in einem Stadium, bei dem das Pflanzenhafte noch stark mit dem Erdenprinzip vereint war. Das Astralische ist also in der Natur vorzeitig im Pflanzenwesen mit der

Eiweißbildung so beschäftigt, daß die Tendenz zu einem Prozeß entsprechend der Nervensubstanzbildung entsteht. Das ist deshalb möglich, weil der Pilz noch die Beziehung zur Erde hat. Dies ist jedoch ein Vorgang, wie er im Nervensystem später beim Menschen vorliegt. Die Wirkung des Fliegenpilzgiftes ist deshalb eindeutig auf das Nervensystem gerichtet, und hier vor allem auf das parasympathische System, welches zunächst erregt und dann gelähmt wird. Die Symptome sollen an dieser Stelle nicht aufgezählt werden. Daß vor allem auch Cholin und Muskarin substantiell im Fliegenpilz auftreten, ist dafür ein Hinweis.

In Conchae comp. übernimmt Agaricus eine Wirkung auf den Eiweißprozeß, der sich pathologisch vorzeitig aus dem Lebenszusammenhang herauslöst und sich dem toten physisch-mineralischen Zustand annähert. Agaricus hat deshalb eine tiefgreifende Wirkung auf den Eiweißzerfall und die Selbstvergiftung. Man kann – dies ist ein Hinweis Rudolf Steiners – Agaricus und überhaupt die Pilze deshalb dem Mondenzustand der Erde zuordnen und seine Wirkung dort erwarten, wo ähnliche pathologische Verselbständigungsvorgänge vergleichbar der Mondausgliederung im Menschen sich abspielen.

Argentum metallicum D4
(metallisches Silber):

Die Bedeutung des Silbers als Heilmittel wurde wiederholt dargestellt. Hier soll darauf hingewiesen werden, daß Argentum als ebenfalls dem „Mondenprinzip" zuzuordnende Substanz dann angezeigt ist, wenn der Lebensprozeß sich vorzeitig aus einem organischen Zusammenhang herauszieht, er gewissermaßen ein Eigenleben entfaltet. Die bakterizide Wirkung von ionisiertem Silber kann auch ein Hinweis darauf sein, daß durch die Überwindung der eigenätherischen Organschwäche mit Hilfe des Silbers fremdes Ätherisches zurückgedrängt wird. Als Metall wirkt es auf das Ich in den rhythmischen Vorgängen vor allem der lebenstragenden Flüssigkeitsprozesse der Lymphe und der Bindegewebssubstanzen bis in den Eiweißaufbau hinein. Es vermittelt das Eingreifen der Ich-Tätigkeit bis herunter auf die Stufe des Lebensäthers.

Conchae D4
(Austernschalenkalk, Kalziumkarbonat von Ostrea edulis):

Die Muschel, eine Molluske, auf der Lebens- und Entwicklungsstufe des Lymphsystems stehenbleibend, vermag ihre Vitalität dadurch zu erhalten, daß sie die Astralisierung mit Hilfe des Kalkgeschehens in ihrem Eiweiß ständig durch

Abscheidung des Kalkes überwindet. Es ist Conchae das Urmittel für die Beherrschung des Lymphsystems und der Eiweißbildung.

Ein Überschuß und nicht mehr genügendes Beherrschen des Lymph-Eiweiß-Geschehens – etwa bei so schweren Eiterungen wie der Osteomyelitis – kann durch dieses Kalkpräparat, welches durch das Tierwesen gegangen ist, überwunden und vom Astralleib neu ergriffen werden. Der tierische Kalk – im Unterschied zum pflanzlichen Kalk beispielsweise der Eichenrinde – wirkt unmittelbar auf die ätherische Organisation belebend. Gleichzeitig wird das Eingreifen der höheren Wesensglieder Ich-Organisation und Astralleib begünstigt. Der einseitige, aus dem Lebenszusammenhang herausfallende Eiweißprozeß wird mit Hilfe von Conchae und den übrigen genannten Heilmittelbestandteilen wieder der Ganzheit des menschlichen Leibesgefüges, vor allem der Wärme- und Ich-Organisation zugeführt.

Conchae comp. ist ein Heilmittel, das geeignet ist, dann eingesetzt zu werden, wenn das Eiweiß aus dem Lebensprozeß herausgefallen ist. Das Präparat richtet einen Appell an die Ich- und astralische Organisation, so daß zerfallenes Eiweiß abgebaut und überwunden, d.h. ausgeschieden werden kann.

Entstehung: Ärztekreis des Klinisch-Therapeutischen Instituts, Arlesheim, Leitung Frau Dr. med. Ita Wegman, 1930–1935.

Darreichungsform

1. Injektionslösung
2. Globuli velati

Indikationen

Zur Anregung der Ich- und Empfindungsorganisation, aus dem Lebensprozeß herausgefallenes Eiweiß abzubauen und zu überwinden, d.h. auszuscheiden, z. B.

1. Chronische Eiterungen (bei Fisteleiterungen im Wechsel mit Quarz D12)
1.1. Als Adjuvans bei Osteomyelitis
2. Als Adjuvans bei Knochen- und Gelenktuberkulose
3. Zur Entgiftung bei Karzinom und beginnender Kachexie

Conjunctiva comp.

Für das Präparat Conjunctiva comp. gelten im wesentlichen die Gesichtspunkte, die zu dem Präparat Echinacea/Quarz comp., Augentropfen geführt haben, jedoch ist in Conjunctiva comp. neben den Bestandteilen Echinacea, Argentum, Quarz und Atropa belladonna zusätzlich das Organpräparat Conjunctiva in mittelhoher Potenz enthalten.

Echinacea e planta tota ferm 33c D2
(blaßblütiger Sonnenhut,
Echinacea pallida; Compositae);

Argentum metallicum D29
(metallisches Silber);

Quarz D19
(Bergkristall, Kieselsäureanhydrid);

Atropa belladonna ex herba ferm 33a D14
(Tollkirsche, Atropa belladonna; Solanaceae);

} siehe Echinacea/Quarz comp., Augentropfen

Conjunctiva Gl D16
(Tunica conjunctiva, Augenbindehaut):

Die Ergänzung durch das potenzierte Organpräparat soll die Bindehaut selbst in ihrer entzündlich bedingten Stoffwechselübertätigkeit therapeutisch beeinflussen. Die Wirksamkeit des potenzierten Organpräparates auf die ätherische Organisation wurde wiederholt beschrieben. Bei chronischen Bindehautentzündungen kann davon ausgegangen werden, daß die ätherische Organisation im Bindehautbereich des Auges geschwächt oder in ihrer Vitalität reduziert ist. Die Entzündungsbereitschaft ist dann der Versuch, die nachlassende Lebendigkeit, Reaktion und physiologische Funktion wieder in den gesamtätherischen Organismus einzubeziehen. Dies ist der tiefere Sinn der chronischen Entzündung. Durch das vorliegende Präparat kann eine Unterstützung des Organismus und eine Überwindung des chronisch schwelenden Prozesses in Richtung Heilung bewirkt werden.

Entstehung: WALA-Ärztekreis, Dr. med. Heinz-Hartmut Vogel, 1970.

Darreichungsform

1. Injektionslösung
2. Globuli velati

Indikationen

Bei entzündlich-ödematösen Quellungen der mesenchymalen Bindegewebsorganisation des gesamten Auges zur Förderung der Durchgestaltung, z.B. bei akuter und chronischer Konjunktivitis.

A: Cor/Aurum D 4/10 [51])
B: Cor/Aurum D15/10 [51])

Ähnlich wie bei Hepar/Stannum liegt auch Cor/Aurum in zwei Modifikationen vor mit einer tiefen und einer höheren Potenz des Organpräparates. Für die Wahl der Potenzhöhe gilt die allgemeine Regel:
tiefe Organpotenzen – bei degenerativen Prozessen;
hohe Organpotenzen – bei entzündlichen Prozessen.

Die allgemeinen Gesichtspunkte zu den Organ-Metall-Kombinationen sind in der Einleitung besprochen.

Cor Gl D5 bzw. D16
(Herz):

Die tiefe Potenz Cor regt – etwa wie eine Gabe Sulfur – die Stoffwechseltätigkeit des Organs an. Die ätherischen Organfunktionen werden belebt und empfänglich gemacht für die *in* dem Organ wirksamen höheren Wesensglieder Ich- und astralische Organisation. Degenerative Organveränderungen, Erschöpfung der ätherischen Kraft, Myodegeneratio cordis, Altersherz, werden durch tiefe Potenzen günstig beeinflußt. Die hohe Potenz von Cor spricht dagegen die *aus* der organischen Grundlage sich lösenden und nun im Sinne der in ordnenden und formenden Gesetzmäßigkeiten wirkenden höheren Wesensglieder an. Ein zur Auflösung tendierendes Entzündungsgeschehen wird wieder entsprechend strukturiert und durchgestaltet.

---

[51]) *Zur Deklaration der Potenzhöhe der Bestandteile siehe Einleitung S. 62*

Die Ich-Organisation wirkt in der Wärme. Sie bewirkt Erhöhung und Senkung der Temperatur durch wechselnd intensives Eingreifen. Das Feld ihrer Wirksamkeit ist das Grundgewebe, das Mesenchym und die mesenchymale Grundsubstanz im lockeren Bindegewebe, in sämtlichen Organflüssigkeiten, in Lymphe und Blut. Die Ich-Organisation ist zwischen gebundener (endothermer) und freier (exothermer) Wärme tätig. Die gleiche Polarität wird im Kohlenstoff- und im Kieselprozeß anschaulich: Die Kohle hat Wärmequalität in sich aufgenommen und gebunden, die mit ihrer Verbrennung wieder freigesetzt werden kann, während der kühle, durchsichtige Quarz seine Wärme bereits abgegeben hat und nicht mehr brennbar ist. Im Menschen wird physisch-substantielle, sulfurische Stoffwechselwärme in seelisch-geistige Wärme umgewandelt. Bewirkt wird diese ständige Verwandlung durch die Tätigkeit der Ich-Organisation im Herzen.

Die astralische Organisation wirkt im Eiweißaufbau und -abbau des Herzmuskels. Sie löst über den Kalkprozeß eine Abkühlung im Blut-Muskel-Geschehen aus und damit die Zusammenziehung, Verdichtung des Myoglobins im Herzmuskel. Die Ich-Organisation wiederum lebt sowohl in der Blut- und Muskelerwärmung als auch in ihrer Abkühlung. Es ist das Zusammenspiel von Ich und Astralleib, was den Pendelschlag des Herzens ermöglicht. Indem das Ich den Astralleib in sich aufnimmt, begleitet es ihn zunächst in die seiner ablähmenden Tendenz entsprechende Muskelverdichtung und -kontraktion. Anschließend führt das Ich durch die dann einsetzende, vorübergehende Steigerung der Wärmebildung den astralischen Leib wieder in die Peripherie, befreit ihn aus der Verdichtung. Der Astralleib, auf sich selbst gestellt, würde in der Zusammenziehung gefesselt bleiben. Erst die ordnende Ich-Tätigkeit ermöglicht ihm ein rhythmisches Eingreifen und Lösen, was dann Systole und Diastole im Herzorgan bewirkt.

Das Organpräparat Cor enthält alle Gewebeteile des Herzens und spricht als Heilmittel sowohl die Herzmuskulatur als auch die Flüssigkeitsprozesse im Herzbindegewebe an.[52])

Aurum metallicum D9
(metallisches Gold):

Gold (Au) steht in der Mitte der sieben Metalle. Seine Leitfähigkeit gegenüber Wärme und Elektrizität liegt etwa in der Mitte zwischen der Leitfähigkeit von Blei

---

[52]) *Vgl. H.-H. Vogel „Beiträge zu einer medizinischen Menschenkunde" 1, II, S. 323 ff.*

und Silber: Silber hat die relative Einheit 100, Blei ca. 8, Gold ca. 73 (elektrische Leitfähigkeit bei Zimmertemperatur).

Seine edle Natur geht aus der Unangreifbarkeit gegenüber Wasser hervor. Es bedarf des Königswassers, der Mischung aus konzentrierter Salpetersäure und konzentrierter Salzsäure, um Gold zur Lösung zu bringen.

Aurum bildet eine ideale Mitte zwischen den paracelsischen Prinzipien Sal und Sulfur. Seine merkuriale, vermittelnde Wirksamkeit wird therapeutisch aufgerufen bei folgendem, für das Aurum-Bild typischen Krankheitsprozeß: bei der Kongestion von arteriellem Blut und Bindegewebsflüssigkeit im linken Herzen, welche eine Herzinfarktgefährdung darstellt. Es ist die Quellung der Bindegewebsgrundsubstanz, zu der Aurum eine ursprüngliche, dynamisch-kräftemäßige Beziehung hat. Zur „Aurum-Pathologie" gehört des weiteren eine Bindegewebsverdichtung und -sklerose im Bereich der Aorta, den Arteriae coronariae und Fibrosierung im Bereich der Gelenke (Bindegewebsgelosen, rheumatische Gelenkserkrankungen).

Im Blut selbst kommt es durch die flüssigkeitsbindende Grundsubstanzwirkung,die substantiell an das dem Kollagen ähnliche Fibrinogen gebunden ist, ebenfalls zu einer „Kongestion", d.h. zu Blutstau und vermehrtem Blutvolumen. – Entspricht die Gesamtverfassung des Patienten dem homöopathischen Aurum-Bild mit echter Plethora, Hypertonie und Polyzythämie, so ist eine Therapie mit Aurum D30 sinnvoll. zum Beispiel auch in der Kombination Arnica/Aurum 20/30 oder Aurum/Equisetum 30/15.

Zusammenfassung

Aurum in der neunten Dezimalpotenz entspricht der merkurialen Aurum-Wirksamkeit. Die Ich-Tätigkeit in ihrer Mitte- und Mittlerfunktion im Herz-Wärme-Geschehen wird angeregt. Die tiefe bzw. höhere Potenz der Zubereitung aus dem Herzorgan selbst bewirkt die oben angegebene Belebung (Cor Gl D5) bzw. die Entzündungshemmung (Cor Gl D16). Der Indikation entsprechend wird dann das jeweilige Präparat gewählt.

Entstehung: WALA-Ärztekreis, Dr. med. Heinz-Hartmut Vogel, 1975.

Darreichungsform

Injektionslösung

Indikationen

A: Cor/Aurum D4/10:

Zur Belebung der ätherisch-organischen Herztätigkeit bei vorzeitiger Trennung der Ich- und Empfindungsorganisation von der organischen Grundlage, z.B. bei Myodegeneratio cordis.

B: Cor/Aurum D15/10:

Zur Anregung der Formkräfte bei zu intensivem Eingreifen der Ich- und Empfindungsorganisation im Herzorgan, z.B. bei Myokarditis.

Cornea/Levisticum comp.
Cornea/Levisticum comp., Einzeldosis-Augentropfen

Bei der Konzeption des Präparates wurden zweierlei Zielrichtungen verfolgt. Erstens sollte durch die Verarbeitung der lichtbrechenden Medien Cornea, Lens cristallina und Corpus vitreum zusammen mit dem Nervus opticus die in dem Sinnesorgan Auge reduziert tätige ätherische Organisation belebt werden. Zum anderen kann die astralische Tätigkeit im Ätherleib des Auges spezifisch angeregt werden durch Calcium carbonicum aus der Eichenrinde zusammen mit dem Dekokt der Eichenrinde. Dadurch soll eine verbesserte Ausscheidung mit Hilfe des strukturgebenden Kalkprozesses in Gang gebracht und einer vorzeitigen Ausfällung von Eiweiß, vor allem in der Linse, aber auch in der Hornhaut, entgegengewirkt werden.

Cornea Gl D6

(Hornhaut des Auges):

Die Hornhaut geht unmittelbar aus dem Ektoderm hervor und bleibt auf einer frühembryonalen Stufe stehen, die dem späteren Stratum lucidum der Haut entspricht. Die Verhornung, die etwa um den vierten Embryonalmonat auf der übrigen Haut einsetzt, unterbleibt im Bereich der Cornea. Die Hornhaut ist zeitlebens durchsichtig. Der frühembryonale Zustand der Hornhaut zeigt sich auch bei der Hornhautübertragung, wobei es im allgemeinen zu keinen Abstoßungsreaktionen kommt. Diese Tatsache beruht auf einer vorindividuellen und gleichsam noch kosmisch-allgemeinen Verfassung dieses Hautanteiles. Diese Qualität wird bei einer Applikation von Cornea in potenzierter Form aktiviert.

Lens cristallina Gl D6
(Augenlinse):

Die Linse ist ebenfalls – durch einen Einstülpungsprozeß – vor allem ektodermaler Herkunft und somit organischer einseitiger Ausdruck eines Nerven-Sinnes-Prozesses. In ihrer Bildung hat sich der Empfindungsorganismus (Astralleib) auf das intensivste und unmittelbar mit der physischen Organisation verbunden. Dadurch ist ihre kristalline Struktur und die schon physiologisch gegebene Tendenz zur Verhärtung und Entvitalisierung bedingt. – Zu geringe Belebung über das Augenwasser, die Unelastizität der Linsenkapsel im Alter, welche die Grundlage von Eiweißausfällung und -verdichtung schafft, auch Linsentrübung infolge von Cortison-Behandlung sind u.a. Indikationen für eine therapeutische Anwendung des potenzierten Augenlinsen-Organpräparates.

Corpus vitreum Gl D6
(Glaskörper des Auges):

Der Glaskörper ist mesenchymaler Herkunft; seine Substanz entspricht im wesentlichen der Bindegewebsgrundsubstanz (Verhältnis von Wasser zu Hyaluronsäure wie 97:3) und ist als solche durch ihren feinen Kieselgehalt organischer Träger der Ich-Organisation.

Nervus opticus Gl D5
(Hirnnerv II – Sehnerv):

Das Organpräparat des Sehnervs soll die nachlassende Tätigkeit von Ich und Astralleib im Nervengeschehen des Auges anregen. Potenzierte Organpräparate tierischer Herkunft haben eine unmittelbare Wirkung auf den Ätherleib des erkrankten Menschen; d.h. das potenzierte Organpräparat fordert in spezifischer Weise im homologen menschlichen Organ die Tätigkeit des Ätherleibes heraus.

Levisticum e radice ferm 33c D5
(Liebstöckelwurzel, Levisticum officinale; Umbelliferae):

Levisticum hat, wie alle Umbelliferen, eine besondere Beziehung zu den Licht-Wärme-Prozessen der Niere, wirkt jedoch auch überall dort im Organismus, wo „Nierenprozesse“ tätig sind. Die beseelenden Atmungsvorgänge sind im Auge so, daß dort die Einatmung zurücktritt, die Ausatmung normalerweise betont ist. Wenn nun die Ausatmung zu schwach ist und pathologischerweise das Physisch-Ätherische des Auges dominiert mit der Folge von Degenerationsvorgängen in Linse und Hornhaut, so muß die Tätigkeit des Astralleibes im Ätherleib des Auges angeregt werden. Dies ist mit Liebstöckelwurzel möglich. Wegen seines charakteristischen Duftes könnte man den Liebstöckel als das „pflanzliche Vitamin B" bezeichnen. Es sind die Gestaltungskräfte im Chemisch-Ätherischen des Sinnes-Menschen, die hier durch die Wurzel besonders angeregt werden.

Quercus e cortice cum Calcio carbonico D12
(Eichenrindendekokt, potenziert in einer wässerigen Lösung von Kalziumkarbonat aus Eichenrinden-Asche);

Der vegetabilische Kalk aus der Eichenrinde wird nach einem besonderen Verfahren zu einem Heilmittel gegen Eiweißallergie und allgemein allergische, humorale Sofortreaktionen verarbeitet. Der Herstellung des Präparates lag der Gedanke zugrunde, daß nach anthroposophisch-menschenkundlicher Konzeption pflanzliche Heilmittel auf die Tätigkeit des Astralleibes einwirken, d.h. die Überwindung des in den Organismus eingeführten pflanzlichen Präparates reguliert gleichzeitig den Empfindungsorganismus. Neben dem aus der Eichenrindenasche gewonnenen Kalk sollten die durch die Abkochung aufgeschlossenen Gerbsäuren ebenfalls in das fertige Präparat eingehen. Die Gerbsäuren stärken die dem Kalkprozeß innewohnenden Gestaltungskräfte innerhalb des Körpereiweißes,welche bei Ablagerungen innerhalb der lichtbrechenden Medien einer Anregung und eines Anstoßes zur Wiederauflösung bedürfen. Dies gilt vor allem für die Kalkablagerungen und Eiweißverdichtungen bei Trübungen in der Linse.

Rosae aetheroleum D7
(ätherisches Öl aus den Blütenblättern von Rosen-Arten; Rosaceae):

In den Cornea/Levisticum comp., Augentropfen, ist zusätzlich ätherisches Rosenöl enthalten, welches den Wärme-Luft-Prozeß im Auge anregt.

Zusammenfassung

Das Gesamtpräparat Cornea/Levisticum comp. ist geeignet, den im Liebstöckel wirksamen chemischen und lichtätherischen Prozeß in den lichtbrechenden Medien des Auges zu beleben, daher die Indikation bei degenerativen Prozessen wie Trübung der lichtbrechenden Medien, Hornhauttrübungen und Keratokonus.

Entstehung: WALA-Ärztekreis, Dr. med. Heinz-Hartmut Vogel, 1974.

Darreichungsform
1. Injektionslösung
2. Augentropfen

Dosierung und Art der Anwendung
Soweit nicht anders verordnet:

1. Injektionslösung:
3 mal wöchentlich bis 1 mal täglich jeweils 1 ml subcutan injizieren.

2. Augentropfen:
1–2 mal täglich jeweils 1 Tropfen in den Bindehautsack beiderseits einträufeln.

Indikationen
Zur Belebung der ätherischen Organisation und damit der Flüssigkeitsprozesse im Auge, z.B.
1. Trübung der lichtbrechenden Medien
1.1. Hornhauttrübungen
2. Keratokonus

Crataegus/Cor comp.

Crataegus/Cor comp. wurde entwickelt als allgemeines Präparat zur Entlastung des Herzens von verstärkten Einflüssen aus dem Blutbereich einerseits (Crataegus) und aus dem Atmungsbereich andererseits (Nicotiana tabacum). Vor allem sollte der Atmungsprozeß und damit die Sauerstofftätigkeit im Herzen reguliert werden. Die in der Komposition enthaltenen pflanzlichen Substanzen sollen die Empfindungsorganisation in der genannten Weise anregen, die mineralischen Substanzen die Ich-Wärme-Organisation.

Cerit D5
(natürliches Natrium-Cer-Calcium-Eisen-Silikat):

In dem natürlich vorkommenden Cerit haben wir es mit einer komplexen Salzverbindung zu tun, die sich um das zu den seltenen Erden zählende Element

Cer bildet. Natrium, Calcium, Eisen und Kieselsäure gruppieren sich so um das Cer, daß eine Verbindung entsteht, die einen ganzen Organismus nachahmt.

Natrium entspricht dem menschlichen Nierenprozeß und dem ganzen Flüssigkeitsprozeß bis in das Herzorgan hinein. – Das Calcium ist der Lunge zuzuordnen und stellt in bezug auf das Herz die Verbindung zur Gewebeatmung und zur „Kalkatmung“ während der systolischen Herzkontraktion dar. – Der Eisenbestandteil ruft im Blut eine Erregung hervor, die in unmittelbarem Zusammenhang steht mit der Sauerstoffaufnahme. – Schließlich entfaltet der Kieselanteil des Cerits seine Wirksamkeit im Herzmuskelbindegewebe und ermöglicht hier die Tätigkeit der Ich-Organisation, die im Rhythmus des Herzens lebt.

Im Zentrum der geschilderten Prozesse befindet sich das Cer, ein Element, für das wir ein Verständnis aus seiner Stellung im periodischen System der Elemente, ausgehend von der Betrachtung durch Bindel und Blickle[53]) suchen wollen. Cer ist unter den Seltenerdmetallen das am häufigsten vorkommende Element und steht in der Reihe Kohlenstoff – Silicium – Cer – Blei – Thorium auf der tiefsten Stufe der seltenen Erden, das heißt auf der Stufe der größten materiellen Verdichtung. Des weiteren ist Cer dem Lanthan sehr ähnlich, welches in der Gruppe Stickstoff – Phosphor – Arsen – Antimon – Lanthan – Wismut einer „Atmungsreihe“ zugehört. Das sind eine Reihe von Substanzen, die, arzneilich verwendet, auf den verschiedenen Lebensstufen des menschlichen Organismus das Eingreifen der seelischen Organisation ermöglichen. Die starke Affinität des Cer zur Luft geht auch daraus hervor, daß es beim Feilen an der Luft sich selbst entzündet und mit lebhaftem Glanz verbrennt. Diese Eigenschaft findet übrigens in den Taschenfeuerzeugen Verwendung (Cer-Eisen-Gemisch). – Weiter bildet ein Thorium-Cer-Nitrat-Gemisch beim Verglühen ein stabiles „Asche-Gerüst“.

Aus diesen Phänomenen kann auf die Wirksamkeit des Cer, vor allem in Verbindung mit Eisen, geschlossen werden. Der Atmungs-Wärme-Prozeß wird in die äußerste Verhärtung und Verdichtung getrieben, die Sauerstoffutilisation des Herzens begünstigt. Cer wirkt einem Zu-physisch-Werden des Herzens entgegen. Die oben beschriebenen Elemente verbinden sich in dem Kristall Cerit so mit dem Cer, daß das Herzorgan an die übrigen großen Organprozesse angeschlossen wird.

---

[53]) *Vgl. E. Bindel und A. Blickle „Zahlengesetze in der Stoffeswelt und in der Erdenentwicklung“, Beiträge zu einer Substanzforschung, I, 1952, Hybernia-Verlag.*

Crataegus e foliis et fructibus ferm 33d D2
(Blätter und Früchte des ein- und zweigriffeligen Weißdorns, Crataegus laevigata und Crataegus monogyna; Rosaceae):

Zum Verständnis der Wirksamkeit von Crataegus-Blättern und -früchten muß ein in der Weißdorn-Signatur sich aussprechender Doppelprozeß ins Auge gefaßt werden. Auf der einen Seite weist der Strauch einen starken, frühzeitigen Blütenprozeß auf: Die ganze Gestalt wird von einem weißen Blütenfeuer ergriffen, das rasch wieder abklingt, indem die Blüten vergilben und bräunlich werden. Diese starken Licht-, aber auch Wärmekräfte stehen, wie von außen wirkend, einer ausgesprochenen Vitalität gegenüber, die sich, sobald sie sich äußert, sogleich wieder zurückgedrängt findet. Trotz des intensiven anfänglichen Sproßwachstums ergibt sich eine gedrungene, sparrige, hartholzige Pflanzengestalt. Auch die Blattform entsteht aus dem Wechselspiel dieses Doppelprozesses: Die Blattperipherie, die, nach außen mehrfach eingeschnitten, zur Ausbreitung tendiert, wird stengelwärts straff zusammengehalten.

Menschenkundlich haben wir es zum einen mit einer Abmilderung des ätherischen Blutprozesses bei verstärktem venösen Blutandrang und Einströmung in das Herz mit resultierender Tachykardie und Angina pectoris zu tun. Das Herz wird von dieser Überwältigung durch die venöse Blutbewegung entlastet. Zum anderen wird der astralische Prozeß über die Atmung und den Bluteinstrom von der Lunge über das linke Herz eher gekräftigt. Die Systole wird gestärkt, und es kommt zu einer Erweiterung und vermehrten Durchblutung der Koronarien. So kann die tonisierende Wirkung des Weißdorns auf die Herztätigkeit begriffen werden.

Bei der Therapie kann noch folgendes pharmazeutische Detail Berücksichtigung finden: Bei der Zubereitung der Globuli wird Crataegus-Grundsubstanz zweiprozentig aufgebracht, während in den Ampullen die Tiefpotenz enthalten ist.

Cor Gl D7
(Herz):

Verarbeitet wird das ganze Herz, d.h. sowohl Teile der Vorhöfe als auch der Kammern. Im Interstitium des Herzens findet der Ausgleich zwischen dem rechten, venösen, vor allem den chemisch-ätherischen Kräften unterliegenden Herzen und der linken, arteriellen, von den lichtätherischen und astralischen Prozessen besonders ergriffenen Herzwirksamkeit statt.

In der vorliegenden Komposition bewirkt das potenzierte Organpräparat Cor eine Belebung des gesamten ätherischen Herzens, indem sowohl die Kräfte des rechten als auch des linken Herzens zur Tätigkeit aufgerufen werden. Wenn die ätherische Organisation im Herzen zu schwach tätig ist, droht der Schwächezustand in eine Myodegeneratio cordis einzumünden.

Die homöopathische Anwendung von Cor hat hier eine belebende und intensivierende Wirkung auf den Zusammenhang von physischem Herzen und Ätherherz.

Cinis Avenae cum Magnesio phosphorico D5
(Asche von gekeimten Haferkörnern mit Magnesiummonohydrogenphosphat):

Bei diesem Bestandteil handelt es sich um angekeimte Haferkörner, die einem Veraschungsprozeß unterzogen und dann mit Magnesiumphosphat vermischt werden. Die genauere Heilmittelwirkung ist bei dem Präparat Magnesium phosphoricum comp. beschrieben.

Hier sei nur so viel gesagt, daß durch die Sal-Eigenschaften von Magnesium phosphoricum das Eingreifen der Ich-Tätigkeit im Herzen vermittelnd begünstigt wird; das Freiwerden von Licht- und vor allem auch Wärmekräften in Magnesium phosphoricum geben dem Ich die Möglichkeit, von neuem in die Herztätigkeit einzuwirken.

Nicotiana e foliis ferm 33b D9
(Blätter der Tabakpflanze, Nicotiana tabacum; Solanaceae):

Die Tabakpflanze ist ein Nachtschattengewächs, das in den tropischen Gegenden Amerikas beheimatet ist und in seinen großen, die ganze Pflanzengestalt beherrschenden Blättern Alkaloide wie das Nikotin bildet. Als Blattpflanze hat Nicotiana einen Bezug zu den Herz-Kreislauf-Organen, die sie als Heilmittel von einer Überwältigung durch die astralische Organisation befreit.

Krampfartige, anfallsweise Geschehen sind typisch für die Nicotiana-Wirkung, dazu gehören pektanginöse Anfälle und auch Unregelmäßigkeiten im Rhythmus der Herzfrequenz und der Atmung. Wir haben es bei Nicotiana mit einem Zurückziehen der Wärme aus der Peripherie zu tun. Der Patient ist ängstlich, hat kalte und blasse Extremitäten und erscheint im Extremfall aschgrau und verfallen. Die Wärmeprozesse in der Körperperipherie sind also zu schwach, während es zentral – im Herzen und auch in der Niere – zu einer Gefäßverengung und unter Umständen sogar zu einem „Gefäßkrampf" kommen kann.

Entstehung: WALA-Ärztekreis, Leitung Frau Dr. med. Margarethe Hauschka, 1954.

Darreichungsform
1. Injektionslösung
2. Globuli velati

Indikationen
Zur Entlastung des Herzens von verstärkten Einflüssen aus dem Blut-Stoffwechsel- und Atmungsbereich, z.B. bei
1. anginösen Herzbeschwerden bei koronarer Herzkrankheit; Zustand nach Infarkt
2. funktionellen Herzbeschwerden, wie Herzstechen
3. leichter Atemnot durch Nikotinabusus oder gehetztes Berufsleben
4. Asthma cardiale, Altersherz
5. vorwiegend bradykarden Rhythmusstörungen
6. Überanstrengung

Cuprum aceticum comp.

Der Rezeptur liegt die Auffassung zugrunde, daß das Bronchialasthma auf der Unfähigkeit des Astralleibes beruht sich in die Nierenorganisation rhythmisch einzugliedern. Das wesentliche Hindernis dafür ist aufgrund dieser Konzeption eine „Blockierung", Erstarrung bzw. Verfestigung der ätherischen Organisation der Niere, die in erster Linie auf der Tätigkeit des Lichtäthers beruht. In den Lichtprozeß greift in der Niere der Astralleib über den in diesem Organ intensiven Sauerstoffprozeß ein. Infolge der im Laufe der Entwicklungsgeschichte erst spät und heftig erfolgenden Arterialisation der Niere wohnt diesem Organ immer eine gewisse Schwäche und Tendenz zu einem Nachlassen der Nierenatmung und damit der Umwandlung des Kohlenstoffes in lebendige Kohlensäure inne. Es kommt in der Nierenorganisation zu einem Rückfall in Richtung auf die frühere „venöse Stufe" der Vorniere. Dies entspricht dem Kupferbild.

Cuprum aceticum D5
(Kupfer (II)-acetat):

Es wurde Cuprum aceticum gewählt, weil das Säureelement in Verbindung mit dem Kupfer den primären Kupferprozeß, der im venösen Bereich tätig ist, an die astralische Organisation anschließt. Das Auftreten von Säuren ist gleichsam die „Fußspur" für die Wirksamkeit des Astralleibes. Dies gilt insbesondere auch für den Gesamtorganismus im Hinblick auf eine Verschiebung des pH-Wertes im Blut. Alkalität bedeutet demgegenüber ein Überwiegen der ätherischen Tätigkeit. Eine ähnliche Verbindung, die bei der Differentialtherapie des Asthma bronchiale in Frage kommt, ist Olivenit, die natürliche arseniksaure Verbindung des Kupfers. Hier ist es das Arsen, welches in dem Salz den Bezug zur astralischen Organisation herstellt.

Kupfer wird deshalb eingesetzt, weil es sich aufgrund unserer Auffassung beim Asthma bronchiale um eine ungenügende arterielle Durchatmung der Niere handelt. Das venöse Prinzip beginnt, sich wieder im Nierenbereich bemerkbar zu machen. Die Atemschwäche der Niere setzt sich auf die Atmungstätigkeit der Lunge fort. Die Unfähigkeit auszuatmen, d.h. die Kohlensäure aus dem venösen Blut zu lösen, ist das hervortretende sekundäre physiologische Symptom und führt zu der bedrohlichen Asphyxie bis hin zum Status asthmaticus. Die Kohlensäureüberladung des venösen Blutes wird in der Peripherie an der blauroten Verfärbung des Gesichtes sichtbar. Es besteht eine Empfindlichkeit gegenüber äußerer Wärme bei diesem Krankheitsbild. Die Venosität dominiert bis in das arterielle Gebiet hinein. Im Zusammenhang damit steht die Wärmestauung und die Polarisierung der astralischen Organisation, die einerseits vor allem im „unteren" Menschen im venösen Blut „untergetaucht" verharrt und die Ausatmung verhindert, zum anderen überwiegend im „oberen" Menschen entsprechend der Dynamik des Nerven-Sinnes-Systems überstark tätig wird und eine Tendenz zur Spastik und Auskühlung des Organismus in sich trägt. Sowohl im „unteren" als auch im „oberen" Menschen ist die Empfindungsorganisation im Verhältnis zu der ihr an dieser Stelle physiologischen Art des Eingreifens überstark tätig. So wird die grundlegende, krampflösende Wirkung von Cuprum und Cuprum aceticum, welche die Arzneimittellehre hinsichtlich des Blutgefäßsystems, der Bronchien und der Hohlorgane des Verdauungsbereiches beschreibt, auf dem Hintergrund des anthroposophischen Menschenbildes verständlich. Im übrigen hat sich bei Asthmatikern oft ein abendliches Einreiben der Nierengegend und evtl. auch der Füße mit Kupfer-Salbe, rot bewährt.

Nicotiana e foliis ferm 33b D9
(Blätter der Tabakspflanze, Nicotiana tabacum; Solanaceae):

Auf die Beziehung des Tabaks und des Tabakgiftes Nicotin auf den atmenden Menschen und besonders den Gefäßbereich wurde bereits hingewiesen. Nicotiana tabacum ist deshalb ein wichtiger Bestandteil dieses Präparates, weil durch die ungenügende Sauerstoff-Gewebeatmung der Niere das Nierengefäßsystem zunehmend erstarrt, zunächst sich verengt und dann sklerotisiert. Vor allem wird dann ein Nachlassen der Nierendurchwärmung bewirkt. Nicotiana tabacum ist ein ausgesprochenes Kältemittel. Es ist bekannt, daß durch Nicotin der Wärmemantel des Menschen sich ins Innere zurückzieht und die Beweglichkeit der Wärmeorganisation erstarrt. Durch die Tabakblätter in mittlerer Potenz ist Cuprum aceticum comp. auch bei bestimmten Gefäßerkrankungen kleiner Arterien, die sich z.B. in einer Raynaudschen Symptomatik äußern, hilfreich. Hierzu gehört die Endangiitis obliterans (Winiwarter-Buerger), eine chronisch segmentale Entzündung der Extremitätenarterien, welche gehäuft bei Rauchern auftritt.

Renes Gl D5
(Organpräparat von der gesamten Niere):

Das Organpräparat Renes wurde hinzugefügt, um den lethargisch werdenden Ätherleib der Niere zu beleben und ihn für die Aufnahme der astralischen Organisation bereit zu machen. Wie oben erwähnt, handelt es sich bei der Disposition zum Asthma bronchiale um einen primär geschwächten lichtätherischen Organismus im Nierenbereich.

Durch die zusammenfassende Wirkung eines mineralischen (Cuprum aceticum), eines pflanzlichen (Nicotiana tabacum) und eines tierisch-organischen Bestandteiles (Renes) werden die Wesensglieder Ich-Organisation, astralische und ätherische Organisation geordnet. Die dreifache Wirkung umfaßt das gesamte pathologische Bild der Wesensgliederverschiebung im Asthma bronchiale, dem Hauptanwendungsgebiet von Cuprum aceticum comp. Hier wird vor allem die in die Niere nicht mehr genügend eingreifende Empfindungsorganisation in die rhythmische Atemtätigkeit der Niere wieder eingeordnet. Im Asthmaanfall hat sich eine subkutane Injektion zwischen den Schulterblättern oder über den Nieren bewährt.

Entstehung: WALA-Ärztekreis, Dr. med. Heinz-Hartmut Vogel, 1966.

Darreichungsform
Injektionslösung

Indikationen
Zur Regulierung des Zusammenwirkens von Ich-, Empfindungs- und ätherischer Organisation, insbesondere zur rhythmischen Einordnung der Empfindungsorganisation im Bereich der Niere, z.B.
1.1. Asthma bronchiale
1.2. spastische Bronchitis (evtl. im Wechsel mit Nicotiana comp.)
2.1. Endangiitis obliterans
2.2. Morbus Raynaud
3. intestinale Spasmen

Cuprum oxydulatum rubrum, Unguentum

s. Kupfer-Salbe, rot

Cuprum/Nicotiana, Unguentum

Das Präparat Cuprum/Nicotiana, Unguentum sollte Atmungs- und Blutorganisation in ein rhythmisches Verhältnis zueinander setzen, vor allem im Bereich der großen Beinvenen. Die Gefäßwandwirkung (Nicotiana) und die venöse Blutströmung (Cuprum) sollen in ihrem Verhältnis zueinander abgestimmt werden. Neben den Durchblutungsverhältnissen der Extremitäten bezieht sich die Wirkungsrichtung dieser Salbe weiter auf abdominelle Krankheitsprozesse, insofern sie durch ein nicht richtiges Eingreifen der astralischen Organisation bedingt sind.

Cuprum oxydulatum rubrum (zu 0,4% enthalten)
(Kupfer (I)-oxid):

Die Einführung des Kupfers in die anthroposophische Therapie – sowohl des metallischen Kupfers als auch des roten Kupferoxids (Cu_2O) – geht auf Frau Dr. med. Ita Wegman (Klinisch-Therapeutisches Institut, Arlesheim) zurück. Die Wirkung des Kupfers über die Haut auf den Wärmeorganismus, d.h. die „Wärmestrahlung" des Kupfers, ist die wesentliche therapeutische Absicht. Darüber hinaus ist damit zu rechnen, daß eine feinste Kupferwirkung im homöopathischen Sinn durch die Resorption über die Haut erreicht wird.

Die Beziehung des Kupfers zum venösen Blut ist auch in der Physiologie bekannt. So besteht z.B. ein erhöhter Serumkupferspiegel in der Schwangerschaft. Die Kupfer-Eisen-Relation ist bei entzündlichen Prozessen von Bedeutung. Dies bedeutet, daß das Kupfer im Organismus als Prozeß die höheren Wesensglieder Astralleib und Ich-Organisation sich mit den Flüssigkeitsprozessen verbinden läßt, vor allem im venösen Bereich. Kupfer ist eine „Atmungssubstanz", worauf die Kupferatmung bei Weichtieren hinweisen kann.

In dem Präparat Kupfer-Salbe, rot und in Cuprum/Nicotiana, Unguentum regt Kupfer insbesondere die Blutverteilung, die Durchwärmung und damit die Durchatmung des unter der Salbenanwendung liegenden Gewebes an.

Nicotiana e foliis ferm 33b D1 (0,001%) [54])
(Blätter der Tabakpflanze, Nicotiana tabacum; Solanaceae):

Nicotiana tabacum nimmt in dem Präparat eine wichtige Stellung ein. Es handelt sich bei den genannten Indikationen um ein Überwältigtwerden des ätherischen Prozesses in den Organgebieten Haut, Magen und Niere durch die astralische Organisation. Die Gewebeatmung wird dadurch geschwächt, das arterielle Gefäßsystem verengt, die Sauerstoffversorgung reduziert; man kann von einer Asphyxie des Gewebes sprechen. In diesen Fällen ist Nicotiana tabacum das spezifische Heilmittel. Als Pflanze wirkt es auf den Astralleib und regt diesen zur Tätigkeit an. Durch die Nikotinwirkung wird der astralische Leib stärker an den physischen Leib herangeführt, wie dies sonst im Nervenbereich physiologisch ist. Dadurch wird die ätherische Organisation in den betreffenden Gebieten abgelähmt und ausgekühlt.

Bei der therapeutischen Anwendung der Salbe, z.B. auf den Oberbauch, wirkt der Präparatebestandteil Nicotiana zugleich entspannend, entkrampfend und beruhigend; das häufig angegebene Symptom des schmerzhaften Brennens wird überwunden, der Meteorismus, z.B. des Magens, wird abgemildert. Die Cuprum/Nicotiana-Salbe hat sich im übrigen auch zur Anwendung bei Wadenkrämpfen bewährt.

Entstehung: WALA-Ärztekreis, Leitung Frau Dr. med. Margarethe Hauschka, 1965.

---

[54]) *In der Salbe enthalten sind 10% Nicotiana e foliis ferm 33b D5, potenziert in öligem Medium; Potenzierungsschritte in Öl werden jedoch nicht deklariert, da das Homöopathische Arzneibuch solche nicht kennt.*

Darreichungsform
Salbe

Dosierung und Art der Anwendung
Soweit nicht anders verordnet:
1–2 mal täglich einreiben oder als Salbenverband anwenden.

Indikationen
Rhythmisierung des Wechselverhältnisses von Blut- und Atmungsorganisation, z.B. bei
1.1. abdominellen Spasmen
1.2. Meteorismus
1.3. gastrokardialem Symptomenkomplex
2.1. peripheren Durchblutungsstörungen
2.2. Varikosis
3. Muskelschmerzen

Cuprum/Quarz comp., Unguentum

Die Idee zu diesem Präparat geht auf eine Anregung von Herrn York Heintze zurück, der bereits ein Kupferspray zur äußeren Anwendung herausgebracht hatte.

Cuprum metallicum (zu 19% enthalten)
(metallisches Kupfer):

In die Salbengrundlage wird ein Anteil von rund 20% rein metallischen, fein pulverisierten Kupfers eingearbeitet. Wenn man metallisches Kupfer von außen auf die Haut anwendet, so wirkt dies direkt nach innen anregend auf die Blutzirkulation, und zwar wird die Blutverteilung im Unterhautgewebe bis hinein in die Muskulatur begünstigt. Eine Stagnation und Neigung zur Extravasation wird überwunden, das venöse Blut zum Abfluß angeregt. Das metallische Kupfer bildet zugleich eine Wärmehülle, was bei Flüssigkeitsstauungen, Hämatomen und Zerrungen als angenehm empfunden wird. Dr. med. Ita Wegman hatte in Arlesheim bereits äußere Kupferanwendungen empfohlen, z.B. in Salbenform, als Kupfersohlen oder auch in Form von kupferbeschichteten Gewebeauflagen auf die Nierengegend. Die Salbe wurde in diesem Sinne als eine flexibel zu handhabende, substantielle, äußere Kupferauflage konzipiert.

Quarz (4%)
(Bergkristall, Kieselsäureanhydrid):

Auch Quarz ist in seiner Stofflichkeit, wenn auch feinverteilt, in dem Präparat enthalten. Auf die intakte äußere Haut als Schutzverband aufgetragen, regt er die Sinnesorganfunktion in der menschlichen Peripherie an. Die Formkräfte der Haut und der darunter liegenden Gewebe werden zur intensiven Tätigkeit aufgerufen. Tendenzen zur Gewebeverhärtung, zur Bindegewebsdegeneration und Austrocknung der Haut über das entvitalisierte Hautbindegewebe wird auf diese Weise entgegengewirkt. Die Ich-Organisation wird über eine Anregung des Wärmeleibes unmittelbar angesprochen, ordnend auf die Haut und auf das darunter liegende Gewebe einzuwirken.

Beide Präparatebestandteile, Cuprum und Quarz, wirken als mineralische Substanzen auf die Ich-Tätigkeit.

Rosmarini aetheroleum (5%)
(ätherisches Öl von Rosmarin-Blättern, Rosmarinus officinalis; Labiatae):

Ätherisches Rosmarinöl hat, wie der Rosmarin überhaupt, eine Beziehung zum Sinnesorganismus, zur Peripherie, zur Wärme. Die Wärmeorganisation wird durch den Zusatz von Rosmarin im Wirkungsbereich des Salbenverbandes angeregt. Darauf beruht die lösende Wirkung des Rosmarins auf venöse Stasen, Hämatome, Ödeme, Anschoppung von Gewebeflüssigkeit, vor allem in der Haut, der Muskulatur und den Gelenken.

Es ist zu beachten, daß in seltenen Fällen bei Patienten, welche auf ätherisches Rosmarinöl überempfindlich reagieren, eine Unverträglichkeitsreaktion mit Rötung und Blasenbildung auftreten kann, welche über das gewünschte Maß der Anregung hinausgeht.

Cuprum/Quarz comp., Unguentum ist somit geeignet, bei peripheren Prozessen, die der Auskühlung unterliegen, z.B. durch traumatische Einwirkung, Flüssigkeitsstauungen und auch chronisch-degenerative, kältende Gelenkserkrankungen, die Heilung und Anregung der Wärme-Sinnes-Organisation zu impulsieren. Es ist mit dieser Salbe möglich, durch unmittelbares Auftragen auf die geschlossene Haut sofort nach einer Prellung die Anschwellung und Hämatombildung weitgehend zu verhindern.

Entstehung: WALA-Ärztekreis, 1976.

Darreichungsform
Salbe

Dosierung und Art der Anwendung
Soweit nicht anders verordnet, 1–3 mal täglich die Salbe messerrückendick als Salbenverband auftragen.

Indikationen
Zur Belebung und Tonisierung des Flüssigkeitsorganismus durch Harmonisierung des Atemprozesses zwischen Venosität und Arterialität im Kapillargebiet, z.B.

1.1. Hämatom
1.2. Traumatische Schwellungen
1.3. Gelenkdistorsion
2. lymphatische, venöse und arterielle Durchblutungsstörungen
3. Rheumatischer Formenkreis

Disci comp. cum Aesculo
Disci comp. cum Aesculo, Gelatum

Das Grundgerüst der Disci-Präparate besteht aus einer Zubereitung der Zwischenwirbelscheiben, Disci intervertebrales, von der Hals-, Brust- und Lendenwirbelsäule des Rindes sowie aus Bambusa e nodo und Formica ex animale. Es erfährt in den einzelnen Disci-Präparaten Modifikationen durch verschiedene Zusätze, hauptsächlich metallischer und pflanzlicher Herkunft.

Der Konzeption des Präparates liegt der Gesichtspunkt zugrunde, daß es sich bei Wirbelsäulenschäden stets um ein Aufrichteproblem handelt. Der Nucleus pulposus als Residuum der Chorda dorsalis wird als ein „Sinnesorgan" der Aufrichtefunktion angesehen. Es handelt sich um die Fortsetzung der „Organisatoren-Bildefunktion" der frühembryonalen Chorda dorsalis. Der zweite Gesichtspunkt bezieht sich auf die übergeordnete, formgebende Bedeutung des Kieselprozesses im mesenchymalen Bindegewebe. Es sind damit die beiden Wesensglieder ätherischer Leib (Organpräparat) und Ich-Organisation (Kieselfunktion) angesprochen. Der dritte Gesichtspunkt weist auf die Tätigkeit des Astralleibes in der „Atmungs- und Sinnesorgan-Funktion" der Wirbelsäule hin. Die Gewebeatmung beherrschend, ist der Astralleib vorwiegend im Abbau tätig.

Faserknorpel, Bänder und physische Organisation der Wirbelsäule unterliegen im Ganzen einem stärkeren Abbau. Dem soll das tierische Präparat Formica ex animale entgegenwirken.

Die Konzeption der Disci-Präparate ist im übrigen ausführlich in der WALA-Schrift „Zur Entwicklungsgeschichte, Physiologie und Pathologie der Wirbelsäule“ des Verfassers beschrieben.

Disci intervertebrales (cervicales, thoracici, lumbales) Gl D7

(Zwischenwirbelscheiben der Hals-, Brust- und Lendenwirbelsäule): Die zwischen den einzelnen Wirbelkörpern der Wirbelsäule gelegenen Faserknorpelscheiben unterliegen einer starken physischen Beanspruchung, die bis zur Degeneration führen kann. Das potenzierte Organpräparat wirkt auf die Regenerationsfähigkeit des ätherischen Leibes.

Durch das Zwischenwirbelscheiben-Organpräparat erhalten die Disci-Präparate eine spezifisch organotrope Dynamik. Die potenzierte Wirkung des Discus-Organpräparates aktiviert die gestörten Austauschprozesse im Bereich der entvitalisierten Zwischenwirbelscheibe. Die Funktionen von Aufbau, Ernährung einerseits und von Gestaltgebung und Ausscheidung andererseits werden wieder in das richtige Gleichgewicht gebracht, indem die durch zunehmende Alterung und Verschleiß geschwächte Lebenskraft eine therapeutische Anregung erfährt.

Eine besondere Bedeutung haben des weiteren die Gallertkerne der Zwischenwirbelscheiben. Substantiell-morphologisch, d.h. im Bezug auf die prallelastische Kugelgestalt, und funktionell im Zusammenhang mit der Beweglichkeit der Wirbelsäule und der Aufrichte entspricht der Nucleus pulposus einem „gelenkigen Sinnesorgan“. Die Gallerte, die den Nucleus pulposus vor allem im Jugendalter ausfüllt, ist kennzeichnenderweise glykogenreich. Als mesenchymal-bindegewebiges Organ sind sowohl der Nucleus pulposus als auch die gesamte Zwischenwirbelscheibe als Faserknorpel Träger des Kieselprozesses. Sie stehen also im Dienste der durch die Ich-Organisation über den Zucker und Kiesel vermittelten Aufrichtefunktion.

Bambusa e nodo ferm D5

(Halmknoten des Bambus, Phyllostachys viridiglaucescens; Gramineae):

Bambus ist ein wesentlicher Bestandteil sämtlicher Disci-Präparate. Innerhalb der Familie der Gramineen ist Bambus eine Extremform dadurch, daß der

Kieselprozeß, der die Gräser auszeichnet, im Bambus seinen Höhepunkt erreicht. Der Kiesel-Licht-Prozeß droht die Pflanze zu überwältigen, sie in Erstarrung zu fixieren; sie kann sich gerade noch einen minimalen Lebensprozeß erhalten. Im Bereich der Halmknoten lagert sich organischer, pflanzlicher Kiesel (SiO_2) ab. Diesem Bambuskiesel wurde in früheren Zeiten, vor allem in Indien, besondere Heilwirkung zugeschrieben. Nach Ausreifung des Bambus und Abschluß der Blüte verholzt der Halm zu splitternder, gläserner Härte. Der Kieselprozeß im Halm selbst kommt zum Ende. Die Austrocknung – eine Wirkung des Licht-Kiesel-Prozesses – ist auf die Spitze getrieben.

So ist es zu verstehen, daß der Bambus-Halmknoten eine Naturverwandtschaft besitzt zu einem innermenschlichen „Austrocknungsprozeß", der Bindegewebsdegeneration, und dies im besonderen im Bereich der Zwischenwirbelscheiben, der „Knotenbildungen" der Wirbelsäule. Der Kieselprozeß ist, so könnte man sagen, der Licht-Form-Prozeß des Bindegewebes überhaupt. Hier wirkt er als Träger der Ich-Organisation formgebend; jedoch kann, wie es der Bambus zeigt, der lebendige Bindegewebsflüssigkeitsprozeß im Extremfall von den austrocknenden Formkräften überwältigt werden.

Der im zentral gelegenen Nucleus pulposus jeder Zwischenwirbelscheibe zurückgebliebene Anteil der ursprünglichen Chorda dorsalis bleibt bei der gesunden Wirbelsäulenformation prall-elastisch. Die Schwankungen hinsichtlich Füllungszustand und Elastizität des Gallertkernes zwischen morgens und abends sind physiologischerweise gering. Daher kommt es, daß nach der regenerierenden Nachtruhe die gesamte Wirbelsäule etwa 1 cm länger ist als am Abend. Die vorherrschende Tendenz zur degenerativen Erkrankung bei der Wirbelsäule weist dagegen in Richtung Verringerung des Turgors des Nucleus pulposus und auch der gesamten Zwischenwirbelscheibe. Der Flüssigkeitsgehalt nimmt zugunsten einer gesteigerten Faserbildung ab. In diesen Prozeß greift die Wirksamkeit von Bambusa e nodo ein.

Die Wirkung des Kiesels, der durch den Lebensprozeß der Pflanze hindurchgegangen ist, unterscheidet sich von derjenigen des mineralischen Kiesels (Quarz). Der „pflanzliche Kiesel" regt nicht nur die Ich-Organisation an, das Mineralisch-Werden im Bindegewebe, in den bindegewebigen Hüllen der Organe, der Haut, der Sinnesorgane usw. zu überwinden, sondern wirkt als Zubereitung pflanzlicher Herkunft zugleich auch auf den Astralleib.

Die höheren Wesensglieder des Menschen werden also insgesamt zu gesundender Tätigkeit aufgerufen; die Erstarrung, vor allem bindegewebiger Organe und der Folgeorgane aus dem mesenchymalen Grundsystem, soll überwunden werden. Dazu gehören neben dem Grundgerüst der knöchernen Wirbelsäule einschließlich der Discus-Polster auch das komplexe Stützgefüge der Bänder sowie die oft in die verhärtende Verspannung einbezogene Rückenmuskulatur.

Formica ex animale Gl D6
(Rote Waldameise, ganzes Tier; Formica rufa):

Die Ameise ist ein stark durchastralisierter, „durchatmeter" tierischer Organismus. Sie hat ihren Lebensbereich in der kühlen und feuchten Walderde, die sie mit der zur Pflege der Brut notwendigen Wärme und Belüftung durchdringt. Gleichzeitig belebt sie in großem Umkreis um ihren Bau die abgestorbenen Pflanzenteile des Waldbodens. Eine zentrale Rolle spielt dabei die Ameisensäure, die von den Tieren gebildet und abgesondert wird.

Der Oxalsäure-Ameisensäure-Stoffwechsel spielt bei der Erhaltung organischen Lebens eine so allgemeine Rolle, daß bei organischen Zerfallsprozessen, wie sie früher oder später alle Wirbelsäulenschäden aufweisen, auf die Heilwirkung der Formica nicht verzichtet werden kann.

Die Ameisensäure entsteht als ein tierisches Produkt im Zusammenwirken von vegetabilischen und animalischen Vorgängen und ist ein typisches Produkt niederer tierischer Organtätigkeit. Die chemisch nah verwandte Oxalsäure dagegen kommt in der Natur hauptsächlich als Stoffwechselprodukt pflanzlichen Lebens z.B. in Sauerklee, Sauerampfer und Rhabarber vor. Was die Oxalsäure für die Organisation einfachster Lebensprozesse und für die analogen Stoffwechselvorgänge auch im menschlichen Organismus darstellt, das ist die Ameisensäure für die niedere animalische Organisation. Säuren sind – wo immer sie in einem animalisch-organischen Zusammenhang auftreten – das Ergebnis dumpf-seelischer Regungen, wie beispielsweise der Magensaft (Begierde) oder die Schweißbildung (Angst). In der Bildung von Pflanzensäuren spielen sich auf der unbeseelten Lebensstufe ähnliche Vorgänge ab. Sie sind eine Signatur für eine Tendenz im Pflanzenorganismus zur nächsthöheren Organisationsstufe. Die Oxalsäure, aber auch andere wichtige Pflanzensäuren, wie die Ascorbinsäure, sind hier zu nennen.

Im menschlichen Organismus tritt Ameisensäure dort auf, wo sich „niedere" Stoffwechseltätigkeit mit seelisch-animalischer Tätigkeit durchdringt. Dies ist z.B. auf der Bildungsstufe des „primitiven" Knorpelgewebes der Stütz- und Bewegungsorgane der Fall. Das in die Bewegung funktionell einbezogene, noch wenig differenzierte Gewebe der Gelenkflächen, Sehnen und Muskelansätze, Bänder und Gelenkkapseln ist darum in besonderem Maße gefährdet. Hier übt die Ameisensäure eine vermittelnde Funktion zwischen Substanzabbau, Beanspruchung durch Bewegung und regenerativen Vorgängen aus. Sie harmonisiert den Übergang von rein stoffwechselhaften Lebensprozessen zu seelisch durchdrungenen Organprozessen, welche Bewegung und Sinnestätigkeit ermöglichen.

Beim Bild der Ameisensäurevergiftung führt der innere Atmungsprozeß im Menschen den Stoffwechsel unter Verdrängung des Lebensprozesses zu rasch und zu stark in die Mineralisation. Hier greift die Wirksamkeit von Formica ein und löst diese Mineralisation, vor allem an den Übergangsstellen vom Blut-Wärme-Geschehen zur „Sinnesorganbildung" besonders an den knorpeligen Gelenküberzügen, wieder auf und macht sie ausscheidungsreif.

Die Wirbelsäule ist nach Aufbau und Funktion in höchstem Maße vom Atem-Blut-Prozeß abhängig. Hier durchdringen sich arterieller, sauerstoffgesättigter Blutstrom und intensivste venöse Versorgung in Form von venösen, den Wirbelkanal auskleidenden, weiträumigen Geflechten. Es begegnen sich also seelische organisch-formende, atmende Tätigkeit und vegetative, aus dem Blut heraus organbildende Prozesse. Die gesteigerte Venosität und der starke Kohlensäure-Ausatmungsprozeß an dieser Stelle weisen noch einmal auf die Sinnesorganfunktion der gesamten Wirbelsäule hin.

Aesculus e semine ferm 34c D49

(Samen der Roßkastanie, Aesculus hippocastanum; Hippocastanaceae):

Man kann die Roßkastanie als „pflanzliches Stannum" bezeichnen. Die Wirksamkeit von Aesculus entspricht insofern der Wirksamkeit von Stannum, als es Form- und Gestaltungsprozesse in sich trägt und, vergleichbar mit der Wirksamkeit von Stannum, im Leber-Pfortader-Bereich und im venösen Blutsystem vermittelt und reguliert. Das fluoreszierende Cumarin-Derivat Aesculin stellt hier die Beziehung zum chemischen Äther her. Zum Aesculus-Bild gehören neben einem generellen Versagen des venösen Systems in Varizen, Hämorrhoiden und in Leber- und Milzschwellung auch eine venöse Stase im Bereich des Beckens und des Wirbelkanal-Venengeflechts. Diese äußert sich in einem Gefühl von Völle und Schwere im Beckenraum, sowie Schmerzen im Becken und in der Kreuzbein- und Lendenwirbelregion. Stauungssymptome in diesem Gebiet werden oft übersehen oder klinisch nicht richtig gedeutet. Die Roßkastanie, die, wie es aus dem hohen Kalium- und auch Phosphorgehalt der Asche verständlich ist, eine ausschwemmende Wirkung aufweist und die Gefäßwände in ihrer Durchlässigkeit und in ihrem Tonus stabilisiert, ist hier das entsprechende Heilmittel.

Es wurde eine Hochpotenz gewählt, weil diese über den „oberen" Menschen im Nervenbereich einwirkt und eine konstitutionelle Behandlung des venösen Stauungstypus ermöglicht.

Arnica e planta tota ferm 33c D19
(Arnika, Arnica montana; Compositae):

Die Arnika zeigt eine auffallende Kiesel-Affinität in der Wahl ihres Standortes. Sie gedeiht vor allem im Hoch- und Mittelgebirge auf wäßrig-sumpfigen Böden mit Urgesteins-Untergrund. Zugleich gehört die starke Lichteinwirkung der Gebirgsluft zu ihrem Lebenselement. Zwischen Licht und dumpf-feuchtem Untergrund entfaltet sie ihren kräftig-derben Sproß und ihre feurig-goldfarbene Blüte.

Die chemische Analyse ergibt ein reiches Spektrum an Gerbstoffen, Bitterstoffen, differenzierten ätherischen Ölen und organischen Säuren, darunter Bernsteinsäure, Milchsäure und Ameisensäure.

In der Signatur der Arnica montana sind folglich die Licht-Kiesel-Wirksamkeit und ein kräftiger vegetativer, bis ins Mastige gehender, „stoffwechselhafter" Einschlag zu einer Doppelnatur vereint. Entsprechend weist ihr homöopathisches Arzneimittelbild auf Störungen solcher Organe hin, die in ihrer physiologischen Bildung und Funktion ein stärkeres Vordrängen von Stoffwechseltätigkeit nicht dulden. Dies bezieht sich insbesondere auf das Wechselverhältnis von venöser, kapillarer Blutströmung und interstitieller Flüssigkeitsbewegung im Bindegewebe. Es kommt zu einem verzögerten venösen Abfluß und zu verstärkter venöser Kapillardurchlässigkeit. Zu diesbezüglich empfindlichen Geweben gehören einerseits – entsprechend der Kiesel-Affinität der Pflanze – das Nervensystem (Glia- und Bindegewebe) und die Sinnesorgane, andererseits – der Affinität zum wässrigen Milieu und der Vitalität der Arnika entsprechend – das Gliedmaßen-System: Muskelansätze, Sehnen, Bänder und Gelenke, d.h. Organe, welche Sinnesorgan- und zugleich Bewegungsorgancharakter haben.

Entzündlich-destruierende sowie traumatische Prozesse im Bereich dieser Organsysteme sind die Domäne der Arnika-Wirkung. In der Therapie der Wirbelsäulenerkrankungen, einschließlich der oft im Vordergrund stehenden Nervenwurzelreizungen, berücksichtigt Arnika sowohl die in Mitleidenschaft gezogenen Auf- und Abbauvorgänge im Rückenmarksnervensystem als auch entzündlich-degenerative Prozesse im Bereich der kleinen Wirbelgelenke, der Bänder und Muskelansätze, sowie der Bandscheiben. Darüber hinaus gehört die Schädigung von Rückenmark und Gehirn durch Erschütterungen, d.h. die Commotio cerebri, auch die zervikale Migräne zu den wichtigsten Indikationen der Arnika enthaltenden Disci-Präparate.

Entstehung: WALA-Ärztekreis, Leitung Frau Dr. med. Margarethe Hauschka, 1952.

Darreichungsform

1. Injektionslösung
2. Globuli velati
3. Gelatum

Dosierung und Art der Anwendung

Soweit nicht anders verordnet:

1. Injektionslösung:
In akuten Fällen 1 mal täglich, bei Langzeitbehandlung 1–3 mal wöchentlich jeweils 1 ml links und rechts von der Wirbelsäule in die Gegend der größten Schmerzhaftigkeit subcutan injizieren.

2. Globuli velati:
In akuten Fällen 1–3 mal täglich, bei Langzeitbehandlung 1 mal täglich jeweils 5–10 Globuli unter der Zunge zergehen lassen.

3. Gelatum:
1–2 mal täglich entlang der Wirbelsäule einreiben.

Indikationen

Gestaltbildungs- und Bewegungsstörungen infolge einer Aufrichteschwäche der gesamten Wirbelsäulenformation, insbesondere bei degenerativen Veränderungen mit akuten Schmerzzuständen sowie Tendenz zu venösen Stauungen, z.B.

1.1. venöse Stauungen im Wirbelsäulenbereich
1.2. chronische arthrotische Veränderungen der Wirbelsäule
2. undifferenzierte Frühstadien dieser Erkrankungen im Zusammenhang mit Schwächezuständen
3. Bewegungsbehinderung
4. Osteoporose

Disci comp. cum Argento

Die Anregung zu diesem Präparat geht auf Herrn Dr. med. Karl Köller zurück. Mit Disci comp. cum Argento sollte ein Präparat entstehen, das vor allem für akute und entzündliche Reiz- und Schmerzzustände in der Wirbelsäulentherapie geeignet ist.

Disci intervertebrales (cervicales, thoracici, lumbales) Gl D7	Siehe Disci comp. cum Aesculo
Bambusa e nodo ferm D5	
Formica ex animale Gl D6	
Arnica e planta tota ferm33c D19	

Argentum metallicum D19
(metallisches Silber):

Im Gegensatz zu den Heilpflanzen, welche ihre therapeutische Wirksamkeit zwischen den vegetativen Wachstums- und Ernährungsprozessen einerseits und den Empfindung und Bewußtsein ermöglichenden, abbauenden, ablähmenden und ausscheidenden Vorgängen entfalten, greifen die Metalle tiefer in das leibliche Gefüge ein und haben eine unmittelbare Beziehung zum Aufbau der organischen Substanz. Silber wirkt hier auf den flüssigen, serös-plasmatischen Zustand der Organe als solchen. Das flüssige und verflüssigende Prinzip, so wie es in der klaren Nerven- und Sinnesorganlymphe des Liquor cerebrospinalis, der Innenohrlymphe und des Kammerwassers lebt, ist dem Silber zugehörig.

Der Argentum-Prozeß wirkt im ätherischen Aufbau in der Leibesentwicklung so, daß Gestaltungsvorgänge vorzeitig zum Abschluß kommen. Die Abschnürung eines Lebensvorganges, gleichsam die Tendenz zur Sequestrierung, auch zur Reproduktion, wird durch Silber in potenzierter Form auf das gesunde Maß zurückgeführt, die Einzelorgane ordnen sich wieder der Ganzheit des Organismus unter. Sowohl entzündlich-reaktive Vorgänge, als auch eine zu starke Überformung des Organs werden durch Silber reguliert. Die Ich-Organisation greift wieder ordnend in die physisch-ätherische Organisation gerade auf der lebensätherischen Stufe ein. Entzündlich reaktive Prozesse im Bereich der Wirbelsäule, vor allem auch im Bereich der Zwischenwirbelgelenke, werden durch die Silberzugabe korrigiert. Hier sind es die serös-exsudativen Vorgänge im Zusammenhang mit Entzündungen oder feinster Organstrukturzerstörung, auch bei Commotio cerebri bzw. die Verletzungen mit seröser Organdurchtränkung, welche die Argentum-Indikation darstellen. Das Endergebnis dieser pathologischen Vorgänge ist die Atrophie, das Herausfallen aus dem Lebenszusammenhang.

Disci comp. cum Argento ist deshalb ein Grundmittel für die Behandlung des M. Bechterew, unter Hinzunahme der Articulationes intervertebrales bzw. der Articulatio sacroiliaca in höherer Potenz.

Entstehung: WALA-Ärztekreis, Leitung Frau Dr. med. Margarethe Hauschka, 1953.

Darreichungsform

1. Injektionslösung – 1 ml und 10 ml
2. Globuli velati

Dosierung und Art der Anwendung

Soweit nicht anders verordnet:

1. Injektionslösung:
In akuten Fällen 1 mal täglich, sonst 1–3 mal wöchentlich jeweils 1 ml subcutan in die Nähe der Wirbelsäule injizieren. 10 ml: 1–3 mal wöchentlich bis 1 mal täglich in Teilmengen an mehreren Stellen im Schmerzbereich subcutan injizieren.

2. Globuli velati:
1–3 mal täglich jeweils 5–10 Globuli unter der Zunge zergehen lassen.

Indikationen

Gestaltbildungs- und Bewegungsstörungen infolge einer Aufrichteschwäche der gesamten Wirbelsäulenformation, insbesondere bei akuten Schmerzzuständen mit entzündlicher Komponente, wie Nervenwurzelreizungen, z.B.

1. Neuritiden
2. Neuralgien (zusammen mit dem entsprechenden Nervenorganpräparat)
2.1. Okzipitalneuralgie
2.2. Interkostalneuralgie
2.3. Brachialgie
2.4. Ischialgie
3. nächtliche Parästhesien

Disci comp. cum Auro

In diesem Präparat ist als metallischer Bestandteil Aurum enthalten. Die Verwendung von Gold ist darin begründet, daß die Wirbelsäulenschwäche, die letzten Endes eine Aufrichteschwäche ist, in einem engen Bezug zum Herzen gesehen werden kann. In der ersten Zeit der Embryonalentwicklung wandert das sich bildende Herz in kraniokaudaler Richtung von oberhalb der Rachenmembran in die menschliche Mitte herunter. Dieser Deszensus entlang der späteren Aufrechten begründet den Zusammenhang von Herz und Wirbelsäulenformation, an den sich das Präparat Disci comp. cum Auro in therapeutischer Hinsicht wendet.

Disci intervertebrales (cervicales, thoracici, lumbales) Gl D7	Siehe Disci comp. cum Aesculo
Bambusa e nodo ferm D5	
Formica ex animale Gl D6	
Arnica e planta tota ferm 33c D19	

Aurum metallicum D14
(metallisches Gold):

Es wird durch das potenzierte Gold die Wirksamkeit der Ich-Organisation im Rhythmischen System angesprochen. Die Ich-Organistion ist letzten Endes der Therapeut bei den geschwächten „Aufrichtekräften" im Rhythmischen System.

Die Ausbildung der Wirbelsäule einschließlich der zugehörigen Sehnen, Bänder und Muskeln geht aus dem Sklerotom und Myotom hervor, das heißt aus den primären mesenchymalen metameren Geweben im mittleren Bereich des Embryos. An diesen in der abwechselnden Folge von Wirbelkörpern, Bandscheiben und Nerven „physisch gewordenen Rhythmus" wendet sich das Präparat Disci comp. cum Auro. Das Gold als schwerstes der sieben Hauptmetalle stärkt die organische Grundlage der Aufrechten bis hinein in den physischen Bereich. Wenn in diesem dem Rhythmus unterliegenden, die embryonale Metamerie fortsetzenden Organsystem eine bindegewebige Verdichtung, Verhärtung und Versteifung auftritt, ist dies eine Aurum-Symptomatik.

Des weiteren schließt das Aurum-Bild bestimmte Herz-Kreislauf-Symptome mit ein. Es hat sich bewährt bei pektanginösen Zuständen in Zusammenhang mit einer Wirbelsäulenschwäche. Hier besteht ein anatomischer Zusammenhang zwischen den aus dem Brustmark austretenden Rückenmarksnerven und der Herzfunktion.

Entstehung: WALA-Ärztekreis, Leitung Frau Dr. med. Margarethe Hauschka, 1953.

Darreichungsform
1. Injektionslösung
2. Globuli velati

Indikationen
Gestaltbildungs- und Bewegungsstörungen infolge einer Aufrichteschwäche der gesamten Wirbelsäulenformation mit begleitenden Herz- und Kreislauf-Störungen sowie seelischer Labilität und als Adjuvans bei Stenokardien.

Disci comp. cum Nicotiana

Die allgemeine Besprechung der Disci-Präparate gilt auch für Disci comp. cum Nicotiana. Anstelle von Arnika bzw. Pulsatilla oder Aesculus als führende Heilpflanze ist hier Nicotiana e fol. eingefügt. Diese Idee geht auf Dr. med Wolfgang Wedepohl zurück, der ein Präparat zur Behandlung der juvenilen Bildungsschwäche und der Entwicklungsstörungen der Wirbelsäule wünschte.

Disci intervertebrales
(cervicales, thoracici, lumbales) Gl D7

Bambusa e nodo ferm D5

} siehe Disci comp. cum Aesculo

Stannum metallicum D9
(metallisches Zinn):

Als dritter Bestandteil, dem eine wesentliche Bedeutung zukommt, wurde Stannum diesem Disci-Präparat hinzugefügt. Zinn ist kieselverwandt, seine therapeutische Bedeutung geht jedoch über die Wirksamkeit des pflanzlichen

Kiesels hinaus, indem Zinn als Metall unmittelbar auf die Ich-Organisation wirkt und diese anregt. Seiner eigenen Natur entsprechend ist Zinn ein Lichtträger.

Das besondere Verhalten des Zinns bei Einwirken von Wärme und Kälte offenbart seine Bedeutung für die Ausgestaltung eines Organs aus dem Flüssigen heraus. Zinn ist nur in einem engen Temperaturbereich plastisch, schmied- und legierbar. Unter +13 °C beginnt Stannum zu zerfallen (Höhepunkt –48 °C); man spricht von Zinnpest. Bei Erwärmung auf 161 °C und darüber hinaus wird Zinn zunächst nicht, wie man erwartet, weicher und schließlich flüssig, sondern spröde, kristallin. Man kann es dann leicht pulverisieren (Schmelzpunkt 232 °C, Verdampfungspunkt um 2360 °C). Dieses Verhalten scheint uns eine bedeutsame Signatur zu sein für das Verhältnis des Stannum-Prozesses zum Flüssigkeitsgeschehen des Organismus. Flüssigkeitsverlust im Bindegewebe, vor allem in den Organüberzügen, Sehnen, Bändern, Knorpeln bis zur Atonie des Dickdarms (Megakolon) sind, so gesehen, Stannum-Prozesse. Die dem Zinn verwandten pathologischen Prozesse im menschlichen Organismus bestehen also in primär austrocknenden Prozessen. Die Degeneration führt zum Zerfall der Knorpelsubstanz.

Als Metall hat Stannum, trotz einer „Einengung" der Schmied- und Plastizierbarkeit in einen bestimmten Temperaturbereich, „merkuriale" Qualität. An anderer Stelle wurde darauf hingewiesen, daß alle Metalle sich merkuriell vermittelnd, rhythmisierend verhalten. Durch die geschilderten Qualitäten ist Stannum zur Anregung der Bildungsimpulse an der Wirbelsäule therapeutisch unentbehrlich. Diese Anregung und Kräftigung geschieht in einer an die embryonale Bildungsperiode erinnernden Art. Bei der Erneuerung von Gewebestrukturen wird die entstehende Gestalt beim Herausplastizieren vom flüssigen in den festen Zustand wieder in enge Verbindung mit dem modellhaften Vorbild der Ich-Organisation gebracht.

Formica ex animale Gl D6

(rote Waldameise, ganzes Tier; Formica rufa):

Als Zubereitung aus dem Tierreich hat die Ameisenpräparation die Aufgabe, den Atmungsorganismus, hier speziell im Bereich der Wirbelsäule, anzuregen und zu verstärken. Im besonderen wirkt die Ameise und die Ameisensäure dann, wenn die innere Gewebeatmung nicht vollständig zu Ende geführt wird und es zu Stoffwechselendprodukten und deren Ablagerungen im Bindegewebsbereich kommt. Durch die Anregung des Astralleibes soll über die Wirkung der Ameisensäure die Überwindung sogenannter „Stoffwechselschlacken" und damit ihre

Ausscheidung über die Niere erfolgen. Die Ameise hat, im deutlichen Gegensatz zur Biene, ihren Lebensbereich im Zusammenhang mit der kühlen und feuchten Erde des Waldbodens. Dies entspricht im Organismus einem zu physisch-mineralisch werdenden intermediären Stoffwechsel. Insofern ist die Ameise das Gegenbild für eine zu starke Verbindung des Astralischen mit dem Physischen im Organismus. In therapeutischer Hinsicht wird durch Formica die ätherische Organisation angeregt, sich gegenüber einer zu starken Wirksamkeit des Astralleibes zu behaupten. Der Aufbau der Zwischenwirbelscheiben wird angeregt.

Equisetum ex herba ferm 35b D14
(Ackerschachtelhalm, Equisetum arvense; Equisetaceae):

In Equisetum arvense haben wir eine Pflanze vor uns, deren Entstehung in frühe erdgeschichtliche Zustände zurückreicht. Equisetum gehört zu den „primitiven" Pflanzen ohne Entwicklung eines Blütenstandes. Der Blütenprozeß bleibt im Pflanzenaufbau selbst verborgen und kommt in einem sehr feinen Schwefelprozeß zur Wirksamkeit. Die Beziehung zum Mineralreich ist noch gegeben; der Flüssigkeitsprozeß tritt in den Hintergrund, während der Licht-Kiesel-Stoffwechsel extrem gesteigert ist.

Die spröde Konsistenz des Schachtelhalms rührt von seinem enormen Kieselgehalt her: SiO_2 ist in der Equisetum-Asche zu bis zu 70% enthalten. Im Boden liegt der Kiesel in unlöslichen Silikaten vor. Aus diesem Zustand wird er von der Pflanze gelöst und in belebter, pflanzeneigener Form mit dem Saftstrom durch Wurzeln und Rhizom geführt. So steigt der gelöste Kiesel durch das differenzierte Kanalsystem des Schachtelhalmes auf und wird dann schließlich auf der nach dem Licht gewendeten Seite der Epidermis wieder ausgeschieden. Hier erscheint er in einer noch an Wasser gebundenen Opalform ($SiO_2 \cdot nH_2O$), d.h. nach seiner Integration in den Pflanzenstoffwechsel wird der Kiesel wieder im Opalzustand aus dem Bereich des Ätherischen entlassen. Diese Auskristallisation findet nur an der lichtexponierten Außenseite statt. Der noch wechselnde, beträchtliche Wassergehalt der Kristalle zeigt an, daß diese doch noch nicht ganz aus dem Bereich des plastischen Lebens entlassen sind.

Bei der Zwischenwirbelscheibe haben wir es mit einem Faserknorpel zu tun, das heißt einem Gewebe, welches auf einer „primitiven" Entwicklungsstufe stehenbleibt und dadurch in dem alten, dem Mineralreich noch nahestehenden Equisetum seine „Naturverwandtschaft" findet. Auch hier haben wir es gleichsam mit einem „Natursimile" zu einem innerorganischen Prozeß zu tun.

Nicotiana e foliis ferm 33b D9
(Blätter der Tabakpflanze, Nicotiana tabacum; Solanaceae):

Nicotiana tabacum hat in ihren Blättern eine Beziehung zum Blut-Flüssigkeits-Geschehen, vor allem zum arteriellen System. Hier entspricht sie der intensiven Wirkung des Astralleibes, insbesondere im Nierenbereich, jedoch auch am Herzen. In dem vorliegenden Präparat ist Nicotiana tabacum deshalb enthalten, weil sich mit der Pubertät der Astralleib von neuem und intensiver des Organismus bemächtigt und sich speziell im Nieren- und Fortpflanzungsbereich stärker inkarniert. Auch das Lungensystem (Vertiefung der Atmung) wird vom Astralleib ergriffen.

Bezüglich der Wirbelsäule ist hier diejenige pathologische Situation gemeint, in der die Wirbelsäulenformation zunächst unausgereift ist. Die Anlage zur Scheuermannschen Erkrankung, d.h. ein „Zu-jugendlich-Bleiben" der Wirbelsäule wird durch einen zu rasch einsetzenden Astralisierungsvorgang in der Vorpubertät verstärkt. Durch Disci comp. cum Nicotiana soll eine – wenn auch späte – Beeinflussung der Wirbelsäulenausreifung vorgenommen und eine Korrektur begünstigt werden. Gerade auch die Haltungsschwäche und die durch die Umstellungsvorgänge im Zusammenhang mit der Neueingliederung des Seelenorganismus bedingte psychische Labilität in den Entwicklungsjahren soll durch dieses Präparat gebessert werden.

Bei der Scheuermannschen Erkrankung, die meist in der Pubertät vor allem bei Knaben manifest wird, handelt es sich um eine angeborene Formschwäche. Im ventralen Anteil der Wirbelkörperdeckplatten liegen fleckförmige Bezirke vor, in denen das Bindegewebe auf einer schleimig-faserigen, „zu jugendlichen" Stufe stehenbleibt und nicht zur Verknorpelung und Verknöcherung fortschreitet. Auf diese nicht genügend befestigten Wirbelkörper trifft in der Pubertät ein intensiver astralischer Eingriff, es kommt zur Keilwirbelbildung und Kyphose. Nicotiana soll helfen, den Einbruch der psychischen Organisation in der Pubertät an diesem Punkt aufzufangen.

Hypophysis Gl D7
(Hirnanhangdrüse):

Das Organpräparat Hypophysis wurde aus den eben genannten Gründen dem Präparat hinzugefügt, denn die Hypophyse ist das bleibende Organ, dem die Ausformung, die Plastizität, die Vollendung der Organgestalt unterliegt. Hypophysis hat gleichsam organische Stannum-Wirksamkeit; es wird also das Präparat durch Hypophysis unterstützt. Die Wirkung des potenzierten Organpräparates soll die ätherischen Aufbaukräfte bei der Ausformung der Wirbelsäule anregen.

Entstehung: WALA-Ärztekreis, Leitung Frau Dr. med. Margarethe Hauschka, 1954.

Darreichungsform
1. Injektionslösung
2. Globuli velati

Indikationen
Gestaltbildungs- und Bewegungsstörungen infolge einer Aufrichteschwäche der gesamten Wirbelsäulenformation mit einem sich teilweise ausgliedernden, verselbständigenden Empfindungsorganismus und einer dadurch bedingten ungenügenden Ausreifung und Stabilisierung der Wirbelsäule im Laufe der Entwicklung, vor allem in der Pubertät und im Jugendalter, z.B.
1. Haltungsschwächen
2. paravertebrale muskuläre Verspannungen
2. Skoliosen
3. Morbus Scheuermann

Disci comp. cum Pulsatilla
Disci comp. cum Pulsatilla, Unguentum

Disci comp. cum Pulsatilla wurde für eine bestimmte weibliche Konstitution geschaffen, die im Klimakterium, aber gelegentlich auch schon in den Entwicklungsjahren vorkommt. Die Rückenschmerzen entstehen auf der Grundlage einer vorherrschenden Venosität, welche sich äußerlich in Varizenbildung und Gewebestauung zeigt, aber auch bis in den Beckenraum hinein in Form von Stauungen der venösen Geflechte reicht. Mit diesem Beschwerdebild kann eine psychische Labilität bis hin zur Weinerlichkeit verbunden sein. Ein weiterer Hinweis für Pulsatilla sind wandernde und häufig wechselnde Symptome.

Disci intervertebrales (cervicales, thoracici, lumbales) Gl D5 **Bambusa e nodo ferm D5** **Formica ex animale Gl D6**	siehe Disci comp. cum Aesculo
Stannum metallicum D5 **Equisetum ex herba ferm 35b D3**	siehe Disci comp. cum Nicotiana

Viscum album (Mali) e planta tota ferm D2
(Mistel vom Apfelbaum, Viscum album; Loranthaceae):

Die Mistel, als der übrigen Pflanzenwelt gegenüber autonome, sich aus dem Jahreszeitenlauf heraussondernde „Tierpflanze“ (Rudolf Steiner) wirkt generell als Heilmittel dem Herausfallen eines Organs aus dem Gesamtlebensprozeß entgegen. Insofern hat die Mistel eine Verwandtschaft mit dem Silberprozeß. Sie wirkt auf das sich verselbständigende, aus der Gesamttätigkeit des Ätherleibes herausfallende Bindegewebsorgan der Zwischenwirbelscheibe, so daß dieses Organ wieder den Anschluß an die gesamte ätherische Organisation findet. Viscum ist daher die geeignete Heilpflanze bei extremer Zwischenwirbelscheibendegeneration und Bandscheibenverschmälerung, auch bei Prolapsneigung.

Pulsatilla e floribus ferm 33c D3
(Küchenschelle, Pulsatilla vulgaris; Ranunculaceae):

Die Küchenschelle wurde dieser Disci-Komposition hinzugefügt, weil es sich gezeigt hat, daß vor allem die weibliche Konstitution ein Wirbelsäulenpräparat benötigt, das der einseitigen Stauung der höheren Wesensglieder im ätherischen Bereich in Verbindung mit einer daraus resultierenden Stauung im venösen Gebiet Rechnung trägt. Pulsatilla ist dann das Heilmittel, wenn Astralleib und Ich-Organisation insbesondere im venösen Blutbereich nicht frei werden; typisch ist bei dieser Verfassung Frösteln, d.h. zu geringe Freigabe der Wärme, bei gleichzeitiger Wärmeempfindlichkeit. Auch eine mangelnde ovarielle Tätigkeit mit dysmenorrhoischen Beschwerden bis zur Amenorrhö ist ein Hinweis für die Unterfunktion von Astralleib und Ich-Organisation. Pulsatilla-Beschwerden verschlimmern sich zum Zeitpunkt der Menses. Venöse Stauungen, vor allem im

Lendenwirbelsäulen-, aber auch im Kreuzbeinbereich führen zu einem Beschwerdebild, welches den Verschleißerscheinungen an der Wirbelsäule ähnelt und bei chronischem Verlauf auch zur Wirbelsäulendegeneration führt.

Vivianit D5
(natürliches Eisen (II)-phosphat):

Dieser Präparatebestandteil soll den einseitig venösen Charakter des Beschwerdebildes, für welches dieses Disci-Präparat entwickelt wurde, ausgleichen, indem im „oberen Menschen" der sich hier nicht mehr genügend eingliedernde Phosphor-Eisen-Prozeß angeregt wird. Die Phosphor-Wirkung regt den Licht-Wärme-Prozeß im oberen Menschen an. Die intensivierten Lichtkräfte werden dann von der Eisen-Wirkung aufgegriffen und verstärkt mit dem arteriellen Blut verbunden. Eine pathologische Situation, in der Venosität und Arterialität zu weit auseinanderfallen, wird therapeutisch dahingehend beeinflußt, daß sowohl die Venosität durch Pulsatilla, als auch die Arterialität durch Vivianit eine Stützung erfahren. Es kommt zu einer Stabilisierung des gesamten arteriovenösen Zusammenhanges. Der Blutprozeß wird harmonisiert.

Entstehung: WALA-Ärztekreis, Leitung Frau Dr. med. Margarethe Hauschka, 1953.

Darreichungsform
1. Injektionslösung
2. Globuli velati
3. Salbe

Dosierung und Art der Anwendung
Soweit nicht anders verordnet:

1. Injektionslösung:
1–3 mal wöchentlich bis zu 1 mal täglich jeweils 1 ml in die Nähe der Wirbelsäule subcutan injizieren.

2. Globuli velati:
1–3 mal täglich jeweils 5–10 Globuli unter der Zunge zergehen lassen.

3. Salbe:
1–2 mal täglich Einreibungen in der Wirbelsäulengegend.

Indikationen

Gestaltbildungs- und Bewegungsstörungen infolge einer Aufrichteschwäche der gesamten Wirbelsäulenformation, insbesondere bei degenerativen Wirbelsäulenveränderungen von Frauen vor allem im Klimakterium bzw. bei Tendenz zu venösen Stauungen im Beckenraum, z.B.

1.1. Schwäche der gesamten Wirbelsäulenformation
1.2. degenerative Bandscheibenerkrankungen
1.3. Osteochondrosis, besonders im Klimakterium
2. Venöse Stauungen im Beckenraum

Disci comp. cum Stanno

Auf Vorschlag von Herrn Dr. Kupfermann entwickelte der WALA-Ärztekreis das Grundpräparat Disci comp. cum Stanno zur Behandlung von Wirbelsäulenerkrankungen primär degenerativer Art.

Die Schwächung der seelisch-geistigen und physischen Aufrichte des Menschen als Zeichen seiner Autonomie ist die verbreitete Folge der gegenwärtigen Zivilisationseinflüsse. Einerseits wird die psychische Organisation durch eine vielfach unter der Schwelle des Bewußtseins erfolgende Beeinflussung ihrer Erlebnisfähigkeit belastet, andererseits schädigt die zunehmende toxische Umweltbelastung die Lebensorganisation. Infolge von Bewegungsmangel und inadäquater Bekleidung kommt es zu einer Schwächung der Wärmeorganisation. Alle diese Faktoren summieren sich in ihrem kränkenden Einfluß auf die Wirbelsäule als physischen Träger des aufrechten Ich-Menschen.

Disci comp. cum Stanno ist ein Basisheilmittel, welches das viergliedrige Wesensgliedergefüge der Wirbelsäulenorganisation in vorbildhafter Weise ansprechen möchte. Die Gallertkerne der Zwischenwirbelscheiben stellen die Verbindung zu der in der Embryonalzeit gestaltungsinduzierend wirksamen Chorda dorsalis her. Dieser noch universelle, sozusagen jung gebliebene, die Differenzierung und Gestaltbildung einleitende Formungsimpuls ist in Form der Zubereitung aus den Zwischenwirbelscheiben des Rindes therapeutisch in tiefer Potenz regenerativ auf die Gelenke der Wirbelsäule und des übrigen Organismus wirksam. Equisetum und Bambusa repräsentieren den pflanzlichen Licht-Kiesel-Prozeß, welcher im vorliegenden Präparat durch Stannum, einen metallischen, kieselverwandten Lichtprozeß, verstärkt wird. Bänderschwäche, Fehlhaltungen, gelenkige Deformationen sind als Anwendungsgebiete für Stannum bekannt. Man kann auch einmal bei einer Insertionstendopathie an das Medikament Disci comp. cum Stanno denken.

Disci intervertebrales (cervicales, thoracici, lumbales) Gl D5 **Bambusa e nodo ferm D5** **Formica ex animale Gl D6**	siehe Disci comp. cum Aesculo
Stannum metallicum D5 **Equisetum ex herba ferm 35b D14**	siehe Disci comp. cum Nicotiana

Entstehung: WALA-Ärztekreis, Dr. med. Heinrich Kupfermann, Leitung Frau Dr. med. Margarethe Hauschka, 1953.

Darreichungsform

1. Injektionslösung (1 ml, 10 ml)
2. Globuli velati

Dosierung und Art der Anwendung

Soweit nicht anders verordnet:

1. Injektionslösung:

1 ml: 1–3 mal wöchentlich bis 1 mal täglich in die Nähe der Wirbelsäule bzw. der betroffenen Gelenke jeweils 1 ml subcutan injizieren.

10 ml: 1–3 mal wöchentlich in Teilmengen entlang der Wirbelsäule subcutan oder intracutan injizieren.

2. Globuli velati:

1–3 mal täglich jeweils 5–10 Globuli unter der Zunge zergehen lassen.

Indikationen

Gestaltbildungs- und Bewegungsstörungen infolge einer Aufrichteschwäche der gesamten Wirbelsäulenformation mit Turgor- und Flüssigkeitsverlust der Zwischenwirbelscheiben und der Längsbänder, z.B.

1. Degenerative Erkrankungen der Wirbelsäule
2. Haltungsanomalien
3. Bandscheibenprolaps
4. Bänderschwäche
5. als Adjuvans bei Periarthritis humeroscapularis und anderen chronisch-entzündlichen und degenerativen Gelenkerkrankungen.

Disci comp. cum Stibio

Das Präparat Disci comp. cum Stibio ist durch die Heilmittelwirkung des Antimons bestimmt, welches bei primär chronisch-deformierenden und dabei entzündlichen Wirbelsäulenerkrankungen mit Neigung zur Zerstörung der Gelenkoberfläche indiziert ist. Dieses Metall wirkt wie keine andere Substanz der Zerstörung der Knorpelüberzüge der Gelenke bei arthritischen Prozessen entgegen. Es vereinigt in sich einen noch „kosmisch-sulfurischen" Zustand mit einer strahlig-kristallinen Eigenstruktur. Von daher besteht die Beziehung von Stibium zu den noch primitiven, ursprünglichen, noch vor einer möglichen endgültigen Ausdifferenzierung stehenden Substanzen wie etwa dem Knorpel.

Disci intervertebrales (cervicales, thoracici, lumbales) Gl D7

Bambusa e nodo ferm D5

Formica ex animale Gl D6

Arnica e planta tota ferm 33c D19

} siehe Disci comp. cum Aesculo

Stibium metallicum D7
(Antimon):

Die chemischen und physikalischen Eigenschaften des Antimons sind geradezu „Proteus-artig". Im Unterschied zu Argentum hat Stibium seine chemischen Qualitäten in sich bewahrt, die es – ähnlich wie der Schwefel, zu dem es eine ausgesprochene Affinität besitzt – in mehreren Modifikationen erscheinen lassen. Beim Erstarren aus dem flüssigen Zustand nimmt Stibium hexagonale Kristallstruktur an. Dabei dehnt es sich aus, statt dichter zu werden – beides Eigenschaften, die insbesondere auch das Wasser besitzt. Die starke Beziehung zwischen Antimon und Schwefel kommt auch darin zum Ausdruck, daß es sich in der Natur hauptsächlich als Schwefel-Verbindung (Antimonit, Grauspießglanz) findet. – Antimon sucht sich bei jeder Gelegenheit dem stofflich-fixierten Zustand zu entziehen. Schmilzt man es (bei 630 °C), so zerteilt es sich – ähnlich wie Quecksilber – beim tropfenweisen Ausgießen in zahlreiche kleinste Kügelchen, die sich an der Luft mit einer dichten Oxidschicht rauhreifartig überziehen. Antimon läßt sich zwar elektrolytisch an der Kathode abscheiden, geht aber dann sehr leicht explosionsartig in eine andere, metallische, graue Modifikation über.

Die Fähigkeit, zahlreiche Komplexverbindungen einzugehen und seine leichte Legierbarkeit offenbaren nach Hauschka die außerordentliche Wandlungsfähigkeit des Antimons. Abschließend sei noch auf sein diamagnetisches Verhalten hingewiesen, als auf ein weiteres Zeichen für die Sonderstellung des Antimonmetalles innerhalb der Gesetzmäßigkeit der tellurischen Stoffeswelt.

Die Plastizität des Eiweißes kann durchaus im Zusammenhang mit dem in verhältnismäßig engen Temperaturgrenzen in sieben Modifikationen erscheinenden plastischen Schwefel gesehen werden. Eine ähnliche Qualität möchten wir – im Unterschied etwa zu Stannum – dem „Schwefelmetall" Antimon zuschreiben. Der explosiv-entzündliche Charakter des Antimons zeigt, daß es wieder in das Wärmeelement hinausstrebt, aus dem es sich verdichtet hat. Diese Tendenz kommt auch in der Signatur der zentrifugalen Strahlenbüschel des Antimonits zum Ausdruck. Als potenziertes Heilmittel wird Stibium diesem seinem „wahren Zustand" wieder angenähert. Seine therapeutische Wirkung besteht dann darin, die Radialkräfte aus der Peripherie in die entzündlich-destruierten Oberflächen (Gelenkflächen) als formende, strukturgebende Kraft überzuführen.

Die Homöopathie beschreibt im Antimon-Arzneimittelbild einmal den „hitzigen Charakter" und die entzündlich-destruktiven Oberflächenveränderungen: Ulzeröse Haut- und Schleimhautentzündungen, pustulöse Hautausschläge, Stomatitis ulcerosa, Colitis ulcerosa, Schrunden und Schwielenbildung. Wir erweitern das Bild, indem wir Antimon therapeutisch überall dort anwenden, wo im Bereich der Oberflächenbildung von äußerer Haut, Schleimhäuten, Synovialhäuten im entzündlichen Zustand eine „Überformung" stattfindet.

Im Hinblick auf die Wirbelsäulenpathologie haben wir also besonders solche entzündlich-degenerativ verlaufende Krankheitszustände im Auge, die, vom Knorpel und von der Synovia ausgehend, die Form, d.h. die Grundgestalt der Wirbelsäule, gefährden. Die Ich-Organisation wirkt über die Wärme bis ins Physische in das Fließgleichgewicht von Aufbau und Abbau hinein. Bei entzündlichen Wirbelsäulenerkrankungen, wie beim Morbus Bechterew, besteht die Gefahr, daß der entzündliche Zustand, vor allem beim Zwischengelenkknorpel der Wirbelsäule, in ein degeneratives Folgestadium übergeht. Dies soll rechtzeitig durch das Disci-Präparat mit Antimon verhindert werden. Das Antimon ruft die Ich-Tätigkeit zu einem intensiveren Eingreifen in den sulfurischen Flüssigkeits-Aufbau-Prozeß auf. Rudolf Steiner spricht vom Antimon als einem „Phantom des Ich". Daher ist verständlich, daß Antimon in homöopathischer Dosierung die Fähigkeit hat, die Ich-Organisation zu verstärkter Tätigkeit im physischen Bereich aufzurufen.

Entstehung: WALA-Ärztekreis, Leitung Frau Dr. med. Margarethe Hauschka, 1953.

Darreichungsform

1. Injektionslösung
2. Globuli velati

Indikationen

Gestaltbildungs- und Bewegungsstörungen infolge einer Aufrichteschwäche der gesamten Wirbelsäulenformation bei degenerativen und entzündlichen Wirbelsäulenerkrankungen mit Knorpel-Defekten, z.B.

1. Rheumatischer Formenkreis einschließlich Morbus Bechterew, besonders Arthritiden und Periarthritiden (evtl. im Wechsel mit Cartilago/Mandragora comp.)

1.2. Schmerzzustände bei chronisch entzündlichen und deformierenden Gelenkerkrankungen

2. Haltungsschwäche im Jugendalter

Disci/Pulsatilla comp. cum Stanno, Suppositorien

Dieses Disci-Präparat ist zur gleichen Zeit wie alle Disci-Präparate der WALA entstanden. Disci/Pulsatilla comp. cum Stanno folgt derselben Grundkonzeption und Zusammensetzung, jedoch ist es gegenüber dem Parallelpräparat Disci comp. cum Pulsatilla dadurch unterschieden, daß es nicht, wie dieses, Vivianit enthält. Wir haben es hier mit einem Heilmittel in Zäpfchenform zu tun, das bei degenerativen Wirbelsäulenschädigungen auf den Quellungszustand und die Belastbarkeit des Bindegewebes und seiner Folgeorgane ausgleichend und straffend wirkt (Stannum). Durch Pulsatilla werden besonders weibliche Patienten angesprochen.

Disci intervertebrales (cervicales, thoracici, lumbales) Gl D3 (0,1%)	siehe Disci comp. cum Aesculo
Bambusa e nodo ferm D1 (0,1%)	
Formica ex animale Gl D3 (0,1%)	

Stannum metallicum D4 (0,1%)

Equisetum ex herba ferm 35b D1 (0,1%)

} siehe Disci comp. cum Nicotiana

Pulsatilla e floribus ferm D2 (0,1%)
siehe Disci comp. cum Pulsatilla

Viscum album (Mali) e planta tota ferm D4 (0,1%)
siehe Disci comp. cum Pulsatilla

Entstehung: WALA-Ärztekreis, Leitung Frau Dr. med. Margarethe Hauschka, 1953.

Darreichungsform
Suppositorien

Dosierung und Art der Anwendung
Soweit nicht anders verordnet:
Im akuten Fall 1–2 mal täglich, bei Langzeitbehandlung 3 mal wöchentlich jeweils 1 Zäpfchen in den Mastdarm einführen.

Indikationen
Gestaltbildungs- und Bewegungsstörungen infolge einer Aufrichteschwäche der gesamten Wirbelsäulenformation, insbesondere bei Turgor- und Flüssigkeitsverlust der bindegewebigen Anteile des Faserknorpels und des Bandapparates, z.B.
1. Bandscheibenprolaps
2. Lumbago
3. Haltungsanomalien (Kyphose, Lordose, Skoliose)
4. Arthrosen
4.1. Spondylarthrose
5. Osteochondrose
6. Venöse Stasen, besonders im Klimakterium

Disci/Rhus toxicodendron comp.

In diesem Präparat wurden zwei „Grundpräparate“ der WALA vereint, nämlich Disci comp. cum Argento mit dem Schmerzmittel Rhus toxicodendron comp. Die Zusammensetzung dieses Präparates zur Behandlung von Wurzelneuralgien, Brachialgien, Ischialgien ist aus der Überlegung hervorgegangen, daß ein Schmerzmittel geschaffen werden sollte, dem ein gestörtes Verhältnis von Astralleib und Ätherleib zugrunde liegt. Gerade für akute Schmerzzustände bei vorbestehender Wirbelsäulenerkrankung ist dieses Präparat gedacht.

Disci intervertebrales (cervicales, thoracici, lumbales) Gl D6 **Bambusa e nodo ferm D4** **Formica ex animale Gl D5** **Arnica e planta tota ferm 33c D18**	siehe Disci comp. cum Aesculo

Argentum metallicum D18
siehe Disci comp. cum Argento

Aconitum e tubere ferm 33c D4 **Rhus toxicodendron e foliis ferm 33d D4** **Gnaphalium leontopodium e planta tota ferm 36 D2** **Gelsemium e radice ferm 35b D2** **Mandragora officinarum e radice ferm 34d D4** **Granit D8**	siehe Rhus toxicodendron comp.

Entstehung: WALA-Ärztekreis, Dr. med. Hartmut Fischer, Leitung Frau Dr. med. Margarethe Hauschka, 1974.

Darreichungsform
Injektionslösung (1 ml, 10 ml)

Dosierung und Art der Anwendung
Soweit nicht anders verordnet:
1 ml: 1–3 mal wöchentlich bis 1 mal täglich
1 ml subcutan in die Nähe der Wirbelsäule injizieren.
10 ml: 1–3 mal wöchentlich bis 1 mal täglich in Teilmengen an mehreren Stellen im Schmerzbereich subcutan injizieren.

Indikationen
Gestaltbildungs- und Bewegungsstörungen infolge einer Aufrichteschwäche der gesamten Wirbelsäulenformation, insbesondere akute Schmerzzustände bei degenerativen Veränderungen der Wirbelsäule und anderer Gelenke, z.B.
1. Neuropathien der Wirbelsäule
1.1. Akute Wurzelneuralgien
1.1.1. Interkostalneuralgien
1.1.2. Ischialgien
1.2. Neuritis des Plexus brachialis und lumbosacralis
2. Diskopathien
2.1. Bandscheibenverschmälerung
2.2 Bandscheibenprolaps
3. Folgezustände von Spondylarthrosen.

Disci/Viscum comp. cum Argento, Suppositorien

Das Zäpfchen-Präparat Disci/Viscum comp. cum Argento entstand etwas später als die übrigen Disci-Präparate auf Wunsch von Dr. med. Karl Köller. Neben den Disci/Pulsatilla comp. cum Stanno, Suppositorien steht damit ein zweites Zäpfchen-Präparat in dieser Serie zur Verfügung, welches einerseits durch Argentum akut entzündliche Schmerzzustände reaktiv arthritischer, aber auch neuritisch-neuralgischer Natur zu beeinflussen vermag. Andererseits wendet sich die Viscum-Komponente an ein zugrundeliegendes chronisch-degeneratives Krankheitsgeschehen. Sowohl Viscum als auch Argentum sprechen ein „Sich-Ausgliedern", ein „Herausfallen" des Gelenkprozesses aus der Gesamtordnung des menschlichen Leibes an; es resultiert eine Krankheitssituation, welche durch ein unvermitteltes Aufeinanderprallen von akuter und chronischer Entzündungsreaktion charakterisiert ist.

Disci intervertebrales (cervicales, thoracici, lumbales) Gl D3 (0,1%) **Bambusa e nodo ferm D1 (0,1%)** **Formica ex animale Gl D3 (0,1%)** **Arnica e planta tota ferm 33c D1 (0,1%)**	siehe Disci comp. cum Aesculo

Argentum metallicum D18 (0,1%)
siehe Disci comp. cum Argento

Viscum album (Mali) e planta tota ferm D4 (0,1%) **Pulsatilla e floribus ferm 33c D2 (0,1%)**	siehe Disci comp. cum Pulsatilla

Entstehung: WALA-Ärztekreis, Leitung Frau Dr. med. Margarethe Hauschka, 1971.

Darreichungsform
Suppositorien

Dosierung und Art der Anwendung
Soweit nicht anders verordnet:
Im akuten Fall 1–2 mal täglich jeweils 1–2, bei Langzeitbehandlung 2 mal wöchentlich jeweils 1 Zäpfchen in den Mastdarm einführen.

Indikationen
Gestaltbildungs- und Bewegungsstörungen infolge einer Aufrichteschwäche der gesamten Wirbelsäulenformation sowohl bei entzündlich aufflackernden als auch degenerativen Veränderungen und Neuralgien, z.B.

1. Arthritis
2. M. Bechterew
3. Neuritis und Neuralgien

3.1. Trigeminusneuralgie
3.2. Okzipitalneuralgie
3.3. Interkostalneuralgie
3.4. Brachialgie
3.5. Ischialgie und Lumboischialgie
3.6. nächtliche Parästhesien

Disci/Viscum comp. cum Stanno
Disci/Viscum comp. cum Stanno, Unguentum

Die Grundstruktur der Disci-Präparate: Disci cervicales, thoracici et lumbales, Bambusa e nodo, Formica ex animale, ebenso Equisetum und Stannum bildet auch hier den Ausgangspunkt für dieses Präparat. Die Wirkungsweise ist ähnlich derjenigen von Disci comp. cum Stanno, wird jedoch in Richtung der ausgesprochen degenerativ-kalten Prozesse durch die Hinzunahme der Zubereitung aus der Mistel verstärkt. Dieses Präparat hat sich besonders bei Spondylarthrosis und Osteochondrosis der Wirbelsäule im fortgeschrittenen Stadium, auch bei begleitenden hartnäckigen Schmerzzuständen, bewährt.

Disci intervertebrales (cervicales, thoracici, lumbales) Gl D5 **Bambusa e nodo ferm D5** **Formica ex animale Gl D6**	siehe Disci comp. cum Aesculo
Stannum metallicum D5 **Equisetum ex herba ferm 35b D14**	siehe Disci comp. cum Nicotiana

Viscum album (Mali) e planta tota ferm D5
siehe Disci comp. cum Pulsatilla

Entstehung: WALA-Ärztekreis, Dr. med. Karl Köller, Leitung Frau Dr. med. Margarethe Hauschka, 1953.

Darreichungsform
1. Injektionslösung
2. Globuli velati
3. Salbe

Dosierung und Art der Anwendung
Soweit nicht anders verordnet:

1. Injektionslösung:
In akuten Fällen 1 mal täglich, bei Langzeitbehandlung 1–3 mal wöchentlich jeweils 1 ml subcutan in die Nähe der Wirbelsäule injizieren.

2. Globuli velati:
In akuten Fällen 2–3 mal täglich, bei Langzeitbehandlung 1 mal täglich jeweils 5–10 Globuli unter der Zunge zergehen lassen.

3. Salbe:
1–2 mal täglich Einreibungen entlang der Wirbelsäule.

Indikationen
Gestaltbildungs- und Bewegungsstörungen infolge einer Aufrichteschwäche der gesamten Wirbelsäulenformation mit Randzackenbildung der Wirbelkörper und Verkalkung der Bänder, z.B.

1. chronische degenerative Erkrankungen schwerer Art mit Neigung zu Exostosen-Bildung
2. Spondylarthrosis deformans
3. Osteochondrosis
4. Verkalkung der Längsbänder
5. Als Adjuvans bei Arthrosis deformans coxae, genus, humeri (evtl. im Wechsel mit Cartilago comp.)

Echinacea/Argentum

Das Präparat sollte eine Lücke schließen bei der Behandlung septischer Zustände, die im allgemeinen auf einer Erschöpfung der ätherischen Organisation beruhen. Sie entstehen damit auf dem Hintergrund einer geschwächten Ich-Organisation, die nicht mehr in der Lage ist, in ausreichender Weise den Ätherleib und das ihm entsprechende Matrix-Immunsystem durch Stärkung der Formkräfte und des Wärmegeschehens auf der physischen Ebene zu aktivieren.

Argentum in hoher Potenz wirkt auf die Ich-Organisation aktivierend, insofern dem septischen Krankheitsgeschehen eine Erschöpfung der ätherischen

Organisation zugrunde liegt. Silber ermöglicht hier, daß die Lebensorganisation im physischen Bereich Anschluß an die Ich-Wärme-Organisation findet. Dadurch wird die Ausgliederung der Lebensorganisation des erkrankten Organes aus der Ganzheit überwunden. Echinacea wirkt anregend auf die astralische Organisation, so daß es zu einer Proliferation der Leukozyten kommt.

Echinacea e radice ferm 33d D2
(Wurzel des blaßblütigen Sonnenhutes, Echinacea pallida; Compositae):

Es sollte die aus der indianischen Volksmedizin Nordamerikas bekannte „antiseptische" Wirkung des „Igelkopfes" in ein Heilmittel einbezogen werden, das eine tiefgreifende Wirkung auf den erschöpften physischen und ätherischen Organismus auszuüben vermag. Die Signatur von Echinacea mit ihrem kräftigen, schraubig gewundenen Wurzelstock und dem starken, durch den Kieselprozeß rauh behaarten Stengel kann darauf hinweisen, daß die Echinacea-Wurzel als Heilmittel auf den geschwächten Sinnesprozeß des Organismus und damit auf das mesenchymale Matrix- und Grundgewebe wirkt. Auch die länglichen, elliptischen, tief dunkelgrünen und ebenfalls rauhhaarigen Blätter weisen auf einen ausgeprägten Flüssigkeitsprozeß hin, der ebenfalls den Kieselprozeß in sich trägt. In der Wurzel kommt es vor allem zur Abscheidung von Glykosiden, von Harz und öligen Bestandteilen. Diese Ablagerung ist im Querschnitt der intensiv duftenden Wurzel als dunkler Ring erkennbar.

Echinacea wurde in ihrer Wuchsform und Blütenblattbildung mit einer „vergröberten" Arnika verglichen. Bei beiden Pflanzen handelt es sich um einen intensiven Licht-Wärme-Prozeß in der goldorange-gelben bzw. blaßvioletten Blütenfarbe einerseits und eine starke Beziehung zum Chemismus und Flüssigkeitsprozeß im Blatt-Stengel-Bereich andererseits. Die Beziehung zum Kieselprozeß ist beiden Pflanzen eigen. Hier ist auch die Wirksamkeit von Echinacea auf die Ich-Organisation und den Wärmeprozeß im Menschen zu sehen. Echinacea ist in der Lage, die körpereigenen Wärmeprozesse, welche der immunologischen Reaktion und der Überwindung von Infektionen zugrunde liegen, anzuregen und zu stabilisieren.

Argentum metallicum D29
(metallisches Silber):

Argentum als reines Metall steht in der Reihe der sieben Hauptmetalle dem Blei polar gegenüber. Trotz seiner Weichheit und Ausziehbarkeit mit hoher Leitfähigkeit für Wärme und elektrischen Strom ist Silber ein klingendes, reines Metall. Unter dem Gesichtspunkt von Sal, Sulfur und Merkur würde Blei einem in die Erstarrung übergeführten sulfurischen Prinzip, Silber einem ursprünglich und „embryonal" gebliebenen Sal-Prinzip entsprechen. Das Silber hat seine Bildekräfte in die Peripherie entlassen; daher rührt die oligodynamische und gegen pathologische Lebensprozesse gerichtete, bakterizide Wirksamkeit von ionisiertem Silber.

Beim Versuch, die Silberwirksamkeit in die ätherische Gesamtorganisation des Menschen einzuordnen, kann man an die besondere Beziehung zum Lebens- und chemischen Äther denken und somit an eine verdichtende, konzentrative Wirkung von Silber im Lebensprozeß. Die Wirksamkeit des Silbers als Metall auf die Ich-Organisation ist ein weiterer, wesentlicher Gesichtspunkt. Wenn ein Organ zu einem vorzeitigen Abschluß kommt, wie dies physiologisch bei der Ausbildung des Gehirns der Fall ist, kommt es zu einem Freiwerden ätherischer, vor allem lebensätherischer Kräfte. Im Krankheitsfall kann sich, z.B. infolge von Schock, die ätherische Organisation in der Tiefe des Organismus lockern. Der Ätherleib wird zusammen mit dem Astralleib relativ frei, wie dies beim physiologischen Phantom im Gehirnbereich der Fall ist. Bei entsprechender Erschöpfung ist der Organismus nicht mehr widerstandsfähig, die organische Grundlage ist nicht mehr ausreichend durchätherisiert und durchastralisiert. Die Infektionsbereitschaft bis hin zur Sepsis ist gegeben. Echinacea/Argentum kann damit ein wesentliches Medikament bei septischen Prozessen sein. Auch mangelhafte Wundheilung, z.B. bei Unterschenkelgeschwüren, gehören zum Anwendungsgebiet.

Entstehung: WALA-Ärztekreis, Dr. med. Heinz-Hartmut Vogel, Leitung Frau Dr. med. Margarethe Hauschka, 1954.

Darreichungsform

1. Injektionslösung
2. Globuli velati

Dosierung und Art der Anwendung

Soweit nicht anders verordnet:

1. Injektionslösung:

In akuten Fällen 1–2 mal täglich, bei Langzeitbehandlung 2–3 mal wöchentlich jeweils 1 ml subcutan injizieren.

2. Globuli velati:
In akuten Fällen 2–4 mal täglich bis zweistündlich, bei Langzeitbehandlung 1 mal täglich jeweils 5–10 Globuli unter der Zunge zergehen lassen.

Indikationen
Anregung der Immunantwort auf Fremdeinflüsse und Wiedereingliederung des lebendigen Matrix-Systems in den Ich-Wärme-Organismus, z.B. bei akut-entzündlichen, fieberhaften bis septischen Prozessen aller Art (evtl. im Wechsel mit Lachesis comp., Apis/Belladonna, Silicea comp. oder Argentum nitricum comp.)

Echinacea comp., Essenz

Es sollte ein Präparat entstehen, das zum einen bei einer Disposition zur Entzündung der Schleimhäute im Mundbereich und im akuten Stadium einer Stomatitis die Heilung anregt, zum anderen sollte das Heilmittel einer Entgiftungsschwäche des Organismus mit dem Erscheinungsbild einer chronischen Tonsillitis entgegenwirken.

Äthanolischer Auszug aus Echinacea, Herba rec. (zu 10% enthalten)
(blaßblütiger Sonnenhut, Echinacea pallida; Compositae):

Über die Beziehung zum Kieselprozeß ist die Wirksamkeit von Echinacea auf die Ich-Organisation und den Wärmeprozeß im Menschen zu verstehen. Als Komposite hat Echinacea eine besondere Beziehung zur Wärme und damit zu den sulfurischen Prozessen des Stoffwechsels. Sie regt die Eigentätigkeit des Stoffwechsels im Organismus an, insbesondere wirkt sie auf die Bindegewebsfunktion und hier auf die Steigerung der Immunabwehr, indem sie die Vermehrung und die Tätigkeit der Leukozyten anregt. Innerhalb der Schleimhäute wirkt Echinacea vor allem auf das submuköse Bindegewebe, welches vom Matrix- und Grundgewebe aus gestärkt wird. Des weiteren besteht eine Beziehung zum lymphatischen Gewebe, welches in den Tonsillen des Rachenringes eine besondere Konzentration erfährt.

Äthanolischer Auszug aus Calendula, Flos rec. (10%)
(Ringelblumenblüten, Calendula officinalis; Compositae):

Calendula regt als Komposite den Wärmeprozeß, vor allem im arteriellen Blutbereich, an. Dadurch kommt die Granulation bei der Wundheilung in Gang.

Im deutlichen Unterschied, ja sogar polar zur Arnika, die ebenfalls eine Komposite ist, wird der Lichtprozeß in der Calendula betont wirksam, in der Arnika dagegen bis in die Blütenregion hinein das vegetative Geschehen. Aus diesem Grunde ist die Arnika in ihrer Blütenausgestaltung weniger straff, ihr Wirkungsbereich liegt im venösen Gebiet des Blutes, wohingegen die Calendula im arteriellen Bereich wirksam ist. Beiden gemeinsam ist der Kieselprozeß. Die Ringelblume fördert die Heilung kleiner Wunden und Druckstellen an der betont arteriell und intensiv durchbluteten Mundschleimhaut. Dies kann z.B. nach zahnärztlichen Eingriffen oder bei Prothesenträgern eine Rolle spielen.

Äthanolischer Auszug aus Salvia, Folia rec. (10%)
(Salbei, Salvia officinalis; Labiatae):

Salbei ist eine Pflanze mit reicher Bildung ätherischer Öle, die sich jedoch, im Unterschied etwa zu Rosmarin oder Lavendel, in ihrer Wirkung besonders auf Lunge und Nieren erstrecken. Der in Salvia wirksame Kalkprozeß stellt die Beziehung zur Nierentätigkeit, zur Ausscheidungsfunktion und zur Konsolidierung des Eiweißes her. Der Astralleib wird in seiner Nierentätigkeit angeregt und dadurch die Entgiftungs- und Ausscheidungstätigkeit des übrigen Organismus, auch der Tonsillen, entlastet. Zusätzlich wird die Schweißdrüsentätigkeit als ein sich auf die Körperhaut erstreckender Nierenprozeß reguliert.

Eucalyptus e foliis ferm 33d D1 (1%)
(Blätter des Eukalyptusbaumes, Eucalyptus globulus; Myrtaceae):

Das ätherische Öl des Eukalyptusbaumes ist durch eine den menschlichen Wärmeorganismus beruhigende und damit auch fiebersenkende Wirkung gekennzeichnet. Eukalyptus beeinflußt das Verhältnis zwischen Ich und Astralleib. Dieser wird in die Tätigkeit der Ich-Organisation aufgenommen und in seiner abbauenden Tendenz abgeschwächt.

Argentum nitricum D13 (1%)
(Silbernitrat):

Silbernitrat harmonisiert das Eingreifen des Astralleibes in die ätherische Organisation. Ulzerationen im Schleimhautbereich des Mundes, auch Neigung zur Aphthenbildung werden dadurch überwunden. Im Silbersalz der Salpetersäure tritt gewissermaßen das potenzierte Silber an die Stelle der ätherischen

Organisation, die Salpetersäure an die Stelle des Astralleibes, welcher in seinem Wechselverhältnis zur ätherischen Leiblichkeit harmonisiert wird. So ist durch die geschilderte Wechselbeziehung die Wirkung von Argentum nitricum als salzartige Verbindung zu verstehen.

Tonsillae palatinae Gl D4 und D8 (jeweils 1%)
(Gaumenmandeln);

Gingiva Gl D4 und D8 (jeweils 1%)
(Zahnfleisch):

Die in dem Präparat enthaltenen Organpräparate liegen in Doppelpotenzen vor, da bei der Konzeption von Echinacea comp.-Essenz davon ausgegangen wurde, daß es sich vorwiegend um chronisch-rezidivierende, von sekundären Entzündungen begleitete Krankheitsprozesse im Mund auf der Grundlage einer meist konstitutionellen, zur Degeneration neigenden „Gewebe-Minderwertigkeit" handelt. Die Anfälligkeit zur Entzündung beruht auf einer veranlagten Gewebeschwäche, welche sich teils in Hypertrophien, teils in Atrophie im Mundbereich äußert; durch die Entzündungsreaktion versucht der Organismus, dieser Tendenz entgegenzuwirken.

Durch die Tiefpotenzen der entsprechenden homologen Organpräparate Tonsillae palatinae und Gingiva wird der Gewebe-Degeneration entgegengewirkt; durch die mittlere Potenz soll dagegen die chronische Entzündungserscheinung zurückgedrängt werden. Die tierischen Organe in homöopathischer Dosierung beeinflussen allgemein die ätherische Organisation mit der besonderen Wirkung von Tief- und Hochpotenzen. Bei hochakut-entzündlichen Abläufen empfiehlt sich eine zunächst hohe Potenz mit anschließend langsam (dem Heilungsverlauf entsprechend) absteigender Potenzierung des für die Behandlung indizierten Präparates; bei subakutem und chronisch-entzündlichem Verlauf kommen mittlere, bei degenerativen Erkrankungen tiefe Potenzen in Betracht; bei einer Konstitutionstherapie sind dagegen relativ seltene Gaben von hohen Potenzen angezeigt.

Kohlensäure:

Kohlensäure als Treibgas hat selbst eine therapeutische Wirkung. Blutstauungen im Mundschleimhautbindegewebe und im Bereich des Rachens werden durch die einwirkende Kohlensäure günstig beeinflußt. Sie übt durch den Sprüheffekt eine mechanische Reinigungswirkung auf die Schleimhäute aus und fördert zugleich den Lymphabfluß.

Entstehung: WALA-Ärztekreis, Dr. med. Heinz-Hartmut Vogel, 1976.

Darreichungsform
Sprühflüssigkeit

Dosierung und Art der Anwendung
Soweit nicht anders verordnet:
1–3 mal täglich bis 2 mal wöchentlich 2–3 Sprühstöße auf Mund- und Rachenschleimhaut geben.

Indikationen
Harmonisierung der auf- und abbauenden Kräfte im Gebiet der Schleimhäute des Mund-Rachen-Bereiches bei einer Tendenz zum Ungleichgewicht zwischen Form-Sinnes-Prozessen und lymphatischen Prozessen, z.B.
1.1. Parodontitis
1.2. Zahnfleischhypertrophie
1.3. Gingivitis
2. Stomatitis aphthosa
3.1. Chronisch-eitrige Tonsillitis
3.2. Hyperplasie der Tonsillen
4.1. Pharyngitis
4.2. Chronischer Rachenkatarrh
5. Lymphatische Diathese, besonders bei Kindern

Echinacea e planta tota, Einzeldosis-Augentropfen

Echinacea e planta tota ferm 33c D2
(blaßblütiger Sonnenhut, Echinacea pallida; Compositae)
siehe Echinacea/Quarz comp., Augentropfen

Rosae aetheroleum D7
(ätherisches Öl aus den Blütenblättern von Rosen-Arten; Rosaceae)
siehe Atropa belladonna-Augentropfen

Die Echinacea e planta tota, Einzeldosis-Augentropfen enthalten einen Auszug aus dem blaßblütigen Sonnenhut in tiefer Potenz mit einem Zusatz von homöopathisiertem ätherischem Rosenöl. Ihre Wirkung erstreckt sich auf das mesenchymale Bindegewebe vor allem der Bindehaut und der Augenlider. Über eine Anregung des Kiesel-Wärme-Prozesses im Grundgewebe wird die Eigenreaktion des Organismus bei der Überwindung des örtlichen Entzündungsprozesses von Bindehaut, Augenlid oder Tränendrüsen gestärkt.

Entstehung: WALA-Ärztekreis, Dr. med. Heinz-Hartmut Vogel, 1976.

Darreichungsform
Einzeldosis-Augentropfen

Dosierung und Art der Anwendung
Soweit nicht anders verordnet:
1–2 mal täglich jeweils 1 Tropfen in den Bindehautsack einträufeln.

Indikationen
Anregung der Stoffwechselvorgänge bei ungenügender Flüssigkeitsverteilung und Wärmebildung im Bindegewebe und in den Drüsen des Auges, z.B.
1. akut entzündliche und eitrige Prozesse des äußeren Auges und der Augenumgebung
1.1. Konjunktivitis
1.2. Blepharitis
1.3. Dakryozystitis
1.4. Hordeolum

Echinacea/Mercurius comp., Suppositorien für Erwachsene Echinacea/Mercurius comp., Suppositorien für Kinder

Dem Präparat liegt ein ähnlicher Gesichtspunkt zugrunde wie derjenige, der zum Kompositionspräparat Echinacea/Argentum geführt hat, jedoch wurde dieser therapeutische Ausgangspunkt erweitert und spezifiziert auf die Neigung zu chronischer und wiederholt auftretender eitriger Tonsillitis mit der Tendenz zur Abszeßbildung. Neben Echinacea e rad. und Argentum wurden Apis ex animale, Atropa belladonna e fruct. und Mercurius solubilis Hahnemanni entsprechend der Kombination Apis/Belladonna cum Mercurio in das Präparat eingefügt. Es sollte damit zweierlei erreicht werden: Der zur Auskühlung und

Verselbständigung neigende Lymphorganismus einschließlich der Lymphknotentätigkeit sollte durch Mercurius solubilis wieder an den Blut-Wärme-Prozeß angeschlossen werden, denn chronische Tonsillitiden sind Ausdruck für eine ungenügende Einbeziehung dieser drüsenartigen Organe in den Gesamtwärmeorganismus. Die wiederholten Entzündungen können durch eine Überwindung der Auskühlung in den Lymphorganen therapeutisch angegangen werden.

Argentum metallicum D18 (0,1%)
(metallisches Silber)

Echinacea e rad. ferm 33d ∅ (0,1%)
(Wurzel des blaßblütigen Sonnenhutes, Echinacea pallida; Compositae)

siehe Echinacea/Argentum

Mercurius solubilis Hahnemanni D13 (0,1%)
(Quecksilberamidonitrat (roh) nach Hahnemann):

Mercurius nimmt als flüssiges Metall in der Reihe der sieben Hauptmetalle eine Sonderstellung ein. Es bleibt trotz seiner Schwere flüssig und neigt schon bei gewöhnlicher Temperatur zum Verdampfen. Die von Hahnemann inaugurierte lösliche Modifikation des Mercurius solubilis bringt besonders die Verwandtschaft zum wässrigen Element zum Ausdruck. Das Verhalten des Quecksilbers, welches unter normalen Bedingungen ein Festwerden im Sal-Zustand vermeidet und eine Beziehung zum Luftelement aufnimmt, kann als Signatur für das Lymphsystem im Organismus gelten. Dieses bringt ganz im flüssigen Zustand den Chemismus in sich zur Wirksamkeit und bildet ein eigenes Zirkulationssystem neben dem warmen Blutsystem aus. Wenn im Organismus das lymphatische System ein Übergewicht bekommt, kann es zur Ausbildung des Krankheitsbildes kommen, für das Mercurius das typische Heilmittel ist. Chronische Entzündungen der Lymphknoten sind ein Versuch, das sich verselbständigende Lymphgeschehen und die damit zusammenhängende Auskühlung des Organismus zu überwinden. Die Lymphknoten sind schon physiologisch stark von Blutgefäßen durchzogen. Das Eingreifen des Seelischen und der Ich-Tätigkeit im Lymphbereich bewirkt eine über das Lymphsystem erfolgende Absonderung von im Stoffwechsel nicht bewältigten Eiweißaufbauprozessen: Die Absonderungen über Schweiß, Speichel, Darmsekret etc. beim Quecksilber-Krankheitsbild sind serös-fibrinöser Art.

Apis ex animale Gl D3 (0,1%)
(Honigbiene, ganzes Tier; Apis mellifica):

Die Wirkung von Apis ist hier auf den erstarrten Wärmeorganismus im Tonsillenbereich gerichtet, das Wärmegeschehen verselbständigt sich in ähnlicher Weise, wie wir es vom Lymph-Kälte-Prozeß geschildert haben. Beide Prinzipien finden nicht zur Einheit und zur Durchdringung. Apis als tierisches Heilmittel wirkt auf die ätherische Organisation und insbesondere auf die Wärmetätigkeit, die wieder den Anschluß findet an den Gesamtwärmeorganismus. Das Apis-Bild bei der akuten Tonsillitis ist dadurch gekennzeichnet, daß sich innerhalb und um die Tonsille ein Ödem entwickelt mit blaßroter Verfärbung; der für das Bienengift typische Schmerz ist brennend und stechend.

Atropa belladonna e fructibus ferm 33a D2 (0,1%)
(Tollkirsche, Atropa belladonna; Solanaceae):

Bei der akuten Tonsillitis ist der arterielle Blutanstrom im Zusammenhang mit dem Entzündungsprozeß einseitig gesteigert. Die Absonderung von Gewebeflüssigkeit aus dem Blut ist folglich vermehrt, die Tonsille schwillt. Der Belladonna-Schmerz setzt die Pulsation bis in das betroffene Organ fort, die Schmerzen treten in Wellen auf, die arteriellen Gefäße sind erweitert.

Zusammenfassung

Die Echinacea/Mercurius comp., Suppositorien sind ein Heilmittel bei entzündlich-eitriger Schwellung der Mandeln und Lymphknoten einschließlich der umgebenden Gewebe des Rachenringes. Ihre Wirksamkeit schließt die verschiedensten Ebenen des organischen Geschehens mit ein. Mercurius wirkt im Lymphsystem selbst, Argentum dagegen auf die Ich-Organisation in der Tiefe des lebensätherischen Prozesses. Atropa belladonna greift im Bereich der astralischen Wirksamkeit im arteriellen System ein. Apis ex animale spricht den Bereich der physisch-ätherischen Wärmebildung im Bindegewebe an mit Wirkung auf die ätherische Organisation. Echinacea hat als Kieselpflanze und Komposite eine besondere Wirkung auf das Eingreifen der astralischen Organisation und der Ich-Tätigkeit im Matrix-Gewebe und damit im Immungeschehen des Organismus.

Entstehung: WALA-Ärztekreis, Leitung Frau Dr. med. Margarethe Hauschka, 1966.

Darreichungsform

Suppositorien

Dosierung und Art der Anwendung
Soweit nicht anders verordnet:
1–3 mal täglich jeweils 1 Zäpfchen in den Mastdarm einführen.

Gegenanzeigen: Bienengiftallergie
Nebenwirkungen: nicht bekannt
Wechselwirkungen mit anderen Mitteln: nicht bekannt

Indikationen
Wiederanschluß des sich im Bereich der Tonsillen relativ verselbständigenden, die lokale Entzündung verursachenden Wärme- und Flüssigkeits-Prozesses an die vom Blut getragene Ich-Wärme-Organisation, z.B.
1. Angina tonsillaris
2. Neigung zu Abszeßbildungen, z.B. Peritonsillarabszeß

Echinacea/Quarz comp., Einzeldosis-Augentropfen

Die Nachfrage aus der augenärztlichen Praxis nach einem wirksamen Präparat zur Behandlung akuter und subakuter eitriger sowie allergischer Bindehautentzündungen führte zur Konzeption von Echinacea/Quarz comp., Augentropfen. Sie wurden entwickelt, um bei unspezifischer Bindehautentzündung, aber auch bei auf Überempfindlichkeit beruhender Iritis die Immunität in diesem Bereich zu erhöhen.

Echinacea e planta tota ferm 33c D2
(blaßblütiger Sonnenhut, Echinacea pallida; Compositae):

Echinacea wurde aufgrund ihrer „antiseptischen" Wirkung aus der indianischen Volksmedizin Nordamerikas in die europäische Phytotherapie übernommen. Die ausdauernde Staude mit kräftiger Wurzel und starkem, rauhem Stengel zeichnet sich durch einen sehr starken Blütenprozeß aus. Jedoch ist das Verhältnis zum Wässerigen so, daß die Blätter (auch die Zungenblütenblätter) turgorlos erscheinen, bei geringer Blattmetamorphose. Die Blätter sind länglich, tief dunkelgrün und ebenfalls rauhhaarig; sie weisen auf einen ausgeprägten Flüssigkeitsprozeß hin, der vom Kieselprozeß durchdrungen wird. In der Wurzel kommt es zur Ausscheidung eines Glykosides (Hinweis auf einen Zucker-Licht-Prozeß), von Harz und öligen Bestandteilen, welche sich in Form von dunkelbraunen Ablagerungen zeigen.

In seiner Wuchsform und Blütenblattbildung erinnert der Sonnenhut an eine „vergröberte" Arnika. Wie diese hat Echinacea eine Beziehung zum Kieselprozeß, anschaubar an der rauhen Blatt- und Stengelbehaarung und den harten, spitzen Scheibenblüten des „Igelkopfes"; ebenso handelt es sich bei beiden Pflanzen um einen intensiven Licht-Wärme-Prozeß in der goldgelben bzw. rosaroten Blütenbildung einerseits und um eine starke Beziehung zum Chemismus und Flüssigkeitsprozeß im Blatt-Stengel-Bereich andererseits.

Über die Beziehung zum Kieselprozeß ist die Wirksamkeit von Echinacea auf die Ich-Organisation und den Wärmeprozeß im Menschen zu sehen. Als Komposite hat Echinacea eine besondere Beziehung zur Wärme und damit zu den sulfurischen Prozessen des Stoffwechsels. Sie regt die Eigentätigkeit des Stoffwechsels im Organismus an, insbesondere wirkt sie auf die Bindegewebsfunktion und hier auf die Steigerung der Immunabwehr, es erfolgt dort eine Verstärkung der Leukozytenproliferation. Die Signatur von Echinacea pallida kann darauf hinweisen, daß sie als Heilmittel auf den geschwächten Sinnesprozeß des Organismus und damit auf das Matrix- und Grundgewebe, d.h. auf das den Körper einheitlich durchziehende Mesenchym, wirkt.

Argentum metallicum D29
(metallisches Silber):

Silber in Hochpotenz und als mineralische Substanz wirkt über die Aktivierung der Ich-Organisation tief in die Aufbautätigkeit der Organe, hier des Auges und der Bindehaut hinein. Es rhythmisiert und ordnet eine überschießende ätherisch-entzündliche Aktivität in diesen Organen. Zugleich wirkt Argentum auf die Einwirkung fremdätherischen Lebens. Es vermittelt das Eingreifen der Ich-Tätigkeit bis herunter auf die Stufe des Lebensäthers. Wenn sich die ätherische Organisation verselbständigt und nicht mehr genügend durchluftet und durchwärmt wird durch Astralleib und Ich, wird der Organismus anfällig gegen Fremdlebewesen, z.B. gegen Bakterien. Infektionen sind, wenn sie nicht rasch lokal durch Abszedierung überwunden werden, ein Zeichen für eine ungenügende Durchdringung der ätherischen Organisation durch die höheren Wesensglieder Ich und Astralleib. Es kommt schließlich zur Phlegmone, zur Sepsis. Silber ist immer dann angezeigt, wenn sich ein organischer Prozeß nicht mehr in die Gesamtheit des Organismus einfügen will und er gewissermaßen ein Eigenleben entfaltet. Silber als „Mondensubstanz“ entspricht einem solchen Prozeß. Unter den Hauptmetallen ist Silber dadurch ausgezeichnet, daß es seine Bildeprinzipien (Wärme, Licht, Chemismus) in die Peripherie entlassen hat. Damit hängt die oligodynamische Wirkung des Silbers zusammen, welche z.B. in Form der bakteriziden Wirkung von kolloidalem Silber genutzt wird.

Quarz D19
(Bergkristall, Kieselsäureanhydrid):

Quarz wurde ebenfalls in höherer Potenz dem Präparat beigegeben, um die Atonie des Bindegewebes zu überwinden. Quarz regt unmittelbar die Ich-Organisation an, die sich des Kieselprozesses in der Wärme und im physischen Bereich bedient. Allergische Bindegewebsreaktionen, die stets eine Funktionsschwäche des Bindegewebes darstellen, können durch Quarz überwunden werden.

Atropa belladonna ex herba ferm 33a D14
(Tollkirsche, Atropa belladonna; Solanaceae):

Atropa belladonna soll durch ihre Wirkung auf den Astralleib den überschießenden arteriellen Blutprozeß im Bereich des Auges zurückdrängen. Die Tollkirsche trägt dazu bei, die besonders zu Beginn der Entzündung auftretende arterielle Hyperämie zu überwinden; auch gehören Lichtscheu und periodisch wechselnde Schmerzen mit zu ihrem Bild.

Rosae aetheroleum D7
(ätherisches Öl aus den Blütenblättern von Rosen-Arten; Rosaceae):

Ätherisches Rosenöl ist therapeutischer Bestandteil aller WALA-Augentropfen und wirkt über das Blut auf den Wärmeprozeß im Auge.

Entstehung: WALA-Ärztekreis, Dr. med. Heinz-Hartmut Vogel, 1964.

Darreichungsform
Augentropfen

Dosierung und Art der Anwendung
Soweit nicht anders verordnet, in akuten Fällen 1–2 mal täglich bis stündlich, bei subakutem und chronischem Verlauf 2–3 mal wöchentlich je 1 Tropfen in den Bindehautsack einträufeln.

Indikationen

Zur Anregung der Wärme-Ich-Organisation bei Eigenschwäche der ätherischen Organisation des Augenbindegewebes, z.B.

1. akute und subakute eitrige Bindehautentzündung
1.1. Superinfektionen bei allergischer Bindehautentzündung
2. Blepharitis

Echinacea/Viscum comp., Gelatum

Das Präparat Echinacea/Viscum comp., Gelatum wurde entwickelt, um die degenerativen Abbauprozesse, insbesondere im Bereich der Haut, aufzuhalten und in eine Aktivierung und Belebung hineinzuführen, zumal davon ausgegangen wurde, daß bei den angeführten Indikationen, vor allem beim älteren Menschen, die Heilungstendenz zunehmend zu einem therapeutischen Problem geworden ist.

Äthanolischer Auszug aus Echinacea, Herba (zu 25% enthalten)
(blaßblütiger Sonnenhut, Echinacea pallida; Compositae):

Die Signatur von Echinacea pallida kann darauf hinweisen, daß sie durch den von ihr repräsentierten Kieselprozeß als Heilmittel auf den geschwächten Sinnesprozeß des Organismus und damit auf das Matrix- und Grundgewebe wirkt. Beim Auftragen auf die äußere Haut erstreckt sich ihre Wirkung auf das Unterhautbindegewebe, in welchem durch Anregung der Funktion der lympho-mono-histiozytären Zellen und durch Stärkung der Kiesel-Form-Kräfte vom Mesenchym aus die Heilungsprozesse eine Förderung erfahren.

Äthanolischer Auszug aus Calendula, Flores (10%)
(Ringelblumenblüten, Calendula officinalis; Compositae):

Calendula regt als Komposite den Wärmeprozeß ausgehend vom arteriellen Blutbereich an. Unter ihrem Einfluß werden absterbende, nekrotisierende oder auch eiternde Gewebeteile aufgelöst und abgestoßen. Nach Reinigung der Wundoberfläche kommt zunächst die Granulation und dann die epitheliale Abdeckung in Gang.

Terebinthina laricina (0,2%)
(Lärchenharz aus dem Stamm von Larix decidua; Pinaceae):

Das Lärchenharz ist auch das Ergebnis eines auskühlenden, salhaften Verdichtungsprozesses, in welchem das ätherische Öl der Lärche den konzentrativen, physischen Kräften hin bis zur Harzbildung ausgesetzt wird. Entsprechend bewirkt Terebinthina laricina eine Überwindung von im menschlichen Organismus überstark austrocknenden, verhärtenden und degenerativen Einflüssen. Überall, wo im Gewebe ein solcher Prozeß zur Überstrukturierung und Entvitalisierung führt, kann Lärchenharz therapeutisch eingesetzt werden, auch bei torpiden, nicht genügend granulierenden Wunden wie z.B. Ulcus cruris.

Rosmarini aetheroleum (0,3%)
(ätherisches Öl von Rosmarin-Blättern, Rosmarinus officinalis; Labiatae):

Das ätherische Öl des Rosmarinstrauches hat eine Beziehung sowohl durch seine Wärmequalität zur Ich-Organisation als auch durch seinen pflanzlichen Ursprung zur astralischen Organisation. Mangelnde Zirkulation im Blutbereich, venöse Stasen, aber auch Auskühlung im Wundbereich sind die Indikationen für Rosmarinöl.

Cuprum aceticum D6 (1%)
(Kupfer (II)-acetat):

Cuprum aceticum, das Kupfersalz der Essigsäure, wirkt auf das Verhältnis des Astralleibes zum im venösen Blut tätigen ätherischen Organismus. Kupfer ist ein „Atmungsmetall" niederer Organismen. Ungenügende Ausatmung aus dem venösen peripheren Blut, Kohlensäurestauung und dadurch bedingte Intoxikation ist das Angriffsgebiet dieses Salzes. Es wird also der Astralleib angeregt auszuatmen und die Venosität und den hier wirkenden ätherischen Organismus wieder ins Strömen und Fließen zu bringen. Dies ist besonders im Bereich der Extremitäten und der der Schwerkraft stark ausgesetzten Unterschenkel eine Voraussetzung für den Beginn der Heilung, z.B. von Ulcera cruris.

Argentum metallicum D10 (1%)
(metallisches Silber):

Argentum vermittelt das Eingreifen der Ich-Tätigkeit bis herunter auf die Stufe des Lebensäthers. Wenn sich die ätherische Organisation verselbständigt und nicht mehr genügend durch Astralleib und Ich durchluftet und durchwärmt wird, wird der Organismus auch anfällig gegen Fremdlebewesen, wie dies in der Superinfektion einer vorgeschädigten Haut zum Ausdruck kommt. Die Tatsache, daß sowohl der Mondenzyklus als auch der epitheliale Zyklus der Zellerneuerung vom Stratum basale zum Stratum corneum bei der gesunden Haut etwa 28 Tage beträgt, kann darauf hinweisen, daß das „Mondenmetall" Silber eine besondere Verwandtschaft zur Körperhaut und zur Epidermis besitzt, wohingegen das Kupfer sich auf die in reichem Ausmaß vorhandene venöse Blutversorgung durch die Riesenkapillaren im Corium bezieht.

Placenta (bovis) Gl D4 (1%)
(Mutterkuchen vom Rind)

Funiculus umbilicalis Gl D4 (1%)
(Nabelschnur)

Cutis (feti) Gl D4 (1%)
(embryonale Haut):

Die Organpräparate Placenta (bovis), Funiculus umbilicalis und Cutis (feti) wirken als tierische Präparate auf die ätherische Organisation in differenzierter Weise. Alle drei Organpräparate haben durch den Kieselgehalt von Placenta, Nabelschnur und Haut eine besondere Beziehung zum organischen Kieselprozeß und damit zur Ich-Organisation. Die Bindegewebsaktivität, d.h. die ätherische Organisation im Bindegewebe, wird belebt.

Viscum album (Mali) e planta tota ferm D2 (1%)
(Mistel vom Apfelbaum, Viscum album; Loranthaceae):

Viscum ist das Mittel der Wahl bei den klassischen Involutionskrankheiten wie Alterssklerose, „Abnutzungskrankheiten", Deformierungen, destruktive Entartung bis zum Karzinom. Alle „kalt" verlaufenden Organprozesse ohne Neigung zu sekundär fieberhaft-entzündlicher Reaktion des umgebenden Gewebes oder des Gesamtorganismus werden durch die Viscum-Wirkung zunächst in ein akutes Stadium überführt und dadurch der Überwindung durch die Ich-Wärme-Organisation zugänglich gemacht. Durch den Zusatz von Viscum Mali in tiefer Potenzierung ist Echinacea/Viscum comp., Gelatum zur adjuvanten äußerlichen Behandlung von Hauttumoren und -metastasen geeignet.

Entstehung: WALA-Ärztekreis, Dr. med. Heinz-Hartmut Vogel, 1974.

Darreichungsform
Gelat

Dosierung und Art der Anwendung
Soweit nicht anders verordnet: 1–2 mal täglich einreiben oder als Salbenverband auftragen

Indikationen
Zur Anregung des Zusammenwirkens von ätherischer, Empfindungs- und Ich-Organisation in der Haut bei degenerativ-atrophischen, hyperplastisch-tumorösen und entzündlich-ulzerösen Erkrankungen, z.B.

1. Altershaut
2. Degeneration und Austrockung der Haut
3. Acrodermatitis chronica atrophicans
4. Pruritus senilis
5. Sklerodermie
6. Narbenbeschwerden
7. Keloidbildungen
8. Dupuytren-Kontraktur
9. Fissura ani, insbesondere bei Vorliegen von Hämorrhoiden
10. Ulcus cruris
11. Wunden mit schlechter Heilungstendenz
12. Lymphangiosis carcinomatosa
13. Strahlenschäden der Haut
14. ulzerierende Hautmetastasen

Endometrium comp.

Es bestand das Bedürfnis nach einem Präparat zur Behandlung der akuten und chronischen Endometritis, vor allem bei puerperalen Infektionen.

Die Rezeptur berücksichtigt einmal das erkrankte Organ durch das potenzierte Organpräparat Endometrium in mittelhoher Potenz (D16), zum anderen soll die stets zugrundeliegende chronische Bindegewebsinsuffizienz und die

Schwäche des hier wirkenden Wärmeorganismus berücksichtigt werden; es handelt sich bei einer solchen chronischen Entzündung der Uterusschleimhaut und Infektbereitschaft immer um eine Form- und Wärmeschwäche im submukösen Bindegewebe: daher die Ergänzung des Endometrium-Präparates durch Argentum, Quarz und Echinacea. Unter den Einzelmitteln ist bei der Behandlung der Endometritis an Juniperus sabina zu denken.

Argentum metallicum D29
(metallisches Silber):

Argentum in Hochpotenz soll einer „Lockerung" der ätherischen Organisation im Uterusbereich entgegenwirken. Die nicht mehr genügende Ätherisation des physischen Organs ist gleichbedeutend mit der Abwehrschwäche gegenüber Infektionen. Eine derartige Situation ist besonders im Gefolge von Schwangerschaft und Geburt gegeben; ätherische, astralische und Wärmeorganisation der Mutter müssen nach der „Verdrängung" durch den kindlichen Organismus nun wieder eine festere Verbindung mit der Gebärmutter eingehen.

Es wurde wiederholt ausgeführt, daß Argentum insbesondere lebensätherische Prozesse anregen kann, und zwar dann, wenn sich diese von der physischen Grundlage lösen. Silber ist dadurch ausgezeichnet, daß es seine Bildeprinzipien weitgehend aus ihrer stofflichen Bindung entfernt hat, so daß in dem Metall die „Imponderabilien" selbst nicht mehr oder kaum wirksam sind. Darauf beruht die Verwandtschaft von Argentum zum Nervensystem, das in seinem physiologischen Prozeß ebenfalls die Bildekräfte und die Träger des Bewußtseins (Astralleib und Ich) weitgehend aus der organischen Bindung entlassen hat. Dadurch ist Bewußtsein möglich. Wenn in einem Organ wie der Gebärmutter sich ein ähnlicher Prozeß abspielt, wie er im Nervensystem physiologisch ist, dann ist Argentum als Heilmittel angezeigt. Darüber hinaus besteht eine innere Beziehung des Silbers als „Mondmetall" zu den Reproduktionsorganen. Die Verselbständigung eines Bildeprozesses ist ein Argentum-Prozeß.

Quarz D29
(Bergkristall, Kieselsäureanhydrid):

Quarz, ebenfalls in Hochpotenz, soll unmittelbar die Ich-Organisation im Bindegewebe zu erhöhter Tätigkeit aufrufen, so daß der Kälteprozeß im Bindegewebe und die damit verbundene Auskühlung des Uterusorgans überwunden werden kann. Insofern ist Quarz geradezu ein Spezifikum zur Behandlung septischer Zustände. Stets liegt ihnen eine Bindegewebs-Immun-Schwäche zugrunde.

Quarz kann somit ein hochwirksames Präparat sein zur Steigerung einer Infektabwehr durch Aktivierung des Bindegewebsprozesses und der hier stattfindenden Wärmebildung.

Echinacea e planta tota ferm 33c D2
(blaßblütiger Sonnenhut, Echinacea pallida; Compositae):

Echinacea aktiviert die Leukozytenbildung aus dem Matrixgewebe, so daß dadurch die Abwehrsituation verbessert wird. Echinacea wurde in der Volksmedizin Nordamerikas zur Behandlung infizierter Wunden und allgemein bei fieberhaften Erkrankungen eingesetzt; in die Phytotherapie wurde sie aufgenommen wegen ihrer nachgewiesenen Steigerung der Immunabwehr.

Endometrium Gl D16
(Schleimhaut der Gebärmutter):

Durch das potenzierte Organpräparat wird die entzündungshemmende Wirkung speziell auf die Gebärmutterschleimhaut gelenkt. Aufgrund der höheren Potenzierung von Endometrium Gl können weitere hyperergische Prozesse an diesem Organ therapeutisch beeinflußt werden, wie z.B. die Endometriose (zusammen mit Iscucin Mali Stärke A und bei Blutungen Tormentilla comp.).

Entstehung: WALA-Ärztekreis, Dr. med. Heinz-Hartmut Vogel, Dr. med. vet. Dietrich Wiendieck, 1971.

Darreichungsform

1. Injektionslösung
2. Globuli velati

Indikationen

Überwindung einer Form- und Wärmebildungsschwäche im Matrixgewebe, d.h. im submukösen Bindegewebe der Gebärmutter, z.B. bei Endometritis.

Enzian-Magentonikum

siehe unter „Bitter-Elixier"

Epiphysis/Plumbum

Der gemeinsame Prozeß, der in der Natur zum einen zu dem Organ der Zirbeldrüse, zum anderen zum Blei hinführt, ist der Wärmeprozeß. Im potenzierten Blei wird das Urphänomen Blei in seiner Kräftedynamik zur Wirksamkeit gebracht. Blei kann daher in einer hohen Potenz die Brücke bilden zum „Bleiprozeß" im Organismus. Dieser Prozeß entspricht der ätherischen Wirksamkeit der Epiphyse.

Epiphysis Gl D7
(Corpus pineale, Zirbeldrüse):

Die Epiphyse ist, was ihre Bedeutung im Organismus angeht, ein verborgenes, „dunkles" Organ. Entwicklungsgeschichtlich hervorgegangen aus dem Dach des Zwischenhirnbläschens, konzentriert sich in ihr die universelle Bildepotenz des aus dem Amnionbläschen hervorgegangenen mesenchymal-ektodermalen Trophoblasten. Vergleichbar mit den beiden Augenbläschen, stülpt sich vor der später sich bildenden Vierhügelplatte ein medianes gestieltes Bläschen nach oben aus, so daß die Annahme berechtigt ist, daß es sich hier um die Anlage eines „Sinnesorganes" handelt. Bei den Reptilien kommt es tatsächlich zu einem Sinnesorgan für die Wärme- und Lichtempfindung. Dieses „Pinealauge" kommt dann außerhalb des Schädeldaches zu liegen. – In der weiteren Entwicklung zum Menschen und vor allem während des Menschenlebens wird das Pinealorgan rudimentär. Diese Rückbildungsprozesse äußern sich in der Degeneration des spezifischen Organgewebes mit Entstehung von Zysten und Bildung eines beeren- oder bäumchenförmigen Gebildes, das harten Hirnsand, bestehend aus Calciumkristallen, enthält. Dieses könnte ein Hinweis dafür sein, daß die bei der Bildung der Epiphyse tätigen ätherischen Kräfte den physischen Leib als Sinnesorgananlage bis zur Knochenbildung hin bewirken. Das „potentielle Wärme-Sinnesorgan" Epiphyse wendet sich im menschlichen Organismus nicht mehr nach außen, sondern nach innen. Nach Karl König ist die Epiphyse ein wärmeätherisches Organ. Wir ergänzen diesen Gesichtspunkt dahingehend, daß die Wärme gleichsam die Eingangspforte für die in der Wärme und durch die Wärme wirksame Ich-Organisation ist. Hierin ist auch die Beziehung zum Bleiprozeß zu sehen.

Aus dem, was wir über die Pathologie der Zirbeldrüse wissen, kann geschlossen werden, daß dieses Organ etwas mit dem Gesamtplan des sich entwickelnden

Organismus, mit dem Modell des physischen Leibes, zu tun haben muß. Die Zerstörung der Epiphyse bzw. der Epiphysenumgebung im Zwischenhirn führt zu einer beschleunigten Entwicklung des Organismus, ausgehend vom Gegenpol der Epiphyse, den Gonaden. Es kommt dann zur Pubertas praecox. Dies weist uns auf die die Gesamtentwicklung verzögernde, verlangsamende, gleichsam den Gesamtplan bewahrende Bedeutung der Epiphysenanlage hin. Im Bereich des Zwischenhirnes (Dach des späteren dritten Ventrikels) wären dann Potenzen bewahrt, die den Gesamtplan des Organismus tragen. Die Epiphysenanlage ist – unter diesem Gesichtspunkt gesehen – ein Zeitorgan, d.h. es beherrscht das Zeitmaß für die Entwicklung und Ausgestaltung des übrigen Organismus. Insofern kann die Epiphyse, wenn man ein mythologisches Bild gebrauchen will, dem Planeten Kronos-Saturn zugeordnet werden. Dieser Aspekt schlägt die Brücke zum Blei.

Plumbum metallicum D29
(metallisches Blei):

Wiederholt wurde Blei als sulfurisches Metall charakterisiert, das in pulverisiertem Zustand bei geringer Erwärmung an der Luft selbstentzündlich ist. Es enthält danach wohl Wärme-(„Feuer")-Qualität, jedoch ist die Wärme im Blei wie eingefangen, verdichtet, in die Schwere übergeführt. Im periodischen System der Elemente nach Bindel/Blickle steht Blei am Ende der Reihe Kohlenstoff – Silicium – Germanium – Stannum. Das zerfallende Uran verwandelt sich schließlich in Blei, d.h. im Blei kommt der Substanzzerfallsprozeß zu einem Ende.

In der Medizin ist Blei dann als Heilmittel angezeigt, wenn der Wärmeorganismus unbeweglich wird, gleichsam erstarrt. Jene Organgebiete, die einem lebendigen Wärmegeschehen unterliegen und eine hohe Regenerationskraft haben, wie das Blut, das Knochenmark, die roten Blutkörperchen, sind im besonderen von einer Bleivergiftung betroffen.

In der Embryonalzeit und auch in der postnatalen, frühkindlichen Entwicklung bildet die Peripherie des Organismus – in der Embryonalentwicklung die Eihüllen, in der frühkindlichen Entwicklung vor allem die Haut und die Sinnesorgane – das „Tor" für die Inkarnation des Menschenwesens. Die Entwicklung und Verkörperung des geistigen Ich-Wesens geht von der Peripherie nach innen. Lichtlosigkeit und seelische wie auch leibliche Auskühlung sind Hindernisse für diese Entwicklung. Die Rachitis ist ein Beispiel für eine solche Inkarnationsschwäche. Blei als Bleisalbe auf das Hinterhaupt oder in Hochpotenz angewandt, kann dann eine entscheidende Inkarnationshilfe sein. Es sollte deutlich gemacht werden, daß der lebendige organische Prozeß, der mit der Epiphyse zusammenhängt, eine Verwandtschaft zeigt zum Bleibildeprozeß und damit zum potenzierten Blei.[55])

Zusammenfassung

Das Präparat Epiphysis/Plumbum ist dann angezeigt, wenn sich bereits in der frühkindlichen Entwicklung eine Schwäche des Gesamtwärmeorganismus zeigt, wie wir es bei der Rachitis beschrieben haben. Auch im späteren Leben kann sich eine Bildungsschwäche am Knochenaufbau und an der Blutbildung zeigen. Beides können dann Indikationen für Epiphysis/Plumbum sein. So ist die Indikation bei Knochenaufbaustörungen, ungenügender Verkalkung, aber auch bei der Osteoporose und der Osteomalazie zu verstehen. Darüber hinaus kann Epiphysis/Plumbum bei Knochenmetastasen infrage kommen, wenn der Knochenbildeprozeß und die Verkalkung gestört sind. Aufgrund der höheren Potenzierung ist im allgemeinen eine einmalige wöchentliche Gabe ausreichend.

Entstehung: Der Gedanke, die Drüsen der inneren Sekretion mit den entsprechenden Metallen zu potenzierten Präparaten zu verarbeiten, geht auf eine Anregung von Herrn Dr. med. Karl König zurück (siehe Einführung). Frau Dr. med. Margarethe Hauschka, Dr. rer. nat. Rudolf Hauschka, Dr. med. Heinz-Hartmut Vogel, WALA-Ärztekreis, 1964.

Darreichungsform

1. Injektionslösung
2. Globuli velati

Indikationen

Zur Konsolidierung der Wärme-Ich-Organisation im Physisch-Stofflichen bei Inkarnationschwäche bzw. vorzeitiger Exkarnation, z.B. bei

1. Störungen im Mineralstoffwechsel
2. Osteopathien (Osteomalazie, Rachitis)
3. Begleittherapie bei Tumorneigung und Leukämie

(Bei Bildungsstörungen evtl. auch im Wechsel mit Hypophysis/Stannum)

---

[55]) *Vgl. H.-H. Vogel „Beiträge zu einer medizinischen Menschenkunde, 1, I, S. 280 ff.*

Equisetum/Formica

Gedacht war an ein Präparat zur Behandlung jener rheumatischen Erkrankungen, die sich durch „Ablagerungen" im Bereich der Sehnen und Sehnenansätze und die Bildung von „Rheumaknötchen" auszeichnen. Im allgemeinen wird die Diagnose „Muskelrheumatismus" gestellt, jedoch handelt es sich auch um das Vorfeld des Rheumatismus in Form von Insertionstendopathien. Dem Gesamtbild liegt eine Schwäche des Wärmeorganismus zugrunde. Die Wärmebildung ist ungenügend und dadurch der autonome Eigenstoffwechsel geschwächt,vor allem ist jedoch auch die Ausscheidung von Stoffwechselprodukten über die Niere ungenügend.

Equisetum ex herba ferm 35b D14
(Ackerschachtelhalm, Equisetum arvense; Equisetaceae):

Bei der therapeutischen Verwendung von Equisetum ist der in dieser Pflanze herausragende Kieselprozeß leitend: Über 70% SiO_2 finden sich in der Asche. Die Fähigkeit des Ackerschachtelhalmes, den Kieselprozeß zu beherrschen und den mineralischen Kiesel an der Oberfläche im Stengelbereich in feinen, noch wechselnde Mengen Wasser enthaltenden Opal-„Kristallen" auszuscheiden, zeigt die Möglichkeit, einen übermächtigen Lichtprozeß zu bewältigen. Beim Rheumatismus sind es die abbauenden lichtätherischen Gewebevorgänge, die die Degeneration begünstigen. Der Flüssigkeitsorganismus erkaltet. Die Gewebeatmung ist einseitig in Richtung Oxydation und Abbau orientiert. Charakteristisch für Equisetum ist, daß es nicht zur Blütenbildung kommt, sondern die immanente Wärme zum einen in einem latenten, substantiellen Schwefelprozeß zurückgehalten wird, zum anderen sich in der Sporenbildung der den vegetativen Trieben vorangehenden Sporangienträger erschöpft.

Die Equisetum-Pflanze hat weiter die Fähigkeit, die Bodenfeuchtigkeit in einem die ganze Pflanze durchziehenden Kanalsystem aufzunehmen. Wir haben es also beim Schachtelhalm mit einer Vermittlertätigkeit zwischen extremem Lichteinfluß (Kiesel) und Flüssigkeitsprozeß zu tun. Für dieses Ineinanderwirken von Luft- und Flüssigkeitskräften spricht auch der Saponingehalt. In Verbindung mit dem Kieselprozeß offenbart Equisetum die Fähigkeit, Flüssigkeit zu strukturieren. Gleichzeitig ist die ganze Pflanze durch ein weiteres, abgegrenztes Kanalsystem durchluftet bis in das „Mark"; Luft- und Flüssigkeitsprozeß stehen in besonderer Beziehung zueinander; darauf beruht die Wirksamkeit von Equisetum auf die Niere und die vom Tubulussystem ausgehende Flüssigkeitsausscheidung. Der feine, zurückgehaltene Schwefelprozeß ist ein Hinweis für den Zusammenhang mit der Eiweißbildung. Überall, wo Schwefel in der Pflanze auftritt, tritt er in Beziehung zu einem von ihr zu bewältigenden Eiweißbildeprozeß.

So ist Equisetum gleichsam der einem innermenschlichen, pathologisch überbetonten Einatmungs-Abbau-Vorgang verwandte Pflanzenprozeß in der Natur. Die Ausscheidung von Stoffwechselprodukten im Bindegewebe und ihre Ausleitung über die Niere ist zu gering. Der Kiesel als solcher stellt die Beziehung zur Ich-Organisation her, so daß durch den Schachtelhalm die Auskühlung, vor allem im Nierengebiet, jedoch auch im Übergang von der Muskulatur zu Sehnen und Periost über die Aktivierung der Ich-Organisation überwunden wird. Die Tatsache, daß der Kieselprozeß von einer Pflanze repräsentiert wird, bedeutet für die Therapie eine gleichzeitige Aktivierung des Seelischen im Nierengebiet und in den genannten Geweben.

Formica ex animale Gl D11
(rote Waldameise, ganzes Tier; Formica rufa):

Die ideale Ergänzung der Equisetum-Pflanze als Heilmittel ist beim Rheumatismus die Ameise mit ihrem in der schlanken, eingeschnürten Gestalt ausgeprägt durchastralisierten, „durchatmeten" Organismus. Es handelt sich hier um eine animalische Naturbildung, die einer extremen Ausformung unterliegt und die Fähigkeit besitzt, den Lebensprozeß in engem Kontakt mit dem Erdelement aufrechtzuerhalten. Die rote Waldameise vermag in der kühlen, feuchten Erdatmosphäre die für die Brut notwendige Wärme und Belüftung in den in und über der Erde aufgebauten Luftgängen zu gewährleisten. Gleichzeitig belebt sie die abgestorbenen Pflanzenteile des Waldbodens. Eine zentrale Rolle spielt dabei die Ameisensäure, die von den Tieren gebildet und abgesondert wird.

Im Organismus hat die physiologisch gebildete Ameisensäure eine vergleichbare Bedeutung, indem sie die Atmung bis in den Bereich der physischen Organisation begleitet. Durch die feine Imprägnation mit Ameisensäure wird verhindert, daß das gebildete Eiweiß vorzeitig aus dem Lebensprozeß ausfällt und es zu den oben angeführten Ablagerungen im Grundgewebe kommt. Als tierisches Präparat hat Formica seine Wirksamkeit auf die ätherische Organisation und regt hier als Medikament die Durchatmung an; Stoffwechselablagerungen werden in Fluß gebracht. Im besonderen wirkt die Ameise und die Ameisensäure dann, wenn die innere Gewebeatmung nicht vollständig zu Ende und es zu Stoffwechselprodukten und deren Ablagerungen im Bindegewebsbereich kommt. Durch die Anregung des Astralleibes über die ätherische Organisation soll die Überwindung sogenannter „Stoffwechselschlacken" und damit ihre Ausscheidung über die Niere erfolgen.

Zusammenfassung

Durch die Vereinigung von Equisetum und Formica zu einer Heilmittelkomposition gelingt es, den rheumatischen Auskühlungsprozeß aufzuhalten und die Ausscheidung harnpflichtiger Substanzen aus dem Eiweißabbau anzuregen. Der Ort der Wirksamkeit ist die Niere und der Vornierenprozeß (Volhard) im Bindegewebe des Organismus.

Entstehung: WALA-Ärztekreis, Leitung Frau Dr. med. Margarethe Hauschka, 1954.

Darreichungsform

1. Injektionslösung
2. Globuli velati

Indikationen

Zur Anregung der Empfindungsorganisation im Nierenbereich und bei allgemeiner Auskühlung und Schwächung der ätherischen Organisation im Bewegungsorganismus, z.B.

1. zur Anregung der Ausscheidung bei allen rheumatischen Erkrankungen
2. Myogelosen (evtl. im Wechsel mit Magnesium phosph. comp.)
3. chronisch-entzündliche und degenerative Erkrankungen von Gelenken und umgebenden Geweben

Equisetum/Stannum

Durch die Komposition Equisetum/Stannum sollte ein Präparat entstehen, welches dem Auskühlungsprozeß speziell im Gelenkbereich und der damit in Zusammenhang stehenden Flüssigkeitsverarmung und Degeneration der Bindegewebsfolgeorgane entgegenwirken kann. Es handelt sich vor allem um die Wirksamkeit auf Knorpel, Synovia, Gelenkkapsel und gelenknahe Sehnen.

Stannum metallicum D9
(metallisches Zinn):

Stannum ist die Substanz, die in homöopathischer Zubereitung ihre Wirkung im Bindegewebe, und zwar insbesondere in der Bindegewebsflüssigkeit, entfaltet. Das pathologische Stannum-Bild umfaßt die Austrocknung des Bindegewebes, insbesondere der Sehnen, der Bänder und des Knorpels. Es handelt sich um einen Lichtprozeß, dem die Strukturierung des Grundgewebes und die Ausformung der Organe aus dem flüssigen Milieu heraus unterliegt. Ist dieser Stannum-Licht-Prozeß pathologisch verstärkt, so kommt es zu einem Turgorverlust, zu einer Überformung der genannten Bindegewebsfolgeorgane.

Equisetum ex herba ferm 35b D14
(Ackerschachtelhalm, Equisetum arvense; Equisetaceae):

Der Ackerschachtelhalm ist eine wichtige Kieselpflanze. Der Kiesel als Mineral steht der Wirksamkeit des Stannum als Metall sehr nahe. Beide Prozesse beziehen sich auf das Bindegewebe, dabei ist die Verwandtschaft von Silicea zur Bindegewebsgrundsubstanz von der Beziehung des Zinns zur Bindegewebsflüssigkeit zu unterscheiden. Es sollte durch das pflanzliche Kiesel-Präparat die astralische Organisation aktiviert werden, die sich im Krankheitsprozeß der Arthrosis deformans aus dem Lebensprozeß des Gelenkes zurückzieht. Die rhythmische Atmung der Empfindungsorganisation über den Bindegewebsprozeß im periartikulären Gewebe und in der Synovialflüssigkeit läßt nach. Es kommt gleichsam zu einer Flüssigkeitsstase im Knorpelgewebe und im ganzen Gelenk, zum Gelenkerguß. Die Ich-Organisation, welche über die Wärme im Kieselprozeß der Bindegewebsgrundsubstanz verankert ist, kann zwischen dem flüssig-ätherischen Organ einerseits und dem seelisch gestaltenden Atmungsprozeß andererseits nicht mehr vermitteln.

Flüssigkeitsgeschehen und Ernährung des Knorpels über die Gewebeflüssigkeit einerseits und oxydativer, die Struktur begleitender „Abbau“ werden durch das Kompositionspräparat Equisetum/Stannum wieder harmonisiert. Verstärkend wirkt die gleichzeitige Gabe von Organpräparaten: Bei Befall des Kniegelenkes beispielsweise ist an Articulatio genus zu denken, bei einem Hydrops der benachbarten Schleimbeutel hat sich das Präparat Bursae praepatellares-Komplex bewährt.

Entstehung: WALA-Ärztekreis, Dr. med. Heinz-Hartmut Vogel, 1965.

Darreichungsform

1. Injektionslösung
2. Globuli velati

Indikationen

Zur Anregung der Empfindungs- und Ich-Organisation in der Ausscheidungstätigkeit im Bereich von Bindegewebe und Niere und in der Wärmebildung im Gelenk- und Sehnenbereich, z.B.

1. Arthrosis deformans der Kniegelenke
2. Kniegelenkerguß (evtl. im Wechsel mit Bryonia/Stannum oder Cartilago/Mandragora comp.)

Equisetum/Viscum

Es wurde ein spezifisch wirksames Präparat sowohl zur Behandlung degenerativer Folgezustände chronischer Nierenentzündungen als auch für erste Anzeichen von Nierenversagen benötigt. Der Zusammensetzung des Präparates entspricht die Auffassung, daß der Nierenphysiologie auf der einen Seite die ätherische Organisation des „Lichtäthers" zugrunde liegt, auf der anderen Seite (sowohl in der Morphologie als auch in der Funktion der Niere) das besondere Eingreifen des Seelischen zum Ausdruck kommt. Die Niere ist ein Organ, in welchem der Lebensorganismus durch die intensive seelische und Atmungstätigkeit über den Abbau und die Ausscheidungsfunktion ständig bedroht und geschwächt wird. Weiterhin ist für dieses Organ charakteristisch, daß das „mittlere System" der Niere in den Hintergrund tritt, d.h. es treffen fast unmittelbar aufeinander die Arterialisation im Bereich der Nierenrinde und der Glomerula einerseits und die Lymphtätigkeit im Bereich des Markes andererseits. Die Venosität, die im Flüssigkeitsgeschehen des Organismus zwischen dem arteriellen Blut und der Lymphe die Mitte bildet, ist in der Niere schwach. An der Stelle der Venosität spielt sich in der Niere die mächtige Ultrafiltratbildung von etwa 180 Litern in 24 Stunden und deren fast vollständige Rückresorption im Tubulussystem ab.

Im Zusammenhang mit der intensiven Durchatmung der Niere durch die starke Sauerstofftätigkeit kann man von einer physiologischen „Verbrennung" und Entzündungsneigung sprechen. Dies bedeutet jedoch für das Nierenorgan die Tendenz zu einer sekundären Degeneration. Es kommt zu den ersten Anzeichen einer Niereninsuffizienz mit Atemnot und eventuell Konzentrationsschwäche, bis hin zur ungenügenden Ausscheidung der harnpflichtigen Substanzen wie Kreatinin, Harnstoff und Harnsäure aus dem Blut. Das Präparat Equisetum/Viscum ist für diese Gefährdung der Niere gedacht.

Equisetum ex herba ferm 35b D5
(Ackerschachtelhalm, Equisetum arvense; Equisetaceae):

Der oben geschilderte Flüssigkeitsprozeß mit der Bildung von Ultrafiltrat aus dem Blut und dessen Rückresorption in das Blut zurück stellt einen „primitiven" Gewebeflüssigkeitsprozeß dar, wie er in der Embryonalentwicklung dem Primordialkreislauf entspricht. Als sporenbildende Pflanze auf der Stufe der Moose, Bärlappgewächse und Farne weist Equisetum auf eine frühe Entwicklungsphase des Erdorganismus hin. Als Heilpflanze hat sie deshalb ihren Wirkungsbereich ebenfalls in jenem Teil der menschlichen Organisation, dessen Bildung sich noch vor der Entwicklung und Ausdifferenzierung von Lymphe und Blut vollzieht. Die in der Niere wirksamen Licht- und Gestaltungskräfte entsprechen der Signatur des Equisetum. Ein ausgeprägter Kieselprozeß mit Ausscheidung von amorphem Kiesel in Opalform an der Oberfläche des Sprosses steht einer Bildung von Schwefelverbindungen und Saponinen im Pflanzeninneren gegenüber. Licht- und Luft-Tätigkeit verbinden sich auf das intensivste mit den Flüssigkeitsprozessen. Equisetum ist das Nierenmittel, das eine beginnende glomerulär-tubuläre Insuffizienz therapeutisch beeinflußt. Es ist jedoch kein Heilmittel für entzündliche Krankheitsveränderungen an der Niere. Die Degeneration und Tendenz zur Insuffizienz beruht auf einer Überformung der ohnehin im tubulären System vorliegenden betonten Wirksamkeit der abbauenden astralischen Organisation. Als pflanzliches Heilmittel wirkt Equisetum zunächst auf die astralische Organisation, jedoch durch ihren Kieselgehalt auch auf die Ich-Tätigkeit. Ein zu starker Abbauprozeß wird in der Niere dadurch aufgehalten, die hier tätige astralische Organisation aus ihrer Überfunktion gelöst.

Viscum album (Mali) e planta tota ferm D5
(Mistel vom Apfelbaum, Viscum album; Loranthaceae):

Die Mistel wurde dem Präparat hinzugegeben, da sie als Heilmittel ihre Wirkung im Bereich des lockeren, mesenchymalen Bindegewebes im Sinne einer Anregung der Proliferation ausübt. Insbesondere wird hier das Wärmegeschehen durch die Mistel angeregt; die Flüssigkeitsprozesse kommen in Gang. Viscum ist immer dann angezeigt, wenn es zu degenerativen Prozessen im interstitiellen Bindegewebe der Organe kommt. Ihre Wirkung kann mit der Schwefelwirkung verglichen werden. Die ganze Mistel ist gleichsam ein sulfurischer Prozeß. Somit regt Viscum, ähnlich wie wir es vom Schwefelprozeß in der Equisetum-Pflanze dargestellt haben, die Wärmebildung in der Niere an und trägt dazu bei, die Degeneration und den organischen Abbau in der Niere zu überwinden.

Zusammenfassung

Das Präparat ist besonders dann angezeigt, wenn die Niere auf Grund chronischer Entzündung einer Degeneration unterliegt mit der Gefahr des chronischen Nierenversagens bzw. der renal bedingten Hypertonie. Bei der Hypertonie unterscheiden wir grundsätzlich zwei Formen. Der rote Hochdruck ist durch eine plethorische Symptomatik mit vermehrtem Blutvolumen, durch ein Überwältigen des Blutgefäßsystems von seiten der Stoffwechselkräfte gekennzeichnet. Sekundär kommt es zu einer Gefäßwandverhärtung, z.B. von Koronarien und Aorta, wie sie im Aurum-Bild bekannt ist. Hiervon verschieden ist die weiße Hypertonie, bei welcher eine Überwältigung des Blutgefäßsystems von der „oberen" Nerven-Sinnes-Seite eintritt. Hier reagiert primär die Gefäßwand selber mit spastischer Verengung und nachfolgender Verhärtung, so daß neben Equisetum und Viscum auch an Nicotiana tabacum zu denken ist. Der Bluthochdruck, besonders die weiße Hypertonie, ist in ihrer Entstehung oft mit einer Nierenschwäche verbunden. Neben der Behandlung mit Equisetum/Viscum haben wir oft eine weitere Besserung durch Hinzunahme des Organpräparates Renes Gl in der D8 gesehen. Auch ist es möglich, anfangs Equisetum und Viscum als Einzelmittel in der D30 zu geben und dann langsam in der Potenzierung abzusteigen.

Entstehung: WALA-Ärztekreis, Leitung Frau Dr. med. Margarethe Hauschka, 1954.

Darreichungsform

1. Injektionslösung
2. Globuli velati

Indikationen

Zur Anregung des Empfindungsorganismus, sich rhythmisch in die ätherische Organisation der Niere einzugliedern und damit einer Tendenz zur „Sinnesorganbildung" an dieser Stelle entgegenzuwirken, z.B.

1. renale Hypertonie
2. chronisch-entzündliche und degenerative Nierenerkrankungen
3. Steinbildungstendenz
4. Nierenstauungen
5. Nierenspasmen bis zu kolikartigen Zuständen, Ureterkolik

Eucalyptus comp.

Dem Präparat Eucalyptus comp. liegt der Gedanke zugrunde, daß bei Darminfektionen, vor allem bei Wurmbefall, sowohl die astralische als auch die Ich-Organisation im Darmbereich ungenügend tätig sind und dadurch „Fremdastralität" sich im Bereich der „Eigenastralität" ausbreitet und diese überwuchert. Das ist deshalb leicht möglich, weil der Darm, insbesondere der Dickdarm, gleichsam bereits ein Teil der „Außenwelt" ist. Die bessere Durchastralisierung durch die Eigenkräfte des Organismus im Darm ist daher das Ziel der therapeutischen Bemühungen, dem Eucalyptus comp. dienen soll.

Eucalyptus e foliis ferm 33d ∅ (zu 5% enthalten)
(Blätter des Eukalyptusbaumes, Eucalyptus globulus; Myrtaceae):

Das ätherische Öl des Fieberbaumes ist dadurch gekennzeichnet, daß es sich unter dem Einfluß des Erden-Wurzel-Prinzips, d.h. der Kühle, bildet. Es wird vor allem in den sichelförmigen, intensiv duftenden Blättern abgelagert. Die Blattspreite steht senkrecht: Ein Eukalyptusbaum spendet keinen Schatten; Licht und Wärme treffen unvermittelt auf der Erde auf.

Dieses ermöglicht unter anderem die tiefgreifende Wirkung von Eucalyptus auf den Wärmeorganismus, vor allem dann, wenn er auskühlt oder bei fieberhaften, infektiösen Erkrankungen die notwendige Wärmebildung nicht während des gesamten Krankheitsverlaufes durchhält, es zu vorzeitigem Fieberabfall kommt. Dann ist Eucalyptus ein wesentliches Therapeutikum, jedoch auch in dem Fall, wenn das Fieber, wie etwa bei septischen Zuständen, der Eigenregulation der Wärme entgleitet. Somit ist Eucalyptus ein Aktivator der Ich-Wärme-Tätigkeit, insbesondere dann, wenn es zu einer unphysiologischen Auskühlung kommt. Dies kann dann im Bereich des Magen-Darm-Traktes der Fall sein, wenn die Neigung zu Wurmbefall besteht. Die Ich-Organisation greift hier nicht genügend ein und bereitet durch diese Schwäche den Boden für die Fremdbesiedelung. – Interessant ist auch, daß bei den in der Pflanzenverarbeitung tätigen Personen abwechselnde Hitze- und Kälteschauer auftreten. Diese Symptomatik kann an das Bild der Malaria, d.h. des Wechselfiebers erinnern.

Cuprum sulfuricum D4
(Kupfer (II)-sulfat):

Während Eucalyptus als Heilpflanze über die Anregung der astralischen Organisation auf die Ich-Organisation wirkt, sie anregt sich stärker im organischen Bereich zu betätigen, hat Cuprum sulfuricum als mineralische Substanz eine unmittelbare Wirkung auf die Ich-Tätigkeit. Die Bedeutung von Cuprum sulfuricum bei der vorliegenden Indikation des Wurmbefalles beruht darauf, daß – ausgehend von einer Aktivierung der Ich-Tätigkeit über den Kupferprozeß – die Gewebeatmung im Stoffwechselbereich angeregt wird. Die Beziehung des Kupfers zum venösen Gebiet wurde wiederholt dargestellt. Wenn die Atmung, vor allem im venösen Bereich und hier im Stoffwechselsystem, nachläßt und es zu einer nicht genügenden Ausatmung des Seelischen im Zusammenhang mit der Kohlensäureabatmung kommt, ist Kupfer angezeigt.

Die Verbindung von Kupfer mit Schwefel weist nun auf eine pathologische Sondersituation hin: Die Atmung ist durch die Schwefelkomponente an die Eiweißbildung gebunden. Wenn im Bereich des Stoffwechsel-Eiweiß-Prozesses die astralische Organisation zu intensiv an das Eiweiß gebunden bleibt, kommt es nicht zu dem notwendigen, physiologisch gesunden Atemrhythmus im Stoffwechselbereich. Wenn das Seelische mit dem Eiweiß-Stoffwechsel-Prozeß zu sehr verhaftet bleibt, kommt es im Gegenpol des Nerven-Sinnes-Bereiches zu einer korrespondierenden seelischen Lethargie. Dies entspricht im Magen-Darm-Trakt einem Tonusverlust und einer ungenügenden Durchastralisierung, wodurch es einerseits zu einem Verlust an Motilität, zum anderen zu einer „Entfremdung" dieses Gebietes kommt. Der Darmtrakt wird, stärker als es dem physiologischen Zustand entspricht, zur „Außenwelt". Dies ist jedoch die Bedingung dafür, daß „Fremdastralität", d.h. ein Wurmbefall, begünstigt wird. Das Präparat Cuprum sulfuricum ist dann das „Simile" für diesen pathologischen Vorgang.

Zusammenfassend kann man sagen, daß das Gesamtpräparat Eucalyptus comp. einmal einer ungenügenden Durchwärmung des „unteren" Menschen entspricht (Eucalyptus), zum anderen einer mangelhaften Durchatmung und Durchseelung des Stoffwechselgebietes (Cuprum sulfuricum). Dies wird noch bestätigt durch den meist mit dem Krankheitsbild zusammenhängenden, oft quälenden Meteorismus, wobei die sich bildenden Gase nicht abgehen. An die Stelle der eigenen seelischen Durchgestaltung des „unteren" Menschen tritt pathologische, äußerlich bleibende Luft.

Entstehung: Ärztekreis des Biologisch-Homöopathischen Krankenhauses, München-Höllriegelskreuth, Leitung Frau Dr. med. Margarethe Hauschka, 1950.

Darreichungsform

1. Injektionslösung
2. Globuli velati

Dosierung und Art der Anwendung
Soweit nicht anders verordnet, zumeist Akutbehandlung, dann

1. Injektionslösung:
1–3 mal täglich jeweils 1 ml intramuskulär injizieren.

2. Globuli velati:
1–4 mal täglich jeweils 5–10 Globuli unter der Zunge zergehen lassen.

Gegenanzeigen: nicht bekannt
Nebenwirkungen: bei intramuskulärer Injektion nicht bekannt. Bei subkutaner Injektion kann es gelegentlich zu harmlosen Rötungen an der Einstichstelle kommen.
Wechselwirkungen mit anderen Mitteln: nicht bekannt

Indikationen
Zur Förderung der Durchgestaltung der ätherischen Organisation und der Durchwärmung im Magen-Darm-Gebiet, z.B.
1. fieberhafte Darminfektionen
2. Nachbehandlung bei parasitären Erkrankungen des Darmes wie Askaridiasis, Oxyuriasis
3. als Adjuvans bei Malaria

Euphrasia-Einzeldosis-Augentropfen

Der Augentrost wurde ausgewählt, da er bei einem überstarken Sinnesprozeß und einer in der Folge auftretenden ätherischen Erschöpfung im Auge ein Heilmittel ist, welches die Vitalisierung ausgehend vom Bindegewebe anregt.

Euphrasia e planta tota ferm 33c D2
(Augentrost, Euphrasia rostkoviana; Scrophulariaceae):

Der Augentrost ist eine 10–30 cm hohe, zierliche Heilpflanze mit grob gesägten Blättchen und zweilippigen, weißen, gelb und violett gezeichneten Blüten, welche zu einer Ähre angeordnet sind. Euphrasia wächst und gedeiht auf mageren Wiesen als Halbschmarotzer auf den Wurzeln der Gräser und entfaltet eine starke Beziehung zum Licht-Luft-Element durch seine helle Blüte einerseits und zur Erde durch die Saugwurzeln andererseits. Seine Vitalität kann das umgebende Wiesengras niederhalten; dies erklärt auch den volkstümlichen Namen „Heudieb". Diese halbparasitäre, das Wachstum in ihrer Umgebung zurückdrängende Eigenschaft weist auf eine starke Tätigkeit des Astralischen in der Pflanze hin.

Als Heilmittel hat Euphrasia allgemein eine entzündungshemmende Wirkung auf die Schleimhäute vor allem des Auges und die äußere Haut. Auch hat sich gezeigt, daß allergische Empfindlichkeit, z.B. bei Heufieber oder auch bei Ekzemneigung, durch Euphrasia günstig beeinflußt werden kann. Dabei spielt der Kieselprozeß, der in der Pflanze wirksam ist, eine wesentliche Rolle. Wichtige Inhaltsstoffe sind das Glykosid Aucubin sowie Gerbstoffe, ätherisches Öl und eine aromatische, harzige Substanz.

Auch Hahnemann hat sich mit dem Augentrost beschäftigt und war der Auffassung, daß Augentrost Bindehautentzündungen hervorrufen kann. Im Sinne des Simileprinzips ist dann potenzierter Augentrost geeignet, Bindehautkatarrhe günstig zu beeinflussen. Bei den Euphrasia-Augentropfen ist es durch die niedrige Potenzierung möglich, daß bei empfindlichen Personen beim Eintropfen ein leichtes Brennen auftritt, welches mit der Anwendung und dem Abklingen der Entzündungserscheinungen abnimmt. Euphrasia ist im Gegensatz zu Allium cepa vor allem für diejenigen Konjunktivitiden geeignet, deren Absonderungen scharf und örtlich reizend sind. Es tritt ein Brennen der Bindehaut mit Hyperämie und Schwellung der Lidränder auf. Auslösend kann das Tragen von Kontaktlinsen oder Überanstrengung durch Lesen sein.

Rosae aetheroleum D7
(ätherisches Öl aus den Blütenblättern von Rosen-Arten; Rosaceae):

Ätherisches Rosenöl ist therapeutischer Bestandteil aller WALA-Augentropfen-Präparate und wird in potenzierter Form zugesetzt. Es ist damit dynamisch wirksam im Sinne seiner besonderen Wärmequalität, die den Rosengewächsen allgemein zugrundeliegt und eine Verwandtschaft zur Blutwärme zeigt.

Entstehung: Ärztekreis des Klinisch-Therapeutischen Institutes, Arlesheim, Leitung Frau Dr. med. Ita Wegman, 1930–1935.

Darreichungsform
Augentropfen

Dosierung und Art der Anwendung
Soweit nicht anders verordnet, 1–3 mal täglich jeweils 1–2 Tropfen in den Bindehautsack beiderseits einträufeln.

Indikationen
Zur Harmonisierung des Verhältnisses von Empfindungs-Atmungs-Organisation und physischem Sinnesprozeß im Auge, vor allem im Bereich der Sklera, z.B.
1. Ermüdung der Augen durch Überanstrengung und dadurch bedingte Reizzustände
2. katarrhalische Bindehautentzündung
3. Begleitbehandlung bei Iridozyklitis
4. Netzmittel für Haftschalen

Ferrum silicicum comp.

Die Angaben zu den Inhaltsstoffen von Ferrum silicicum comp., welches dem Ferrum ustum comp. der Weleda vergleichbar ist, gehen auf Rudolf Steiner zurück. Dem Präparat liegt der Gedanke zugrunde, daß die Eisenverhältnisse im Blut ein Ausdruck sind für die Art und Weise, wie sich das Ich im Blut und damit im physischen Leib verankert. Die führende Substanz, der die Komposition ihren Namen verdankt, Ferrum silicicum, begründet den therapeutischen Ansatz, indem sie den Eisenprozeß einerseits und den Kieselprozeß andererseits in sich vereinigt. Das natürliche Eisensilikat (Eisen (III)- und Eisen (II)-Verbindung) hat seinen Namen Nontronit aus dem ursprünglichen Fundort Nontron in der Dordogne in Frankreich erhalten. Im übrigen kommt das natürliche Eisensilikat in Urgesteinsgebieten vor. Der Kieselprozeß im Menschen stellt über das Wärmegeschehen die Beziehung vom Ich zur Physis in der Art her, daß der Kiesel als physischer Träger der Ich-Tätigkeit die in den Substanzaufbau eingegangene Ich- und Wärme-Tätigkeit im Bereich des Bindegewebes und der mesenchymalen Grundsubstanz des Blutes relativ frei werden läßt. Insofern Kiesel auch im Blut nachweisbar ist (5 µg/kg SiO_2 in der Asche), ist dies Ausdruck für einen in der Tiefe des Blutgeschehens wirkenden Sinnesprozeß, der jedoch ganz in den Hintergrund tritt gegenüber dem sulfurischen Substanzprinzip. Insofern ist das Blut selbst ein, wenn auch ganz verborgener, Sinnesorganismus.

Nontronit (= Ferrumsilicicum) D6
(natürliches Eisen (II, III)-silikat):

Das Eisen in seiner irdischen Form schließt das im allgemeinen, kosmischen Zustand verharrende Ich an die physische Leiblichkeit in der Blutwärme an. Es ist die Inkarnationssubstanz selbst. Der Eisenprozeß in Form von Serumeisen, Hämoglobineisen und Depoteisen schließt den Blutkreislauf in sich ab und verleiht dem geistigen Wesen des Menschen eine individuelle, in sich abgeschlossene Seinsweise. Das tellurische Eisen (im Unterschied zum Meteoreisen) ist dann angezeigt, gerade auch in seiner Verbindung mit Silizium, wenn der Anschluß des Eisen-Atmungs-Prozesses im Blut an den gesamten Wärmeorganismus als Träger der Ich-Organisation im Ganzen hergestellt werden muß. Dies bestätigt das Ferrum-Arzneimittelbild in der Homöopathie, welches Zustände der Schwäche, Kreislauflabilität und Blutarmut einschließt.

Eisenhammerschlag D6
(Ferrum ustum, Eisen (II, III)-oxid):

Durch den Hammerschlag wird das zum Glühen gebrachte Eisen in intensiver Weise mit dem Luftsauerstoff in Verbindung gebracht. Das Eisen verglüht, „verbrennt", es „rostet". Der Eisenprozeß wird durch die Oxidation vermehrt auf die Erdenstufe gebracht. In potenzierter Form kann Eisenhammerschlag den Sauerstoff-Atmungs-Prozeß im Blut dahingehend anregen, daß er sich über das Luft-Atem-Geschehen dem Eingreifen des Seelischen und darüber hinaus dem Eingreifen der Ich-Wärme-Tätigkeit besser aufschließt. In dieser Vermittlungstätigkeit zwischen Seelisch-Geistigem und Physisch-Wärmehaftem im Blut besteht die Eisenfunktion.

Urtica dioica e planta tota ferm 33c D7
(große Brennessel, Urtica dioica; Urticaceae):

Die Brennessel übernimmt in dem Präparat Ferrum silicicum comp. insofern eine entscheidende Rolle, als sie in besonderer Weise mit dem Kiesel-, Eisen- und Schwefelprozeß umzugehen vermag. Sie vereinigt diese drei Substanzprozesse in geradezu idealer Weise, wobei der Kieselprozeß in den Brennesselhaaren ausgeschieden wird, der Schwefelprozeß sich mit dem Pflanzeneiweiß intensiv verbindet und der Eisenprozeß zwischen Kiesel- und Schwefelprozeß vermittelt. Die lebende Urtica-Pflanze vermag diese drei Substanzprozesse zusammenzuhalten. Die geerntete Pflanze läßt dann sehr rasch das Eiweiß in seine Bestandteile zerfallen.

Im Blutgeschehen spielt sich etwas Ähnliches ab: Der Eisen-Atem-Prozeß und der ebenfalls, wenn auch im Hintergrund wirkend, im Blut tätige Kiesel-Prozeß und der Schwefel-Eiweiß-Prozeß sind zu einem einheitlichen Organ verschmolzen. Das bedeutet, daß die dreigliedrige Natur des Menschen nach Sinnes-Nerven-System (Kiesel), Stoffwechselsystem (Schwefel) und Rhythmischem System (Eisen) im Blut in besonderer Weise vereinheitlicht ist. Ein Auseinanderfallen dieser drei Prinzipien entspricht dem Urtica-Krankheitsbild.

Anisum e fructibus, Infusum D4

(Anis, Früchte, Pimpinella anisum; Umbelliferae):

Dem Präparat Ferrum silicicum comp. wurde ein Infus aus den schlanken, trockenen und würzigen Anissamen hinzugefügt, um den Atemprozeß und das Eingreifen der Wärme-Ich-Tätigkeit über die Nierentätigkeit im Gesamtorganismus zu verstärken. Anis hat als Umbellifere in seiner Signatur die besondere Betonung des Wärme-Luft-Geschehens als Typus ausgebildet. Alle Umbelliferen haben eine eindeutige Beziehung zum Wärme-Licht-Pol der Niere und damit zum Wärme-Luft-Geschehen in der gesamten Atmungstätigkeit des Organismus. Grundsätzlich erstrecken die großen Organe wie die Niere ihren Einfluß auf das innerste Organ des Menschen, das Blut. Indem der arterielle Blutprozeß von der Niere ergriffen wird, kommt die Eisenatmung in intensive Berührung mit der astralischen Organisation. Man könnte sagen, das arterielle Blut wird in der Niere in intensiver Weise durchastralisiert. Wenn dies nicht genügend geschieht, kommt es zu einer Anämie, z.B. als Folgezustand bei chronischen Nephropathien und Nierenversagen. Die Intensivierung der Nierenatmung ist ein wichtiger therapeutischer Beitrag von Anis zu dem Gesamtpräparat Ferrum silicicum comp. Die astralische Tätigkeit, die beim Anis-Bild eine verstärkte pathologische Absonderungstätigkeit, z.B. hinsichtlich Harn-, Schweiß- oder Milchbildung bewirkt, wird in der Arzneimittelwirkung wieder an den Ort ihrer physiologischen Aufgabe zwischen Niere und Blut zurückverlegt.

Zusammenfassung

Durch seine Zusammensetzung ist Ferrum silicicum comp. geradezu ein Spezifikum für die Vermittlung der höheren Wesensglieder, Ich und Astralleib, in den sich verirdischenden, individualisierenden Blutprozeß. Die Ich-Tätigkeit erhält eine stabilere Grundlage im Blut-Eiweiß-Geschehen. Das Präparat festigt durch seine unmittelbare Wirkung auf die Ich-Organisation (Nontronit und Eisenhammerschlag) und durch die Anregung der astralischen Organisation durch den pflanzlichen Heilmittelbestandteil Urtica dioica die Tätigkeit der höheren Wesensglieder im Blut. Die Eisentätigkeit im Organismus wird zwischen den kosmischen Umkreiskräften (Kieselverbindung des Eisens) und den erdgebundenen Zentralkräften (Eisenoxid) in der rechten Weise eingegliedert. Die Gesamtatemtätigkeit des Organismus und seine Beziehung zur Niere (Anisum) wird rhythmisiert. Ferrum silicicum comp. ist dadurch als Heilmittel für Erschöpfungszustände und Blutarmut geeignet, welche besonders in den Übergangszeiten der frühen Kindheit, der Pubertät und der Schwangerschaft auftreten können. Weiter hat sich die Komposition im Wochenbett und in der Stillzeit bewährt, indem einerseits Blutbildung (Eisenverbindungen) und Milchbildung (Urtica) angeregt werden, andererseits auch eine Neigung zur kindlichen Blähsucht (Anisum) überwunden wird.

Entstehung: Ärztekreis des Biologisch-Homöopathischen Krankenhauses, München-Höllriegelskreuth, Leitung Frau Dr. med. Margarethe Hauschka, 1950.

Darreichungsform

1. Injektionslösung
2. Globuli velati

Indikationen

Zur Stabilisierung der Tätigkeit der Ich- und Empfindungsorganisation im Blut und zur Regulierung der Empfindungs-Atmungs-Tätigkeit in ihrem rhythmischen Verhältnis zur Niere, z.B.

1.1. Sekundäre Anämie, insbesondere in der Schwangerschaft und bei chronisch-entzündlichen Darmerkrankungen mit Blutungen
1.2. Zum Blutaufbau in der Rekonvaleszenz
2. Appetitlosigkeit bei Kindern

Ferrum/Sulfur comp.

Die Konzeption des Präparates Ferrum/Sulfur comp. geht auf Angaben Rudolf Steiners zurück. Sie haben bei der WELEDA zur Herstellung von Kephalodoron, bei der WALA zu dem Präparat Ferrum/Sulfur comp. geführt.

Es wird der dreigliedrige Mensch nach Rhythmischem System (Ferrum metallicum), Sinnes-Nerven-System (Quarz) und Stoffwechselsystem (Sulfur) der

Präparatezubereitung zugrundegelegt. Dieses Präparat sollte nach Rudolf Steiner ein Grundmittel für den modernen Menschen sein, dessen dreigliedrige Ordnung durch Überbeanspruchung des Sinnes-Nerven-Menschen und Schwächung des Willensmenschen gefährdet ist. Auch das Rhythmische System ist durch die moderne Zivilisation nicht mehr ausreichend in seiner Mitte- und Ausgleichsfunktion tätig. Insofern ist dieses Präparat ein hygienisches Mittel für unsere Zeit.

Ferrum metallicum D7
(Eisen):

Die Blut-Atem-Beziehung des Eisens ist der zunächst ins Auge zu fassende Aspekt für den in der Atmung und Blutzirkulation lebenden rhythmischen Menschen. Auf die Bedeutung des Eisens im Zusammenhang mit der Individualisierung des Menschen in seinem Blutsystem hat Rudolf Steiner aufmerksam gemacht. Es ist die einzige Substanz, die im Menschen so wirksam ist wie in der äußeren Natur. Das Eisen schlägt insofern die Brücke zwischen individualisierender Ich-Tätigkeit und dem Zusammenhang der menschlichen Entwicklung mit der Evolution des Erdorganismus.

Im Blute wirkt – außer der Wärme als Trägerin der Ich-Organisation – der atmende Mensch, d.h. der im Blut beweglich ein- und ausatmende Astralleib. Besonders ist es das arterielle Blut, welches durch Ferrum intensiv ergriffen wird. Schwankungen der Blutbewegung bis hinein in die arterielle Durchblutung der Organe sind ein Eisenprozeß. Durch die gesteigerte Erregung des arteriellen Gefäßsystems kommt es – oft durch nervöse Ursache – zu einem hinsichtlich seiner Fülle und Frequenz wechselnden Puls und auch zu wechselnder Kopfdurchblutung. Plötzliches Erröten und pulsierende Kongestionen wechseln mit fahler Blässe im Gesicht. Außerdem ist eine körperliche und psychische Schwäche kennzeichnend mit Kopfschmerzen periodischer Natur und Migräne durch intellektuelle Überbeanspruchung. In seiner Heilmittelwirkung befestigt das Eisen in diesem Fall den Blutsprozeß wieder in der richtigen Weise im mittleren Menschen.

Quarz D19
(Bergkristall, Kieselsäureanhydrid):

Quarz ist die physische Substanz, die einerseits eine besondere Beziehung zum flüssigen Element hat: Silizium hat eine besondere Affinität zum Wasser und hat dort die Fähigkeit, Wasser in Kolloidform zu binden. Zum anderen besteht ein besonderes Verhältnis zur Wärme, indem der kühle Quarz in seiner Entstehung die Imponderabilien Licht und Wärme freigegeben hat und insofern die selbstlose Grundlage zur Sinnesorganbildung abgeben kann. Der Kieselprozeß wirkt in den Häuten der Organe und inbesondere in den embryonalen, mesenchymalen Bindegewebszuständen. So ist es verständlich, daß Quarz der Träger sowohl der Ich-Organisation (Rudolf Steiner) als auch des Lebenssinnes ist. Dieser Lebenssinn ist die Grundlage für die „gegenseitige Wahrnehmung der Organe" (Steiner). Der innere Kieselprozeß ermöglicht hier ein gesundes Wechselverhältnis der Organe untereinander.

Dem Präparat Ferrum/Sulfur comp. kommt durch den Quarz eine besonders tiefgreifende Bedeutung für die Ordnung des dreigegliederten Organismus zu. Zum Arzneimittelbild gehören im übrigen vom Hinterhaupt zum rechten Auge strahlende Schmerzen, eine Berührungsüberempfindlichkeit am Kopf und eine Auskühlung am ganzen Leib, welche für viele Migräne-Patienten kennzeichnend ist.

Sulfur D5
(Schwefel):

Der Schwefel, der dem paracelsischen Prinzip „Sulfur" den Namen gegeben hat, ist insofern ein wesentlicher Bestandteil des Eiweißes und damit des aufbauenden Stoffwechsels, als er – der Proteus im Stoffwechsel – für die Eiweißgestaltung das Medium abgibt. Zum einen kann der Astralleib über den Schwefel in das Eiweiß und seine Bildung eingreifen, zum anderen wird durch diese mineralische Substanz das Ich angeregt, sich über das Seelische mit den Aufbauprozessen im Stoffwechsel zu verbinden. Die Stoffwechselprozesse, die bei einer gewissen Migräneform verstärkt auf den Kopf-Menschen übergreifen, werden durch Sulfur wieder in der ihnen eigenen Region des unteren Menschen befestigt. Dadurch kommt es zu einer Entlastung des Kopfes von gesteigertem Blutandrang.

Zusammenfassung

So werden durch dieses Präparat und seine Zusammensetzung gleicherweise Sinnes-Nerven-System (Quarz), Rhythmisches System (Eisen) und Stoffwechselsystem (Sulfur) an das Ich angeschlossen, das ordnend in die Gesamtorganisation eingreifen kann. Darin liegt die Bedeutung dieser Zubereitung.

Entstehung: WALA-Ärztekreis, Leitung Frau Dr. med. Margarethe Hauschka, erste Veröffentlichung durch die WALA 1959.

Darreichungsform
1. Injektionslösung
2. Globuli velati

Indikationen
Anregung der Ich-Organisation über die Wärme in ihrer ausgleichenden Funktion zwischen Rhythmischem, Stoffwechsel- und Nerven-Sinnes-System, z.B. Migränezustände, auch mit depressiver Verstimmung

Formica/Oxalis

Die Komposition von Formica und Oxalis zu einem Präparat berücksichtigt Hinweise Rudolf Steiners, die die besondere Tätigkeit des Astralleibes und der inneren Atmung im Bereich des physischen Organismus durch Formica und des ätherischen Organismus durch Oxalis ins Auge fassen. Der Krankheitsprozeß des rheumatischen Formenkreises, für den das Präparat hergestellt wurde, beruht darauf, daß die astralische Organisation, einer Tendenz des Seelischen folgend, sich im Lebensprozeß zu sehr mit dem physischen Leib verbindet. Wenn dies der Fall ist, kommt es zur Auskühlung des Organismus, insbesondere der Bindegewebsorgane, der Muskulatur, der Sehnen und Bänder, zum anderen zu vorzeitigen Ablagerungen von nicht bewältigten, intermediären Stoffwechselprodukten, besonders des Eiweißes.

Formica ex animale Gl D4
(rote Waldameise, ganzes Tier; Formica rufa):

Das Wesen der Ameise ist dadurch charakterisiert, daß das gesamte Ameisenvolk einer „Astralisierung“ unterliegt. Sowohl der Organismus der einzelnen Ameise mit ihrer wie eingeschnürten Leibesform, als auch ihr besonderer Stoffwechsel führen zu einer extremen, jedoch nicht ganz zu Ende kommenden Abbautätigkeit mit dem Ergebnis der Bildung der Ameisensäure, die die Ameise ihrer Umgebung mitteilt. Ein völliger Abbauprozeß würde zu Kohlensäure und Wasser führen. In der Ameisensäure ist dieser Vorgang vorzeitig angehalten. Durch die Verbindung des Seelischen und des Atmungsgeschehens mit dem Erdorganismus im Bau der Ameisen offenbart sich die Organisationskraft des seelischen in Verbindung mit der Kühle des Waldbodens. Diese wird jedoch vom

Lebensprozeß des Ameisenvolkes durchluftet und durchwärmt, ein Vorgang, welcher für den Abbau der Ästchen, Tannennadeln und anderen Bodenbestandteile und ihre Wiederaufnahme in den Lebenskreislauf von Bedeutung ist. Die Ameise trägt wesentlich zur Lebensgrundlage des Waldes bei, aus kranken und absterbenden Wäldern zieht sie sich zurück.

Die Ameisensäurebildung im Organismus ist ein physiologisches Ergebnis des Seelischen und der Atmungstätigkeit, welche im Anschluß an die Nerventätigkeit erfolgt. Eine Überfunktion des Astralleibes führt zu den Kälteerscheinungen und Abbauprozessen, wie sie dem rheumatischen Formenkreis zugrunde liegen. Das Präparat Formica ist dann das „Simile“ für einen solchen einseitigen astralischen Abbauprozeß.

Oxalis e planta tota ferm 34b D2
(Sauerklee, Oxalis acetosella; Oxalidaceae):

Die Bildung der Oxalsäure im Sauerklee, und zwar hauptsächlich im Blattbereich, ist Ausdruck eines im mittleren System der Pflanze sich abspielenden astralischen und Lichtprozesses. Der pflanzliche Zuckerprozeß wird im Blattbereich bis zur Säurebildung abgebaut. Wiederholt wurde darauf hingewiesen, daß Säurebildung im organischen Leben Ausdruck der astralischen Tätigkeit ist. Wenn in einer Pflanze Säure auftritt, ist dies stets Ausdruck einer besonders intensiven Tätigkeit eines eigenen inneren Lichtprozesses. Es ist interessant zu beobachten, wie Oxalis in der Bewegung und Stellung seiner Blätter fein auf die Einstrahlung des äußeren Lichtes reagiert: Bei Dunkelheit faltet die Pflanze ihre Blätter entlang der Mittelnaht wie zusammen und richtet sie nach abwärts; dagegen genügt eine geringe Lichteinstrahlung wieder, die Blattfläche zur Ausbreitung anzuregen. Wenn der Sauerklee im Schatten des Waldes in der Lage ist, in seinen sensiblen und beweglichen Blättern die Oxalsäure zu bilden, zeigt dies einerseits die Fähigkeit der Pflanze, sich gleichsam gegenüber der Einwirkung astraler Kräfte zur Wehr zu setzen, andererseits wird in dieser Abwehr ihre eigene ätherische Organisation bis in die Substanzbildung von Lichtkräften durchzogen.

Tritt nun im menschlichen Organismus ein pathologischer Prozeß auf, in welchem die ätherische Organisation durch die Tätigkeit des Seelischen im Stoffwechselgeschehen überwältigt wird, ist Oxalis in potenzierter Form das Gegenmittel. Die nicht mehr gewährleistete rhythmische Atmung des Seelischen im Ätherischen wird durch Sauerklee wieder in Bewegung gebracht. Als Pflanzenpräparat wirkt der Sauerklee mit der Kleesäure (HOOC-COOH) unmittelbar auf das Seelische, während sich die Wirkung der Formica mit der Ameisensäure (H-COOH) als ein tierisches Präparat auf die ätherische Organisation bezieht und diese zu einer Reaktion veranlaßt.

Zusammenfassung

Damit ist Formica/Oxalis ein Heilmittel für diejenigen krankhaften Zustände, bei denen die seelische Organisation einmal zu sehr bis in die physische, stoffliche Tätigkeit herunterwirkt, es jedoch nicht bis zur Ausscheidung von Stoffwechselabbauprodukten kommen läßt. Hierin liegt die Formica-Wirkung. Andererseits wird durch die Oxalis-Komponente der lethargische Astralleib im Ätherischen belebt.

Entstehung: WALA-Ärztekreis, 1977.

Darreichungsform

Injektionslösung

Gegenanzeigen: nicht bekannt
Nebenwirkungen: Gelegentlich kann es zu harmlosen Rötungen um die Einstichstelle kommen.
Wechselwirkungen mit anderen Mitteln: nicht bekannt

Indikationen

Bei zu intensiver Durchatmung des Ätherischen durch die seelische Organisation und dadurch bedingtem Wärmeverlust in den betroffenen Organgebieten, z.B.

1. rheumatischer Formenkreis
2. degenerative Bindegewebserkrankungen
3. zur Anregung der Ausscheidung

Galenit/Retina comp.

Das Präparat ist eine Modifikation der schon vorher von der WALA hergestellten Augenpräparate Secale/Retina comp. und Retina comp. Neu ist vor allem die Hochpotenz von Bleiglanz (Galenit) im Unterschied zu Secale/Retina comp. (hier ist Bleiglanz in D7 enthalten).

Galenit D19
(Bleiglanz; natürliches Bleisulfid):

Blei (Plumbum) bewahrt – wenn wir von seiner Essenz, seinem Wesensbild ausgehen – als „Saturnmetall“ den Wärmeprozeß im physischen Bereich. Es wirkt in der Peripherie und im Blut bis hinein in die Knochenbildung verhärtend, sklerotisierend, da der Wärmeprozeß im Blei gebunden, fixiert ist. Überall, wo im Organismus das Wärmegeschehen fluktuierend und beweglich sein muß, insbesondere im Gefäßsystem, wirkt Blei verhärtend, lähmend, in der Peripherie der Haut und im Sinnesbereich die Sensibilität zunächst steigernd, dann herabsetzend. In seiner Schwefelverbindung wird der Bleiprozeß angeschlossen an den Eiweißbildeprozeß und damit in seiner potenzierten Form zum Vermittler für das Eingreifen der seelischen und der Ich-Organisation. In dem vorliegenden Präparat hat es seine spezifische Bedeutung für die altersbedingten Gefäßveränderungen, auch die diabetischen Veränderungen in der Gefäßhaut des Auges.

Terebinthina laricina D9
(Lärchenharz (Lärchenterpentin) aus dem Stamm von Larix decidua; Pinaceae):

Das Wesen der Wirksamkeit des Lärchenharzes wird auch bei Galenit/Retina comp. mit einbezogen. Der Licht-Wärme-Prozeß, der in der Chorioidea zu erstarren droht, wird durch diesen Präparatebestandteil wieder in Bewegung gebracht.

Die Gewinnnung von Terebinthina laricina aus dem Harz durch Destillation führt den Lärchenharz-Bildungsprozeß zurück in das Luft-Element. Das Licht-Luft-Element gehört zum Lebensprozeß des Sehens und der Nierentätigkeit. Wenn die Licht-Luft-Wirksamkeit im Auge oder in der Niere zu intensiv ist und zu verdichtenden, verhärtenden Prozessen führt, kann Terebinthina laricina in homöopathischer Zubereitung heilsam sein.

Secale cornutum ferm 35b D5
(Mutterkorn, Claviceps purpurea; Clavicipitaceae):

Secale cornutum, das Mutterkorn, ist in seiner Pilznatur eine „Mondsubstanz“. Die „Sequestration“ oder Herauslösung eines organischen Lebensprozesses aus dem Zusammenhang ist typisch für das Mondenprinzip, somit auch für Secale, wie übrigens auch für Argentum. Es ist ein Kälteprozeß, der durch Secale bewirkt wird; es kommt anfallsweise zu Spasmen, schließlich zu Dauerspasmen im Gefäßbereich des Auges.

Retina et Chorioidea Gl D11
(Netz- und Aderhaut):

Das Organpräparat Retina et Chorioidea führt die Wirksamkeit der besprochenen Bestandteile in den Bereich der Netz- und Aderhaut. Wie bei allen Organpräparaten wird durch die organisch-tierische Substanz der Ätherleib aktiviert, in unserem Präparat gleichsam das ätherische Auge.

Zusammenfassung

Das Pflanzen-Pilz-Präparat Secale cornutum ruft den Astralleib auf, den Spasmen im Gefäßbereich entgegenzuwirken. Er soll aus einer zu starken Tätigkeit von außen wieder zum rhythmischen, atmenden Eingreifen im Augenbereich angeregt werden. Dies wird unterstützt durch den Bleiglanz, der, vor allem durch das Blei selbst, die Ich-Organisation zur verstärkten Einwirkung aufruft. Das ätherische Auge wird durch das Organpräparat Retina et Chorioidea wieder in Bewegung gebracht.

Entstehung: WALA-Ärztekreis, Dr. med. Ilse Knauer, Augenärztin, 1969.

Darreichungsform

1. Injektionslösung
2. Globuli velati

Indikationen

Harmonisierung des Flüssigkeitsgeschehens bei verhärtenden Tendenzen in der Netz- und Aderhaut des Auges, z.B.

1.1. Retinopathia haemorrhagica
1.2. Retinopathia hypertonica
1.3. Netzhautdegeneration

Gelsemium comp.

Dem Präparat liegt der Gedanke zugrunde, ein tiefgreifendes Grippemittel zur Verfügung zu haben, das die physische, ätherische und Ich-Organisation gleichermaßen zur Tätigkeit aufruft. Die Grippe wird dabei aufgefaßt als Urtypus der Krankheit, d.h. sie hat zur Voraussetzung ein Nachlassen der über die Wärmeorganisation in die Organtätigkeiten eingreifenden, übergeordneten Ich-Organisation. Diese soll letzten Endes zur Tätigkeit aufgerufen werden.

Gelsemium e radice ferm 35b D2 und D14
(gelber Jasmin, Gelsemium sempervirens; Loganiaceae):

Die Grundsubstanz vom wilden Jasmin wird aus dem Wurzelstock gewonnen. Bei Gelsemium handelt es sich um ein wesentliches Pflanzenheilmittel aus der Familie der Loganiaceen. Das sind tropische Pflanzen, die in ihren Arzneimittelbildern alle eine ungewöhnliche Beziehung zum Nervensystem haben. Zu dieser Familie gehören Gelsemium, Spigelia, Nux vomica, Ignatia und einige weitere Stammpflanzen, welche zur Gewinnung der unter dem Namen „Curare" bekannten Pfeilgifte verschiedener Zusammensetzung verwendet werden. Gelsemium ist ein Schlingstrauch. Darin kommt zum Ausdruck, daß der Helio- und Geotropismus in die Horizontale abgewandelt wird. Dies ist stets ein Ausdruck für eine stärkere Wirksamkeit der chemisch-ätherischen, „wässerigen" Prozesse und weist daraufhin, daß der Chemismus in der Pflanze betont und verstärkt tätig ist. Auf das Nervensystem bezogen, heißt dies, daß die chemischen Kräfte, die zentripetal wirksam sind und in der Pflanze sich auf die Wurzel hin orientieren, im Menschen in den Nerven als hochdifferenziertes Gewebe die übrigen Ätherkräfte Lichtäther und Wärmeäther zurücktreten lassen. Dafür spricht auch die aufgetriebene Erscheinung des Wurzelstockes, welcher in seiner Verholzungstendenz ferner eine Beziehung zum physischen Element aufnimmt. Unter diesem Gesichtspunkt muß Gelsemium als Pflanze und als Heilmittel gesehen werden.

Wir haben es wiederum mit einer Tendenz zur Auskühlung, ausgehend vom Nervensystem, zu tun und mit einer Licht-Form-Schwäche. Das Lähmungsbild unter der Wirkung des Gelsemium-Alkaloides aus der betäubend und aromatisch duftenden Wurzel weist auf die Betonung des Zentralnerven- und des Rückenmarknervensystems hin. Die Lähmung schreitet – ganz im Gegensatz zu Conium maculatum – von oben nach unten fort. Es handelt sich um primäre Auskühlungsvorgänge mit großer allgemeiner Erschöpfung. Wenn dieses zugrunde gelegt wird, dann versteht man, daß das Gelsemium-Bild auch an Kinderlähmung erinnert. Auch hier ist vielfach die absteigende Lähmung zu beobachten, bis schließlich die Atemlähmung eintritt. Schwere Nervengrippen mit lähmungsartigen Schwächezuständen der oberen und schließlich der unteren Extremitäten sind Gelsemium-Erscheinungen. Gelsemium ist wie kein anderes Heilmittel insbesondere bei der zerebralen Form der Grippe einschließlich meningealer Reizzustände angezeigt.

Die Heilwirksamkeit dieser Pflanze ist der von Argentum verwandt, auch hier wird vielfach ein Ausdehnungsgefühl des Kopfes angegeben. Sie wird dann therapeutisch eingesetzt, wenn im Organismus das Nervensystem und damit die astralische Tätigkeit einseitig auskühlend und abbauend tätig ist. Gelsemium und Argentum als Einzelmittel sind im übrigen beide zur Überwindung der durch eine überstarke Nerventätigkeit bedingten Angst vor Prüfungssituationen hilfreich.

Die Doppelpotenz D2 und D14 für das vorliegende Kompositionspräparat wurde von Dr. med. Hans-Heinrich Krause angegeben, um sowohl den akut entzündlichen als auch den frühzeitig einsetzenden degenerativen Nervenprozeß zu beeinflussen. Bei der Gelsemium-Grippe führt die viral bedingte Nervenentzündung auf der Grundlage einer Auskühlung zu Lähmungserscheinungen. Sie sind wiederum Ausdruck eines degenerativen Prozesses. Diesem wirkt die Tiefpotenz entgegen, welche bei empfindlichen Menschen allerdings zunächst auch zu einer Erstverschlimmerung führen kann.

Bryonia e radice ferm 33b D2
(Zaunrübe, Bryonia cretica ssp. dioica; Cucurbitaceae):

Die Bryonia-Wurzel wirkt auf den Astralleib, und zwar so, daß seine einseitige Übertätigkeit im Bereich des Nervensystems in der Weiterführung der Gelsemium-Wirkung hingelenkt wird auf den gestauten Flüssigkeitsprozeß im Bereich des submukösen Bindegewebes der Luftwege, vor allem der Pleura, unter Umständen auch der Meningen. Diese Flüssigkeitsstauungen werden durch Bryonia überwunden, indem sie den Anschluß an die Tätigkeit der Leber als Regulatorin des Flüssigkeitshaushaltes wieder herstellt.

Vivianit D7
(natürliches Eisen (II)-phosphat):

Vivianit ist eine natürlich vorkommende salzartige Verbindung von Eisen und Phosphor. Dadurch ruft es die Ich-Tätigkeit zu erhöhter Aktivität auf, und zwar einmal im Blutbereich durch die Eisenwirkung, zum anderen im Nerven-Sinnes-Bereich durch die Phosphorwirkung. Stets ist es die Ich-Organisation, die die übrigen Wesensglieder ordnet und ihre Tätigkeit auf ihr gesundes Maß zurückführt. Das tellurische Eisen hat eine besondere Beziehung zur Lunge und kann in seiner Phosphorverbindung der schwersten Grippekomplikation, der Pneumonie, sowohl prophylaktisch als auch therapeutisch entgegenwirken. In seiner Anwendung ist Vivianit dem in der Homöopathie gebräuchlichen Ferrum phosphoricum vergleichbar.

Entstehung: WALA-Ärztekreis, Dr. med. Hans-Heinrich Krause, 1965.

Darreichungsform
1. Injektionslösung
2. Globuli velati

Indikationen
Zur Anregung und Stärkung der Ich-Organisation in den Organen des Nerven-Sinnes-Systems, des Atmungssystems und des Stoffwechselsystems, z.B. bei
1.1. Erkältungskrankheiten
1.2. grippale Infekte, insbesondere mit Kopfbeteiligung
1.3. Pneumonie
1.4. Bronchitis
1.5. Kopfschmerzen und neuralgiforme Schmerzzustände (evtl. im Wechsel mit Meteoreisen/Phosphor/Quarz)

Gentiana comp.

Das Kompositionspräparat Gentiana comp. entstand aus dem Bedürfnis heraus, in der Klinik ein umfassendes Heilmittel zur Belebung der Stoffwechseltätigkeit, insbesondere der Leber, zur Verfügung zu haben. Durch die Auswahl der einzelnen Bestandteile sollte ein Präparat entstehen, das geeignet ist, die im Stoffwechsel zu schwache ätherische Organisation und die primäre Substanzbildetätigkeit anzuregen (Taraxacum, Artemisia absinthium). Das Übergreifen der Sinnes-Nerven-Prozesse bis hinein in die Stoffwechseltätigkeit sollte kompensiert werden durch geeignete Heilpflanzen (Enzianwurzel und Nux vomica).

Gentiana e radice, Decoctum D3
(Wurzel des gelben Enzians, Gentiana lutea; Gentianaceae):

Der gelbe Enzian gedeiht als bis zu 1 m hohe Gebirgspflanze vorwiegend auf Granit- und Gneisunterlage, jedoch auch auf Kalk. In der Erde entwickelt sich ein kräftiger, fleischiger, heller Wurzelstock, der bis zu 7 kg schwer werden kann. Damit bekundet der Enzian seine starke Beziehung zum chemisch-wäßrigen Prinzip und damit zum Leberprozeß als einem die Substanzbildung im allgemeinen repräsentierenden Organ. Der hohle Stengel ist eine Signatur, wie wir sie dann finden, wenn das Luftelement, wie bei den Umbelliferen, stark den Sproß durchdringt. Bei einem so intensiv dem Wässerigen und dem Wurzelprinzip hingegebenen Pflanzenwuchs ist dies etwas Ungewöhnliches. Die Blätter von Gentiana sind ganzrandig, gegenständig und sitzend, die gelben Blütenstände setzen in Gruppen in den Blattachseln an. Dies ist ein Hinweis dafür, daß das Blatt- und Blüten-Prinzip dem vegetativen Sproß verbunden bleibt. Dies kommt auch darin zum Ausdruck, daß die Pflanze erst sehr spät, oft erst vom zehnten Jahre an, zum Blühen kommt – eine Besonderheit, die auch von einer ganz andersartigen Heilpflanze, dem weißen Germer, bekannt ist. Diese Tatsache bedeutet, daß der Blütenprozeß dem wässerigen, chemischen Element der Pflanze, und hier insbesondere der zucker- und ölhaltigen Wurzel, verbunden bleibt. Man könnte auch sagen, das Wurzelprinzip greift über das Blattprinzip bis in den Blütenbereich hinauf. Damit ist der Enzian eine stark vereinheitlichende, die Dreigliedrigkeit der Pflanze nach Blüte, Blatt und Wurzel zusammenhaltende Bildung. Dies entspricht in der menschlichen Leibesordnung dem Leberprinzip.

Auch die Leber ist ein monistisches, einheitliches, wenig gegliedertes Organ. Alle Prozesse werden im flüssigen Chemismus zurückgehalten und vereinigt. So ist zu verstehen, daß die Enzianwurzel dann wirksam wird, wenn der konzentrative Prozeß in der Leber geschwächt ist, was vor allem in einer Störung der Zuckerbildung bzw. des Glykogenstoffwechsels zum Ausdruck kommt. Die reichlich zuckerhaltige Enzianwurzel, ihre starken Bitterstoffe und das fette Öl sprechen die in der Leber tätigen Prinzipien der Wärme (fette Öle und Zucker) und die Tätigkeit des Astralischen (Bitterstoffe) im besonderen an, jedoch als einheitlichen Prozeß. So ist die Enzianwurzel dann angezeigt, wenn die Leber eine Verhärtung, eine mangelnde Durchatmung und Mangeldurchwärmung erfährt. Daß die Wurzel als Dekoktum verarbeitet wird, hat seinen wesentlichen Grund darin, daß durch den Kochprozeß das Erden-Wurzel-Prinzip noch weiter dem Blütenprozeß angenähert wird und damit die stoffwechselbezogene Wirksamkeit eine Verstärkung erfährt.

Absinthium ex herba, Infusum D3
(Wermut, Artemisia absinthium; Compositae):

Vom Wermut wird ein anderer Pflanzenteil verarbeitet, nämlich das graugrüne, fiederteilige Blatt. In diesem Bereich entfaltet der Wermut seine wesentliche substanzbildende Aktivität in der Bildung von flüchtigen, ätherischen Ölen und Bitterstoffen. Obwohl Artemisia zu den Kompositen gehört, ist der Wärme-Blüten-Prozeß in der Bildung ätherischer Öle im Blattbereich zurückgehalten und die in Rispen angeordneten kleinen Blüten treten vergleichsweise in den Hintergrund. Die starke Durchfiederung der Blätter mit einer gewissen Betonung des Stengelprinzips ist eine Signatur der Durchluftung. Die Wärme ist in den Blattbereich aufgenommen. Verwendet wird das blühende Kraut mit der betonten Wirkung des Blattprinzips.

Damit ist die Wirkungsrichtung von Artemisia absinthium angegeben: Das Blattprinzip entfaltet seine Beziehung zum Flüssigkeitsorganismus, besonders auch zur Leber. Eine stärkere Hereinnahme des Luftelementes ist ein Hinweis für die Aktivierung des Seelischen im flüssigen Bereich: Absonderungen werden angeregt, insbesondere bezüglich der Leber- und Gallentätigkeit. Der Gehalt an Kieselsäure in der Asche ist zusätzlich ein Hinweis auf die Wirksamkeit der Ich-Organisation. Die höheren Wesensglieder werden verstärkt in den Leberchemismus hereingezogen. Die „Atmung" des Astralleibes, die physiologischerweise im Leberbereich zurücktritt, wird in der Bildung und Abgabe von Verdauungssekreten aktiviert. So ist es verständlich, daß Wermut auch dann wirksam ist, wenn der physische und ätherische Organismus in Lethargie verfallen: Er ermöglicht hier eine Anregung der Gewebeproliferation im allgemeinen und der Blutbildung im speziellen. Die Abgabe der Blutkörperchen aus dem Knochenmark an das periphere Blut stellt eine zelluläre Verselbständigung und eine vom Astralischen bewirkte Absonderungstätigkeit dar. Die Bitterstoffe aktivieren den Empfindungsorganismus im elementaren Stoffwechsel.

Nux vomica e semine ferm 35b D5
(Brechnuß, Strychnos nux vomica; Loganiaceae):

Nux vomica wurde dem Präparat hinzugefügt, um einer Übertätigkeit des Sinnes-Nerven-Geschehens im Stoffwechsel zu begegnen. Auffallend ist beim Brechnußbaum, daß das Blattprinzip von unten nach oben so gut wie keine Metamorphose durchmacht. Die Blätter bleiben dem flüssigen Horizontalprinzip in den ausgebreiteten Blattspreiten verbunden; die Blüten gehen unmittelbar kurzgestielt aus dem Blatt-Stengel-Bereich hervor. Das Alkaloid Strychnin aus der Brechnuß ist typisch für die Nux vomica-Wirksamkeit; die farblosen, sehr bitteren Kristalle im Samen entsprechen gleichsam einer Überastralisierung, ausgehend vom Nervensystem. Dieser Prozeß greift tief in die Verdauungsorgane ein, was zu dem Typus des Nux vomica-Arzneimittelbildes der Homöopathie führt.

Es ist ein Zustand, der dadurch charakterisiert ist, daß sich der „obere Mensch", das Sinnes-Nerven-System und das hier tätige Bewußtsein, unmittelbar verbindet mit der Stoffwechseltätigkeit. Das Rhythmische System wird überwältigt. Es ist ein Bild des in der heutigen Zeit vom Sinnesorganismus überstark ergriffenen Menschen, der die rhythmische Organisation und damit den Ätherleib vergewaltigt: Übelkeit bis hin zum Schwindel, Überreizung des Magens mit Brechreiz und begleitendem Heißhunger, dyspeptische Beschwerden sowie Meteorismus treten auf. Das sind alles Symptome einer Überreaktion bzw. Überreizung der Stoffwechselorgane. Paradoxerweise werden zunehmend stoffwechselanregende Mittel verlangt, welche die einseitige Reaktion noch verstärken. Der Lebensprozeß im Stoffwechsel wird bis zum Äußersten ausgeschöpft bis hin zu einem psychischen und körperlichen Zustand äußerster Inanspruchnahme der Lebensorganisation und einem ständigen Überschreiten des „toten Punktes". In dieser Situation vermag Nux vomica in potenzierter Form den Stoffwechsel vor einer Überwältigung durch den Nervenprozeß wieder zu befreien.

Taraxacum e planta tota ferm 34c D2
(Löwenzahn, Taraxacum officinale; Compositae):

Auf dem Hintergrund der Überforderung der Ich-Organisation durch Zivilisationseinflüsse kann auch die therapeutische Bedeutung von Taraxacum verstanden werden. Überbeanspruchung von seelisch-geistiger Aktivität im Bewußtsein muß zu einer Schwächung der auf dem Gegenpol im Stoffwechsel tätigen Ich-Organisation führen. Der Löwenzahn als Leberheilpflanze kann die Ich-Wärmetätigkeit im Leberbereich – bis hin zur Beherrschung des Zuckerstoffwechsels – anregen.

Zusammenfassung

So ist Gentiana comp. ein ausgesprochenes Heilmittel, um Zivilisationsschäden im Stoffwechsel zu begegnen. Man kann es als ein hygienisches Präparat für unsere Zeit bezeichnen.

Entstehung: Ärztekreis des Biologisch-Homöopathischen Krankenhauses, München-Höllriegelskreuth, Leitung Frau Dr. med. Margarethe Hauschka, 1947/1948.

Darreichungsform

1. Injektionslösung
2. Globuli velati

Indikationen
Zurückdrängung eines zu starken Sinnes-Nerven-Prozesses im Stoffwechselgeschehen des Magen-Zwölffingerdarm-Gebietes zugunsten einer Stärkung der ätherischen Aufbautätigkeit im Leberbereich, z.B.
1. Verdauungsschwäche
1.1. Appetitlosigkeit
1.2. Blähungen
1.3. Dyspepsie
1.4. Säureanomalien
1.5. Gastritis
2. Hyperemesis gravidarum
3. Anregung der Leber- und Gallefunktion
4. Übelkeit, Erbrechen

Glandulae suprarenales comp.

Das Präparat Glandulae suprarenales comp. soll die gesamte ätherische Organisation im Stoffwechsel zu intensiver Tätigkeit anregen. Es ist vor allem für die Indikation der Resorptionsschwäche aus dem Darmbereich gedacht und führt hierbei therapeutisch zur Aktivierung des gesamten ätherischen Organismus, besonders im Aufbaugeschehen des Stoffwechselbereiches.

Glandulae suprarenales Gl D7
(Nebennieren):

Die Nebennieren vermitteln das Eingreifen des Seelischen im Stoffwechsel, und zwar so, daß der Substanzaufbau sich unmittelbar anschließt an die Hereinnahme zu Ende gekommener Verdauungstätigkeit in die ätherische Organisation. In der Nierenstrahlung setzt sich die Nierentätigkeit über die Nebennierenfunktion in den Stoffwechselaufbau fort. Die ätherische Organisation wird im ganzen durch Glandulae suprarenales als tierisches Organpräparat angeregt.

Fel Gl D7
(Gallensekret):

Die Gallebildung und -konzentration mit ihrer Wirkung auf den Verdauungsprozeß kann in ihrer Mangelfunktion die Ursache für einen ungenügenden

Nahrungsabbau im Darmbereich sein, vor allem im Dünndarmgebiet. Therapeutisch soll auch die physiologisch wichtige Rückresorption der Gallensäuren über den enterohepathischen Kreislauf angeregt werden. Die Zirkulation der mit der Galle ausgeschiedenen Substanzen, von Gallensäuren, Gallenfarbstoffen und Cholesterin, ist Ausdruck eines aktiven ätherischen Prozesses, welcher durch die Komposition Glandulae suprarenales comp. mit angesprochen werden soll. Die potenzierte Zubereitung der Gallenblasenflüssigkeit begünstigt das Eingreifen des Seelischen in die Verdauungstätigkeit, besonders hinsichtlich der Emulgierung und Verdauung der Nahrungsfette, und aktiviert dadurch die Resorptionsvorgänge.

Lien Gl D7
(Milz):

Die Milz ist das embryonal gebliebene mesenchymale Organ des Matrixgewebes und damit des zu Ende kommenden intermediären Stoffwechsels. Durch die Milz und das die Milz verlassende Blut, das über die Pfortader mit dem Leberstoffwechsel kommuniziert, wird die völlig abgebaute, zur Resorption kommende Nahrung auf ihre physisch-wärmehafte Endstufe gebracht, d.h. die letzte Umwandlung der äußeren Nahrung auf die physische Wärmestufe im Bindegewebe der Organe wird von der Milz bewirkt. Wenn dies nicht geschieht, kann die Resorption bereits in den Darmzotten nicht vollständig gelingen. Eine Aktivierung der Milztätigkeit ist daher ein wesentlicher Faktor bei der Bewältigung der Fremdeinflüsse durch den Stoffwechsel-Ernährungs-Vorgang. Das Wesen der Allergie ist auf das engste mit dem Wesen der Milz und ihrer den Verdauungsrhythmus an die körpereigenen Lebensrhythmen angleichenden Funktion verbunden. Dadurch ist das Präparat Glandulae suprarenales comp. auch geeignet, Überempfindlichkeitsreaktionen therapeutisch zu beeinflussen, denn der Überempfindlichkeit liegt ein nicht völliges Überwinden des Fremdcharakters einer äußeren Substanz zugrunde.

Entstehung: WALA-Ärztekreis, Dr. med. Heinrich Kupfermann, Leitung Frau Dr. med. Margarethe Hauschka, 1951.

Darreichungsform
1. Injektionslösung
2. Globuli velati

Indikationen

Zur Anregung der Resorption der Nahrungsbestandteile, ausgehend vom Dünndarm in Richtung Lymphe und Blut, sowie zur Anregung des intermediären Stoffwechsels, z.B.

1. zur Unterstützung der Behandlung von Verdauungsstörungen, insbesondere von Störungen der Resorption (evtl. im Wechsel mit Lycopodium comp. oder Robinia comp.)

1.1. Dyspepsie

2. allergische Diathese

3. Hypotonie, Erschöpfungs- und Schwächezustände

A: Glandula suprarenalis dextra cum Cupro
B: Glandula suprarenalis sinistra cum Cupro

Karl König hat in seinem Aufsatz über das Problem der „inneren Sekretion" (vgl. Einleitung, Kapitel III) den Thymus dem „Stoffwechselleben" und die Nebennieren dem „Bewegungsleben" zugeordnet. Während er die Thymusdrüse und ihre Funktion im Zusammenhang sieht mit dem chemischen oder Klangäther, sieht er in der Nebennierentätigkeit an erster Stelle die Wirksamkeit des Lichtäthers. Dies gilt insbesondere bei der rechten Nebenniere, die nach König durch ihre Dreiecksform die Qualität des Lichtes morphologisch manifest werden läßt. Dagegen nimmt er an, daß die „mondförmige" linke Nebenniere neben den übrigen ätherischen Kräften vor allem den Chemismus zur Wirksamkeit bringt. Nach Karl König übernimmt die linke Nebenniere teilweise die nachlassende Funktion der Thymusdrüse nach der Pubertät. Die Tatsache, daß beide Nebennieren getrennt zu zwei verschiedenen Präparaten verarbeitet wurden, geht auf den Wunsch von Ärzten zurück, die beide Nebennieren sowohl einzeln als auch gemeinsam verordnen. Sie wünschten, auch die linke Nebenniere mit dem Kupferprozeß pharmazeutisch vereinigt zur Verfügung zu haben.

Glandula suprarenalis dextra bzw. sinistra Gl D7
(rechte bzw. linke Nebenniere):

Das Organpräparat aus der ganzen rechten bzw. linken Nebenniere, d.h. aus Mark- und Rindenbereich, steht in engster Verbindung zur Entwicklung der Nieren und der Gonaden. Diese letztere Beziehung besteht über den mesenchymalen Anteil der Nebennierenrindenanlage. Die Nebennierenrinde geht wie die Gonaden aus dem Coelomepithel und dem benachbarten mesenchymalen Blastem des Embryos hervor, welche die Universalität des Ätherleibes repräsentieren. Die Gonaden nehmen so vor ihrer absteigenden Wanderung die Bildekräfte des Gesamtorganismus in sich auf. Bedeutsam ist in diesem Zusammenhang, daß die Markstränge der Testes aus der gemeinsamen Anlage mit der Nebennierenrinde hervorgehen, so daß es bei Hyperplasie der Nebennieren im weiblichen Organismus durch vermehrte Produktion der androgenen Hormone zur Vermännlichung kommen kann. Die Nebennierenrinde hat somit durch ihre Entstehungsgeschichte aus dem Coelom engste Beziehung zur Niere und zu den Gonaden. Auch von daher ist es folgerichtig, vom Urogenitalsystem zu sprechen.

Das Verhältnis von Niere und Nebenniere zeigt eine Polarisierung hinsichtlich Bildung und Funktion, wie wir sie auch von den Epithelkörperchen (Beziehung zur Lunge) und dem Thymus (Beziehung zum Herzbeutel) ausführten. Es sind dieselben ätherischen Kräfte, die einmal über die Inkretion in die Substanzprozesse unmittelbar hineinwirken (Innenwirkung, Nebenniere), das andere Mal ein eigenes, nach außen gerichtetes Stoffwechselorgan ausbilden (Exkretion, Niere). Von daher ist die enge Beziehung der Nebennierenrinde zur Nierenfunktion über den Natriumprozeß zu verstehen. Ohne im einzelnen auf die unterscheidbaren Hormone der dreischichtigen Nebennierenrinde einzugehen, kann gesagt werden, daß über die Gluko- und Mineralokortikoide die Aufbautätigkeit des ätherischen Organismus gelenkt wird. Die mesenchymale Herkunft weist auf die universelle Tätigkeit der ätherischen Organisation hin, doch ist, wie auch im Natriumprozeß, der Lichtäther führend. So ist es zu verstehen, daß bei Nebennierenrindeninsuffizienz (Addison-Krankheit) Kochsalz eine gewisse Zeit den Ausfall der Nebennierenrindenfunktion kompensieren kann. Es wird deutlich,daß die Nebennierenrindenfunktion aufs engste mit dem Natriumprozeß zusammenhängt und damit wiederum mit der Aufrechterhaltung von Blutvolumen und Blutdruck und mit der Beherrschung des interstitiellen Flüssigkeitsorganismus. Die Polarisierung des Lichtprozesses im Zusammenhang mit dem Natrium-Licht-Geschehen ist wie gesagt ein ähnlicher Vorgang, wie wir ihn in der Besprechung von Thymus und Schilddrüse geschildert haben. Rudolf Steiner spricht von einem eigenen inneren Lichtorganismus, von der „Nierenstrahlung", welche über die Bildung von freiem Lichtäther die Grundlage für das Bewußtseinsleben des „oberen" Menschen abgibt. In der Niere greifen dieselben Kräfte atmend einmal in den Aufbau, zum anderen in das Abbaugeschehen ein. Im Aufbau gebundene lichtätherische Tätigkeit steht in Wechselwirkung mit freier, dem Bewußtsein dienender lichtätherischer Strahlung.

Der neurogene Ursprung des Nebennierenmarkes im engen Zusammenhang mit dem Sympathikus bedingt in besonderer Weise das Freiwerden lichtätherischer und zudem wärmeätherischer Kräfte. Dies entspricht der Bedeutung des Nervensystems überhaupt. Hier werden spiegelbildlich diejenigen Kräfte frei, die im „unteren" Menschen stoffgebunden tätig sind. Auch der Markanteil der Nebennieren ist über den Natriumprozeß wirksam, wie wir es von der Nebennierenrinde bereits ausgeführt haben. So kann z.B. Übertätigkeit sowohl der Rinde als auch des Markes der Nebenniere zur Glykolyse, zur Erhöhung des Blutzuckers und Freisetzung von Wärme führen. Dieselbe Wirkung kann übrigens durch Natriumsalze hervorgerufen werden.

Cuprum metallicum D5
(metallisches Kupfer):

Die Beziehung des Kupferprozesses zur Niere ist nur aus ihrer Entwicklungsgeschichte als ursprünglich von venösen Sinus umhüllte Vornierenbildung zu verstehen. Die Niere verliert bei ihrem Abstieg aus der Kopf-Hals-Region in den extraperitonealen Raum unterhalb des Zwerchfells ihre Venosität. Das arterielle Blut dringt mit zentrifugaler Dynamik in sie ein, man kann im Bild vom „Sündenfall der Niere" sprechen. Das von der psychischen Emotionalität getragene arterielle Blut muß vom chemischen und Lebensäther der Niere wie in einer Schale aufgenommen werden. Dieses aufnehmende, ursprüngliche Mondenprinzip zeigt sich in der Form der Bowmanschen Kapseln. Das Tubulussystem steht in seinem mittleren Teil mit der Rückresorption des Ultrafiltrats unter der Gesetzmäßigkeit des saugenden chemischen und Lebensäthers. Im Bereich des Tubulussystems und des Interstitiums des Nierenmarks dominiert der kühle, „mondenhafte" Lymphzustand. Das Kupfer ist nun als dynamischer Prozeß Träger und Vermittler des Licht-Wärme-Geschehens und der Atmung im venösen Blut und in der Lymphe der Niere. Die astralische und Ich-Organisation greifen über den Kupferprozeß in das organische Flüssigkeitsgeschehen ein. Das aufbauende, lebentragende venöse Blut ist somit Ausdruck und Organ dieser noch ganz mit der „Kühle" und der Blutbildung zusammenhängenden Tätigkeiten und ist dadurch eng mit der Lymphe verbunden.

Das vorliegende Kompositionspräparat ist dann angezeigt, wenn die Niere auf ihre archaische, noch vorwiegend venöse Stufe zurückzufallen droht. Es wird dann Licht- und Wärmeäther nicht in dem Maße frei, wie dies bei der heutigen, hocharterialisierten Niere der Fall sein sollte. Es treten Wärmestauung im glomerulären Bereich der Niere sowie eine allgemeine Licht- und Wärmeempfindlichkeit und Atemnot auf. Die Aufbautätigkeit im intermediären Stoffwechsel leidet Mangel. So ist es zu verstehen, daß das Präparat Glandula suprarenalis dextra bzw. sinistra cum Cupro den darniederliegenden Stoffwechsel, die Resorption aus dem Dünndarm und damit die Assimilationsvorgänge, ausgehend von einer Harmonisierung der Nieren-Nebennieren-Tätigkeit, belebt.

Entstehung: Dres. Margarethe und Rudolf Hauschka, Dr. med. Heinrich Kupfermann, Dr. med. Heinz-Hartmut Vogel, WALA-Ärztekreis, 1955.

Darreichungsform

1. Injektionslösung
2. Globuli velati

Indikationen

Anregung der Atmungstätigkeit des Nieren-Nebennieren-Systems mit sekundärer Verstärkung der Kohlensäureausatmung und Energisierung sowohl der rhythmischen Aufbautätigkeit im venösen System als auch der Drüsentätigkeit im Magen-Darm-Bereich, z.B.

A und B: 1. Störungen des Nieren-Nebennieren-Systems wie Hypotonie, Antriebsschwäche

A: 2. Zur Unterstützung bei allen Verdauungsstörungen im Zusammenhang mit der Leber-Galle-Tätigkeit wie Hepato-Cholecystopathien

B: 3. Zur Unterstützung bei allen Verdauungsstörungen des Magengebietes wie Gastritis, Ulcus ventriculi

4. Verdauungsstörungen im Pankreas- und Zwölffingerdarm-Bereich wie Ulcus duodeni

Glandula suprarenalis sinistra/Mercurius

Die gemeinsame pharmazeutische Zubereitung von Glandula suprarenalis sinistra mit Mercurius vivus wurde ebenfalls auf dem Hintergrund der Darstellung von Dr. med. Karl König über die Drüsen der inneren Sekretion entwickelt. Die „mondförmige“ linke Nebenniere wird nach Karl König der Wirksamkeit des chemischen oder Klangäthers zugeordnet. Auch bei der linken Nebenniere ist davon auszugehen, daß alle vier Kräfteorganisationen – Wärmeäther, Lichtäther, chemischer Äther, Lebensäther – wirksam sind, jedoch geführt durch den Chemismus. Deshalb wurde in diesem Präparat das Metall Quecksilber mitverarbeitet, das eine starke Beziehung zum chemischen Äther zeigt.

Glandula suprarenalis sinistra Gl D7
(linke Nebenniere):

Wenn davon gesprochen wurde, daß die Nebenniere die licht- und lebensätherische Organisation in charakteristischer Weise repräsentiert, dann gilt hier auch für den Chemismus, was über den Lichtprozeß gesagt wurde, daß freiwerdende chemische Kräfte an der Gestaltung der Organe mitwirken. Dabei soll darauf hingewiesen werden, daß sowohl das Licht als auch das chemische Element in die Organstrukturen mittels Substanzen wie z.B. die Sterine eingreifen. Diese von den Gluko- und Mineralokortikoiden getragene Funktion entspricht dann dem „oberen Prozeß“ der linken Nebenniere. Nach dem „unteren Organismus“ hin greift der Chemismus auch in die Nierenorganisation ein und bewirkt dort die mächtige Rückresorption des Ultrafiltrates in das Interstitium, d.h. in den ätherischen Flüssigkeitsprozeß des Nierenmarkes. Ausgeschieden wird dann jeweils nur jene Teilmenge aus dem Ultrafiltrat, die nicht mehr von der ätherischen Organisation aufgenommen werden kann. Die linke Nebennierenrinde dient in diesem Sinne der chemisch-ätherischen, Kräfte verinnerlichenden Aufbautätigkeit. Es steht also die Rückresorption des Ultrafiltrates in Richtung Lymphe und Blut als aufbauende Nierentätigkeit unter der Wirksamkeit des Chemismus.

Es soll mit diesem Kompositionspräparat allgemein auf die Form- und Gestaltprozesse der Eiweißbildung, und zwar über den chemischen Äther, eingewirkt werden. Insuffizienz im Eiweißaufbau, überschießende Eiweißbildung und ein Quellen des Ätherischen sollen über ein ausgewogenes Eingreifen des Astralleibes normalisiert werden. Die linke Nebenniere hat nach Karl König die chemischen Prozesse in sich aufgenommen und wirkt damit gestaltend in das Flüssigkeitsgeschehen des Organismus im allgemeinen. Somit wird auch ihre Wirkung auf die Darmverdauung und auf den Substanzaufbau im intermediären Stoffwechsel verständlich.

Mercurius vivus D14
(Quecksilber):

Das metallische Quecksilber ist unter den Metallen die Substanz, die im Lymphgeschehen wirksam werden kann. Es ist den „untersonnigen Planetenmetallen“ in der paracelsischen Medizin zugeordnet. In der Reihe der sieben Hauptmetalle steht es polar dem Stannum gegenüber, welches den Lichtäther im Flüssigkeitsgeschehen zwischen Organgewebe und Blut beherrscht. Mercurius hat dagegen seinen Wirkungsbereich im Lymphsystem, und zwar so, daß im

Extremfalle des Vergiftungsbildes die Lymphe sich als „kaltes Blut" relativ verselbständigt, d.h. teilweise den fließenden Zusammenhang mit dem Blut und dem Wärmegeschehen verliert. Der Wassergehalt des Blutes nimmt zu. Der Eiweißprozeß wird im Stoffwechsel nicht vollständig bewältigt, der Organismus versucht, über die Schleimhäute, auch über die Schweißdrüsen, überschüssiges, nicht bewältigtes Eiweiß auszuscheiden. Vermehrte, auch klebrige Schweiße gehören zum Quecksilber-Bild.

Im Darmgebiet äußert sich Mercurius so, daß es zu einer Schwächung der Verdauung und der Resorption kommen kann, etwa als Krankheitsbild der Colitis ulcerosa. Bei dieser Erkrankung findet im Dickdarm noch ein Verdauungsprozeß nach Art der Dünndarmverdauung statt; der Darminhalt bleibt bis zum Enddarm flüssig, eventuell mit schleimig-blutigen Beimengungen. In dieser Situation hilft Mercurius in potenzierter Form die Dünndarmverdauung zu harmonisieren und wieder an den physiologischen Ort ihrer Wirksamkeit zu verlegen. Das Quecksilber kann sowohl die Form kleiner, abgeschlossener Kügelchen annehmen, als auch sich flächenhaft verteilen und sogar bei Zimmertemperatur schon in erheblichem Maße verdampfen. Es vermittelt also zwischen der innerhalb der Haustren isolierenden, verfestigenden Dickdarmverdauung und der verflüssigenden, amalgamierenden und sich ausdehnenden Dünndarmverdauung. In diesem Sinne ist Mercurius ein Heilmittel für die Colitis ulcerosa.

Entstehung: Dres. Margarethe und Rudolf Hauschka, Dr. med. Heinz-Hartmut Vogel, WALA-Ärztekreis, 1964.

Darreichungsform

Injektionslösung

Indikationen

Stärkung der chemisch-ätherischen Aufbautätigkeit durch Anregung der aufbauenden Nebennierenrindenfunktion einerseits und der Einscheidungstätigkeit im Bereich des Nierenmarkes andererseits, z.B. bei

1. Ernährungs- und Aufbaustörungen in der kindlichen Entwicklung
2. Magersucht
3. Chronische Magen-Darm-Erkrankungen

3.1. Verdauungsschwäche

3.2. Resorptionsstörungen im Bereich der Dünndarmverdauung

Gnaphalium comp.

Die Degeneration des Innenohrs, insbesondere des Gehöranteils der Schnecke, ist in diesem Organ geradezu physiologisch angelegt. Die Ätherisation dieses Organs ist, im Unterschied zu anderen Sinnesorganen wie dem Auge, reduziert, d.h. die periphere Venosität, wie sie dem typischen Sinnesorganbauplan entspricht, ist hier gering. Stattdessen haben wir es mit einer stärkeren arteriellen Blutversorgung beim Innenohr zu tun. Eine zu starke Einwirkung der Atmung über das arterielle Blut und damit ein zu starkes Eingreifen des Seelischen und des Lichtprozesses ist auf der einen Seite für die Funktion des Gehör- und Gleichgewichtsorgans notwendig, andererseits beruht darauf auch die Gefahr eines zu starken Abbaus bis hin zur Sklerose. Nicht zufällig ist das Felsenbein, in das das Innenohr und das Labyrinth eingefügt sind, der härteste, kristalline Kalk im Organismus. Überhaupt ist das kristalline Prinzip oder, in der paracelsischen Sprache das Salprinzip, im Ohr extrem tätig. Der Lebensprozeß muß im Ohr weit bis an die Grenze des Physischen zurückgedrängt werden, damit der Klang- oder chemische Äther als Grundlage des Hörens genügend frei wird. Ich-Organisation und astralische Organisation sind ebenfalls im Ohr weitgehend frei tätig. Diese weitgehende Befreiung der höheren Wesensglieder gibt die Grundlage des Hörvorganges ab.

Um der Tendenz zur Degeneration insbesondere des Hörorgans, an der jedoch auch häufig das Labyrinth insgesamt teilhat, entgegenzuwirken, wurde das Präparat Gnaphalium comp. entwickelt. Die Verwandtschaft des Kalkprozesses zum Chemisch-Ätherischen bildet die Grundlage des Gehörorgans. Dabei ist es bemerkenswert, daß der Kalk seinen erdgeschichtlichen Ursprung in der lemurischen Zeit hat, d.h. jener Erdentwicklungsphase, in der der chemische Äther wirksam wird. Daher war es notwendig, eine Heilpflanze zu finden mit Wirkung auf das zu stark tätige Seelische, die ihrerseits eine besondere Beziehung zum Kalkgeschehen hat. Dies trifft für Gnaphalium leontopodium, das Edelweiß, zu.

Gnaphalium leontopodium e planta tota ferm 36 D13

(Edelweiß, Leontopodium alpinum; Compositae):

Gnaphalium hat durch seinen Standort eine unmittelbare Beziehung zum Kalkhaften, gleichzeitig jedoch zum Hochgebirge. Der flüssigkeitsabweisende Kalk ist also die Grundlage der Edelweißpflanze. Andererseits entwickelt sie in sich den Kieselprozeß, was aus der Behaarung der bis zur Blütenbildung aufsteigenden Blätter hervorgeht. In Richtung Blüte beobachtet man ein zunehmendes Dicklich-Werden, Abblassen und Behaaren der Hochblätter. Der innere Licht-Kiesel-Prozeß in Verbindung mit dem Kalkprinzip entspricht dem Wesen von Gnaphalium.

So kann man, wenn man die Ätherlehre Rudolf Steiners zugrunde legt, sagen, daß die Beziehung der Pflanze zum Kalkhaften darauf hinweist, daß sie in besonderer Weise mit dem Chemisch-, jedoch auch mit dem Lebensätherischen zu tun hat. Diese Kräfte sind gestaltbildend im Edelweiß tätig. Der Kiesel-Licht-Prozeß in der Pflanze wird dagegen relativ frei. Damit ist die Grundlage gegeben für die Wirksamkeit von Gnaphalium in einem Organ, das selbst im Kalkhaften und Chemischen tätig ist, jedoch die Licht- und Wärmekräfte (Astralleib und Ich-Organisation) als Grundlage des Hörens freigibt. Der Kalk bildet die Hülle des Gehörorganes in dem extrem harten, feinkristallinen Felsenbein, zu dessen Bildung der Klang- und Lebensäther sich verdichtet haben. Dagegen ist das fein behaarte Sinnesepithel in der Schnecke Ausdruck für das lichtätherische Eingreifen und Grundlage für die Sinnesorganfunktion.

Stannum metallicum D18
(metallisches Zinn):

Wiederholt wurde Stannum als das Metall geschildert, das kieselverwandt ist. Seine Wirksamkeit spielt sich in der Bindegewebsflüssigkeit ab, die wir mit der pflanzlichen Flüssigkeitsströmung verglichen haben. Der Stannum-Prozeß bezieht sich demnach auf die Gestaltungsvorgänge aus der Gewebeflüssigkeit heraus. Wenn es zu einer Überformung, Verdichtung und schließlich Degeneration von Organbindegewebe kommt, ist dies ein zu starker Licht-Stannum-Gestaltungs-Vorgang. Im Ohr spielen die Endo- und Perilymphe in Schnecke und Bogengängen etwa dieselbe Rolle wie der Liquor cerebrospinalis. Es ist dies eine kristallklare, eiweißarme Flüssigkeit, die weitgehend ihre immanenten ätherischen Kräfte entlassen hat als Grundlage der Bewußtseins- und Sinnestätigkeit.

Mit Stannum in Hochpotenz beinhaltet das Präparat Gnaphalium comp. eine Substanz, die einem zu starken und einseitigen Licht-Form-Prinzip im Flüssigkeitsgeschehen entgegenwirken kann.

Onyx D18
(nat. Kieselsäure mit Spuren von Eisenoxid und Kohlenstoff):

Onyx ist ein Achat, im wesentlichen bestehend aus Chalcedon, d.h. aus kolloidalem Kiesel hervorgegangene, feinkristalline Kieselsäure. Der Kieselprozeß hat allgemein eine Affinität zu den Sinnesorganen, im speziellen kann der Onyx auf das Ohr bezogen werden.

Onyx wurde deshalb gewählt, weil die Ohrbildung aus dem flüssigen Milieu heraus – wie wir auch im Zusammenhang mit der Wirksamkeit von Stannum ausgeführt haben – ein einseitiger, der Sinnesorganbildung entsprechender Lichtprozeß ist. Der Kieselorganismus bildet die Grundlage der Ich-Organisation. Bei der Otosklerose und der Degeneration des Innenohres haben wir es mit einem „Über-Sinnesprozeß" zu tun, d.h. die Wesensglieder werden zu stark frei. Gleichzeitig geht das Organ selbst in einen Salzustand über, der, wenn der Prozeß zu weit fortschreitet, bis zur Degeneration hin führt. Insofern ist Onyx geeignet, eine gewisse Mittellage in diesem Salprozeß im Gehörorgan herzustellen.

Nervus statoacusticus Gl D15
(Hirnnerv VIII, Gehör- und Gleichgewichtsnerv);

Epiphysis Gl D15
(Corpus pineale; Zirbeldrüse);

Corpora quadrigemina Gl D15
(Lamina tecti, Vierhügelplatte);

Medulla oblongata (Ventriculus quartus) Gl D15
(verlängertes Rückenmark);

Cerebellum Gl D15
(Kleinhirn);

Labyrinthus Gl D15
(Labyrinthus membranaceus et osseus, Innenohr):

Die Organpräparate des Innenohrs, einschließlich des Labyrinthes und der Schnecke, zusammen mit dem Nervus statoacusticus, sollen als tierische Organpräparate die ätherische Organisation des Innenohrs beleben.

Epiphysis, Corpora quadrigemina, Medulla oblongata und Cerebellum sind die Hintergrundsorgane, die die Hörbahn in sich aufnehmen und, vor allem im Kleinhirn, zur Koordination mit dem gesamten Bewegungsorganismus bringen. Die Epiphyse, die im Laufe der Entwicklung verkalkt, ist ein Wärme-Sinnes-Organ und hat daher ihrerseits die ätherische Wärmeorganisation weitgehend aus sich befreit. Sie ist das Organ der Ganzheit während der Entwicklung gewesen und hat ihre Verbindung mit der ursprünglichen Wärme-Ich-Organisation an das Gesamtgehirn abgegeben.

Zusammenfassend kann gesagt werden, daß das Präparat Gnaphalium comp. ein spezifisches Mittel ist, um einer beginnenden Degeneration des Innenohres entgegenzuwirken.

Entstehung: WALA-Ärztekreis, Leitung Frau Dr. med. Margarethe Hauschka, 1954.

Darreichungsform

1. Injektionslösung
2. Globuli velati

Indikationen

Belebung einer zu sehr zum Physischen hinneigenden chemisch-ätherischen und lebensätherischen Organisation im Innenohr, z.B. bei

1. Menièreschem Symptomenkomplex
2. Otosklerose (evtl. im Wechsel mit Cimicifuga e rad. D3 und Epiphysis/Plumbum, begleitend Levisticum-Ohrentropfen und Leberbehandlung)

Helleborus/Alumen comp.

Führend in diesem auf Rudolf Steiner zurückgehenden Präparat zur Sterilitätsbehandlung sollte Helleborus niger sein, und zwar deshalb, weil davon ausgegangen wurde, daß es vielfach bei Sterilität nicht zu einer ausreichenden wärme- und lichthaften Ausreifung der Follikel im Eierstock kommt. Dieser Reifeprozeß kann mit einem Blütenprozeß verglichen werden. Das sich dann im Eisprung ablösende Ei ist, wie der Same, die letzte, sich an die Blüte anschließende Vegetationsstufe. Bezüglich der Wesensglieder kommt es bei einer bestimmten Form von Sterilität zu einer Regression oder Involution in der ovariellen Tätigkeit: Wärme (Ich-Organisation) und Licht (seelische Organisation) ziehen sich zu sehr in das Organ zurück.

Damit geht ein dem Physischen überstark unterliegender Lebensprozeß einher. Es sollte deshalb noch eine Substanz dem Präparat beigegeben werden, die die Beziehung zum physischen Organismus herzustellen vermag, jedoch auch auf die Ich-Organisation wirkt. Dies ist die mineralische Substanz Alumen.

Helleborus niger e planta tota ferm 34c D2
(Christrose, Helleborus niger; Ranunculaceae):

Die Christrose ist in den südlichen Kalkalpen heimisch. Die Hahnenfußgewächse zeichnen sich durch einen betonten Flüssigkeitsprozeß aus und ihre

Fähigkeit, im Blattbereich eine außerordentliche Vielfalt von Formverwandlungen zu ermöglichen: von der flüssigkeitsgesättigten, ausgefüllten Blattspreitenbildung beim Scharbockskraut bis zur feinsten Auffiederung der Blätter bei der Küchenschelle. Die Christrose steht mit ihren fingerförmig aufgeteilten Blättern zwischen diesen Polaritäten. Eine wichtige Eigenart von Helleborus ist es, den normalen Pflanzenrhythmus im Jahreslauf zu durchbrechen. Es kommt zu ausdauernden Blättern, was schon ungewöhnlich ist, und zur Blütenbildung der weißen, etwas rosa gezeichneten Christrosen mit einem gelben Staubblattbündel im Tiefwinter. Dabei unterliegt die Blütenbildung jedoch einer eigentümlichen Regression, indem die Kelchblätter in die Blüte mit einbezogen werden, so daß die „Blütenblätter" in Wirklichkeit das Kelchblattprinzip enthalten. Die Blütenblätter im botanischen Sinn bilden dagegen unscheinbare Honigblätter aus. Die Kelchblätter verlieren zunächst ihre grüne Farbe und gehen in ein strahlendes Weiß über. Dieser Vorgang wird jedoch rückläufig, nachdem der eigentliche Blühprozeß sich seinem Ende zuneigt. Die Pseudoblütenblätter verlieren ihre weiße Färbung und fallen auf die Stufe der Kelchblätter zurück, indem sie wieder vergrünen. Dieser Involutionsvorgang ist eine entscheidende Signatur für die Wirksamkeit von Helleborus. Parallel zur Vergrünung findet eine Art vegetativer Stauung im weiteren „wuchernden" Wachstum von Blatt und Blüten statt. Auch hierin äußert sich die zurückgehaltene Metamorphose. Zum anderen ist charakteristisch, daß sich die Blüte nicht am Ende einer Blattmetamorphose entwickelt, sondern auf einem eigenen saftigen Stengel ohne vermittelnde Blattverwandlung eigenständig auftritt.

Die Christrose enthält besonders in ihrer Wurzel digitalisverwandte, herzwirksame Glykoside wie Hellebrin und Helleborin. Die Saponine sind für die starke schleimhautreizende Wirkung verantwortlich: Helleborus wurde auch Schnupfpulvern zugesetzt. Der Gehalt an Glykosiden zeigt die intensive Einwirkung des Licht-Wärme-Geschehens. Es bleibt die Lichteinwirkung jedoch bei der Glykosidbildung im Zuckerbereich. Bei aller Vitalität und Betonung des Flüssigkeitsgeschehens, vor allem im mächtigen schwarzen Wurzelstock und im Blattbereich, ist das Besondere, daß im Blüten- und Blüten-Stengel-Bereich der Lichtprozeß zwar in der Glykosidbildung in das Flüssigkeits- und Bildegeschehen eingreift, es jedoch nicht zu einer vollendeten Blütenbildung kommen läßt. Der Rückfall auf die vegetative Stufe der „Blüte" ist dafür typisch. Das vegetativ-physische Prinzip dominiert über das blütenhaft-generative Prinzip. Dies alles zusammengenommen macht Helleborus geeignet, bei einem organischen Prozeß wie bei der unvollständigen Eireifung therapeutisch wirksam zu werden. Zudem kann man in der Dominanz des chemisch-flüssigen und erdhaften Prinzips und dem dem Sonnenrhythmus entgegengesetzten winterlichen Blühimpuls ein „mondenhaftes“ Prinzip wiedererkennen. Auch darin kann die Beziehung zum Eierstock gesehen werden. Beim Helleborus-Bild kommt die Beziehung der Reproduktionsorgane zum Gehirn zum Ausdruck. Was im zentralen Nervensystem an Organbildung durch die chemisch-ätherischen Kräfte stattfindet, entspricht in den Fortpflanzungsorganen dem zyklischen, funktionellen Geschehen. Amenorrhoe und psychotische Entgleisungen, sogar Gehirntumore und Basaliome gehören zum Wirkungsbereich der Christrose. Helleborus kommt auch in Frage bei dem Involutionsgeschehen, das zum Karzinom, speziell im Nerven-Sinnes-Haut-Bereich führen kann. Die antizyklische, sich der Differenzierung widersetzende Wachstumstendenz der Christrose ist hier mit der Geschwulstbildung vergleichbar, welche sich den Verwandlungskräften zwischen „unterem“ und „oberem“ Menschen entzieht.

Alumen D3
(Alaun, Kalium-Aluminium-Sulfat):

Für das Verständnis und die Bedeutung von Alumen in dem Präparat Helleborus/Alumen comp. mit der Indikation Sterilität bei Frauen bedarf es einer eingehenden Begründung.

Aluminium ist der führende Bestandteil des Feldspates, der als mittleres Glied im Granit zwischen Quarz (Gneis) und Glimmer Aluminiumsilikate bildet. Die fruchtbare Tonerde geht aus der Auflösung des Granites durch Verwitterung aus dem Feldspat hervor. Wir haben es folglich beim Aluminium mit einer vermittelnden Substanz zu tun im Prototyp des Gesteins, dem Urgestein.

Die chemische Eigenschaft des Aluminiums kann dies zeigen, indem es einer starken Base, wie Natronlauge gegenüber wie eine schwache Säure wirkt, Säuren gegenüber jedoch wie eine Lauge. Dieser amphotere Charakter ist typisch für die Mittellage und rhythmisierende Funktion von Aluminium.

Nun ist im besonderen zu beachten, daß Aluminium das Erdelement im Feldspat darstellt. Es hat gleichsam eine Zwischenfunktion zwischen Kalk und Kiesel (Rudolf Hauschka), aber diese Funktion übt Aluminium auf der Erdenstufe aus. Es ist das „Erdenelement“ im Feldspat und im Granit.

Dies geht auch aus seiner, wenn auch nur geringen, toxischen Wirkung auf den Menschen hervor: Es kommt zur Austrocknung, insbesondere der Haut, auch der Schleimhäute. Die Haut als dem Kieselorganismus zugehöriges Sinnesorgan verliert die Fähigkeit, Flüssigkeit in sich aufzunehmen, wie dies dem Kiesel als Kolloidbildner zukommt. Die Haut wird spröde, trocken, rissig, ebenso die

Schleimhäute. Der ganze Organismus wird entvitalisiert; die Haare fallen aus, die Nägel werden brüchig, die Haut ist glanzlos, atrophisch. Insbesondere die Wirkung auf die Haut scheint von großer Signifikanz zu sein, da die Haut das Universalorgan des Menschen und Träger insbesondere der Ich-Tätigkeit ist. Im ganzen altert der Organismus, die Lebensprozesse welken, die Patienten sind mager, sie können nicht mehr schwitzen, sie kühlen bis ins Innere aus. Schließlich kann es auch zu sklerotisierenden Hautveränderungen, Bläschen und Geschwüren kommen. Von daher kann man verstehen, daß Alumina oder auch Alaun bei Epitheloiden der Haut, bei Basaliomen infrage kommt.

So kann man sagen, daß der Aluminiumanteil von Alaun die Beziehung herstellt zum physischen Organismus und damit zum Erdenelement, dies jedoch in der Weise, daß auf dieser Elementarstufe Aluminium die Eigenschaft hat, als amphoteres Metall zwischen Säure und Basen die Mitte zu bilden. Dies bietet die Möglichkeit zum Eingreifen der Ich-Organisation.

In seiner Verbindung mit Kalium und Schwefel stellt Aluminium als Alaun die Beziehung zum Stoffwechselorganismus und zu den vegetativen Prozessen (Kalium – Leberstoffwechsel) und insbesondere zum Eiweiß (Schwefel) her. Es wird folglich im Alaun der Lebensprozeß und die Eiweißbildung auf das intensivste an den Organismus gebunden.

Von dieser Situation ist auszugehen, um zu verstehen, daß bei Sterilität insbesondere der weibliche Organismus die Fähigkeit des rhythmischen Eingreifens der seelischen Organisation verlieren kann. Physischer Leib und ätherische Organisation machen sich relativ selbständig. Der Anschluß an den Gesamtorganismus durch die Tätigkeit der Ich-Organisation und damit die Durchwärmung geht verloren. Dies liefert die Verbindung zum Versagen der ovariellen Tätigkeit, wie wir sie im Zusammenhang mit Helleborus beschrieben haben. Wir haben folglich in dem Präparat Helleborus/Alumen comp. ein Grundmittel, um den physischen und ätherischen Organismus wieder anzuschließen an die sogenannten „oberen Wesensglieder“ Astralleib und Ich.

Berberis e fructibus ferm 33c D2

(Berberitze, Sauerdornfrucht, Berberis vulgaris; Berberidaceae):

Wiederholt wurde Berberis geschildert als ein dem Lichtprozeß sehr stark ausgelieferter Strauch. Die Lichtwirkung führt bis in die Dornbildung in den Blattachseln und die fehlende Ausreifung des Zuckerprozesses: Die Früchte bleiben extrem sauer. Auch der Eiweißstoffwechsel der Berberitze wird insbesondere in der Wurzel überwältigt; es kommt zur Alkaloidbildung. In dem vorliegenden Präparat wird die Berberis-Frucht gewählt, weil sich hier zeigt, daß der Astralleib gleichsam „gebunden" im vegetativen Prozeß verbleibt und es zu einer einseitigen Astralisierung und Lichtwirkung im pflanzlichen Prozeß kommt (Säurebildung). Übertragen auf den Menschen entspricht dies einer einseitig wirksamen astralischen Tätigkeit,die sich der Einwirkung der Ich-Organisation und der Wärmewirkung entzieht.

An anderer Stelle wurde auf die Bedeutung der Berberitze hingewiesen im Hinblick auf Formschwächen im Schleimhautbereich, z.B. der Nasennebenhöhlen. Die ungenügende Tätigkeit der Ich-Organisation über den Kieselorganismus führt dann zu einer Gestaltlosigkeit.

Zusammenfassung

Die beiden pflanzlichen Bestandteile, Berberis e fruct. und Helleborus niger, wirken, jedoch auf verschiedener Stufe, auf die astralische Organisation. Die Berberitze regt den Astralleib an, sich an die lichtätherischen Kräfte anzuschließen; Helleborus als silberverwandte „Mondenpflanze" wirkt so auf die astralische Organisation, daß sie sich mit den chemischen Kräften verbinden kann.

Alaun wirkt als Mineral – so wie wir es geschildert haben – auf die Ich-Organisation. Auf diese Weise soll der Zusammenhang der Wesensglieder und damit die Belebung des ätherischen und physischen Leibes bewirkt werden, so daß der Hintergrund der Sterilität, insbesondere im Bereich des Ovars, zum Gesunden hin geordnet wird.

Entstehung: WALA-Ärztekreis, Dr. med. Helmut Fisseler, Leitung Frau Dr. med. Margarethe Hauschka, 1954.

Darreichungsform

1. Injektionslösung
2. Globuli velati

Indikationen

Überwindung eines vorzeitig überhandnehmenden Involutionsvorgangs im Ovar durch Stärkung der Ich-Wärme-Organisation, z.B. bei

Sterilität bei Frauen (evtl. im Wechsel mit Ovaria comp.; dazu Sitzbäder mit Solum uliginosum comp., Badezusatz)

Hepar sulfuris comp.

Es bestand das Bedürfnis nach einem Präparat für die Initialbehandlung einer vor allem chronischen Sinusitis, nicht nur der Stirnhöhle, sondern auch der Kiefer- und der Keilbeinhöhlen. Daher wurde die Zubereitung aus allen Nasennebenhöhlen als tierorganischer Präparatebestandteil gewählt. Die tiefe Potenz hat erfahrungsgemäß eine unmittelbare Wirkung auf die Organtrophik, hier aktiviert sie insbesondere die Schleimhautabsonderung. Die chronischen Sinusitiden sind ein Ausdruck für eine Vitalitätsschwäche der Schleimhäute. Es kommt vielfach zur Schleimhautatrophie. Die chronische Entzündung ist der – meist vergebliche – Versuch, den degenerativen Prozeß zu überwinden. Die Nasennebenhöhlenschleimhäute sind vergleichbar mit dem Periost; darin liegt, neben der unmittelbaren Riechfunktion, der „Sinnesorgancharakter" der Schleimhäute der Nebenhöhlen begründet. Aus diesem Grund muß der Behandlung mit Hepar sulfuris später die Therapie mit Quarz (Silicea) folgen, um der Schleimhautatrophie entgegenzuwirken und den chronisch-entzündlichen Prozeß zur Ausheilung zu bringen.

Membrana sinuum paranasalium Gl D5
(Nasennebenhöhlenschleimhaut):

Dem Organpräparat Membrana sinuum paranasalium liegen in der glyzerinhaltigen Grundsubstanz verriebene Anteile aus den einzelnen Nebenhöhlenschleimhäuten zugrunde. In tiefer Potenz regt die hier ohnehin reduzierte ätherische Organisation zu gesteigerter und damit belebender Aktivität an; mithin „fördert" es zunächst die Entzündungstendenz und damit die Absonderung aus den verschiedenen Nasennebenhöhlen.

Hepar sulfuris D5
(Kalkschwefelleber, Calcium sulfuratum Hahnemanni):

Hepar sulfuris als Ursubstanz ist eine Mischung von kristallinischen Kalziumpolysulfiden und Kalziumsulfat. Es handelt sich um ein Präparat, das auf Hahnemann selbst zurückgeht, und zwar wird verriebene Austernschale zusammen mit elementarem sublimiertem Schwefel erhitzt und geglüht. Bei der pharmazeutischen Zubereitung und Potenzierung entsteht Schwefelwasserstoff, wodurch die sulfurische Eigenschaft des Schwefels noch gesteigert wird. Der Kalk hat eine besondere Beziehung zum Eiweißprozeß. Im tierischen Organismus hat er eine vergleichbare Bedeutung mit dem Kiesel im pflanzlichen, vegetativen Kohlehydrat-Zucker-Stoffwechsel. Man kann geradezu von einer „Kalkatmung" im tierischen Organismus und in der Eiweißkonsolidierung sprechen. Daß das Bluteiweiß gerinnen kann, ist eine Kalziumwirksamkeit, ebenso das Eingreifen des Seelischen in den Eiweißprozeß bis herunter auf die physische Ebene. Der Kalk schlägt die Brücke von der unbestimmt-kosmischen Natur des Eiweißes zur individuell-physischen Strukturierung der Organe im Eiweißmilieu. So hat der Kalkprozeß seine Bedeutung bei der Eiweißgestaltung bis hin zur Verdichtung und Zusammenziehung der Muskelfasern bei der Muskelkontraktion.

Die Verbindung des Kalkes mit verschieden intensiven Schwefelanteilen bedeutet für das Präparat die Intensivierung des Sulfur-Eiweiß-Geschehens in Richtung einer Entzündung. Durch den Kalziumbestandteil spielt sich dieser künstliche Entzündungsprozeß auf der physischen Ebene ab. Es wird also der zur Degeneration und zur Ausfällung neigende Eiweißprozeß im Bereich der Nasennebenhöhlen angesprochen. Soweit dies noch möglich ist, wird das Eiweißgeschehen in den ätherischen Organismus wieder eingefügt und verflüssigt. Daher rührt die Wirkung des Präparates bei chronischer Nasennebenhöhlenentzündung im Sinne einer Aktivierung der Absonderung. Das mineralische Kalkschwefelleberpräparat Hepar sulfuris regt die Empfindungs- und Ich-Organisation zu einer verstärkten Bildung und Ausscheidung von schleimiger Flüssigkeit in den Nebenhöhlen an.

Im Hinblick auf den Organbezug kann die pharmazeutische Verbindung von Kalk und Schwefel zu Hepar sulfuris auch so verstanden werden, daß Calcium carbonicum die Schwefelwirkung so beeinflußt, daß sie zu Schleimhaut, Haut und Lymphdrüsen gelenkt wird. Das hinzugefügte Organpräparat Membrana sinuum paranasalium bewirkt dann noch eine weitere Organspezifizierung.

Zusammenfassung

Damit ist das Präparat Hepar sulfuris comp. geeignet, den Organismus bei chronischen Nasennebenhöhlenentzündungen zu einer Überwindung des Krankheitsprozesses durch Aktivierung der sulfurischen Kräfte aufzurufen. Dieser Initialbehandlung sollte eine gezielte Therapie der Schleimhautatrophie durch Silicea folgen, entweder in Form des Einzelmittels Quarz in mittlerer Potenz oder durch das Kompositionspräparat Berberis/Quarz.

Entstehung: Dr. med. Heinz-Hartmut Vogel, WALA-Ärztekreis, 1977.

Darreichungsform
Injektionslösung

Indikationen
Vitalisierung der zur Atrophie neigenden Nasennebenhöhlenmembranen durch Aktivierung der hier tätigen Lebensorganisation und Förderung der Flüssigkeitsbildung und -absonderung durch Anregung der Empfindungs- und Ich-Organisation, z.B. bei
Subakuter und chronischer Sinusitis frontalis, Sinusitis maxillaris, Pansinusitis (evtl. zusammen mit Tunica mucosa nasi Gl D6)

A: Hepar/Stannum D4/10 [56)]
B: Hepar/Stannum D15/20 [56)]

Ähnlich wie Cor/Aurum liegt Hepar/Stannum in zwei Präparatemodifikationen vor: einerseits mit tiefen Potenzen (Hepar Gl D5, Stannum D9) und andererseits mit höheren Potenzen (Hepar Gl D16, Stannum D19). Für die Wahl der Potenzhöhe gilt der grundsätzliche Gesichtspunkt: Tiefe Organpotenzen sind bei degenerativen Prozessen, hohe Organpotenzen bei entzündlichen Prozessen anzuwenden.

Die allgemeinen Erläuterungen zu den Organ-Metall-Kombinationen finden sich in Kapitel III der Einleitung.

Hepar Gl D5 (A) / D16 (B)
(Leber):

Es wurde wiederholt darauf hingewiesen, daß tierische Präparate eine therapeutische „Antwort“ der menschlichen ätherischen Organisation hervorrufen: Bei tiefen Potenzen erfolgt diese im Sinne der Aktivierung der Eigentätigkeit durch Steigerung des spezifischen Leberstoffwechsels; höhere und Hochpotenzen wirken auf den Funktions- und Entzündungsprozeß des entsprechenden Organes hemmend.

[56)] *Zur Deklaration der Potenzhöhe der Bestandteile siehe Einleitung S. 62*

Der spezifische Leberstoffwechselprozeß wird bestimmt durch die führende Rolle, die der chemische Äther im Lebergeschehen spielt. Über die chemisch-saugende Kraft beherrscht die Leber den gesamten interstitiellen Flüssigkeitsorganismus des Menschen. Die Fähigkeit aller Organe, ihre Gewebeflüssigkeit aus dem Blut anzusaugen und aus ihrem interstitiellen Flüssigkeitsprozeß in das Blut wieder zurückzugeben, ist über den Gesamtorganismus ausgebreitete „Lebertätigkeit".[57])

Die Leber selbst leistet dies in extrem einseitiger Weise im Bereich des Pfortadersystems. Das Ergebnis ist die Leberlymphe, welche im einheitlich-monistischen Leberinterstitium des Disseschen Raumes der Leberläppchen gebildet wird. In zweiter und dritter Rangfolge wirken im Leberprozeß der Lebens- und Wärmeäther, und schließlich, als vierte ätherische Kraft, deutlich gegenüber den übrigen Ätherkräften zurücktretend, der Lichtäther, wirksam über den arteriellen Blutstrom der Arteria hepatica, welche nur 20% des Leberblutes ausmacht; auch diese muß sich der zentripetalen, saugenden Kraft des Chemismus unterordnen, indem sie – entgegen ihrer zentrifugalen Eigendynamik – der von außen nach innen strömenden Pfortader folgt und sich in ihren Endgefäßen wie venöse Sinusoide verhält.

Das Präparat Hepar/Stannum entfaltet seine Wirksamkeit insbesondere dann, wenn die gestaltenden, organplastischen Prozesse aus dem noch einheitlichen Flüssigkeits-Chaos des Leberinterstitiums zu stark oder zu schwach wirksam sind. Zu starke, in die Degeneration überleitende Formprozesse erfordern die tiefe Potenz von Hepar/Stannum; zu schwache Gestaltungskräfte und ausufernde, entzündliche Prozesse verlangen die höhere Potenz von Hepar/Stannum.

Charakteristisch ist es, daß sich bei degenerativen Prozessen das venöse Pfortaderblut in der Leber staut. Dagegen verstärkt sich bei der Hepatitis die für die Leber schädliche Arterialisation durch arterielle Gefäßneubildung. Hier beginnt der lichtätherische Prozeß, wie er in der Niere gesund und physiologisch ist, auf die Leber überzugreifen. Der Abbau über die Sauerstoffatmung, ein pathologisch exothermer Stoffwechsel, wird gegenüber dem endotherm chemisch-ätherischen Aufbau relativ zu stark.

---

[57]) *Siehe auch H.-H. Vogel: „Die Leber" – WALA-Schriftenreihe.*

Stannum metallicum D9 (A) / D19 (B)
(metallisches Zinn):

Das „Jupiter-Metall" Stannum ist wiederholt in seinem Typus charakterisiert worden. Seine „merkuriale" Beweglichkeit, weich, schmied- und amalgamierfähig zu sein, hält sich nur in einer relativ engen Wärme-Bandbreite aufrecht: unter +13 °C zerfällt Stannum mit Höhepunkt bei –48 °C (Zinnpest), über 161 °C wird Stannum zunächst spröde und kristallin, dabei leicht pulverisierbar; es wird bei 232 °C flüssig, um schließlich bei 2362 °C zu verdampfen. Damit offenbart Zinn eine wesentliche Eigenschaft: sich nur unter ganz bestimmten physikalischen Temperaturbedingungen als typisches Metall, d.h. merkuriell, zu verhalten. Es steht damit dem Quecksilber diametral gegenüber. Quecksilber hält, etwa in dem Bereich, in dem Zinn fest und schmiedbar ist, den flüssigen Zustand aufrecht; es bleibt auch im festen Zustand – bei Temperaturen unterhalb von –39 °C – weich und geschmeidig (Remy, Lehrbuch der Chemie). Die Wärmequalität tritt im Zinn gegenüber der strukturierenden, strahlenden, formenden und austrocknenden Lichtqualität zurück. Die Wärme bleibt dem Zinn immanent, ein Hinweis auf die sulfurische Qualität, die sich in der Brennbarkeit von Zinn nach Erwärmen offenbart.

Die zentrifugale Lichtdynamik im Bereich der Gewebeflüssigkeit ist der Wirksamkeitsbereich des Zinnprozesses, wobei man sagen kann, daß selbst die Bildung der Gewebeflüssigkeit als arterielles, physiologisches Transsudat bereits zum Stannum-Prozeß zu rechnen ist. Diese Lichtverwandtschaft, welche jedoch im Vegetativ-Ätherisch-Flüssigen verborgen wirkt, macht Stannum zum geeigneten Heilmittel bei vorzeitiger und einseitiger Ausgestaltung und Überbetonung des Leber-Zucker-Prozesses. So ist die Stannum-Therapie bei der Leberzirrhose zu verstehen.

Diese Wirkung entfaltet Zinn überall im Organismus, wo es bei der Bildung und Funktion der interstitiellen Gewebeflüssigkeit zu Überformung und Gewebeaustrocknung kommt; Beispiele hierfür sind die Degeneration des Faserknorpels der Zwischenwirbelscheiben, der Turgorverlust der Bänder, des submukösen Bindegewebes, vor allem auch chronisch degenerative Entzündungen im Bereich der Nasennebenhöhlen. So kann auch ein Gelenk- oder Pleura-Erguß, ein Hydrops, ein Aszites der Stannum-Therapie zugänglich sein. Hepar/Stannum ist dann das von der Pathologie her verständliche Heilmittel.

Entstehung: WALA-Ärztekreis, Dr. med. Heinz-Hartmut Vogel, 1975.

Darreichungsform
Injektionslösung

Indikationen

A: Zur Anregung und zum Wiederaufbau einer zu schwachen ätherischen Organisation bei degenerativen Umbauprozessen in der Leber durch Übertätigkeit des Empfindungsorganismus im Zusammenwirken mit überstarker lichtätherischer Formgestaltung, z.B. bei

1. Chronischer Hepatopathie
1.1. Leberzirrhose
1.2. Chronisch persistierender Hepatitis
1.3. Leberinsuffizienz
1.4. Hepatogenem Aszites
2. Zur Basistherapie bei Varikosis und rezidivierender Thrombophlebitis
3. Depressionen

B: Rückführung überschießend ätherisch-entzündlicher Prozesse in eine Gleichgewichtslage bei eventuell gleichzeitig überstark reagierenden Formkräften im Leberbereich, z.B. bei Akuter und chronisch-aggressiver Hepatitis.

Hirudo comp.

Die Zusammensetzung dieses Präparates wurde so gewählt, daß Flüssigkeitsstasen im „unteren" Menschen, d.h. der Beine und des Beckens, von mehreren Seiten aus überwunden werden. Die verschiedenen Bestandteile wirken teils auf die venösen Gefäße (Hamamelis, Aesculus), teils auf das Blut selbst (Hirudo, Pulsatilla), schließlich auf das Lymphsystem (Mercurius vivus), das im Venenbereich, im Unterschied zu den Arterien, stark entwickelt ist und zu Auskühlung und Flüssigkeitsstase in den Venen beitragen kann. Außerdem wurde der gesamte Flüssigkeitsprozeß der Leber in die Präparatewirkung durch Paeonia e radice mit einbezogen.

Das tierische Präparat Hirudo ex animale soll die ätherische Organisation aktivieren, das Metall Mercurius vivus die Ich-Organisation veranlassen, sich stärker im Flüssigkeitsbereich, vor allem im Chemismus, zu betätigen. Die pflanzlichen Präparate wirken auf die astralische Organisation in der oben genannten differenzierten Weise ein.

Hirudo ex animale Gl D7
(Blutegel, ganzes Tier; Hirudo medicinalis):

Der medizinische Blutegel ist ein entfernter Verwandter des Regenwurmes und gehört zum Stamm der Ringel- oder Gliederwürmer (Anneliden). Er ist segmental gebaut und besteht hauptsächlich aus einem zahlreiche Blindsäcke einschließenden „Magendarm". Sein Blutgefäßsystem ist noch verhältnismäßig einfach gebaut: Die beiden Hauptgefäße, von denen eines über und eines unter dem Darm liegt, sind durch einige Querschlingen verbunden. Ein Herz ist noch nicht ausgebildet. Wenn wir von der inneren Organisation des Blutegels ausgehen, sehen wir also, daß sein primitives Blutgefäßsystem noch ganz mit dem Stoffwechselsystem verbunden ist, sich von diesem noch nicht getrennt und emanzipiert hat. Es erinnert diese tierische Bildung an den noch einheitlichen Pfortader-Leber-Prozeß. Verdauungs- und Blutprozeß sind hier noch eng miteinander verbunden.

Die Ätherisation, d.h. die Fähigkeit zur Verflüssigung, vor allem des Blutes selbst, ist ein ursprüngliches Lebergeschehen und entspricht auch der Hirudo-Wirksamkeit. Der Blutegel lebt als Schmarotzer mit Vorliebe in stehenden Gewässern und ernährt sich vom Blut der Säugetiere, die zur Tränke kommen. Zur Verhinderung der Blutgerinnung spritzt er in die Wunde seines Opfers Hirudin ein, eine Substanz, die dem menschlichen Heparin ähnlich ist.

Im Vergiftungsbild kommt es teils zu Blutstasen und Kongestionen, vor allem im venösen Bereich von Kopf und Beinen, jedoch auch zu Blutungen aus dem venösen Gebiet. Hier wären z.B. Nase, Zahnfleisch, Lunge und Rektum zu nennen. Zusätzlich kommt es zu entzündlichen Veränderungen der Haut wie z.B. Furunkel. Die Neigung zu Stauung und diejenige zu Entzündung kommen bei dem hauptsächlichen Anwendungsgebiet für Hirudo, der Thrombophlebitis, zusammen.

Das Tierpräparat regt die ätherische Organisation an, die Lethargie, d.h. die Neigung zu Zähflüssigkeit und Stockung im Blutstrom, zu überwinden. Es muß lediglich dafür gesorgt werden, daß die Hirudo-Wirkung auf die ätherische Organisation des gesamten Venen-, Pfortader- und Lebergebietes eingebettet bleibt in eine rhythmische Aktivierung des Seelischen. Dies soll durch die Pflanzenpräparate geschehen.

Paeonia e radice ferm 33c D3
(Wurzel der Pfingstrose, Paeonia officinalis; Ranunculaceae):

Die Pfingstrose lebt ganz in der Polarisierung zwischen ihren kräftigen, bläulichroten, etwas schwer hängenden und bei der Wildform ungefüllten Blütenköpfen und ihren eigentümlichen verdickten Wurzelknollen. Es ist eine etwas derb anmutende, bäuerliche, buschartige Staude. Sie ist insgesamt eher flüssigkeitsreich; jedoch ist die typischerweise zur allseitigen Ausbreitung neigende wäßrige Kraft der Blätter hier in der Ausbildung von relativ schmalen Blattspreiten zurückgenommen; die Blätter sind von einer linealischen, dem Stengelprinzip verwandten Tendenz mit geprägt. Unterirdisch finden wir bei der Paeonie mächtig aufgetriebene, ausdauernde Knollenbildungen. Es handelt sich dabei um einen sogenannten Wurzelstock oder Rhizom, das heißt um einen unterirdischen, aufgetriebenen Sproßteil. Die Signatur von Paeonia ist bestimmt durch das Eingreifen von Licht- und Wärme-Prozessen im kühlen, „erdhaften" Wurzelbereich. Dafür spricht auch das sich in den Knollen reichlich ablagernde Inulin, eine pflanzliche Stärkeart, die aus polymerisierten Zuckern besteht.

Darin ist die Beziehung zum Leberstoffwechsel zu sehen, der den menschlichen Zucker-Glykogen-Prozeß beherrscht. Die Wirkung der Paeonia-Wurzel richtet sich insbesondere auf den Flüssigkeitsprozeß der Leber. Sie ist auch zur Behandlung von Leberstauungen und Aszites geeignet. Als potenziertes Heilmittel übt die Pfingstrose in der Umkehrwirkung zugleich einen günstigen Einfluß auf eine diabetische Stoffwechsellage aus. Ebenso wirkt sie entwässernd bei Ödemen und fördert damit den Abfluß aus dem venösen Blutbereich, aber auch aus den Venenwänden. Sie wirkt somit der Ausbildung einer Thrombophlebitis und eines Ulcus cruris entgegen. Grundsätzlich ist sie ein allgemeines Varikosemittel und wirksam bei hämorrhoidaler Blutungsneigung. Die Verlagerung des Stengelprinzips in die Erde (inulinhaltiges Rhizom) ist ein Hinweis dafür, daß die Wärme- und Lichtkräfte sich mit dem kühlen Erd-Wurzel-Prinzip verbinden. So ist die Leberwirkung von Paeonia zu verstehen. Die Möglichkeit, Paeonia bei epileptischen Zuständen einzusetzen, kann dadurch verständlich werden, daß bei diesem Krankheitsbild auch in den Venenräumen des Gehirnschädels eine Stauung und ungenügende Kohlensäureabatmung auftritt, welche der Krampfbereitschaft zugrunde liegt.

Hamamelis e cortice ferm 33e D3
(Rinde des virginischen Zauberstrauches, Hamamelis virginiana; Hamamelidaceae):

Der virginianische Zauberstrauch hat seinen zart-gelben Blütenimpuls in den Winter verlegt. Er blüht in Opposition zum Rhythmus des Jahreslaufes, der in der Wärme der Sommerzeit das Blütengeschehen der Pflanzenwelt zur Offenbarung kommen läßt. Hamamelis blüht im Spätherbst oder zur Tiefwinterzeit; wir haben es mit einem von der Kühle geprägten Blütenprozeß zu tun.

Auf der anderen Seite durchdringen die Blütenkräfte die Blätter und die Zweige, besonders die Rinde der Hexenhasel. Die Zweige des baumartigen Strauches sind weich und biegsam, in ihrer Streckung auch ein wenig gewunden. Schält man ein Stück der graubraunen Rinde ab, so kommt ein frisches, gelblichgrünes und silbrig schimmerndes Kambium zum Vorschein. Es enthält, wie auch die Blätter der Hamamelis, reichlich Gerbstoffe und auch ätherische Öle. Daran wird die Verinnerlichung des Blütenprozesses sichtbar: Licht- und Wärmekräfte wurden von dem erdenhaften Organ der Rinde aufgenommen.

Ähnlich wie in dem Präparat Borago comp. wurde auch bei Hirudo comp. Hamamelis hinzugefügt, um die Gefäßwände der Venen, die zur Erschlaffung und Erweiterung neigen, zu straffen. Beim varikösen Symptomenkomplex besteht die sekundäre Tendenz zur Venenwandentzündung und zur örtlichen Thrombose. Dies jedoch bedeutet ein Übergreifen des venösen sulfurischen Prinzips auf die Venenwände. Die „Sommer-Stoffwechsel-Kräfte“ müssen wieder angeleitet werden, sich in der richtigen Weise mit dem „venösen Winterpol“ des Blutkreislaufs zu verbinden. Es soll ein gesundes Gleichgewicht zwischen kühler Erstarrung und warmer Entzündung angeregt werden. Dies entspricht der Wirksamkeit von Hamamelis-Rinde.

Aesculus e semine ferm 34c D3
(Samen der Roßkastanie, Aesculus hippocastanum; Hippocastanaceae):

Der bevorzugte Standort der Roßkastanie ist wichtig für ein Verständnis ihrer Heilwirkung: Sie liebt kühle, feuchte Plätze oder Einschnitte in der Landschaft in der Nähe von Wasserläufen. Dem entspricht die ganze Gestalt der breit ausladenden, wuchskräftigen Roßkastanie. Alles an diesem Baum ist weich, auch das Holz; jedoch ist es nicht sehr elastisch und neigt eher zum Brechen.

Die Kastanien enthalten reichlich Stärke und Bitterstoffe und sind in besonderer Weise Träger chemisch-ätherischer Kräfte, die, vor allem im Gefäßbereich, strukturbildend, gestaltend tätig sind. Rudolf Hauschka vergleicht den in wässeriger Lösung fluoreszierenden Inhaltsstoff Aesculin in seinen Eigenschaften mit dem chemischen Äther.[58]) Die reichlich vorhandenen Saponine, wie das Aescin, wirken ebenfalls gestaltend im Flüssigkeitsbereich: Sie haben nachgewiesenermaßen einen starken kapillarabdichtenden Einfluß.

Die Asche des Samens ist ungewöhnlich reich an Kalium und enthält außerdem Phosphor. Dies kann die ausschwemmende Wirkung der Roßkastanie und ihre innige Beziehung zum Leber-Pfortader-System erklären helfen.

---

[58]) *Vgl. Rudolf Hauschka, Substanzlehre, Kap. 15*

So sehen wir eine überwiegende Beziehung der Roßkastanie zum Flüssigkeitsorganismus, insbesondere zum chemischen Äther, der vorwiegend im Lymphbereich sowohl des venösen Gefäßsystems als auch in der Leber tätig ist. Eine relative Verselbständigung des Lymphprinzips in den Venenwänden, was stets im Zusammenhang mit der Leberfunktion gesehen werden muß, ist der Wirkungsbereich von Aesculus. Durch diese Heilpflanze wird somit über die Wirkung auf die astralische Organisation das Lymph-Venen-System belebt. Es kommt zur Entstauung der Venenwände.

Pulsatilla e floribus ferm 33c D3
(Blüte mit Hüllblättern der Küchenschelle, Pulsatilla vulgaris; Ranunculaceae):

Die Küchenschelle ist ein Hahnenfußgewächs, das in besonderer Weise die Licht-Wärme-Wirksamkeit in sich aufnimmt.

Aus dem dicklichen, ausdauernden Rhizom entspringt ein weicher Stengel, der, wie die ganze oberirdische Pflanze, silbrig flaumig behaart ist. Sowohl die Grundblätter als auch die die Knospe zunächst noch einmal umhüllenden Hochblätter sind vielfach fiederteilig eingeschnitten. So kann man sehen, wie die fein ziselierten, silbrigen Formen des Pulsatilla-Krautes durch die im Frühling stark eingreifenden Luft- und Lichteinwirkungen herausplastiziert werden. Den Blattbereich können wir funktionell dem rhythmischen Bereich, hier vor allem dem Gefäßsystem, zuordnen.

Die Blüte der Küchenschelle hat ebenfalls eine starke Tendenz zur „Verinnerlichung“. Es ist eine blauviolette, tief eingestülpte Glocke, die sich dunkel und schwer etwas zur Erde hinneigt. Somit ist Pulsatilla ein Bild für die Eingliederung des Astralleibes, wie sie sich im menschlichen Lebenslauf zur Zeit der Pubertät vollzieht.

Kommt es krankhafterweise zu einem Auseinanderfallen von „oben“ und „unten“, fällt der venös-ätherische Prozeß aus dem Rhythmischen System heraus und kommt in den Einflußbereich der Erdenschwere, so ist Pulsatilla das Simile. Ihr Arzneimittelbild umfaßt ein Schweregefühl in den Beinen, Stauungen im Lymph- und Venenbereich. Durch die Wärme- und Flüssigkeitsstauung kommt es zu einer Art Pseudoplethora und zu einer Entzündungsbereitschaft im venösen Gebiet. Der Astralleib greift nicht mehr genügend atmend in den unteren Menschen, vor allem über das Venensystem ein. Er kann durch die Küchenschelle die ihm notwendige Anregung erfahren.

Mercurius vivus D14
(natürliches Quecksilber):

Die physikalischen Phänomene des Quecksilbers können Aufschluß geben über die diesem Metall zugrundeliegenden Prinzipien im Sinne der paracelsischen Medizin: Sal, Merkur, Sulfur. Es ist ein flüssiges Metall, wird bei –39 °C fest und geht schon bei +357 °C in den dampfförmigen Zustand über. Seine merkuriale Eigenschaft kommt darin zum Ausdruck, daß es einerseits beim Ausschütten in zahllose selbständige kleine Kügelchen zerfällt, d.h. eine salhafte Tendenz zur Aufsplitterung in viele Tropfen mit eigenem Zentrum zeigt, und daß es andererseits die sulfurische Eigenschaft besitzt, schon bei gewöhnlicher Temperatur in die Verdunstung überzugehen. Seine extreme Oberflächenspannung – weitaus größer als die des Wassers – macht es geeignet, sich in der Fläche auszubreiten. So lebt das beweglich Merkurielle zwischen der punktförmigen Zusammenziehung und der Ausdehnung. Weiterhin kommt seine merkuriale Eigenschaft in der hohen Amalgamierfähigkeit zum Ausdruck, d.h. in der Fähigkeit andere Metalle, wie Gold und Silber, zu lösen.

Mercurius vivus ist unter den Metallen die Substanz, die im Lymphgeschehen wirksam werden kann. In der Reihe der sieben Hauptmetalle steht das Quecksilber, wie in der Einleitung beschrieben, polar dem Stannum gegenüber. Während das „obersonnige“ Planetenmetall Stannum den Lichtäther im Flüssigkeitsgeschehen zwischen Organgewebe und Blut beherrscht, hat Mercurius seinen Wirkungsbereich im Lymphsystem, und zwar so, daß im Extremfall des Vergiftungsbildes die Lymphe sich als „kaltes Blut“ relativ verselbständigt, d.h. den fließenden Zusammenhang mit dem Blut und dem Wärmegeschehen teilweise verliert.

Quecksilber wurde dem Präparat Hirudo comp. hinzugefügt, um die Ich-Organisation anzuregen, auf den Chemismus innerhalb des Lymphsystems einzuwirken, denn es handelt sich bei der Indikation variköser Symptomenkomplex, Tendenz zur Thrombophlebitis, Hämorrhoiden und Venenstauung im „unteren“ Menschen primär um einen Auskühlungsvorgang, der sich in den Venenwänden als Lymphstase bemerkbar macht. Die Entzündung ist dann sekundär. Es handelt sich also um das In-Fluß-Bringen der Lymphe. Dies geschieht durch Mercurius. Vor allem wirkt das Präparat auch hinein in die Lymphbildung und den Lymphfluß der Leber. Als Metall wirkt Mercurius auf die Ich-Tätigkeit in dem genannten Flüssigkeitsbereich.

Zusammenfassend kann gesagt werden, daß das Präparat Hirudo comp. unter Umständen den Einsatz von Borago comp. ergänzt oder ersetzt, vor allem dann, wenn die Lymphstase besonders im Vordergrund des Krankheitsgeschehens steht. Durch tierische, pflanzliche und mineralische Präparatebestandteile wirkt Hirudo comp. gleichzeitig auf die Wesensglieder ätherische, astralische und Ich-Organisation ein und ordnet ihr Zusammenwirken in dem Indikationsgebiet, darüber hinaus jedoch im ganzen Menschen.

Entstehung: WALA-Ärztekreis, Leitung Frau Dr. med. Margarethe Hauschka, 1954.

Darreichungsform

1. Injektionslösung
2. Globuli velati

Indikationen

Zur Anregung der Atmungs- und Wärme-Organisation bei trägem Blutfluß und Auskühlung im Venen-Pfortader-System, z.B.

1. Hämorrhoiden
2. variköser Symptomenkomplex
3. Thrombophlebitis

Hornerz/Cartilago comp.

Es sollte ein Präparat entstehen, das bei vorzeitigen Alterungs- und Ausgliederungstendenzen das Knorpelgewebe wieder an die regenerierenden Ernährungs- und Lebensprozesse anschließt.

Silberhornerz D5

(natürliches Silberchlorid):

Silberhornerz (AgCl) ist seiner Konsistenz nach eine feste, wie Horn schneidbare Substanz, die, wie auch die Namensgebung sagt, an gehärtetes Eiweiß, an Knorpelsubstanz bzw. Horn erinnert. Das Silber als „Mondenmetall" der paracelsischen Medizin steht für eine bestimmte Entwicklungsstufe des Organismus, nämlich den Übergang vom mesenchymalen Bindegewebe zu einem „kalten", nicht unmittelbar an die Blutversorgung angeschlossenen Knorpel- und Sehnen-gewebe. Im Gegensatz zum Knochengewebe ist die Knorpelsubstanz weitgehend gefäßfrei und wird durch Diffusion ernährt. Ohne diesen urphänomenalen Gesichtspunkt ist die therapeutische Bedeutung von Silberhornerz nicht verständlich.

Wenn die Knorpelsubstanz vorzeitig aus dem Lebenszusammenhang herausfällt, der zwischenzellige Turgor und die Elastizität nachlassen, ist das Präparat Hornerz/Cartilago comp. angezeigt. Interessant ist diesbezüglich der ungewöhnliche Reichtum an Natrium in der zwischenzelligen Knorpelgewebsflüssigkeit. Kochsalz und Silber sind beides Substanzen, welche in unterschiedlicher Verdünnung im Meerwasser enthalten sind und untereinander eine Naturverwandtschaft aufweisen. Beim Knorpel kommt die Entwicklung und Differenzierung aus dem ungeformten Mesenchym frühzeitig zum Abschluß, er bleibt sozusagen dem embryonalen, primitiven Gewebe nahestehend, so daß die weitere Ausformung, die aus dem Mesenchym zum Blut, zur Muskulatur, zum Knochen führt, nicht erfolgt. Damit hat der Knorpel „Nerven-Sinnes-Charakter", ohne sich jedoch aus dem Zusammenhang des Bewegungsorganismus wie ein ausgesprochenes Sinnesorgan zu lösen. Er bleibt auf einer Stufe stehen, die etwa dem Nucleus pulposus der Zwischenwirbelscheibe vergleichbar ist.

Viscum album (Mali) e planta tota ferm D4
(Mistel vom Apfelbaum, Viscum album; Loranthaceae):

Die Mistel, die wie das Silber dem Evolutionszustand des Mondenprinzips der Erde zuzuordnende „Tierpflanze" (Rudolf Steiner), begleitet gleichsam als „pflanzliches Silber" das mineralische Präparat und wirkt auf das Eingreifen des Seelischen in den organischen Prozeß. Ziel ist, daß die abbauende Tätigkeit des Astralleibes im Ätherischen des Knorpelorgans zurückgedrängt wird. Viscum ist ein Grundheilmittel bei der Behandlung chronisch-degenerativer Gelenkerkrankungen.

Cartilago articularis Gl D11
(Gelenkknorpel):

Das Organpräparat des Knorpels wurde wegen seiner wesenseigenen Wirksamkeit dem Präparat hinzugefügt. Bei der Besprechung der Substanz Silberhornerz wurde deren Beziehung zum Knorpel hervorgehoben. Die Wirkung des organisch-tierischen Präparates auf den Ätherleib ist der wichtige Gesichtspunkt für die Wirksamkeit des Gesamtpräparates. Die ätherische Organisation, die sich aus dem physischen Organ zurückzieht, wird durch das tierische Organ angeregt, sich wieder mit dem physischen Prozeß zu verbinden.

Zusammenfassung

So wirkt Silberhornerz als Mineralsubstanz auf die Ich-Tätigkeit, Viscum als pflanzliche Substanz auf den Astralleib, Cartilago als tierische Substanz auf den Ätherleib. Die Wirksamkeit dieser drei Substanzen ergänzt und verstärkt sich gegenseitig in der Heilmittelkomposition.

Entstehung: WALA-Ärztekreis, Dr. med. Heinrich Kupfermann, Leitung Frau Dr. med. Margarethe Hauschka, 1954.

Darreichungsform

1. Injektionslösung
2. Globuli velati

Indikationen

Wiederanschluß des Knorpelgewebes an die Lebensprozesse bei übermäßigem Abbau von seiten der Empfindungsorganisation durch Überbeanspruchung und vorzeitige Alterung, z.B.

1. als Adjuvans bei der Wirbelsäulenbehandlung mit Disci-Präparaten
2. bei Osteochondrosen
3. bei Arthrosen

Hornerz/Corpus vitreum comp.
Hornerz/Corpus vitreum comp., Einzeldosis-Augentropfen

Der Grundgedanke zu diesem Präparat entspricht der Idee, die zu Hornerz/Cartilago comp. geführt hat, jedoch wurde das Knorpelpräparat durch die Organpräparate Lens cristallina und Corpus vitreum ersetzt. Auch hier liegt der Konzeption der Gesichtspunkt zugrunde, daß im Bereich des Sinnesorgans Auge und insbesondere der lichtbrechenden Medien die Tendenz zum Herausfallen des physischen Organs aus dem Ätherorganismus des Auges besteht. Der fast schon „physikalische Apparat" des Auges unterliegt ohnehin stark der Entvitalisierung, diese Tendenz ist im vorliegenden Fall noch krankhaft gesteigert. Dem soll das Präparat Hornerz/Corpus vitreum comp. entgegenwirken.

Silberhornerz D5
(natürliches Silberchlorid);

Viscum album (Mali) e planta tota ferm D5
(Mistel vom Apfelbaum, Viscum album; Loranthaceae);

} siehe Hornerz/Cartilago comp.

Corpus vitreum Gl D7
(Glaskörper des Auges):

Der durchsichtige Glaskörper ist mesenchymaler Herkunft, seine Substanz entspricht im wesentlichen der Bindegewebsgrundsubstanz und ist als solche organischer Träger des Kiesel-Prozesses und der Ich-Organisation.

Lens cristallina Gl D11
(Augenlinse):

Die Linse ist zudem noch ektodermaler Herkunft und somit organischer Ausdruck eines Nerven-Sinnes-Prozesses. In ihrer Bildung hat sich der Empfindungsorganismus (Astralleib) auf das intensivste und unmittelbar mit der physischen Organisation verbunden. Dadurch ist die „kristalline" Struktur und die Tendenz zur Verhärtung und Entvitalisierung bedingt. Vom Augenkammerwasser her erfolgt nur eine ganz geringe Belebung. So kommt es leicht zur Unelastizität der Linsenkapsel im Alter auf der Grundlage von Eiweißausfällung und -verdichtung, auch als Folge von Cortison-Behandlung. Für dieses Zu-Physisch-Werden spricht auch der hohe Kieselsäuregehalt (3% in der Asche) der Augenlinse im Gegensatz zu Glaskörper und Kammerwasser: In dieser stofflichen, dem kristallinen Zustand der mineralischen Natur vergleichbaren Ablagerung ist der Kiesel schon weitgehend aus dem Lebensprozeß herausgefallen.

Zusammenfassung

Das Präparat Hornerz/Corpus vitreum comp. ist folglich geeignet, bei Katarakt (grauem Star) und Unelastizität der Linsenkapsel eingesetzt zu werden. Darüber hinaus ist das Präparat bei allgemeiner Vitalitätsschwäche des Auges angezeigt.

Entstehung: WALA-Ärztekreis, Dr. med. Heinrich Kupfermann, Leitung Frau Dr. med. Margarethe Hauschka, 1954.

Darreichungsform
1. Injektionslösung
2. Globuli velati
3. Augentropfen

Dosierung und Art der Anwendung
Soweit nicht anders verordnet,

1. Injektionslösung:
1–3 mal wöchentlich jeweils 1 ml subcutan injizieren.

2. Globuli velati:
1–3 mal täglich jeweils 5–10 Globuli unter der Zunge zergehen lassen.

3. Einzeldosis-Augentropfen:
1–2 mal täglich jeweils 1 Tropfen in den Bindehautsack einträufeln.

Indikationen
Anregung der Lebensorganisation bei Entvitalisierung und Zu-Physisch-Werden von Linse und Glaskörper durch degenerative und altersbedingte Augenkrankheiten, z.B.
1.1. Glaskörpertrübung
1.2. Katarakt
2. zur Vitalisierung des Auges (evtl. im Wechsel mit Atropa belladonna e radice D10–D15)

Hypophysis/Stannum

Auch der Komposition Hypophysis/Stannum liegt der von Dr. Karl König dargestellte Zusammenhang der ätherischen Organisation mit den innersekretorischen Drüsen zugrunde (siehe Einleitung, Kapitel VII).

Hypophysis Gl D7
(Hirnanhangsdrüse):

Ebenso, wie vom Gesichtspunkt der Leibesentwicklung die Epiphyse das Modell des physischen Leibes ausformt, so ist die nächste Entwicklungsstufe Aufgabe der Hypophyse: nämlich Wachstum und Ausformung der Organe sowie Erhaltung ihrer Gestalt und Plastizität.

Die Anlage der Hypophyse aus der entodermalen Rathkeschen Tasche (Adenohypophyse, Vorderlappen), dem Mesoderm (Hypophysenmittellappen) und dem ektodermalen Diencephalon (Neurohypophyse, Hinterlappen) weist darauf hin, daß sie, indem sie sich selbst aus allen drei Keimblättern zusammensetzt, mit der Ausgestaltung und Gliederung des ganzen Organismus zwischen Oben und Unten zu tun hat.

Die Adenohypophyse aus dem Entoderm – und dieses ist letzten Endes aus dem Dottersack hervorgegangen – greift in den Stoffpol des Organismus und in die Substanzbildung über den Gesamtorganismus ein. Damit ist die Adenohypophyse das Organ des Wachstums, der Vermehrung der Organsubstanz. Es kommt zur Akromegalie bei Überfunktion der Adenohypophyse.

Der mesenchymale Mittellappen bewahrt weiterhin den Zusammenhang mit der Gesamtanlage des Organismus aus dem Urmesenchym heraus.[59])

Die aus dem Diencephalon ausgestülpte Hypophysentasche (spätere Neurohypophyse) greift in besonderer Weise in den Flüssigkeitsprozeß des Organismus ein und gestaltet aus den interstitiellen Gewebeflüssigkeitsprozessen die Organe. Es ist jener Anteil der Hypophyse, der die Plastizität und Form der Organe bewirkt. Damit hängen auch Störungen im Organaufbau zusammen: mangelnde Organreife, Dysplasien. Erkrankungen der Neurohypophyse verursachen eine Störung im Wasserhaushalt: Bei einer Unterfunktion des Hinterlappens kommt es zum Diabetes insipidus.

Die gesamte Hypophyse kann als ein nach innen gewandtes Licht-Raumes-Organ bezeichnet werden, so wie wir von der Epiphyse sagten, daß es sich um ein nach innen orientiertes Wärmeorgan handelt. Damit kann die Beziehung zu dem Metall Stannum hergestellt werden.

Stannum metallicum D14
(metallisches Zinn):

Das Metall Stannum zeichnet sich dadurch aus, daß es in einem relativ engen Temperaturbereich plastizier- und schmiedbar bleibt. Bei Auskühlung unter +13 °C (Maximum bei –48 °C) beginnt Stannum zu zerfallen, eine Erscheinung, die man als Zinnpest bezeichnet. Bei Erwärmung auf über 161 °C (Maximum bei etwa 200 °C) wird das schmiedbare Metall zunächst spröde und kristallin; es schmilzt bei 232 ° C, um dann erst bei weiterer Temperaturerhöhung auf

[59]) *Vgl. Ausführungen über das Mesenchym von H.-H. Vogel in „Beiträge zu einer medizinischen Menschenkunde", Band 1 und 2, Haug-Verlag, Heidelberg.*

2362 °C zu verdampfen. In mancher Beziehung steht Zinn dem Blei in seinen Eigenschaften nahe; jedoch zeichnet sich Zinn in der genannten Temperaturbreite durch seine außerordentliche Elastizität, Schmiedbarkeit und Ausdehnbarkeit aus. Durch Auswalzen von metallischem Zinn wird Stanniol hergestellt. Auch in seiner Fähigkeit Legierungen zu bilden, ist Zinn ein dem flüssigen Prinzip und in dieser Hinsicht dem Quecksilber nahestehendes Metall. Der Lichtcharakter von Zinn zeigt sich nun in der oben beschriebenen Tendenz, bei Auskühlung und bei Erwärmung auf eine bestimmte Temperatur spröde, kristallin zu werden. Dies sind Eigenschaften, die den verborgenen Lichtcharakter offenbaren. Man kann daher sagen, daß der Lichtprozeß in den Flüssigkeitsprozeß einbezogen ist. Bei allen organischen Vorgängen, die im Flüssigen sich abspielen, jedoch in eine Ausformung hineingeführt werden müssen, wie z.B. bei der Bildung von Gewebestrukturen, bei der Knorpelbildung, der Ausbildung von Sehnen und Bändern, ist der Stannum-Prozeß aus dem Flüssigen heraus wirksam. Übersteigert sich die Ausformung aus dem Flüssigen bis hin zum Turgorverlust, zum Flüssigkeitsverlust, zur Erschlaffung von Bindegewebe bzw. zur Austrocknung und zum Unelastischwerden, so handelt es sich um einen pathologischen Stannum-Prozeß.

Im Sinne der Darstellung von Karl König wird Stannum vom Lichtäther beherrscht. Wir können darin die Brücke sehen zur lichtätherischen Organisation der Hypophyse. Die Komposition Hypophysis/Stannum kann dann angezeigt sein, wenn die Ausformung der Organe in ihre endgültige Form verzögert ist. Das Präparat kann, wenn Dysplasien rechtzeitig erkannt werden, dazu beitragen, daß zusammen mit einer geeigneten orthopädischen Behandlung bei Hüftgelenkdysplasien, Osteogenesis imperfecta, weiter bei Störung im Descensus der Hoden (im Wechsel mit Testes/Argentum), auch bei allgemeiner Bindegewebsschwäche die gestörte Entwicklung nachgeholt wird. In umfassender Weise wird, wie schon angedeutet wurde, der Flüssigkeitsorganismus geformt; so wird auch die Anwendung des Präparates bei Bettnässen verständlich.

Bei der Besprechung des Lichtorgans Hypophysis und des Lichtmetalles Stannum sei erlaubt, einen Blick in die Mythologie zu werfen. Das Zeitalter des Kronos – Saturn wird abgelöst durch das Zeitalter des Jupiter, der auf den Wolken thront und den Blitz zur Erde schickt. Die Fruchtbarkeitskräfte werden in die Erde geleitet. Wachstum und Bildung sind Jupiterprozesse. In der alten paracelsischen Medizin wurde das Metall Zinn ebenfalls dem Jupiter zugeordnet. Die noch schlummernden Bildekräfte werden räumliche Wirklichkeit.[60])

---

[60]) *Vgl. H.-H. Vogel „Das Problem der Immunologie und die Erhaltung der Gestalt" in „Beiträge zu einer medizinischen Menschenkunde", Band 1, Haug-Verlag, Heidelberg.*

Entstehung: Frau Dr. med. Margarethe Hauschka, Dr. rer. nat. Rudolf Hauschka, Dr. med. Heinz-Hartmut Vogel, WALA-Ärztekreis, 1964.

Darreichungsform
1. Injektionslösung
2. Globuli velati

Indikationen
Zur Anregung der gestalt- und organbildenden Kräfte im Organismus, z.B.
1. allgemeine und spezielle Organbildungsschwäche und Entwicklungsstörungen (organische)
1.1. Dysplasie
1.2. Organ-Hypoplasie
1.3. Adipositas
1.4. Hydrozephalus
1.5. unvollständiger Deszensus des Hodens
2. Bettnässerkonstitution

Ignatia comp.

Es sollte ein Präparat entstehen, das in seiner Zusammensetzung geeignet ist, als spezielles Frauenmittel die wesentlichen klimakterischen Beschwerden rationell zu behandeln, und zwar unter dem Gesichtspunkt einer Lockerung vor allem des Ätherleibes im Sinne späthysteroider Erscheinungen.

Durch die Erschöpfung der ovariellen Tätigkeit besteht die Gefahr einer nicht bewältigten Umwandlung von aus den Unterleibsorganen frei werdenden ätherischen Kräften in seelisch-geistige Kräfte, die nun in vermehrtem Ausmaß zur individuellen Verfügung stehen sollen. Es ist das Problem der Frau im Klimakterium.

Ignatia e semine ferm 35b D3
(Ignatiusbohne, Strychnos ignatii; Loganiaceae):

Ignatia ist ein auf den Philippinen heimischer immergrüner rankender Strauch. Aus den unscheinbaren grünen Blütentrauben entwickeln sich orangegelbe, hartschalige Beeren, welche zahlreiche unregelmäßig geformte grauschwarze Samen enthalten. Diese harten und bitteren Samen finden arzneilich

Verwendung. Sie enthalten die alkaloidartigen Krampfgifte Strychnin und Brucin, die ebenso in Nux vomica vorkommen.

Ignatia ist gleichsam die „weibliche" Form einer nervenwirksamen Pflanze, wie sie innerhalb derselben Pflanzenfamilie der Loganiaceen in Strychnos nux vomica für die männliche Organisation vorliegt. Beide sind auf das Nervensystem bezogene, die ätherische Organisation im Nervenbereich steigernde Heilpflanzen. Ignatia wirkt auf das vegetative Nervensystem, insbesondere im Bereich der Reproduktionsorgane und vor allem bei Lockerung der hier tätigen ätherischen Organisation. Daraus wird verständlich, daß bei dieser Heilpflanze die Gemütssymptome im Vordergrund stehen: Es entsteht ein Hang zu Traurigkeit und zu stillem Kummer, oft als Folge von unglücklichen Erlebnissen oder Kränkungen. Neben nervösen Magenstörungen kann als Folgeerscheinung im oberen Menschen Migräne auftreten. Schwäche, Zittern des Körpers und große Neigung zu Krämpfen als Folge der vegetativen Nervenschwäche sind kennzeichnend. Es ist nicht zufällig, daß die Loganiaceen in ihrer rankenden Wachstumsgebärde eine Beziehung zu einer lunarischen, irrationalen Psyche haben, weil hier ein Vorgang sich verselbständigt, der nicht genügend von der ichhaften Aufrechte durchdrungen ist.

Bryophyllum e foliis ferm 33b D2
(Blatt mit Brutknospen der Keimzumpe, Kalanchoe daigremontiana; Crassulaceae):

Diese Pflanze zeigt in ungewöhnlicher Weise die relative Verselbständigung der Erneuerungs- und Reproduktionskräfte aus dem Blattbereich. Die eigentliche Blüten- und Samentätigkeit ist verkümmert: Die zur Erde hängenden Blütchen verbleiben im Übergang vom grünen zu einem blaßvioletten Farbton und die kleinen Samen sind kaum keimfähig. Die Vermehrungskraft bleibt bei Bryophyllum auf der vegetativen Blattstufe verhaftet. Die sukkulenten, ätherisch gestauten Blätter sind in der Lage, über eine Vielzahl von randständigen kleinen Brutknospen neue Pflanzen hervorzubringen.

Die Signatur von Bryophyllum offenbart gleichsam das Urphänomen der hysterischen Verfassung beim Menschen, wie sie einleitend oben angedeutet wurde. Ätherische Kräfte, die physiologischerweise im Dienste der Organfunktionen, besonders des Unterleibes, stehen müssen, lösen sich und neigen zu einem von den Persönlichkeitskräften nicht ergriffenen Eigenleben. Als Pflanze muß Bryophyllum in dem Kompositionsmittel vom Astralleib bewältigt und überwunden werden. Dies ist der therapeutische Gesichtspunkt von Bryophyllum.

Lachesis D11
(Sekret aus der Giftdrüse des Buschmeisters, Lachesis muta; Crotalidae):

Das Wesen der Schlange ist dadurch gekennzeichnet, daß sich die Astralität des Tieres stärker als sonst üblich im Stoffwechselbereich, vor allem im Pfortader-Leber-System, verankert. Bei Schlangen ist das Leberorgan im Verhältnis zum übrigen Organismus vergrößert, ähnlich wie im menschlichen Embryonalzustand (1/5 des Körpergewichtes). Die linke Lunge ist fast immer bis auf eine rudimentäre Anlage verschwunden; der Stoffwechsel der Nachtphase ist betont (Pfortader-Leber-Funktion). Entsprechend ist der Wärmeorganismus in der Stoffwechseltätigkeit zurückgehalten, die Ausscheidungen gehen zurück; der Astralleib wird nicht genügend frei für Seelisch-Geistiges. Kennzeichnend für Lachesis sind also Auftreten oder Verschlimmerung der Beschwerden durch Unterdrückung einer Sekretion. Dies ist die Situation der Wechseljahre. Es treten Kongestionen auf, die sich in Hitzewallungen zum Kopf und in Bedrängungs- und Einschnürungsgefühlen äußern, und die in warmer Umgebung und durch den Schlaf noch gesteigert werden. Psychisch kann Ängstlichkeit, Eifersucht und Niedergeschlagenheit vorliegen oder auch ein überschießendes Sich-Entladen in Redseligkeit.

Wenn dieses Bild im Klimakterium zusammen mit den Erscheinungen, wie wir sie bei Ignatia und Bryophyllum geschildert haben, auftritt, kann das Präparat Ignatia comp. vor allem auch die psychisch-depressiven Erscheinungen im Klimakterium bessern.

Entstehung: WALA-Ärztekreis, Leitung Frau Dr. med. Margarethe Hauschka, 1953.

Darreichungsform
1. Injektionslösung
2. Globuli velati

Indikationen
Überwindung, Eingliederung und Umwandlung von im Klimakterium freiwerdenden Lebenskräften, z.B. bei
1. klimakterischen Störungen, besonders psychischer Art
2. hysteriformen Syndromen und Verstimmungszuständen

Iris bovis comp., Einzeldosis-Augentropfen

Durch die Iris bovis comp., Augentropfen sollen über eine Belebung der ätherischen Organisation diejenigen Organteile des Auges angeregt werden, welche zur Beweglichkeit des Augapfels beitragen. Hierzu gehören neben der Regenbogenhaut und der Augenlinse der Nervus oculomotorius und der Nervus ophthalmicus, die in ihrer Wahrnehmungsfunktion angeregt werden sollen.

Lens cristallina Gl D5
(Augenlinse):

Die Linse ist vor allem ektodermaler Herkunft und somit organisch einseitiger Ausdruck eines Nerven-Sinnes-Prozesses. In ihrer Bildung hat sich der Empfindungsorganismus intensiv und unmittelbar mit der physischen Organisation verbunden. Dadurch ist ihre „kristalline" Struktur und die Tendenz zur Verhärtung und Entvitalisierung bedingt. – Eine extrem geringe Belebung über das Augenwasser, die Unelastizität der Linsenkapsel im Alter auf der Grundlage von Eiweißausfällung und -verdichtung, auch Folgen von Cortison-Behandlung sind u.a. Indikationen für eine therapeutische Anwendung des potenzierten Linsen-Organpräparates.

Iris (bovis) Gl D6
(Regenbogenhaut);

Nervus oculomotorius Gl D5
(III. Hirnnerv, Augenmuskelnerv):

Die Iris ist mesenchymaler Herkunft. Sie enthält reichlich kollagene Fasern und trennt die vordere von der hinteren Augenkammer. Der muskuläre Anteil wird durch einen Sphinkter und Dilatator gebildet und vom Nervus oculomotorius versorgt. Durch die Verengung und Erweiterung der Pupille kann somit der Lichteinfall in das Auge reguliert werden. In dem Präparat Iris bovis comp. ist zudem der die Akkomodation der Linse bewirkende Ziliarkörper enthalten einschließlich des Trabekelsystems und des Schlemmschen Kanals, deren Funktionen beim Glaukom eingeschränkt sein können.

Nervus ophthalmicus Gl D5
(Augennerv, 1. Ast des Trigeminusnervs):

Als oberer Ast des Nervus trigeminus nimmt der Nervus ophthalmicus die Sensibilität der Hornhaut auf, d.h. er löst auf Druck-, Berührungs- und Temperaturreize den Lidschluß, Abwehrreaktionen und auch den Tränenfluß aus.

Rosae aetheroleum D7
(ätherisches Öl aus den Blütenblättern von Rosen-Arten; Rosaceae):

s. Atropa belladonna e fructibus, Einzeldosis-Augentropfen

Zusammenfassung

Mit dem Präparat Iris bovis comp. wird die innere „Beweglichkeit" des Auges beeinflußt, die sich im Pupillen- und Linsenbereich äußert. Es treten Krankheitserscheinungen auf bis hin zu Deformierung und Pupillen- bzw. Linsenstarre. Auch ist an den Versuch einer Kräftigung der Linsenakkomodation bei Altershypermetropie zu denken. Eine weitere mögliche Indikation für die Iris bovis comp., Augentropfen wäre die Anregung der neuromuskulären Funktion als Begleitbehandlung beim kindlichen Schielen.

Entstehung: Dr. med. Seefried, Dr. med. H.-H. Vogel, WALA-Ärztekreis, 1976.

Darreichungsform

Einzeldosis-Augentropfen

Dosierung und Art der Anwendung

Soweit nicht anders verordnet, 1–2 mal täglich jeweils 1 Tropfen in den Bindehautsack einträufeln.

Indikationen

Zur Belebung der ätherischen Organisation im Auge und zur Anregung der intentionalen Ich-Tätigkeit im Sehvorgang, z.B.
1. Pupillen- und Augenmuskellähmung
2. bei Alterungsprozessen in den vorderen und mittleren Augenabschnitten